FALLPAUSCHALEN-VEREINBARUNG 2021 (FPV 2021)

VEREINBARUNG ZUM FALLPAUSCHALENSYSTEM FÜR KRANKENHÄUSER FÜR DAS JAHR 2021

INKL.
FALLPAUSCHALEN-KATALOG
aG-DRG-VERSION 2021
UND
PFLEGEERLÖSKATALOG 2021

DEUTSCHE KODIERRICHTLINIEN VERSION 2021

ALLGEMEINE UND SPEZIELLE
KODIERRICHTLINIEN
FÜR DIE VERSCHLÜSSELUNG VON
KRANKHEITEN UND PROZEDUREN

Praxisausgabe Fallpauschalenvereinbarung 2021 (FPV 2021) vom 22. September 2020 inkl. Fallpauschalen-Katalog aG-DRG-Version 2021 und Pflegeerlöskatalog 2021 und Deutsche Kodierrichtlinien Version 2021

Fallpauschalenvereinbarung 2021 (FPV 2021) vom 22. September 2020
inkl. Fallpauschalen-Katalog aG-DRG-Version 2021 und Pflegeerlöskatalog 2021

Deutsche Kodierrichtlinien Version 2021, 9. Oktober 2020

ISBN: 978-3-942595-83-4

Druckjahr 2020

Verlag und Vertrieb:
pictura Werbung GmbH
Schlossgasse 6d, D-35423 Lich
Tel. 0 64 04/66 87 20
Fax 0 64 04/66 87 21
info@pictura-gmbh.de
www.pictura-gmbh.de

Inhaltsverzeichnis Praxisausgabe

Vorwort und spezielle Hinweise zu dieser Sonderauflage

Die vorliegende Praxisausgabe kombiniert die Deutschen Kodierrichtlinien 2021 und die Fallpauschalenvereinbarung 2021 inklusive Fallpauschalen-Katalog aG-DRG-Version 2021 und Pflegeerlöskatalog 2021.

Basis sind die von der InEK GmbH – Institut für das Entgeltsystem im Krankenhaus – im Auftrag der Selbstverwaltung veröffentlichten, durch die Selbstverwaltungspartner geeinigten und gemeinfrei zur Verfügung gestellten Datenbestände.

Die Fallpauschalenvereinbarung 2021 mit den Abrechnungsregeln und den Anlagen wurden um die bislang vorliegenden Klarstellungen der Selbstverwaltung sowie die Hinweise zu „Kombinierten Fallzusammenführungen“ ergänzt, die die Anwendung der Abrechnungsregeln präzisieren. Danach folgen die Deutschen Kodierrichtlinien, anhand derer eine Überprüfung der Kodierung und damit auch der Gruppierung fallbezogen durchgeführt werden kann. Damit wird allen an der Kodierung und Abrechnung Beteiligten ein kompaktes Instrument an die Hand gegeben.

Bei der Erstellung dieser Druckversion wurde größtmögliche Sorgfalt aufgewendet, um für den Anwender die Benutzerfreundlichkeit bestmöglich zu gestalten. Für Schäden, die durch Fehler bei der Erstellung entstanden sind, wird jegliche Haftung ausgeschlossen. Es kann bei Redaktionsschluss nicht ausgeschlossen werden, dass sich weitere Änderungen und Anpassungen ergeben.

Bei der Herstellung wurde zwischen der Fallpauschalenvereinbarung 2021 inkl. Anlagen und den Deutschen Kodierrichtlinien ein grünes Trennblatt eingebunden, so dass ein einfaches Erkennen der beiden Teile auch von außen möglich ist.

Zur Verbesserung der Benutzerfreundlichkeit der Fallpauschalenvereinbarung 2021 wurde dieser Sonderauflage ein eigens erstelltes alphabetisches Suchregister im Anhang auf Basis wesentlicher für die Abrechnung relevanter Stichworte aus dem Text der Vereinbarung angehängt.

Teil I

Fallpauschalenvereinbarung 2021

Vereinbarung

zum

Fallpauschalensystem für Krankenhäuser für das Jahr 2021 (Fallpauschalenvereinbarung 2021 – FPV 2021)

zwischen

dem GKV-Spitzenverband, Berlin,
und
dem Verband der privaten Krankenversicherung, Köln,
gemeinsam und einheitlich

sowie

der Deutschen Krankenhausgesellschaft, Berlin

Präambel

Gemäß § 17b Abs. 1 und 3 Krankenhausfinanzierungsgesetz (KHG) ist für die Vergütung der allgemeinen Krankenhausleistungen ein durchgängiges, leistungsorientiertes und pauschalierendes Vergütungssystem eingeführt worden. Mit dem Gesetz zur Stärkung des Pflegepersonals (Pflegepersonal-Stärkungsgesetz, PpSG) wurde in § 17b Abs. 4 Krankenhausfinanzierungsgesetz (KHG) festgelegt, dass die Pflegepersonalkosten für die unmittelbare Patientenversorgung auf bettenführenden Stationen ab dem Jahr 2020 aus dem G-DRG-System auszugliedern sind und in einen Pflegeerlöskatalog überführt werden. Der GKV-Spitzenverband und der Verband der privaten Krankenversicherung vereinbaren gemeinsam mit der Deutschen Krankenhausgesellschaft gemäß § 17b Abs. 2 KHG auch dessen jährliche Weiterentwicklung und Anpassung, insbesondere an medizinische Entwicklungen, Kostenentwicklungen, Verweildauerverkürzungen und Leistungsverlagerungen zu und von anderen Versorgungsbereichen, und die Abrechnungsbestimmungen, soweit diese nicht im Krankenhausentgeltgesetz (KHEntgG) vorgegeben werden. In diesem Zusammenhang vereinbaren sie gemäß § 9 Abs. 1 Nrn. 1 bis 3 KHEntgG einen Fallpauschalenkatalog nach § 17b Abs. 1 Satz 4 KHG, einen Katalog ergänzender Zusatzentgelte nach § 17b Abs. 1 Satz 7 KHG, einen Pflegeerlöskatalog nach § 17b Abs. 4 Satz 5 KHG sowie die Abrechnungsbestimmungen für diese Entgelte.

In Erfüllung dieses gesetzlichen Auftrages vereinbaren die Parteien das Folgende:

ABSCHNITT 1: ABRECHNUNGSBESTIMMUNGEN FÜR DRG-FALLPAUSCHALEN

§ 1 Abrechnung von Fallpauschalen

(1) Die Fallpauschalen werden jeweils von dem die Leistung erbringenden Krankenhaus nach dem am Tag der voll- oder teilstationären Aufnahme geltenden Fallpauschalen-Katalog und den dazu gehörenden Abrechnungsregeln abgerechnet. Im Falle der Verlegung in ein anderes Krankenhaus rechnet jedes beteiligte Krankenhaus eine Fallpauschale ab. Diese wird nach Maßgabe des § 3 gemindert; dies gilt nicht für Fallpauschalen, die im Fallpauschalen-Katalog als Verlegungs-Fallpauschalen gekennzeichnet sind; für diese Verlegungsfälle sind beim verlegenden Krankenhaus die Regelungen des Absatzes 3 entsprechend anwendbar. Eine Verlegung im Sinne des Satzes 2 liegt vor, wenn zwischen der Entlassung aus einem Krankenhaus und der Aufnahme in einem anderen Krankenhaus nicht mehr als 24 Stunden vergangen sind.

(2) Ist die Verweildauer eines Patienten oder einer Patientin länger als die obere Grenzverweildauer, wird für den dafür im Fallpauschalen-Katalog ausgewiesenen Tag und jeden weiteren Belegungstag des Krankenhausaufenthalts zusätzlich zur Fallpauschale ein tagesbezogenes Entgelt abgerechnet. Dieses wird ermittelt, indem die für diesen Fall im Fallpauschalen-Katalog ausgewiesene Bewertungsrelation mit dem Basisfallwert multipliziert wird. Die Zahl der zusätzlich abrechenbaren Belegungstage ist wie folgt zu ermitteln:

Belegungstage insgesamt (tatsächliche Verweildauer nach Abs. 7) + 1

- erster Tag mit zusätzlichem Entgelt bei oberer Grenzverweildauer

= zusätzlich abrechenbare Belegungstage

(3) Ist die Verweildauer von nicht verlegten Patientinnen oder Patienten kürzer als die untere Grenzverweildauer, ist für die bis zur unteren Grenzverweildauer nicht erbrachten Belegungstage einschließlich des im Fallpauschalen-Katalog ausgewiesenen ersten Tages mit Abschlag ein Abschlag von der Fallpauschale vorzunehmen. Abweichend von Satz 1 gilt die Abschlagsregelung auch für die Abrechnung von Verlegungs-Fallpauschalen beim verlegenden Krankenhaus. Die Höhe des Abschlags je Tag wird ermittelt, indem die für diesen Fall im Fallpauschalen-Katalog ausgewiesene Bewertungsrelation mit dem Basisfallwert multipliziert wird. Die Zahl der Abschlagstage ist wie folgt zu ermitteln:

Erster Tag mit Abschlag bei unterer Grenzverweildauer + 1

- Belegungstage insgesamt (tatsächliche Verweildauer nach Abs. 7)

= Zahl der Abschlagstage

(4) Erfolgt die Behandlung sowohl in Hauptabteilungen als auch in belegärztlichen Abteilungen desselben Krankenhauses, ist die Höhe der Fallpauschale nach folgender Rangfolge festzulegen:

1. nach der Abteilungsart mit der höheren Zahl der Belegungstage
2. bei gleicher Zahl der Belegungstage in Haupt- und Belegabteilungen nach der Hauptabteilung

Ist im Ausnahmefall eine Fallpauschale für belegärztliche Versorgung nicht vorgegeben, ist die Fallpauschale für Hauptabteilungen abzurechnen. Ist bei einer belegärztlichen Versorgung im Rahmen der Geburtshilfe (MDC 14) für eine Fallpauschale eine Bewertungsrelation für die Beleghebamme in den Spalten 6 bzw. 7 nicht vorgegeben, so sind die Bewertungsrelationen der Spalte 4 bzw. 5 maßgeblich.

(5) Für jedes Neugeborene, das nach der Versorgung im Kreißsaal weiter im Krankenhaus versorgt wird, ist ein eigener Fall zu bilden und eine eigene Fallpauschale abzurechnen. In diesem Falle ist für die Mutter und das Neugeborene jeweils eine Rechnung zu erstellen. Die Fallpauschale für das gesunde Neugeborene ist mit dem für die Mutter zuständigen Kostenträger abzurechnen. In diesem Fall ist auf der Rechnung für das Neugeborene die Versichertennummer der Mutter anzugeben. Die Fallpauschale für das krankheitsbedingt behandlungsbedürftige Neugeborene ist mit dessen Kostenträger abzurechnen. Nicht krankheitsbedingt behandlungsbedürftig in diesem Sinne sind alle Neugeborenen, für welche die DRG-Fallpauschale P66D, P67D oder P67E abgerechnet werden kann. Ist im Fallpauschalen-Katalog für das Krankenhaus, in dem die Geburt stattfand, eine Mindestverweildauer für die Fallpauschale vorgegeben und wird diese nicht erreicht, ist die Versorgung des Neugeborenen mit dem Entgelt für die Mutter abgegolten und nicht als eigenständiger Fall nach § 9 zu zählen. Im Falle einer Verlegung gilt Absatz 1 Sätze 2 bis 4. Erfolgt ein Verbleib der gesunden Mutter aufgrund des krankheitsbedingt behandlungsbedürftigen Neugeborenen oder des Neugeborenen in der DRG-Fallpauschale P67D, so ist ab Erreichen der abgerundeten mittleren Verweildauer der vollstationären DRG-Fallpauschale für die Mutter der Zuschlag für Begleitpersonen abzurechnen; § 1 Abs. 2 findet in diesem Fall für die Fallpauschale der gesunden Mutter keine Anwendung.

(6) Zur Einstufung in die jeweils abzurechnende Fallpauschale sind Programme (Grouper) einzusetzen, die vom DRG-Institut der Selbstverwaltungspartner nach § 17b Abs. 2 KHG zertifiziert sind. Für Art und Höhe der nach dieser Vereinbarung abzurechnenden Entgelte ist der Tag der voll- oder teilstationären Aufnahme in das Krankenhaus maßgeblich. Für die Abrechnung tagesbezogener teilstationärer Leistungen gilt als Aufnahmetag in diesem Sinne jeweils der erste Behandlungstag im Quartal. Ist bei der Zuordnung von Behandlungsfällen zu einer Fallpauschale auch das Alter der behandelten Person zu berücksichtigen, ist das Alter am Tag der Aufnahme in das

Krankenhaus maßgeblich. Soweit und solange vor- bzw. nachstationäre Behandlungen nicht gesondert vergütet werden, sind deren Diagnosen und Prozeduren bei der Gruppierung und der Abrechnung der zugehörigen vollstationären Behandlung zu berücksichtigen (Neugruppierung); dies gilt nicht für Diagnosen und Prozeduren im Rahmen belegärztlicher Leistung. Ergibt sich aus der Neugruppierung eine andere Fallpauschale, ist diese für die Abrechnung sowie für weitere Prüfungen maßgeblich.

(7) Maßgeblich für die Ermittlung der Verweildauer ist die Zahl der Belegungstage. Belegungstage sind der Aufnahmetag sowie jeder weitere Tag des Krankenhausaufenthalts ohne den Verlegungs- oder Entlassungstag aus dem Krankenhaus; wird ein Patient oder eine Patientin am gleichen Tag aufgenommen und verlegt oder entlassen, gilt dieser Tag als Aufnahmetag. Für den Fall von Wiederaufnahmen gilt § 2 Abs. 4 Satz 4. Vollständige Tage der Beurlaubung sind gesondert in der Rechnung auszuweisen und zählen nicht zur Verweildauer. Eine Beurlaubung liegt vor, wenn ein Patient mit Zustimmung des behandelnden Krankenhausarztes die Krankenhausbehandlung zeitlich befristet unterbricht, die stationäre Behandlung jedoch noch nicht abgeschlossen ist. Bei Fortsetzung der Krankenhausbehandlung nach einer Beurlaubung liegt keine Wiederaufnahme im Sinne von § 2 vor.

(8) In der Rechnung des Krankenhauses sind der sich nach dem Fallpauschalen-Katalog ergebende Betrag für die Fallpauschale sowie Abschläge, weitere Entgelte und Zuschläge gesondert auszuweisen; das Verfahren nach § 301 des Fünften Buches Sozialgesetzbuch (SGB V) bleibt unberührt.

§ 2
Wiederaufnahmen in dasselbe Krankenhaus

(1) Das Krankenhaus hat eine Zusammenfassung der Falldaten zu einem Fall und eine Neueinstufung in eine Fallpauschale vorzunehmen, wenn

1. ein Patient oder eine Patientin innerhalb der oberen Grenzverweildauer, bemessen nach der Zahl der Kalendertage ab dem Aufnahmedatum des ersten unter diese Vorschrift zur Zusammenfassung fallenden Krankenhausaufenthalts, wieder aufgenommen wird und
2. für die Wiederaufnahme eine Einstufung in dieselbe Basis-DRG vorgenommen wird.

Eine Zusammenfassung und Neueinstufung nach Satz 1 wird nicht vorgenommen, wenn die Fallpauschalen dieser Basis-DRG bei Versorgung in einer Hauptabteilung in Spalte 13 oder bei belegärztlicher Versorgung in Spalte 15 des Fallpauschalen-Katalogs gekennzeichnet sind.

(2) Eine Zusammenfassung der Falldaten zu einem Fall und eine Neueinstufung in eine Fallpauschale ist auch dann vorzunehmen, wenn

1. ein Patient oder eine Patientin innerhalb von 30 Kalendertagen ab dem Aufnahmedatum des ersten unter diese Vorschrift zur Zusammenfassung fallenden Krankenhausaufenthalts wieder aufgenommen wird und
2. innerhalb der gleichen Hauptdiagnosegruppe (MDC) die zuvor abrechenbare Fallpauschale in die „medizinische Partition" oder die „andere Partition" und die anschließende Fallpauschale in die „operative Partition" einzugruppieren ist.

Eine Zusammenfassung und Neueinstufung nach Satz 1 wird nicht vorgenommen, wenn einer der Krankenhausaufenthalte mit einer Fallpauschale abgerechnet werden kann, die bei Versorgung in einer Hauptabteilung in Spalte 13 oder bei belegärztlicher Versorgung in Spalte 15 des Fallpauschalen-Katalogs gekennzeichnet ist.

(3) Werden Patienten oder Patientinnen, für die eine Fallpauschale abrechenbar ist, wegen einer in den Verantwortungsbereich des Krankenhauses fallenden Komplikation im Zusammenhang mit der durchgeführten Leistung innerhalb der oberen Grenzverweildauer, bemessen nach der Zahl der Kalendertage ab dem Aufnahmedatum des ersten unter diese Vorschrift zur Zusammenfassung fallenden Aufenthalts, wieder aufgenommen, hat das Krankenhaus eine Zusammenfassung der Falldaten zu einem Fall und eine Neueinstufung in eine Fallpauschale vorzunehmen. Eine Zusammenfassung und Neueinstufung wird nicht vorgenommen bei unvermeidbaren Nebenwirkungen von Chemotherapien und Strahlentherapien im Rahmen onkologischer Behandlungen. Die Absätze 1 und 2 gehen den Vorgaben nach den Sätzen 1 und 2 vor. Die Sätze 1 und 2 ergänzen die Vorgaben nach § 8 Abs. 5 KHEntgG.

(4) Bei der Anwendung der Absätze 1 bis 3 ist für jeden Krankenhausaufenthalt eine DRG-Eingruppierung vorzunehmen. Auf dieser Grundlage hat das Krankenhaus eine Neueinstufung in eine Fallpauschale mit den Falldaten aller zusammenzuführenden Krankenhausaufenthalte durchzuführen. Hierbei ist eine chronologische Prüfung vorzunehmen. Zur Ermittlung der Verweildauer sind dabei die Belegungstage der Aufenthalte in diesem Krankenhaus zusammenzurechnen. Die obere Grenzverweildauer, die nach Absatz 1 Satz 1 Nr. 1 für die Fallzusammenführung maßgeblich ist, ergibt sich aus dem Aufnahmedatum und der DRG-Eingruppierung des ersten unter diese Vorschrift zur Zusammenfassung fallenden Aufenthalts in diesem Krankenhaus. Hat das Krankenhaus einen der zusammenzuführenden Aufenthalte bereits abgerechnet, ist die Abrechnung zu stornieren. Maßgeblich für die zusätzliche Abrechnung von tagesbezogenen Entgelten ist die Grenzverweildauer, die sich nach der Fallzusammenführung ergibt; für die Ermittlung der Verweildauer gilt Satz 3 entsprechend. Die Sätze 1 bis 7 gelten nicht für Krankenhausaufenthalte, bei denen der Tag der Aufnahme außerhalb der Geltungsdauer dieser Vereinbarung nach § 12 liegt oder soweit tagesbezogene Entgelte nach § 6 Abs. 1 KHEntgG abzurechnen sind.

(5) Sind mehrere Aufenthalte in einem Krankenhaus aufgrund der Regelungen zur Wiederaufnahme nach den Absätzen 1 bis 3 zusammenzuführen und erfolgte bei mindestens einem Aufenthalt eine Verlegung, sind vom zusammengeführten Fall Verlegungsabschläge nach den Vorgaben des § 1 Absatz 1 Satz 3 in Verbindung mit § 3 zu berechnen.

§ 3
Abschläge bei Verlegung

(1) Im Falle einer Verlegung in ein anderes Krankenhaus ist von dem verlegenden Krankenhaus ein Abschlag vorzunehmen, wenn die im Fallpauschalen-Katalog ausgewiesene mittlere Verweildauer unterschritten wird. Die Höhe des Abschlags je Tag wird ermittelt, indem die bei Versorgung in einer Hauptabteilung in Spalte 11 oder bei belegärztlicher Versorgung in Spalte 13 des Fallpauschalen-Katalogs ausgewiesene Bewertungsrelation mit dem Basisfallwert multipliziert wird. Die Zahl der Tage, für die ein Abschlag vorzunehmen ist, wird wie folgt ermittelt:

Mittlere Verweildauer nach dem Fallpauschalen-Katalog, kaufmännisch auf die nächste ganze Zahl gerundet

- Belegungstage insgesamt (tatsächliche Verweildauer nach § 1 Abs. 7)

= Zahl der Abschlagstage

(2) Im Falle einer Verlegung aus einem anderen Krankenhaus ist von dem aufnehmenden Krankenhaus ein Abschlag entsprechend den Vorgaben des Absatzes 1 vorzunehmen, wenn die im Fallpauschalen-Katalog ausgewiesene mittlere Verweildauer im aufnehmenden Krankenhaus unterschritten wird. Dauerte die Behandlung im verlegenden

Krankenhaus nicht länger als 24 Stunden, so ist im aufnehmenden Krankenhaus kein Verlegungsabschlag nach Satz 1 vorzunehmen; bei einer frühzeitigen Entlassung durch das aufnehmende Krankenhaus ist die Regelung zur unteren Grenzverweildauer nach § 1 Abs. 3, bei einer Weiterverlegung die Abschlagsregelung nach Abs. 1 anzuwenden.

(3) Wird ein Patient oder eine Patientin aus einem Krankenhaus in weitere Krankenhäuser verlegt und von diesen innerhalb von 30 Kalendertagen ab dem Entlassungsdatum eines ersten Krankenhausaufenthalts in dasselbe Krankenhaus zurückverlegt (Rückverlegung), hat das wiederaufnehmende Krankenhaus die Falldaten des ersten Krankenhausaufenthalts und aller weiteren, innerhalb dieser Frist in diesem Krankenhaus aufgenommenen Fälle zusammenzufassen und eine Neueinstufung nach den Vorgaben des § 2 Abs. 4 Sätze 1 bis 7 in eine Fallpauschale durchzuführen sowie Absatz 2 Satz 1 anzuwenden. Kombinierte Fallzusammenführungen wegen Rückverlegung in Verbindung mit Wiederaufnahmen sind möglich. Hierbei ist eine chronologische Prüfung vorzunehmen. Prüffrist ist immer die des ersten Falles, der die Fallzusammenführung auslöst. Die Sätze 1 bis 4 finden keine Anwendung für Fälle der Hauptdiagnosegruppe für Neugeborene (MDC 15). Die Sätze 1 bis 5 gelten nicht für Krankenhausaufenthalte, bei denen der Tag der Aufnahme außerhalb der Geltungsdauer dieser Vereinbarung nach § 12 liegt oder für die anstelle einer Fallpauschale tagesbezogene Entgelte nach § 6 Abs. 1 KHEntgG abzurechnen sind.

(4) Ist in einem Krankenhaus neben dem Entgeltbereich der DRG-Fallpauschalen einerseits noch ein Entgeltbereich nach der Bundespflegesatzverordnung (BPflV) oder für besondere Einrichtungen nach § 17b Abs. 1 Satz 10 KHG andererseits vorhanden, sind diese unterschiedlichen Entgeltbereiche im Falle von internen Verlegungen wie selbstständige Krankenhäuser zu behandeln. Für den Entgeltbereich der DRG-Fallpauschalen sind die Absätze 1 bis 3 entsprechend anzuwenden.

(5) Abschläge nach den Absätzen 1 bis 3 sind nur dann vorzunehmen, insofern beide an der Verlegung beteiligten Krankenhäuser dem Geltungsbereich des Krankenhausfinanzierungsgesetzes unterliegen. Hiervon abweichend sind bei Leistungen, für die eine schriftliche Kooperationsvereinbarung zwischen den Krankenhäusern besteht, Abschläge nach Absatz 1 bis 3 vorzunehmen.

§ 4
Fallpauschalen bei bestimmten Transplantationen

(1) Mit Fallpauschalen nach Anlage 1 bzw. Entgelten nach Anlage 3a bei Transplantationen von Organen nach § 1a Nr. 1 des Transplantationsgesetzes (TPG), bei Transplantationen von Geweben nach § 1a Nr. 4 TPG sowie bei Transplantationen von hämatopoetischen Stammzellen werden die allgemeinen Krankenhausleistungen nach § 2 KHEntgG für die stationäre Versorgung eines Transplantatempfängers, einer Transplantatempfängerin oder bei der Lebendspende vergütet. Nicht mit den Fallpauschalen nach Anlage 1 bzw. Entgelten nach Anlage 3a vergütet und folglich gesondert abrechenbar sind insbesondere folgende Leistungen:

1. Leistungen des Krankenhauses für eine Organentnahme bei möglichen postmortalen Organspendern oder Organspenderinnen
2. Leistungen der Koordinierungsstelle nach § 11 TPG für die Bereitstellung eines postmortal gespendeten Organs zur Transplantation einschließlich eines dafür erforderlichen Transports des Organs
3. Leistungen der Vermittlungsstelle nach § 12 TPG für die Vermittlung eines postmortal gespendeten Organs

4. Gutachtenerstellung durch die Kommission nach § 8 Abs. 3 Satz 2 TPG vor einer möglichen Lebendorganspende
5. ambulanten Voruntersuchungen gemäß § 8 Abs. 1 Satz 1 Nr. 1 Buchstabe c TPG, die im Hinblick auf die Transplantation eines bestimmten Transplantatempfängers durchgeführt werden, bei möglichen Lebendspendern oder Lebendspenderinnen, nicht jedoch die entsprechenden Untersuchungen bei tatsächlichen Lebendspendern oder Lebendspenderinnen
6. Transport von Knochenmark oder hämatopoetischen Stammzellen
7. Kontrolluntersuchungen nach § 115a Abs. 2 Satz 4 SGB V bei einem Transplantatempfänger oder einer Transplantatempfängerin; § 8 Abs. 2 Satz 3 Nr. 3 KHEntgG bleibt unberührt
8. Kontrolluntersuchungen nach § 115a Abs. 2 Satz 7 in Verbindung mit Satz 4 SGB V bei einem Lebendorganspender oder einer Lebendorganspenderin; § 8 Abs. 2 Satz 3 Nr. 4 KHEntgG bleibt unberührt

Krankengeld bzw. Verdienstausfallerstattung sowie Fahrkosten für Lebendspender oder Lebendspenderinnen sind keine allgemeinen Krankenhausleistungen und daher weder mit den Fallpauschalen nach Anlage 1 bzw. Entgelten nach Anlage 3a vergütet noch gesondert seitens des Krankenhauses abrechenbar.

(2) Für Transplantationen nach Absatz 1 Satz 1 ist jeweils eine Fallpauschale nach Anlage 1 bzw. ein Entgelt nach Anlage 3a gegenüber den Transplantatempfängern, den Transplantatempfängerinnen oder deren Sozialleistungsträgern abzurechnen.

(3) Für zum Zwecke einer Organ- oder Gewebeentnahme für einen bestimmten Transplantatempfänger stationär aufgenommene Lebendspender oder Lebendspenderinnen, bei denen

1. eine Organ- oder Gewebeentnahme vorgenommen wird oder
2. sich erst während der Entnahmeoperation herausstellt, dass das Organ oder das Gewebe nicht entnommen werden kann, oder
3. sich erst nach der Organentnahme herausstellt, dass das Organ nicht transplantiert werden kann, ist eine Fallpauschale nach Anlage 1 bzw. ein Entgelt nach Anlage 3a abzurechnen. Bei erfolgter Transplantation der entnommenen Organe ist die jeweilige Fallpauschale nach Anlage 1 bzw. das jeweilige Entgelt nach Anlage 3a gegenüber den Transplantatempfängern, den Transplantatempfängerinnen oder deren Sozialleistungsträgern abzurechnen. Kommt es nicht zur Transplantation, ist die jeweilige Fallpauschale nach Anlage 1 bzw. das jeweilige Entgelt nach Anlage 3a gegenüber der Person, die zum Transplantatempfang vorgesehen war, oder gegenüber deren Sozialleistungsträger abzurechnen. Auf der Rechnung ist die Versichertennummer der Person, die das Transplantat empfangen hat oder für die Transplantation vorgesehen war, anzugeben. Werden hämatopoetische Stammzellen bei Familienspendern aus dem Ausland oder bei nicht-verwandten Spendern über in- oder ausländische Spenderdateien bezogen, wird anstelle der Fallpauschale nach Anlage 1 bzw. dem Entgelt nach Anlage 3a ein entsprechendes Zusatzentgelt abgerechnet.

(4) Die Leistungen des Krankenhauses nach Absatz 1 Satz 2 Nr. 1 sind gegenüber der Koordinierungsstelle nach § 11 TPG abzurechnen. Die Leistungen des Krankenhauses nach Absatz 1 Satz 2 Nr. 5 sind gegenüber den Personen, die zum Transplantatempfang vorgesehen waren oder gegenüber deren Sozialleistungsträgern abzurechnen.

ABSCHNITT 2: ABRECHNUNGSBESTIMMUNGEN FÜR ANDERE ENTGELTARTEN

§ 5 Zusatzentgelte

(1) Zusätzlich zu einer Fallpauschale oder zu den Entgelten nach § 6 Abs. 1 KHEntgG dürfen bundeseinheitliche Zusatzentgelte nach dem Zusatzentgelte-Katalog nach Anlage 2 bzw. 5 abgerechnet werden. Die Zusatzentgelte nach Satz 1 sind mit Inkrafttreten der Vereinbarung (§ 13) abrechenbar.

(2) Für die in Anlage 4 bzw. 6 benannten, mit dem bundeseinheitlichen Zusatzentgelte-Katalog nicht vergüteten Leistungen vereinbaren die Vertragsparteien nach § 11 KHEntgG krankenhausindividuelle Zusatzentgelte nach § 6 Abs. 1 KHEntgG. Diese können zusätzlich zu den DRG-Fallpauschalen oder den nach § 6 Abs. 1 KHEntgG vereinbarten Entgelten abgerechnet werden. Für die in Anlage 4 bzw. 6 gekennzeichneten Zusatzentgelte gilt § 15 Abs. 2 Satz 3 KHEntgG entsprechend. Können für die Leistungen nach Anlage 4 bzw. 6 auf Grund einer fehlenden Vereinbarung für den Vereinbarungszeitraum 2021 noch keine krankenhausindividuellen Zusatzentgelte abgerechnet werden, sind für jedes Zusatzentgelt 600,00 Euro abzurechnen. Wurden für Leistungen nach Anlage 4 bzw. 6 für das Jahr 2021 keine Zusatzentgelte vereinbart, sind im Einzelfall auf der Grundlage von § 8 Abs. 1 Satz 3 KHEntgG für jedes Zusatzentgelt 600,00 Euro abzurechnen.

(3) Zusatzentgelte für Dialysen können zusätzlich zu einer DRG-Fallpauschale oder zu einem Entgelt nach § 6 Abs. 1 KHEntgG abgerechnet werden; dies gilt nicht für die Fallpauschalen der Basis-DRG L60 oder L71 oder der DRG L90B / L90C und dem nach Anlage 3a krankenhausindividuell zu vereinbarenden Entgelt L61 und dem nach Anlage 3b krankenhausindividuell zu vereinbarenden Entgelt L90A, bei denen die Behandlung des Nierenversagens die Hauptleistung ist.

§ 6 Teilstationäre Leistungen

(1) Teilstationäre Leistungen sind mit tagesbezogenen teilstationären Fallpauschalen oder mit Entgelten abzurechnen, die nach § 6 Abs. 1 Satz 1 KHEntgG krankenhausindividuell vereinbart worden sind.

(2) Werden Patientinnen oder Patienten, für die zuvor eine vollstationäre DRG-Fallpauschale abrechenbar war, zur teilstationären Behandlung in dasselbe Krankenhaus wieder aufgenommen oder wechseln sie in demselben Krankenhaus von der vollstationären Versorgung in die teilstationäre Versorgung, kann erst nach dem dritten Kalendertag ab Überschreiten der abgerundeten mittleren Verweildauer, bemessen ab dem Aufnahmedatum des stationären Aufenthalts der zuvor abgerechneten Fallpauschale, eine tagesbezogene teilstationäre Fallpauschale oder ein tagesbezogenes teilstationäres Entgelt nach § 6 Abs. 1 KHEntgG berechnet werden. Die bis dahin erbrachten teilstationären Leistungen sind mit der zuvor abgerechneten Fallpauschale abgegolten. Wurden bei der Abrechnung der vollstationären Fallpauschale Abschläge nach § 1 Abs. 3 oder § 3 vorgenommen, sind zusätzlich zu den Entgelten nach Satz 1 für jeden teilstationären Behandlungstag tagesbezogene teilstationäre Entgelte zu berechnen; höchstens jedoch bis zur Anzahl der vollstationären Abschlagstage. Die teilstationären Prozeduren sind nicht bei der Gruppierung der zuvor abgerechneten Fallpauschale zu berücksichtigen. Die Sätze 1 bis 3 gelten nicht für tagesbezogene teilstationäre Entgelte für Leistungen der Onkologie, der Schmerztherapie, die HIV-Behandlung, für Dialysen

sowie Leistungen, die im Anschluss an die Abrechnung einer expliziten Ein-Belegungstag-DRG erbracht werden. Abweichend von Satz 1 können teilstationäre Pflegeentgelte ab dem Tag der Verlegung abgerechnet werden.

(3) Wird ein Patient an demselben Tag innerhalb des Krankenhauses von einer tagesbezogen vergüteten teilstationären Behandlung in eine vollstationäre Behandlung verlegt, kann für den Verlegungstag kein tagesbezogenes teilstationäres Entgelt abgerechnet werden.

§ 7
Sonstige Entgelte

(1) Sonstige Entgelte nach § 6 Abs. 1 KHEntgG können krankenhausindividuell vereinbart werden für

1. voll- und teilstationäre Leistungen, die nach Anlagen 3a und 3b noch nicht mit DRG-Fallpauschalen vergütet werden,
2. unbewertete teilstationäre Leistungen, die nicht in Anlage 3b aufgeführt sind, und
3. besondere Einrichtungen nach § 17b Abs. 1 Satz 10 KHG.

Werden fallbezogene Entgelte vereinbart, müssen auch Vereinbarungen zu den übrigen Bestandteilen der Aufstellung für fallbezogene Entgelte nach Abschnitt E3.1 der Anlage 1 KHEntgG getroffen werden, damit die Entgelte von den Abrechnungsprogrammen verarbeitet werden können, die für die DRG-Fallpauschalen vorgesehen sind. Für den Fall der Verlegung eines Patienten oder einer Patientin in ein anderes Krankenhaus sind Abschlagsregelungen zu vereinbaren; dies gilt nicht, soweit Verlegungs-Fallpauschalen im Sinne des § 1 Abs. 1 Satz 3 vereinbart werden. Für den Fall der Wiederaufnahme eines Patienten oder einer Patientin in dasselbe Krankenhaus sollen für fallbezogene Entgelte Vereinbarungen getroffen werden, die den Vorgaben nach § 2 Abs. 1, 2 und 4 entsprechen.

(2) Für die Abrechnung von fallbezogenen Entgelten gelten die Abrechnungsbestimmungen nach § 8 Abs. 2 und 4 KHEntgG und nach § 2 Abs. 3 entsprechend.

(3) Tagesbezogene Entgelte werden für den Aufnahmetag und jeden weiteren Tag des Krankenhausaufenthalts abgerechnet (Berechnungstage); der Entlassungs- oder Verlegungstag, der nicht zugleich Aufnahmetag ist, wird nur bei tagesbezogenen Entgelten für teilstationäre Behandlung nach § 6 Abs. 1 Satz 1 abgerechnet.

(4) Für die in den Anlagen 3a und 3b gekennzeichneten Entgelte gilt § 15 Abs. 2 Satz 3 KHEntgG entsprechend. Können für die Leistungen nach Anlage 3a auf Grund einer fehlenden Vereinbarung für den Vereinbarungszeitraum 2021 noch keine krankenhausindividuellen Entgelte abgerechnet werden, sind für jeden Belegungstag 600,00 Euro abzurechnen. Können für die Leistungen nach Anlage 3b auf Grund einer fehlenden Vereinbarung für den Vereinbarungszeitraum 2021 noch keine krankenhausindividuellen Entgelte abgerechnet werden, sind für jeden Belegungstag 300,00 Euro abzurechnen. Wurden für Leistungen nach Anlage 3a für das Jahr 2021 keine Entgelte vereinbart, sind im Einzelfall auf der Grundlage von § 8 Abs. 1 Satz 3 KHEntgG für jeden Belegungstag 450,00 Euro abzurechnen. Zusätzlich zu den ungeminderten Entgelten nach den Sätzen 2 bis 4 sind die tagesbezogenen Pflegeentgelte nach § 7 Abs. 1 Nr. 6 KHEntgG abrechenbar.

§ 8
Tagesbezogene Pflegeentgelte

(1) Zusätzlich zu vollstationären und teilstationären Entgelten sind für alle ab dem 01.01.2021 aufgenommenen Patienten tagesbezogene Pflegeentgelte gemäß § 7 Abs. 1 Nr. 6a KHEntgG abzurechnen. Die Pflegeentgelte werden jeweils von dem die Leistung erbringenden Krankenhaus nach dem am Tag der voll- oder teilstationären Aufnahme geltenden Pflegeerlöskatalog und den dazu gehörenden Abrechnungsregeln abgerechnet.

(2) Das tagesbezogene Pflegeentgelt wird ermittelt, indem die maßgebliche Bewertungsrelation jeweils mit dem krankenhausindividuellen Pflegeentgeltwert multipliziert und das Ergebnis kaufmännisch auf zwei Nachkommastellen gerundet wird. Für die Rechnungsstellung wird der Entgeltbetrag nach Satz 1 mit der Anzahl der Berechnungstage je tagesbezogenem Entgelt multipliziert und in der Rechnung ausgewiesen.

(3) Für die Ermittlung der für den Pflegeerlös relevanten Bewertungsrelation ist die Zuordnung zu einem Entgelt gemäß den Vorgaben dieser Vereinbarung in der jeweils gültigen Fassung maßgeblich. Die Zahl der Berechnungstage richtet sich nach den Vorgaben zur Ermittlung der Verweildauer nach § 1 Abs. 7 und § 7 Abs. 3. Die Fallzählung bleibt von der neuen Pflegepersonalkostenfinanzierung ab dem Jahr 2021 unberührt und ergibt sich weiterhin aus den Vorgaben des § 9. Sofern die Höhe von Zu- oder Abschlägen anhand eines Prozentsatzes zu berechnen ist, richtet sich die Ermittlung nach den hierfür maßgeblichen gesetzlichen Vorgaben.

(4) Kann auf Grund einer fehlenden Vereinbarung für das Jahr 2020 noch kein krankenhausindividueller Pflegeentgeltwert angewendet werden, erfolgt die Abrechnung von Patienten, die ab dem 1. Januar 2021 in das Krankenhaus aufgenommen werden, nach den Vorgaben des § 15 Abs. 2a KHEntgG.

(5) Für Leistungen, die unter die Regelung nach § 7 Abs. 1 Satz 1 Nr. 2 und Nr. 3 (teilstationäre Leistungen, die nicht in Anlage 3b aufgeführt sind und besondere Einrichtungen) fallen, gilt eine Pflegebewertungsrelation von 1,0 für vollstationäre Fälle und 0,5 für teilstationäre Fälle, sofern die Vertragsparteien nach § 11 KHEntgG keine abweichenden Festlegungen treffen.

(6) Bei unterjähriger Genehmigung des Krankenhausbudgets erfolgt die Abrechnung für alle Aufnahmen ab dem Tag des Wirksamwerdens der Budgetvereinbarung 2021 mit dem neuen genehmigten krankenhausindividuellen Pflegeentgeltwert.

(7) Die Regelungen zum Kostenträgerwechsel nach § 10 Satz 2 und 3 bleiben durch die Abrechnung von Pflegeentgelten unberührt.

ABSCHNITT 3:
SONSTIGE VORSCHRIFTEN

§ 9
Fallzählung

(1) Jede abgerechnete vollstationäre Fallpauschale zählt im Jahr der Entlassung als ein Fall. Dies gilt auch für Neugeborene sowie für vollstationäre Fallpauschalen, die mit nur einem Belegungstag ausgewiesen sind. Bei einer Wiederaufnahme nach § 2 und einer Rückverlegung nach § 3 Abs. 3 ist jeweils nur die Fallpauschale zu zählen, die nach der Neueinstufung für die zusammengefassten Krankenhausaufenthalte abgerechnet wird. Bei Abrechnung von tagesbezogenen teilstationären Fallpauschalen wird für jeden Patienten, der wegen derselben Erkrankung regelmäßig oder mehrfach behandelt wird, je Quartal ein Fall gezählt.

(2) Leistungen, für die Entgelte nach § 6 Abs. 1 KHEntgG abgerechnet werden, sind wie folgt zu zählen:

1. Jedes fallbezogene Entgelt für eine voll- oder teilstationäre Leistung zählt als ein Fall.
2. a) Bei Abrechnung von tagesbezogenen vollstationären Entgelten zählt jede Aufnahme als ein Fall.

   b) Bei Abrechnung von tagesbezogenen teilstationären Entgelten wird für jeden Patienten, der wegen derselben Erkrankung regelmäßig oder mehrfach behandelt wird, je Quartal ein Fall gezählt.

§ 10
Kostenträgerwechsel

Vorbehaltlich einer anderweitigen gesetzlichen Regelung gilt:

Tritt bei Fallpauschalenpatienten während der stationären Behandlung ein Zuständigkeitswechsel des Kostenträgers ein, wird der gesamte Krankenhausfall mit dem Kostenträger abgerechnet, der am Tag der Aufnahme leistungspflichtig ist. Tritt hingegen während der mittels tagesbezogener Entgelte nach § 6 Abs. 1 KHEntgG sowie tagesbezogener teilstationärer Fallpauschalen vergüteten Behandlung ein Zuständigkeitswechsel des Kostenträgers ein, sind die Kosten der einzelnen Belegungstage mit dem Kostenträger abzurechnen, der am Tag der Leistungserbringung leistungspflichtig ist.

§ 11
Laufzeit der Entgelte

(1) Die Fallpauschalen nach Anlage 1 und die Zusatzentgelte nach Anlage 2 bzw. 5 sind abzurechnen für Patientinnen oder Patienten, die ab dem 1. Januar 2021 in das Krankenhaus aufgenommen werden. Können die Fallpauschalen noch nicht mit der für das Jahr 2021 vereinbarten oder festgesetzten Höhe des Landesbasisfallwerts gewichtet werden, sind sie nach Maßgabe des § 15 Abs. 1 KHEntgG mit der bisher geltenden Höhe des Landesbasisfallwerts zu gewichten und in der sich ergebenden Entgelthöhe abzurechnen.

(2) Bis zum Beginn der Laufzeit der nach § 6 Abs. 1 KHEntgG zu vereinbarenden Entgelte für teilstationäre Leistungen, die nicht in Anlage 3b aufgeführt sind und im Jahr 2021 nicht mit DRG-Fallpauschalen abgerechnet werden können, werden die für diese Leistungen bisher nach § 6 Abs. 1 KHEntgG vereinbarten Entgelte weiter abgerechnet.

ABSCHNITT 4:
GELTUNGSDAUER, INKRAFTTRETEN

§ 12
Geltungsdauer

Die Vorschriften der Abschnitte 1 bis 3 gelten vom 1. Januar bis zum 31. Dezember 2021. Können die Entgeltkataloge 2022 erst nach dem 1. Januar 2022 angewendet werden, sind nach Maßgabe des § 15 Abs. 1 und 2 KHEntgG die Leistungen weiterhin nach den Anlagen 1 bis 7 der abzurechnen. Solange noch keine neuen Abrechnungsregeln vereinbart oder in Kraft getreten sind, gelten die Abrechnungsbestimmungen nach dieser Vereinbarung weiter.

§ 13
Inkrafttreten

Diese Vereinbarung tritt zum 01.01.2021 in Kraft.

ANLAGEN ZUR FALLPAUSCHALENVEREINBARUNG 2021

Anlage 1	Fallpauschalen-Katalog gem. § 1 Abs. 1 Satz 1 und Pflegeerlöskatalog gem. § 8 Abs. 1 Satz 2
Teil a	Bewertungsrelationen bei Versorgung durch Hauptabteilungen
Teil b	Bewertungsrelationen bei Versorgung durch Belegabteilungen
Teil c	Bewertungsrelationen bei teilstationärer Versorgung
Teil d	Bewertungsrelationen mit gezielter Absenkung in Abhängigkeit der Median-Fallzahl bei Versorgung durch Hauptabteilung
Teil e	Bewertungsrelationen mit gezielter Absenkung in Abhängigkeit der Median-Fallzahl bei Versorgung durch Belegabteilung
Anlage 2	Zusatzentgelte-Katalog (Liste) gem. § 5 Abs. 1
Anlage 3a	Nicht mit dem Fallpauschalen-Katalog vergütete vollstationäre Leistungen gem. § 7 Abs. 1 Satz 1 Nr. 1 und Pflegeerlöskatalog gem. § 8 Abs. 1 Satz 2
Anlage 3b	Nicht mit dem Fallpauschalen-Katalog vergütete teilstationäre Leistungen gem. § 7 Abs. 1 Satz 1 Nr. 1 und Pflegeerlöskatalog gem. § 8 Abs. 1 Satz 2
Anlage 4	Zusatzentgelte nach § 6 Abs. 1 KHEntgG (Liste) gem. § 5 Abs. 2
Anlage 5	Zusatzentgelte-Katalog (Definition und differenzierte Beträge) gem. § 5 Abs. 1
Anlage 6	Zusatzentgelte nach § 6 Abs. 1 KHEntgG gem. § 5 Abs. 2
Anlage 7	Zusatzentgelte nach § 6 Abs. 1 KHEntgG gem. § 5 Abs. 2 Zusatzentgelte-Katalog – Blutgerinnungsstörungen
Anhang 1	Ergänzende Informationen zur Abrechnung von bewerteten Zusatzentgelten aus dem Zusatzentgelte-Katalog (Anlage 2 bzw. Anlage 5)

Stichwortverzeichnis zur Fallpauschalenvereinbarung 2021

Anlagen zur Fallpauschalenvereinbarung 2021

Anlage 1 Fallpauschalen-Katalog gem. § 1 Abs. 1 Satz 1 und Pflegeerlöskatalog gem. § 8 Abs. 1 Satz 2

Teil a Bewertungsrelationen bei Versorgung durch Hauptabteilungen

Teil b Bewertungsrelationen bei Versorgung durch Belegabteilungen

Teil c Bewertungsrelationen bei teilstationärer Versorgung

Teil d Bewertungsrelationen mit gezielter Absenkung in Abhängigkeit der Median-Fallzahl bei Versorgung durch Hauptabteilung

Teil e Bewertungsrelationen mit gezielter Absenkung in Abhängigkeit der Median-Fallzahl bei Versorgung durch Belegabteilung

Anlage 2 Zusatzentgelte-Katalog (Liste) gem. § 5 Abs. 1

Anlage 3a Nicht mit dem Fallpauschalen-Katalog vergütete vollstationäre Leistungen gem. § 7 Abs. 1 Satz 1 Nr. 1 und Pflegeerlöskatalog gem. § 8 Abs. 1 Satz 2

Anlage 3b Nicht mit dem Fallpauschalen-Katalog vergütete teilstationäre Leistungen gem. § 7 Abs. 1 Satz 1 Nr. 1 und Pflegeerlöskatalog gem. § 8 Abs. 1 Satz 2

Anlage 4 Zusatzentgelte nach § 6 Abs. 1 KHEntgG (Liste) gem. § 5 Abs. 2

Anlage 5 Zusatzentgelte-Katalog (Definition und differenzierte Beträge) gem. § 5 Abs. 1

Anlage 6 Zusatzentgelte nach § 6 Abs. 1 KHEntgG gem. § 5 Abs. 2

Anlage 7 Zusatzentgelte nach § 6 Abs. 1 KHEntgG gem. § 5 Abs. 2 Zusatzentgelte-Katalog – Blutgerinnungsstörungen

Anhang 1 Ergänzende Informationen zur Abrechnung von bewerteten Zusatzentgelten aus dem Zusatzentgelte-Katalog (Anlage 2 bzw. Anlage 5)

Fallpauschalen-Katalog gem. § 17b Abs. 1 S. 4 KHG
Katalog ergänzender Zusatzentgelte gem. § 17b Abs. 1 S. 7 KHG
Pflegeerlöskatalog gem. § 17b Abs. 4 S. 5 KHG

Die Bewertungsrelationen gelten für die Abrechnung von stationären Leistungen. Dies gilt für die Abrechnung von Fallpauschalen des aG-DRG-Katalogs nicht, soweit nach § 6 Abs. 1 des Krankenhausentgeltgesetzes sonstige Entgelte für bestimmte Leistungen nach Anlage 3a/b, teilstationäre Leistungen nach § 6 Abs. 1 Satz 1 KHEntgG oder besondere Einrichtungen nach § 17b Abs. 1 Satz 10 des Krankenhausfinanzierungsgesetzes vereinbart worden sind.

Die tagesbezogenen Bewertungsrelationen des Pflegeerlöskatalogs sind für die Abzahlung des Pflegebudgets nach § 6a KHEntgG zu verwenden. Die Werte 1,0000 und 0,5000 in Anlage 3a bzw. 3b sind nicht kalkuliert; sie entsprechen den Vorgaben nach § 8 Abs. 5 FPV.

Abkürzungen:

CC	Komplikationen oder Komorbiditäten
MDC	Hauptdiagnosegruppe (Major Diagnostic Category)
OR	operativ (Operating Room)
ZE	Zusatzentgelt
ZE_D	Zusatzentgelt, differenziert
Partition "O"	operative Fallpauschalen
Partition "A"	andere Fallpauschalen, z. B. Koloskopie
Partition "M"	medizinische Fallpauschalen

Fußnoten:

1) Belegungstage, die der Kalkulation der Fallpauschale zu Grunde gelegt wurden.

2) Erster Belegungstag, an dem nach § 1 Abs. 3 ein Abschlag von der Fallpauschale vorzunehmen ist.

3) Erster Belegungstag, an dem nach § 1 Abs. 2 ein tagesbezogenes Entgelt zusätzlich zur Fallpauschale gezahlt wird.

4) Eine Zusammenfassung von Fällen bei Wiederaufnahme in dasselbe Krankenhaus nach § 2 Abs. 1 und 2 erfolgt nicht.

5) Wenn die Definition der DRG keine untere Grenzverweildauer und / oder keine obere Grenzverweildauer zulässt, dann werden im Katalog entsprechend keine Werte angegeben.

6) Bei den in der DRG-Bezeichnung angegebenen Punktwerten für die intensivmedizinische Komplexbehandlung handelt es sich bei dem ersten Wert um die Aufwandspunkte für die intensivmedizinische Komplexbehandlung im Kindesalter (8-98d.*), bei dem zweiten Wert um die Aufwandspunkte für die Aufwendige intensivmedizinische Komplexbehandlung (8-98f.*) und bei dem dritten Wert um die Aufwandspunkte für die intensivmedizinische Komplexbehandlung im Erwachsenenalter (8-980.*).

Fallpauschalen-Katalog und Pflegeerlöskatalog
Teil a) Bewertungsrelationen bei Versorgung durch Hauptabteilungen

DRG	Partition	Bezeichnung [6]	Bewertungsrelation bei Hauptabteilung	Bewertungsrelation bei Hauptabteilung und Beleghebamme	Mittlere Verweildauer [1]	Untere Grenzverweildauer: Erster Tag mit Abschlag [2), 5)]	Untere Grenzverweildauer: Bewertungsrelation/Tag	Obere Grenzverweildauer: Erster Tag zus. Entgelt [3), 5)]	Obere Grenzverweildauer: Bewertungsrelation/Tag	Externe Verlegung Abschlag/Tag (Bewertungsrelation)	Verlegungsfallpauschale	Ausnahme von Wiederaufnahme [4]	Pflegeerlös Bewertungsrelation/Tag
1	2	3	4	5	6	7	8	9	10	11	12	13	
Prä-MDC													
A01A	O	Lebertransplantation mit Beatmung > 179 Stunden oder kombinierter Dünndarmtransplantation	20,139		48,4	15	0,928	66	0,380		x	x	3,2858
A01B	O	Lebertransplantation ohne kombinierte Dünndarmtranspl. mit Beatmung > 59 und < 180 Std. od. mit Transplantatabstoßung od. mit komb. Nierentranspl. od. m. kombinierter Pankreastranspl. od. Alter < 6 J. oder od. m. intensivm. Komplexbeh. > 980 / 828 / - P.	11,792		30,5	9	0,828	48	0,285		x	x	2,5368
A01C	O	Lebertransplantation ohne kombinierte Dünndarmtransplantation, ohne Beatmung > 59 Stunden, ohne Transplantatabstoßung, ohne komb. Nierentranspl., ohne kombinierte Pankreastranspl., Alter > 5 Jahre, ohne intensivmed. Komplexbehandlung > 980 / 828 / - P.	8,542		22,9	7	0,701	39	0,245		x	x	1,9304
A02Z	O	Transplantation von Niere und Pankreas	8,529		24,0	7	0,677	42	0,239		x	x	1,9951
A03A	O	Lungentransplantation mit Beatmung > 179 Stunden	24,863		49,8	16	1,221	68	0,417		x	x	3,2857
A03B	O	Lungentransplantation ohne Beatmung > 179 Stunden	11,929		25,5	7	1,011	38	0,378		x	x	2,3406
A04B	O	Knochenmarktranspl. / Stammzelltransf., allogen, außer bei Plasmozytom oder mit Graft-versus-Host-Krankheit Grad III und IV, mit Gabe best. Stammzellen od. Alt. < 18 J., mit best. Entnahme od. Stammzellboost od. intensivmed. Komplexbeh. > 2058 / - / - P.	20,506		50,8	16	1,014	69	0,402		x	x	3,2406
A04C	O	Knochenmarktransplantation / Stammzelltransfusion, allogen, < 18 J. od. GVHD Grad III/IV od. auß. b. Plasmozytom, mit Gabe best. Stammz. od. GVHD III/IV od. HLA-versch., mit best. Entn. od. SZ-Boost od. m. intensivm. Komplexbeh. > 1764 / 1932 / 2760 P.	19,006		56,5	18	0,947	74	0,319		x	x	3,0960
A04D	O	Knochenmarktransplantation / Stammzelltransfusion, allogen, mit Graft-versus-Host-Krankheit Grad III und IV oder außer bei Plasmozytom, HLA-verschieden oder mit Komplexbehandlung bei multiresistenten Erregern	11,044		39,2	12	0,819	57	0,271		x	x	2,0340
A04E	O	Knochenmarktransplantation / Stammzelltransfusion, allogen, außer bei Plasmozytom	9,523		34,6	11	0,763	50	0,265		x	x	1,9827
A05Z	O	Herztransplantation	24,494		85,5	28	0,608	104	0,237		x	x	2,0355
A06A	O	Beatmung > 1799 Stunden mit intensivmedizinischer Komplexbehandlung > 2940 / 5520 / 5520 Aufwandspunkte oder mit hochkomplexem Eingriff	42,644		118,2			136	0,361		x	x	4,4532
A06B	O	Beatmung > 1799 Stunden mit komplexer OR-Prozedur oder Polytrauma, ohne hochkomplexen Eingriff, ohne intensivmedizinische Komplexbehandlung > 2940 / 5520 / 5520 Aufwandspunkte	34,568		102,7			121	0,296		x	x	3,9580
A06C	O	Beatmung > 1799 Stunden, ohne komplexe OR-Prozedur, ohne Polytrauma, mit intensivmedizinischer Komplexbehandlung > 588 / 552 / 552 Aufwandspunkte	23,352		103,4			121	0,192		x	x	3,5469
A07A	O	Beatmung > 999 Stunden oder > 499 Stunden mit intensivmedizinischer Komplexbehandlung > 4900 / 4600 / 4600 Aufwandspunkte, mit komplexer OR-Prozedur oder Polytrauma und int. Komplexbeh. > 3920 / 3680 / 3680 P. oder mit hochkompl. oder dreizeitigem Eingr.	30,860		76,5	25	0,950	95	0,334		x	x	4,0207
A07B	O	Beatmung > 999 Stunden oder > 499 Stunden mit intensivmedizinischer Komplexbehandlung > 4900 / 4600 / 4600 P., mit komplexer OR-Prozedur und ECMO ab 384 Stunden oder mit Polytrauma oder Alter < 16 J. oder intensivmed. Komplexbeh. > - / 3220 / - P.	25,437		68,9	22	0,966	87	0,322		x	x	4,0529
A07C	O	Beatmung > 999 Stunden oder > 499 Stunden mit intensivmed. Komplexbeh. > 4900 / 4600 / 4600 Punkte, mit komplexer OR-Prozedur, ohne ECMO ab 384 Stunden, ohne Polytrauma, Alter > 15 Jahre oder mit intensivmed. Komplexbeh. > 2352 / 1932 / 2760 Punkte	20,113		65,2	21	0,828	83	0,229	0,275		x	3,7901
A07D	O	Beatmung > 999 Stunden ohne komplexe OR-Prozedur, ohne Polytrauma, Alter > 15 Jahre, mit intensivmedizinischer Komplexbehandlung > 1176 / 1380 / 2484 und < 2353 / 1933 / 2761 Aufwandspunkte, mit komplexer Diagnose oder komplizierender Konstellation	16,240		53,2	17	0,841	71	0,199	0,279		x	3,8556
A07E	O	Beatmung > 999 Stunden ohne komplexe OR-Prozedur, ohne Polytrauma, Alter > 15 Jahre, ohne komplexe Diagnose, ohne komplizierende Konstellation, mit intensivmedizinischer Komplexbehandlung > 392 / 184 / 368 Aufwandspunkte oder Beatmung > 1799 Stunden	12,875		61,6	20	0,594	80	0,142	0,199		x	3,2201
A07F	O	Beatmung > 999 Stunden ohne komplexe OR-Prozedur, ohne Polytrauma, Alter > 15 Jahre, ohne komplexe Diagnose, ohne komplizierende Konstellation, ohne intensivmedizinische Komplexbehandlung > 392 / 184 / 368 Aufwandspunkte, ohne Beatmung > 1799 Stunden	9,996		60,5	19	0,484	78	0,112	0,157		x	2,6874
A09A	O	Beatmung > 499 Stunden oder > 249 Stunden mit IntK > 2352 / 1932 / 2208 P., mit hochkomplexem Eingriff oder komplexer OR-Prozedur, Alter < 16 Jahre, mit IntK > 1764 / 1932 / - Punkten oder mit sehr komplexem Eingriff und IntK > - / 2208 / - Punkten	22,731		56,2	18	0,957	74	0,324		x	x	3,7371
A09B	O	Beatmung > 499 Stunden oder > 249 Stunden mit int. Komplexbeh. > 2352 / 1932 / 2208 Punkte, mit angeb. Fehlbild. oder Tumorerkr., Alter < 3 J. oder mit hochkompl. Eingr. oder mit kompl. OR-Proz. oder int. Komplexbeh. > 1764 / 1932 / - P., Alter < 16 J.	15,155		39,8	12	0,961	58	0,314		x	x	3,7698
A09C	O	Beatmung > 499 Stunden oder > 249 Stunden mit intensivmedizinischer Komplexbeh. > 2352 / 1932 / 2208 P., mit komplexer OR-Prozedur oder Polytrauma oder int. Komplexbeh. > 1764 / 1656 / 2208 P. oder mit komplizierender Konstellation oder Alter < 16 Jahre	12,306		34,3	10	0,961	52	0,244		x	x	3,8062

DRG	Partition	Bezeichnung [6]	Bewertungsrelation bei Hauptabteilung	Bewertungsrelation bei Hauptabteilung und Beleghebamme	Mittlere Verweildauer [1]	Untere Grenzverweildauer: Erster Tag mit Abschlag [2], [5]	Untere Grenzverweildauer: Bewertungsrelation/Tag	Obere Grenzverweildauer: Erster Tag zus. Entgelt [3], [5]	Obere Grenzverweildauer: Bewertungsrelation/Tag	Externe Verlegung Abschlag/Tag (Bewertungsrelation)	Verlegungsfallpauschale	Ausnahme von Wiederaufnahme [4]	Pflegeerlös Bewertungsrelation/Tag
1	2	3	4	5	6	7	8	9	10	11	12	13	
A09D	O	Beatmung > 499 Stunden, ohne komplexe OR-Prozedur, ohne Polytrauma, Alter > 15 Jahre, ohne komplizierende Konstellation, mit intensivmedizinischer Komplexbehandlung > 1470 / 1380 / 1656 und < 1765 / 1657 / 2209 Aufwandspunkte	11,894		44,1	14	0,733	62	0,174	0,244		x	3,3639
A09E	O	Beatmung > 499 Stunden, ohne komplexe OR-Prozedur, ohne Polytrauma, Alter > 15 Jahre, ohne komplizierende Konstellation, mit intensivmedizinischer Komplexbehandlung > 1176 / 1104 / 1380 u. < 1471 / 1381 / 1657 Punkte, mit komplexer Diagnose oder Prozedur	9,344		31,9	10	0,809	48	0,196	0,271		x	3,7088
A09F	O	Beatmung > 499 Stunden, ohne komplexe OR-Prozedur, ohne Polytrauma, Alter > 15 Jahre, ohne komplizierende Konstellation, ohne intensivmedizinische Komplexbehandlung > 1176 / 1104 / 1380 Aufwandspunkte, ohne komplexe Diagnose oder Prozedur	8,373		31,9	10	0,714	50	0,172	0,239		x	3,0423
A11A	O	Beatmung > 249 Stunden oder > 95 Stunden mit intensivmedizinischer Komplexbehandlung > 1764 / 1656 / 1932 Aufwandspunkte, mit kompliz. Konstellation und best. OR-Prozedur, Alter < 16 Jahre oder mit intensivmed. Komplexbeh. > 1764 / 1656 / 2208 Aufwandsp.	18,993		47,3	15	0,894	65	0,302	0,296		x	3,5480
A11B	O	Beatmung > 249 Stunden oder > 95 Stunden mit intensivmedizinischer Komplexbehandlung > 1764 / 1656 / 1656 Aufwandspunkte, mit hochkomplexem Eingriff oder best. Eingriff und best. intensivmed. Komplexbeh. oder Alter < 2 Jahre bei angeborener Fehlbildung	14,691		35,0	11	0,858	53	0,294		x	x	3,5704
A11C	O	Beatmung > 249 Stunden oder > 95 Stunden mit intensivmed. Komplexbehandlung > 1764 / 1656 / 1656 Punkte, mit komplexer OR-Prozedur, Alter < 16 Jahre oder komplizierende Konstellation	9,834		23,4	7	0,858	41	0,293		x	x	3,2592
A11D	O	Beatmung > 249 h oder > 95 h mit IntK > 1764 / 1656 / 1656 P. mit best. OR-Prozeduren u. kompliz. Konstell. oder EHEC oder generalisierte Mukositis ohne IntK > 1764 / 1656 / 1932 P. oder mit kompl. Diagnose u. Alter < 3 J. oder IntK > 980 / 1104 / - P.	9,098		26,1	8	0,799	44	0,275		x	x	3,2354
A11E	O	Beatmung > 249 Stunden, mit komplexer OR-Prozedur, ohne hochkomplexen Eingriff, ohne int. Komplexbeh. > 1764 / 1656 / 1656 P., ohne kompliz. Konstellation, Alter > 15 Jahre oder mit intensivmedizinischer Komplexbehandlung > 588 / 828 / - Aufwandspunkte	6,791		21,6	6	0,878	38	0,199		x	x	3,4279
A11F	O	Beatmung > 249 Stunden oder > 95 Stunden mit intensivmedizinischer Komplexbehandlung > 1764 / 1656 / 1656 Aufwandspunkte, mit bestimmter OR-Prozedur oder kompliz. Konstellation oder intensivmed. Komplexbehandlung > - / - / 1104 P. oder Alter < 6 Jahre	6,359		21,7	6	0,769	40	0,174	0,237		x	3,3389
A11G	O	Beatmung > 249 Stunden, ohne komplexe oder bestimmte OR-Prozedur, ohne intensivmed. Komplexbehandlung > 588 / 828 / 1104 Punkte, ohne kompliz. Konstellation, Alter > 5 Jahre, mit kompl. Diagnose oder Prozedur oder Alter < 16 J. oder äußerst schwere CC	5,895		23,6	7	0,705	42	0,168	0,230		x	2,9573
A11H	O	Beatmung > 249 Stunden, ohne komplexe oder bestimmte OR-Prozedur, ohne IntK > 588 / 828 / 1104 Punkte, ohne komplizierende Konstellation, Alter > 15 Jahre, ohne komplexe Diagnose oder Prozedur, ohne äußerst schwere CC	4,092		19,5	6	0,566	36	0,142	0,193		x	3,1435
A13A	O	Beatmung > 95 Std. mit hochkompl. Eingriff oder mit int. Komplexbeh. > 1176 / 1380 / - P. oder mit kompl. OR-Prozedur oder bei Lymphom und Leukämie und int. Komplexbeh. > - / 1104 / 1104 P. oder mit kompliz. Konst. u. best. OR-Proz., Alter < 16 Jahre	11,359		33,3	10	0,847	51	0,280		x	x	3,2804
A13B	O	Beatmung > 95 Stunden mit sehr komplexem Eingriff oder mit komplexer OR-Prozedur und komplizierender Konstellation oder mit best. OR-Proz. und kompliz. Konst., Alter < 16 Jahre od. mit intensivmed. Komplexbeh. > - / 1104 / 1104 Punkte und kompliz. Konst.	8,617		22,9	7	0,724	41	0,253		x	x	2,8661
A13C	O	Beatmung > 95 Stunden mit komplexer OR-Prozedur, Alter < 6 Jahre oder mit bestimmter OR-Proz. und kompliz. Konstellation od. mit intensivmed. Komplexbeh. > - / - / 1104 Punkte od. Alter < 16 J., außer bei Lymphom und Leukämie, ohne kompliz. Konstellation	7,673		26,5	8	0,664	45	0,191		x	x	2,7441
A13D	O	Beatmung > 95 Stunden mit komplexer OR-Prozedur, Alter > 5 Jahre oder mit IntK > - / 828 / - Punkte oder kompl. OR-Prozedur od. mit best. OR-Prozedur od. kompliz. Konst. od. mit IntK > 588 / 552 / 552 Punkte od. Alter < 16 Jahre bei bösartiger Neubildung	6,072		19,0	5	0,707	37	0,156		x	x	2,6225
A13E	O	Beatmung > 95 Stunden, ohne komplexe OR-Prozedur, mit bestimmter OR-Prozedur oder komplizierender Konstellation oder mit intensivmedizinischer Komplexbehandlung > 588 / 552 / 552 Aufwandspunkte und < 1177 / 829 / 1105 Aufwandspunkte od. Alter < 16 Jahre	4,899		18,8	5	0,695	36	0,156		x	x	2,7876
A13F	O	Beatmung > 95 Stunden, ohne bestimmte OR-Prozedur, ohne komplizierende Konstellation, ohne intensivmed. Komplexbeh. > 588 / 552 / 552 Aufwandspunkte, Alter > 15 Jahre, mit komplexer Diagnose oder Prozedur od. intensivmed. Komplexbeh. > - / 368 / - Punkte	3,392		12,5	3	0,770	26	0,173	0,229		x	3,0881
A13G	O	Beatmung > 95 Stunden, mit bestimmter OR-Prozedur oder kompliz. Konstellation, mit äußerst schweren CC, verstorben oder verlegt < 9 Tage oder ohne best. OR-Proz., ohne kompliz. Konst., Alter > 15 J., ohne kompliz. Diagnose od. Prozedur, mit äuß. schw. CC	3,266		15,8	4	0,599	32	0,133	0,179		x	2,6083
A13H	O	Beatmung > 95 Stunden mit bestimmter OR-Prozedur oder kompliz. Konstellation, ohne äußerst schwere CC, verstorben oder verlegt < 9 Tage oder ohne best. OR-Proz., ohne kompliz. Konst., Alter > 15 J., ohne kompliz. Diagnose oder Proz., ohne äuß. schw. CC	2,392		11,1	3	0,571	25	0,144	0,189		x	2,8862

Fallpauschalen-Katalog und Pflegeerlöskatalog
Teil a) Bewertungsrelationen bei Versorgung durch Hauptabteilungen

DRG	Partition	Bezeichnung [6]	Bewertungsrelation bei Hauptabteilung	Bewertungsrelation bei Hauptabteilung und Beleghebamme	Mittlere Verweildauer [1]	Untere Grenzverweildauer		Obere Grenzverweildauer		Externe Verlegung Abschlag/Tag (Bewertungsrelation)	Verlegungs-fallpauschale	Ausnahme von Wiederaufnahme [4]	Pflegeerlös Bewertungsrelation/Tag
						Erster Tag mit Abschlag [2), 5)]	Bewertungsrelation/Tag	Erster Tag zus. Entgelt [3), 5)]	Bewertungsrelation/Tag				
1	2	3	4	5	6	7	8	9	10	11	12	13	
A15B	O	Knochenmarktransplantation / Stammzelltransfusion, autogen, außer bei Plasmozytom, Alter < 18 Jahre oder bestimmte Entnahme oder intensivmedizinische Komplexbehandlung > 588 / 552 / 552 Aufwandspunkte	7,680		26,3	8	0,670	42	0,230		x	x	2,4421
A15C	O	Knochenmarktransplantation / Stammzelltransfusion, autogen, außer bei Plasmozytom, Alter > 17 Jahre, ohne bestimmte Entnahme oder bei Plasmozytom, mit bestimmter Entnahme oder intensivmedizinischer Komplexbehandlung > 392 / 368 / 368 Aufwandspunkte	6,078		23,3	7	0,568	35	0,225		x	x	1,2738
A15D	O	Knochenmarktransplantation / Stammzelltransfusion, autogen, bei Plasmozytom, ohne bestimmte Entnahme	4,172		19,2	5	0,464	27	0,185		x	x	1,1632
A17A	O	Nierentransplantation mit postoperativem Versagen des Nierentransplantates oder Alter < 16 Jahre oder AB0-inkompatible Transplantation oder schwerste CC	6,960		23,5	7	0,617	41	0,245		x	x	1,7382
A17B	O	Nierentransplantation ohne postoperatives Versagen des Nierentransplantates, Alter > 15 Jahre oder ohne AB0-inkompatible Transplantation, ohne schwerste CC	4,939		15,8	4	0,657	27	0,208		x	x	1,5181
A18Z	O	Beatmung > 999 Stunden und Transplantation von Leber, Lunge, Herz und Knochenmark oder Stammzelltransfusion	45,904		102,7			121	0,395		x	x	4,2132
A36A	O	Intensivmedizinische Komplexbehandlung > 980 / 1104 / 1656 Aufwandspunkte bei bestimmten Krankheiten und Störungen oder intensivmedizinische Komplexbehandlung > 588 / 552 / 552 P. bei Versagen und Abstoßung eines Transplantates hämatopoetischer Zellen	11,897		38,7	12	0,837	57	0,281		x	x	2,9114
A36B	O	Intensivmedizinische Komplexbehandlung > 588 / 552 / 828 und < 981 / 1105 / 1657 Aufwandspunkte bei bestimmten Krankheiten und Störungen oder komplizierende Konstellation bei Versagen und Abstoßung eines Transplantates hämatopoetischer Zellen	7,072		27,2	8	0,695	45	0,230		x	x	2,4147
A36C	O	Intensivmedizinische Komplexbehandlung > - / - / 552 und < - / - / 829 Aufwandspunkte bei bestimmten Krankheiten und Störungen	5,521		23,3	7	0,596	41	0,143		x	x	2,4892
A42A	A	Stammzellentnahme bei Eigenspender mit Chemotherapie oder mit schwersten CC, Alter > 15 Jahre	2,000		15,4	4	0,385	23	0,125	0,118		x	0,7905
A42B	A	Stammzellentnahme bei Eigenspender, Alter < 16 Jahre oder ohne schwerste CC	2,298		11,9	3	0,525	22	0,181	0,163		x	1,9117
A42C	A	Stammzellentnahme bei Eigenspender ohne Chemotherapie, Alter > 15 Jahre, ohne schwerste CC, ohne Sepsis, ohne komplizierende Konstellation	0,860		4,9	1	0,511	11	0,158	0,131		x	0,8571
A60A	M	Versagen und Abstoßung eines Organtransplantates, mehr als ein Belegungstag, mit Entfernung eines Organtransplantates oder komplexer OR-Prozedur oder äußerst schweren CC oder komplizierender Konstellation	2,009		13,9	4	0,330	28	0,135		x	x	1,0888
A60B	M	Versagen und Abstoßung eines Organtransplantates, mehr als ein Belegungstag, ohne Entfernung eines Organtransplantates, ohne komplexe OR-Prozedur, ohne äußerst schwere CC, ohne komplizierende Konstellation, Alter < 16 Jahre	0,845		4,6			10	0,175		x	x	1,4851
A60C	M	Versagen und Abstoßung eines Organtransplantates, mehr als ein Belegungstag, ohne Entfernung eines Organtransplantates, ohne komplexe OR-Prozedur, ohne äußerst schwere CC, ohne komplizierende Konstellation, Alter > 15 Jahre	0,650		6,0			16	0,101		x	x	0,7396
A60D	M	Versagen und Abstoßung eines Organtransplantates, ein Belegungstag	0,194		1,0							x	1,1579
A61A	M	Versagen und Abstoßung eines Transplantates hämatopoetischer Zellen mit äußerst schweren CC oder mit bestimmter akuter Graft-versus-Host-Krankheit, mehr als ein Belegungstag	2,924		15,2	4	0,566	31	0,187	0,175		x	1,5263
A61B	M	Versagen und Abstoßung eines Transplantates hämatopoetischer Zellen ohne äußerst schwere CC, ohne bestimmte akute Graft-versus-Host-Krankheit oder ein Belegungstag, mit schweren CC oder Alter < 10 Jahre	1,114		6,2	1	0,859	17	0,171	0,147		x	1,4505
A61C	M	Versagen und Abstoßung eines Transplantates hämatopoetischer Zellen ohne äußerst schwere oder schwere CC, ohne bestimmte akute Graft-versus-Host-Krankheit oder ein Belegungstag, Alter > 9 Jahre	0,518		2,9	1	0,330	7	0,165	0,123		x	1,0755
A62Z	M	Evaluierungsaufenthalt vor Herztransplantation	2,898		19,8	6	0,355	36	0,148	0,119		x	1,0577
A63Z	M	Evaluierungsaufenthalt vor Lungen- oder Herz-Lungen-Transplantation	2,137		11,4	3	0,476	23	0,168	0,154		x	1,0022
A64Z	M	Evaluierungsaufenthalt vor Leber-, Dünndarm- oder Nieren-Pankreas-Transplantation	1,746		10,0	2	0,470	22	0,153	0,129		x	0,8538
A66Z	M	Evaluierungsaufenthalt vor anderer Organtransplantation	1,038		2,8	1	0,472	6	0,346	0,254		x	0,9988
A69Z	M	Evaluierungsaufenthalt vor Organtransplantation ohne Aufnahme auf eine Warteliste	1,889		11,0	3	0,392	24	0,142	0,131		x	0,8675

DRG	Partition	Bezeichnung [6]	Bewertungsrelation bei Hauptabteilung	Bewertungsrelation bei Hauptabteilung und Beleghebamme	Mittlere Verweildauer [1]	Untere Grenzverweildauer: Erster Tag mit Abschlag [2), 5)]	Untere Grenzverweildauer: Bewertungsrelation/Tag	Obere Grenzverweildauer: Erster Tag zus. Entgelt [3), 5)]	Obere Grenzverweildauer: Bewertungsrelation/Tag	Externe Verlegung Abschlag/Tag (Bewertungsrelation)	Verlegungsfallpauschale	Ausnahme von Wiederaufnahme [4)]	Pflegeerlös Bewertungsrelation/Tag
1	2	3	4	5	6	7	8	9	10	11	12	13	
MDC 01 Krankheiten und Störungen des Nervensystems													
B01A	O	Mehrzeitige komplexe OR-Prozeduren bei Krankheiten und Störungen des Nervensystems, mit komplizierender Konstellation oder Alter < 18 Jahre	6,992		20,0	6	0,592	38	0,221	0,197			2,2417
B01B	O	Mehrzeitige komplexe OR-Prozeduren bei Krankheiten und Störungen des Nervensystems, ohne komplizierende Konstellation, Alter > 17 Jahre	5,378		21,2	6	0,412	39	0,170	0,130			1,4094
B02A	O	Komplexe Kraniotomie oder Wirbelsäulen-Operation bei Neubildung des Nervensystems oder intensivmedizinischer Komplexbehandlung > 392 / 368 / - Punkte, Alter < 6 Jahre mit Eingriff bei BNB oder Alter < 16 Jahre und mehrzeitige komplexe OR-Prozedur	8,386		24,2	7	0,585	42	0,193		x		2,3913
B02B	O	Komplexe Kraniotomie oder WS-OP, Bestr. an mind. 9 T. od. best. Eingr. bei BNB mit intraop. Monit., Alt. < 18 J. od. b. BNB od. IntK > 392 / 368 / - P., mit schwersten CC, Alt. > 15 J. od. oh. mehrz. kompl. OR-Proz. od. Alt. > 5 J. od. oh. Eingr. bei BNB	7,397		39,9	12	0,428	58	0,153		x		1,2533
B02C	O	Komplexe Kraniotomie oder WS-OP, mehr als 8 Bestr., Alter > 17 J. oder ohne best. Eingr. bei BNB mit intraop. Monit. od. bei NB des Nervensystems oder IntK > 392 / 368 / - P., Alter > 15 J. od. oh. mehrz. kompl. OR-Proz. od. Alt. > 5 J., oh. schwerste CC	6,037		20,5	6	0,685	35	0,233		x		2,5183
B02D	O	Komplexe Kraniotomie oder Wirbelsäulen-Operation, außer bei Neubildung, ohne intensivmedizinische Komplexbehandlung > 392 / 368 / - Aufwandspunkte, Alter < 6 Jahre oder mit bestimmtem Eingriff, Alter < 18 Jahre oder mit best. komplizierenden Faktoren	3,830		11,8	3	0,456	25	0,171		x		1,3885
B02E	O	Komplexe Kraniotomie oder Wirbelsäulen-Operation, ohne bestimmten komplexen Eingriff, Alter > 5 Jahre, ohne bestimmte komplizierende Faktoren	3,583		13,7	4	0,587	28	0,215		x		1,7413
B03Z	O	Bestimmte Eingriffe an Wirbelsäule und Rückenmark bei bösartiger Neubildung oder mit intraoperativem Monitoring oder Eingriffe bei zerebraler Lähmung, Muskeldystrophie, Neuropathie oder nicht akuter Para- / Tetraplegie mit äußerst schweren CC	2,902		10,7	3	0,295	23	0,134	0,101			1,0728
B04A	O	Interventionelle oder beidseitige Eingriffe an den extrakraniellen Gefäßen mit äußerst schweren CC	3,302		12,2	3	0,687	26	0,158		x		1,7997
B04B	O	Beidseitige Eingriffe an den extrakraniellen Gefäßen ohne äußerst schwere CC oder mehrzeitige Eingriffe an den extrakraniellen Gefäßen oder äußerst schwere CC	3,287		14,8	4	0,442	30	0,105		x		1,3763
B04C	O	Eingriffe an den extrakraniellen Gefäßen, ohne mehrzeitige Eingriffe, ohne beidseitige Eingriffe, ohne äußerst schwere CC	1,323		5,2	1	0,423	10	0,080		x		0,9666
B05Z	O	Dekompression bei Karpaltunnelsyndrom oder kleine Eingriffe an den Nerven	0,494		2,4	1	0,133	5	0,065	0,065			0,9115
B07Z	O	Eingriffe an peripheren Nerven, Hirnnerven und anderen Teilen des Nervensystems mit äußerst schweren CC oder komplizierender Diagnose	4,092		19,2	5	0,413	37	0,090	0,123			1,4446
B09Z	O	Andere Eingriffe am Schädel	1,132		5,4	1	0,506	12	0,068	0,082			0,8589
B12Z	O	Implantation eines Herzschrittmachers bei Krankheiten und Störungen des Nervensystems oder perkutan-transluminale Gefäßintervention an Herz und Koronargefäßen	2,330		12,7	3	0,394	26	0,087	0,115			1,1492
B15Z	O	Strahlentherapie bei Krankheiten und Störungen des Nervensystems, Bestrahlungen an mindestens 8 Tagen	2,437		19,0	5	0,397	34	0,126		x	x	0,8468
B16A	O	Strahlentherapie bei Krankheiten und Störungen des Nervensystems, mehr als ein Belegungstag, Bestrahlungen an mindestens 5 Tagen	1,308		9,5	2	0,429	21	0,136	0,123		x	0,8484
B16B	O	Strahlentherapie bei Krankheiten und Störungen des Nervensystems, mehr als ein Belegungstag, Bestrahlungen an weniger als 5 Tagen	0,748		4,9			13	0,105	0,124		x	0,9224
B17A	O	Eingriffe an peripheren Nerven, Hirnnerven und anderen Teilen des Nervensystems oder Eingriff bei zerebraler Lähmung, Muskeldystrophie oder Neuropathie, mit komplexer Diagnose oder Implantation eines Ereignis-Rekorders	2,080		8,6	2	0,406	17	0,099	0,127			1,0592
B17B	O	Eingriffe an peripheren Nerven, Hirnnerven und and. Teilen des Nervensystems oder Eingr. bei zerebr. Lähmung, Muskeldystr. od. Neurop., mit best. kompl. Eingr., Alter < 16 J. oder mit mäßig kompl. Eingr., Alter < 19 J. oder mit äuß. schw. oder schw. CC	1,735		9,5	2	0,346	23	0,117	0,099			1,0239
B17C	O	Eingriffe an peripheren Nerven, Hirnnerven und anderen Teilen des Nervensystems oder Eingriff bei zerebraler Lähmung, Muskeldystrophie oder Neuropathie, mit komplexem Eingriff	1,678		4,4	1	0,195	9	0,062	0,072			0,7889
B17D	O	Eingr. an periph. Nerven, Hirnnerven und and. Teilen des Nervensyst. oder Eingr. bei zerebr. Lähmung, Muskeldystr. od. Neurop., Alt. < 19 J. od. mit schw. CC, Alt. > 15 J., ohne mäßig kompl. Eingr. od. oh. schw. CC, Alt. > 18 J., mit mäßig kompl. Eingr.	1,032		4,5	1	0,370	12	0,072	0,084			0,7795
B17E	O	Eingriffe an peripheren Nerven, Hirnnerven und anderen Teilen des Nervensystems oder Eingriff bei zerebr. Lähmung, Muskeldystrophie od. Neuropathie, ohne kompl. Diagnose, ohne mäßig kompl. od. kompl. Eingr., ohne äuß. schw. oder schw. CC, Alter > 18 J.	0,718		2,9	1	0,199	6	0,064	0,068			0,8644

Fallpauschalen-Katalog und Pflegeerlöskatalog
Teil a) Bewertungsrelationen bei Versorgung durch Hauptabteilungen

DRG	Partition	Bezeichnung [6]	Bewertungsrelation bei Hauptabteilung	Bewertungsrelation bei Hauptabteilung und Beleghebamme	Mittlere Verweildauer [1]	Untere Grenzverweildauer: Erster Tag mit Abschlag [2], [5]	Untere Grenzverweildauer: Bewertungsrelation/Tag	Obere Grenzverweildauer: Erster Tag zus. Entgelt [3], [5]	Obere Grenzverweildauer: Bewertungsrelation/Tag	Externe Verlegung Abschlag/Tag (Bewertungsrelation)	Verlegungsfallpauschale	Ausnahme von Wiederaufnahme [4]	Pflegeerlös Bewertungsrelation/Tag
1	2	3	4	5	6	7	8	9	10	11	12	13	
B18A	O	Komplexe Eingriffe an Wirbelsäule und Rückenmark bei Krankheiten und Störungen des Nervensystems	4,152		19,6	6	0,332	38	0,083	0,113			1,1470
B18B	O	Bestimmte Eingriffe an Wirbelsäule und Rückenmark bei Krankheiten und Störungen des Nervensystems außer bei bösartiger Neubildung oder Revision eines Ventrikelshuntes oder operative Eingriffe bei nicht akuter Para- / Tetraplegie	2,293		10,7	3	0,263	23	0,069	0,090			0,9534
B18C	O	Andere Eingriffe an Wirbelsäule und Rückenmark bei Krankheiten und Störungen des Nervensystems außer bei bösartiger Neubildung	1,676		6,9	1	0,345	15	0,070	0,087			1,0124
B18D	O	Mäßig komplexe Eingriffe an Wirbelsäule und Rückenmark bei Krankheiten und Störungen des Nervensystems außer bei bösartiger Neubildung	1,450		7,6	2	0,208	19	0,058	0,073			0,8393
B19A	O	Implantation, Revision und Entfernung von Neurostimulatoren und Neurostimulationselektroden bei Krankheiten und Störungen des Nervensystems mit Implantation oder Wechsel eines Neurostimulators	1,220		3,0	1	0,113	7	0,056	0,060			0,8378
B19B	O	Implantation, Revision und Entfernung von Neurostimulatoren und Neurostimulationselektroden bei Krankheiten und Störungen des Nervensystems mit Implantation oder Wechsel eines permanenten oder temporären Elektrodensystems	1,464		2,8	1	0,223	7	0,061	0,064			0,8178
B19C	O	Implantation, Revision und Entfernung von Neurostimulatoren und Neurostimulationselektroden bei Krankheiten und Störungen des Nervensystems ohne Implantation oder Wechsel von Neurostimulatoren und Elektrodensystemen	0,839		3,0	1	0,318	7	0,064	0,069			0,8289
B20A	O	Kraniotomie oder große Wirbelsäulen-Operation mit bestimmter komplexer Prozedur, Alter < 18 Jahre oder mit komplizierenden Faktoren, Alter < 16 Jahre	2,733		8,4	2	0,457	17	0,198		x		1,7317
B20B	O	Kraniotomie oder große WS-Operation mit komplexer Prozedur, Alter > 17 Jahre oder ohne bestimmte komplexe Prozedur, mit komplizierenden Faktoren, Alter > 15 Jahre	2,844		9,9	2	0,466	20	0,173		x		1,2534
B20C	O	Kraniotomie oder große Wirbelsäulen-Operation, Alter < 3 J. oder intervent. Eingriff oder Alter < 18 J. mit großem intrakraniellen Eingriff oder mit kompl. Diagnose oder best. Eingriffe bei Trigeminusneuralgie, Alter < 16 J. od. bei bösartiger Neubildung	2,080		6,1	1	0,691	14	0,226		x		1,3260
B20D	O	Kraniotomie oder große WS-OP mit komplexer Prozedur oder ohne komplexe Prozedur, Alter > 2 Jahre, mit komplexer Diagnose oder bestimmtem Eingriff bei Trigeminusneuralgie oder mit bestimmter Prozedur oder bei bösartiger Neubildung	2,027		7,9	2	0,388	18	0,149		x		1,2251
B20E	O	Kraniotomie oder große Wirbelsäulen-Operation ohne komplexe Prozedur, Alter > 2 Jahre, ohne komplexe Diagnose, ohne bestimmten Eingriff bei Trigeminusneuralgie, ohne bestimmte Prozedur, außer bei bösartiger Neubildung	1,579		7,8	2	0,325	17	0,134		x		1,2001
B21A	O	Implantation eines Neurostimulators zur Hirnstimulation, Mehrelektrodensystem, mit Sondenimplantation	8,569		12,1	3	0,297	20	0,098	0,091			0,9848
B21B	O	Implantation eines Neurostimulators zur Hirnstimulation, Mehrelektrodensystem, ohne Sondenimplantation	3,949		3,5	1	0,155	8	0,089	0,069			1,0943
B36A	O	Intensivmedizinische Komplexbehandlung > 1764 / 1656 / 1656 Aufwandspunkte oder > 1176 / 1104 / 1104 Aufwandspunkte mit bestimmter OR-Prozedur oder Alter < 10 Jahre bei Krankheiten und Störungen des Nervensystems	10,598		32,5	10	0,824	50	0,279		x	x	3,4152
B36B	O	Intensivmedizinische Komplexbehandlung > 1176 / 1104 / 1104 Aufwandspunkte ohne bestimmte OR-Prozedur oder > 588 / 552 / 552 Punkte mit best. OR-Prozedur oder best. hochaufw. Implantate oder Alter > 9 Jahre bei Krankheiten und Störungen des Nervensystems	7,670		21,6	6	0,906	37	0,293		x	x	3,5455
B39A	O	Neurologische Komplexbehandlung des akuten Schlaganfalls mit bestimmter OR-Prozedur, mehr als 72 Stunden mit komplexem Eingriff oder mit komplizierender Konstellation oder intensivmedizinischer Komplexbehandlung > 392 / 368 / - Aufwandspunkte	4,442		17,1	5	0,610	34	0,214		x		1,8139
B39B	O	Neurologische Komplexbehandlung des akuten Schlaganfalls mit bestimmter OR-Prozedur, bis 72 Stunden mit komplexem Eingriff oder mehr als 72 Stunden, ohne kompl. Eingriff, ohne kompliz. Konst., ohne intensivmed. Komplexbehandlung > 392 / 368 / - Punkte	2,632		11,2	3	0,548	23	0,137		x		1,6166
B39C	O	Neurologische Komplexbehandlung des akuten Schlaganfalls mit best. OR-Prozedur, bis 72 Std., ohne kompl. Eing., ohne kompliz. Konst., ohne intensivmed. Komplexbeh. > 392 / 368 / - P. oder and. neurolog. Komplexbeh. des akuten Schlaganf., mehr als 72 Std.	2,122		9,1	2	0,555	19	0,128		x		1,2928
B42A	A	Frührehabilitation bei Krankheiten und Störungen des Nervensystems bis 27 Tage mit neurologischer Komplexbehandlung des akuten Schlaganfalls oder fachübergreifende u. andere Frührehabilitation mit neurologischer Komplexbehandlung des akuten Schlaganfalls	3,101		23,6			35	0,091	0,125			1,4104
B42B	A	Frührehabilitation bei Krankheiten und Störungen des Nervensystems bis 27 Tage ohne neurologische Komplexbehandlung des akuten Schlaganfalls	2,438		20,8			30	0,080	0,110			1,2869

DRG	Partition	Bezeichnung [6]	Bewertungsrelation bei Hauptabteilung	Bewertungsrelation bei Hauptabteilung und Beleghebamme	Mittlere Verweildauer [1]	Untere Grenzverweildauer: Erster Tag mit Abschlag [2], [5]	Untere Grenzverweildauer: Bewertungsrelation/Tag	Obere Grenzverweildauer: Erster Tag zus. Entgelt [3], [5]	Obere Grenzverweildauer: Bewertungsrelation/Tag	Externe Verlegung Abschlag/Tag (Bewertungsrelation)	Verlegungsfallpauschale	Ausnahme von Wiederaufnahme [4]	Pflegeerlös Bewertungsrelation/Tag
1	2	3	4	5	6	7	8	9	10	11	12	13	
B44A	A	Geriatrische frührehabilitative Komplexbehandlung bei Krankheiten und Störungen des Nervensystems mit neurologischer Komplexbehandlung oder anderer neurologischer Komplexbehandlung des akuten Schlaganfalls bei schwerer motorischer Funktionseinschränkung	2,289		23,9			35	0,066	0,090			1,0515
B44B	A	Geriatrische frührehabilitative Komplexbehandlung bei Krankheiten und Störungen des Nervensystems mit anderer neurologischer Komplexbehandlung des akuten Schlaganfalls oder schwerer motorischer Funktionseinschränkung	1,523		20,1			30	0,052	0,071			0,9052
B44C	A	Geriatrische frührehabilitative Komplexbehandlung bei Krankheiten und Störungen des Nervensystems ohne Komplexbehandlung des akuten Schlaganfalls, ohne schwere motorische Funktionseinschränkung	1,312		18,0			25	0,050	0,068			0,7020
B45Z	A	Intensivmedizinische Komplexbehandlung > 392 / 368 / 828 Aufwandspunkte bei Krankheiten und Störungen des Nervensystems	4,645		21,1	6	0,647	38	0,214	0,205		x	2,4426
B47A	A	Multimodale Schmerztherapie bei Krankheiten und Störungen des Nervensystems, mindestens 14 Behandlungstage	1,323		16,0			20	0,059	0,077		x	0,4606
B47B	A	Multimodale Schmerztherapie bei Krankheiten und Störungen des Nervensystems, weniger als 14 Behandlungstage	0,897		10,1			16	0,059	0,080		x	0,4898
B48Z	A	Frührehabilitation bei Multipler Sklerose und zerebellarer Ataxie, nicht akuter Para- / Tetraplegie oder anderen neurologischen Erkrankungen	1,561		17,8			22	0,060	0,082			0,6150
B60A	M	Nicht akute Paraplegie / Tetraplegie, mehr als ein Belegungstag	0,923		8,6	2	0,302	20	0,074	0,094			0,9275
B60B	M	Nicht akute Paraplegie / Tetraplegie, ein Belegungstag	0,204		1,0								1,1668
B61A	M	Bestimmte akute Erkrankungen und Verletzungen des Rückenmarks mit komplexem Eingriff, weniger als 14 Belegungstage, wegverlegt	3,594		8,3	2	0,551	15	0,140		x		2,0842
B63Z	M	Demenz und andere chronische Störungen der Hirnfunktion	0,602		6,0	1	0,377	14	0,069	0,085			0,8680
B66A	M	Neubildungen des Nervensystems mit äußerst schweren CC, mehr als ein Belegungstag, Alter < 10 Jahre oder mit komplizierender Konstellation	1,914		11,8	3	0,450	24	0,153	0,141		x	1,7944
B66B	M	Neubildungen des Nervensystems mit äußerst schweren CC, mehr als ein Belegungstag, Alter > 9 Jahre, ohne komplizierende Konstellation	1,367		12,3	3	0,335	26	0,077	0,101		x	1,2627
B66C	M	Neubildungen des Nervensystems, ein Belegungstag oder ohne äußerst schwere CC, Alter < 16 Jahre	0,627		3,3	1	0,284	7	0,175	0,135		x	1,9527
B66D	M	Neubildungen des Nervensystems, ein Belegungstag oder ohne äußerst schwere CC, Alter > 15 Jahre	0,631		5,6	1	0,387	14	0,077	0,093		x	0,9602
B67A	M	Morbus Parkinson mit äußerst schweren CC oder schwerster Beeinträchtigung	1,092		11,8	3	0,268	23	0,064	0,084			1,1160
B67B	M	Morbus Parkinson ohne äußerst schwere CC, ohne schwerste Beeinträchtigung	0,764		8,4	2	0,250	17	0,063	0,080			0,7867
B68A	M	Multiple Sklerose und zerebellare Ataxie mit äußerst schweren CC, mehr als ein Belegungstag	1,659		16,6	5	0,271	35	0,069	0,092			1,2115
B68B	M	Multiple Sklerose und zerebellare Ataxie, ein Belegungstag oder ohne äußerst schwere CC, Alter < 16 Jahre	0,740		5,0	1	0,516	12	0,144	0,120			1,2380
B68C	M	Multiple Sklerose und zerebellare Ataxie, ein Belegungstag oder ohne äußerst schwere CC, Alter > 15 Jahre, mit komplexer Diagnose	0,737		5,8	1	0,532	14	0,088	0,107			0,6708
B68D	M	Multiple Sklerose und zerebellare Ataxie, ein Belegungstag oder ohne äußerst schwere CC, Alter > 15 Jahre, ohne komplexe Diagnose	0,570		6,1	1	0,397	14	0,064	0,079			0,6682
B69A	M	Transitorische ischämische Attacke (TIA) und extrakranielle Gefäßverschlüsse mit neurologischer Komplexbehandlung des akuten Schlaganfalls, mehr als 72 Stunden	0,954		5,7			11	0,116	0,141			1,6006
B69B	M	Transitorische ischämische Attacke (TIA) und extrakranielle Gefäßverschlüsse mit neurologischer Komplexbehandlung des akuten Schlaganfalls, bis 72 Stunden, mit äußerst schweren CC	1,208		8,8	2	0,388	19	0,093	0,119			1,2335
B69C	M	Transitorische ischämische Attacke (TIA) und extrakranielle Gefäßverschlüsse mit neurol. Komplexbehandlung des akuten Schlaganfalls, bis 72 Std., ohne äußerst schw. CC oder mit anderer neurol. Komplexbeh. des akuten Schlaganfalls oder mit äuß. schw. CC	0,751		4,4	1	0,335	10	0,117	0,137			1,2590
B69D	M	Transitorische ischämische Attacke (TIA) und extrakranielle Gefäßverschlüsse ohne neurologische Komplexbehandlung des akuten Schlaganfalls, ohne andere neurologische Komplexbehandlung des akuten Schlaganfalls, ohne äußerst schwere CC	0,587		4,3	1	0,323	9	0,094	0,109			0,8529
B70A	M	Apoplexie mit neurologischer Komplexbehandlung des akuten Schlaganfalls, mehr als 72 Stunden, mit komplizierender Diagnose	1,735		11,0	3	0,428	22	0,109		x		1,5876
B70B	M	Apoplexie mit neurologischer Komplexbehandlung des akuten Schlaganfalls, mehr als 72 Stunden, ohne komplizierende Diagnose oder mit komplexem zerebrovaskulären Vasospasmus oder intensivmedizinischer Komplexbehandlung > 196 / 184 / - Aufwandspunkte	1,387		8,3	2	0,456	18	0,115		x		1,5064

Fallpauschalen-Katalog und Pflegeerlöskatalog
Teil a) Bewertungsrelationen bei Versorgung durch Hauptabteilungen

DRG	Partition	Bezeichnung [6]	Bewertungsrelation bei Hauptabteilung	Bewertungsrelation bei Hauptabteilung und Beleghebamme	Mittlere Verweildauer [1]	Untere Grenzverweildauer: Erster Tag mit Abschlag [2], [5]	Untere Grenzverweildauer: Bewertungsrelation/Tag	Obere Grenzverweildauer: Erster Tag zus. Entgelt [3], [5]	Obere Grenzverweildauer: Bewertungsrelation/Tag	Externe Verlegung Abschlag/Tag (Bewertungsrelation)	Verlegungsfallpauschale	Ausnahme von Wiederaufnahme [4]	Pflegeerlös Bewertungsrelation/Tag
1	2	3	4	5	6	7	8	9	10	11	12	13	
B70C	M	Apoplexie ohne komplexen zerebrovask. Vasospasmus, mit neurol. Komplexbeh. des akuten Schlaganfalls bis 72 Std., mit komplizierender Diagnose oder systemischer Thrombolyse oder mit anderer neurol. Komplexbeh. des akuten Schlaganfalls, mehr als 72 Std.	1,166		7,3	1	0,580	15	0,111	0,139			1,2839
B70D	M	Apoplexie ohne komplexen zerebrovaskulären Vasospasmus, ohne komplizierende Diagnose oder systemische Thrombolyse, mit neurol. Komplexbeh. des akuten Schlaganfalls bis 72 Stunden oder mit anderer neurol. Komplexbeh. des akuten Schlaganfalls bis 72 Std.	0,936		6,3	1	0,460	14	0,102	0,126			1,1701
B70E	M	Apoplexie ohne neurologische Komplexbehandlung des akuten Schlaganfalls, ohne andere neurol. Komplexbeh. des akuten Schlaganfalls, mehr als 72 Stunden, ohne komplexen zerebrovask. Vasospasmus, mit komplizierender Diagnose oder systemischer Thrombolyse	1,138		8,5	2	0,374	18	0,092	0,118			1,2728
B70F	M	Apoplexie ohne neurologische Komplexbehandlung des akuten Schlaganfalls, ohne andere neurologische Komplexbehandlung des akuten Schlaganfalls, ohne komplexen zerebrovaskulären Vasospasmus, ohne komplizierende Diagnose, ohne systemische Thrombolyse	0,795		7,4			16	0,073	0,092			0,8892
B70G	M	Apoplexie mit neurologischer Komplexbehandlung des akuten Schlaganfalls oder mit anderer neurologischer Komplexbehandlung des akuten Schlaganfalls, verstorben < 4 Tage nach Aufnahme	0,726		2,6						x		2,4591
B70H	M	Apoplexie ohne neurologische Komplexbehandlung des akuten Schlaganfalls, ohne andere neurologische Komplexbehandlung des akuten Schlaganfalls, verstorben < 4 Tage nach Aufnahme	0,595		2,4						x		2,4462
B70I	M	Apoplexie, ein Belegungstag	0,288		1,0								1,3516
B71A	M	Erkrankungen an Hirnnerven und peripheren Nerven mit komplexer Diagnose oder Komplexbehandlung der Hand, mehr als ein Belegungstag, mit äußerst schweren CC oder bei Para- / Tetraplegie mit äußerst schweren oder schweren CC	3,723		22,0	6	0,524	36	0,117	0,160			1,4727
B71B	M	Erkrankungen an Hirnnerven und peripheren Nerven mit komplexer Diagnose, mit schweren CC oder bei Para- / Tetraplegie oder mit Komplexbehandlung der Hand oder ohne komplexe Diagnose, mit äußerst schweren oder schweren CC, bei Para- / Tetraplegie	1,461		12,0	3	0,361	24	0,084	0,111			0,9242
B71C	M	Erkrankungen an Hirnnerven und peripheren Nerven ohne Komplexbehandlung der Hand oder mit kompl. Diagnose, ohne schw. CC oder außer bei Para- / Tetraplegie oder ohne komplexe Diagnose, mit äußerst schweren oder schweren CC, außer bei Para- / Tetraplegie	1,005		9,8	2	0,325	21	0,069	0,090			0,7437
B71D	M	Erkrankungen an Hirnnerven und peripheren Nerven ohne komplexe Diagnose, ohne Komplexbehandlung der Hand, ohne äußerst schwere oder schwere CC	0,520		4,4	1	0,298	10	0,081	0,095			0,6752
B72A	M	Infektion des Nervensystems außer Virusmeningitis, Alter < 16 Jahre	0,941		6,9	1	0,725	16	0,132	0,115			1,5270
B72B	M	Infektion des Nervensystems außer Virusmeningitis, mehr als ein Belegungstag	1,081		9,5	2	0,356	21	0,079	0,102			0,8558
B73Z	M	Virusmeningitis oder Infektion des Nervensystems, Alter > 15 Jahre oder ein Belegungstag	0,847		7,6	2	0,279	17	0,077	0,097			0,7533
B74Z	M	Komplexbehandlung bei multiresistenten Erregern bei Krankheiten und Störungen des Nervensystems	3,113		31,1			49	0,069	0,095			1,3125
B75Z	M	Fieberkrämpfe	0,430		2,8	1	0,209	6	0,106	0,112			1,3075
B76B	M	Anfälle, ohne komplexe Diagnostik und Therapie, mehr als ein Belegungstag mit äußerst schweren CC oder Alter < 3 Jahre oder komplexer Diagnose oder EEG, Alter < 1 Jahr, mehr als ein Belegungstag oder mit bestimmter Diagnose, mit komplexer Diagnose	1,538		11,5	3	0,377	25	0,091	0,120			1,5715
B76C	M	Anfälle, ohne komplexe Diagnostik und Therapie, mehr als ein Belegungstag, mit schweren CC, Alter > 2 Jahre, ohne komplexe Diagnose oder EEG, Alter < 1 Jahr, mehr als ein Belegungstag oder mit bestimmter Diagnose, ohne komplexe Diagnose	0,991		8,0	2	0,324	18	0,121	0,108			1,2752
B76D	M	Anfälle, Alter < 6 Jahre oder komplizierende Diagnose oder EEG, mehr als ein Belegungstag	0,567		4,0	1	0,325	9	0,096	0,110			1,2043
B76E	M	Anfälle, ein Belegungstag oder ohne komplexe Diagnostik und Therapie, ohne äußerst schwere oder schwere CC, ohne EEG, ohne bestimmte Diagnose, Alter > 5 Jahre, ohne komplexe Diagnose	0,509		3,9	1	0,287	9	0,090	0,102			1,0080
B77Z	M	Kopfschmerzen	0,451		3,3	1	0,222	7	0,095	0,104			0,7752
B78A	M	Intrakranielle Verletzung, Alter < 6 Jahre oder mit komplizierender Diagnose	0,866		6,2	1	0,547	15	0,096	0,118			1,3514
B78B	M	Intrakranielle Verletzung, Alter > 5 Jahre, ohne komplizierende Diagnose	0,684		5,4	1	0,420	13	0,088	0,105			1,1985
B79Z	M	Schädelfrakturen, Somnolenz, Sopor	0,528		3,7	1	0,302	8	0,098	0,110			1,3849
B80Z	M	Andere Kopfverletzungen	0,295		2,3	1	0,111	5	0,089	0,088			1,1061
B81A	M	Andere Erkrankungen des Nervensystems mit komplexer Diagnose oder bestimmter aufwendiger / hochaufwendiger Behandlung	0,969		6,7	1	0,642	16	0,098	0,122			1,1709
B81B	M	Andere Erkrankungen des Nervensystems ohne komplexe Diagnose, ohne bestimmte aufwendige / hochaufwendige Behandlung	0,594		5,1	1	0,349	12	0,080	0,095			0,7840

DRG	Partition	Bezeichnung [6]	Bewertungsrelation bei Hauptabteilung	Bewertungsrelation bei Hauptabteilung und Beleghebamme	Mittlere Verweildauer [1]	Untere Grenzverweildauer: Erster Tag mit Abschlag [2], [5]	Untere Grenzverweildauer: Bewertungsrelation/Tag	Obere Grenzverweildauer: Erster Tag zus. Entgelt [3], [5]	Obere Grenzverweildauer: Bewertungsrelation/Tag	Externe Verlegung Abschlag/Tag (Bewertungsrelation)	Verlegungsfallpauschale	Ausnahme von Wiederaufnahme [4]	Pflegeerlös Bewertungsrelation/Tag
1	2	3	4	5	6	7	8	9	10	11	12	13	
B82Z	M	Andere Erkrankungen an peripheren Nerven	0,350		3,1	1	0,163	7	0,076	0,082			0,7000
B84Z	M	Vaskuläre Myelopathien	1,287		9,4	2	0,421	19	0,094	0,121			1,0153
B85A	M	Degenerative Krankheiten des Nervensystems mit hochkomplexer Diagnose oder mit äußerst schweren oder schweren CC, mehr als ein Belegungstag, mit komplexer Diagnose oder bestimmter aufwendiger / hochaufwendiger Behandlung	1,726		14,9	4	0,339	30	0,080	0,107			1,2447
B85B	M	Degenerative Krankheiten des Nervensystems mit äußerst schweren oder schweren CC, mehr als ein Belegungstag, ohne komplexe Diagnose, ohne hochkomplexe Diagnose, ohne bestimmte aufwendige / hochaufwendige Behandlung	1,042		9,9	2	0,337	22	0,071	0,093			1,0699
B85C	M	Degenerative Krankheiten des Nervensystems ohne hochkomplexe Diagnose, ohne äußerst schwere oder schwere CC oder ein Belegungstag, mit komplexer Diagnose, zerebrale Lähmungen oder Delirium	0,638		6,0	1	0,425	14	0,073	0,090			0,9444
B85D	M	Degenerative Krankheiten des Nervensystems ohne hochkomplexe Diagnose, ohne äußerst schwere oder schwere CC oder ein Belegungstag, ohne komplexe Diagnose	0,544		4,4	1	0,334	11	0,084	0,098			0,8793
B86Z	M	Rückenmarkkompression, nicht näher bezeichnet und Krankheit des Rückenmarkes, nicht näher bezeichnet	0,714		6,1	1	0,350	14	0,081	0,099			0,7369
MDC 02 Krankheiten und Störungen des Auges													
C01A	O	Komplexer Eingriff bei penetrierenden Augenverletzungen oder bestimmte Orbitotomie	1,442		7,0	1	0,291	15	0,083	0,073			0,7673
C01B	O	Andere Eingriffe bei penetrierenden Augenverletzungen oder Amnionmembrantransplantation oder bestimmte Biopsie	0,812		5,7	1	0,417	14	0,056	0,068			0,8031
C02Z	O	Enukleationen und Eingriffe an der Orbita oder Strahlentherapie bei bösartiger Neubildung	1,441		6,2	1	0,333	14	0,156	0,092		x	0,8321
C03A	O	Eingriffe Retina m. PPV, m. ECCE od. b. BNB Auge, m. best. Eingr. Retina od. Entf. Augapf. m. Impl. od. Endopht. od. Eingr. Orbita b. BNB Auge od. best. Eingr. Retina od. ECCE od. kompl. Eingr. od. BNB, Alter < 16 od. Enukl. u. Eingr. Orbita auß. b. BNB	1,027		4,9	1	0,196	11	0,056	0,066			0,8088
C03B	O	Eingriffe an der Retina mit Pars-plana-Vitrektomie, mit extrakapsulärer Extraktion der Linse (ECCE) oder bestimmtem Eingriff an der Retina oder komplexem Eingriff am Auge oder bei bösartiger Neubildung des Auges, Alter > 15 Jahre	0,788		3,5	1	0,176	7	0,056	0,062			0,7428
C03C	O	Eingriffe an der Retina mit Pars-plana-Vitrektomie, ohne extrakapsuläre Extraktion der Linse (ECCE), ohne bestimmten Eingriff an der Retina, ohne komplexen Eingriff am Auge, außer bei bösartiger Neubildung des Auges	0,676		3,3	1	0,168	7	0,058	0,064			0,7800
C04A	O	Hornhauttransplantation mit extrakapsulärer Extraktion der Linse (ECCE) oder Amnionmembrantransplantation oder komplexem Eingriff oder Pars-plana-Vitrektomie oder Alter < 16 Jahre	1,551		6,0	1	0,238	13	0,155	0,068		x	0,7049
C04B	O	Hornhauttransplantation ohne extrakapsuläre Extraktion der Linse (ECCE), ohne Amnionmembrantransplantation, ohne komplexen Eingriff, ohne Pars-plana-Vitrektomie , Alter > 15 Jahre	1,438		5,7	1	0,231	12	0,148	0,069		x	0,7062
C05Z	O	Dakryozystorhinostomie	0,658		3,0	1	0,228	6	0,056	0,061			0,7783
C06Z	O	Komplexe Eingriffe bei Glaukom	0,754		4,2	1	0,140	10	0,053	0,061			0,6824
C07A	O	Andere Eingriffe bei Glaukom mit extrakapsulärer Extraktion der Linse (ECCE) oder komplexem Eingriff am Auge oder bestimmten Eingriffen bei Glaukom oder Alter < 6 Jahre	0,584		2,6	1	0,148	6	0,059	0,061			0,8217
C07B	O	Andere Eingriffe bei Glaukom ohne extrakapsuläre Extraktion der Linse (ECCE), ohne komplexen Eingriff am Auge, ohne bestimmte Eingriffe bei Glaukom, Alter > 5 Jahre	0,401		3,4	1	0,176	8	0,054	0,060			0,7354
C08A	O	Beidseitige extrakapsuläre Extraktion der Linse (ECCE) oder extrakapsuläre Extraktion der Linse oder bestimmte andere Eingriffe am Auge bei angeborener Fehlbildung der Linse	0,713		3,3	1	0,297	7	0,061	0,067			0,8716
C08B	O	Extrakapsuläre Extraktion der Linse (ECCE) ohne angeborene Fehlbildung der Linse oder bestimmte Eingriffe am Auge	0,432		2,5	1	0,096	5	0,057	0,058			0,8772
C10A	O	Eingriffe an den Augenmuskeln mit erhöhtem Aufwand	0,734		2,6	1	0,188	5	0,066	0,067			1,2623
C10B	O	Eingriffe an den Augenmuskeln ohne erhöhten Aufwand, mit komplexem Eingriff oder Alter < 6 Jahre	0,617		2,3	1	0,143	4	0,093	0,065			1,2708
C10C	O	Eingriffe an den Augenmuskeln ohne erhöhten Aufwand, ohne komplexen Eingriff, Alter > 5 Jahre	0,561		2,3	1	0,110	4	0,066	0,066			1,2015
C12Z	O	Andere Rekonstruktionen der Augenlider	0,731		3,5	1	0,337	8	0,060	0,066			0,7400
C13Z	O	Eingriffe an Tränendrüse und Tränenwegen	0,507		2,9	1	0,178	6	0,061	0,065			0,8920
C14Z	O	Andere Eingriffe am Auge	0,452		3,1	1	0,168	7	0,064	0,069			0,8594
C15Z	O	Andere Eingriffe an der Retina	0,683		3,3	1	0,241	7	0,056	0,062			0,8014
C16Z	O	Aufwendige Eingriffe am Auge, Alter < 6 Jahre	0,778		3,2	1	0,152	7	0,094	0,072			1,4426

Fallpauschalen-Katalog und Pflegeerlöskatalog
Teil a) Bewertungsrelationen bei Versorgung durch Hauptabteilungen

DRG	Partition	Bezeichnung [6]	Bewertungsrelation bei Hauptabteilung	Bewertungsrelation bei Hauptabteilung und Beleghebamme	Mittlere Verweildauer [1]	Untere Grenzverweildauer: Erster Tag mit Abschlag [2], [5]	Untere Grenzverweildauer: Bewertungsrelation/Tag	Obere Grenzverweildauer: Erster Tag zus. Entgelt [3], [5]	Obere Grenzverweildauer: Bewertungsrelation/Tag	Externe Verlegung Abschlag/Tag (Bewertungsrelation)	Verlegungsfallpauschale	Ausnahme von Wiederaufnahme [4]	Pflegeerlös Bewertungsrelation/Tag
1	2	3	4	5	6	7	8	9	10	11	12	13	
C20A	O	Eingriffe an Kornea, Sklera und Konjunktiva, Eingriffe am Augenlid oder verschiedene Eingriffe an der Linse, Alter < 16 Jahre oder beidseitige Eingriffe an Augen und Tränenwegen oder bei bösartiger Neubildung am Auge	0,660		2,9	1	0,248	7	0,102	0,076			1,0107
C20B	O	Eingriffe an Kornea, Sklera und Konjunktiva, Eingriffe am Augenlid oder verschiedene Eingriffe an der Linse, Alter > 15 Jahre, ohne beidseitige Eingriffe an Augen und Tränenwegen, außer bei bösartiger Neubildung am Auge	0,498		2,8	1	0,126	6	0,057	0,060			0,8323
C60Z	M	Akute und schwere Augeninfektionen	0,510		6,3	1	0,351	13	0,056	0,069			0,7485
C61Z	M	Neuro-ophthalmologische und vaskuläre Erkrankungen des Auges	0,512		4,2	1	0,302	9	0,083	0,096			0,6754
C62Z	M	Hyphäma und konservativ behandelte Augenverletzungen	0,302		3,0	1	0,139	7	0,065	0,070			0,8102
C63Z	M	Andere Erkrankungen des Auges oder Augenerkrankungen bei Diabetes mellitus	0,440		3,9	1	0,240	9	0,076	0,086			0,7838
C64Z	M	Glaukom, Katarakt und Erkrankungen des Augenlides	0,208		2,4	1	0,088	5	0,058	0,059			0,7927
C65Z	M	Bösartige Neubildungen des Auges	0,538		3,7	1	0,247	9	0,097	0,109		x	0,9310
MDC 03 Krankheiten und Störungen des Ohres, der Nase, des Mundes und des Halses													
D01B	O	Kochleaimplantation, unilateral	7,109		4,5	1	0,280	8	0,125	0,102			0,7973
D02A	O	Komplexe Resektionen mit Rekonstruktionen an Kopf und Hals mit komplexem Eingriff oder mit Kombinationseingriff mit äußerst schweren CC	6,308		20,1	6	0,360	36	0,225	0,120			1,3807
D02B	O	Komplexe Resektionen mit Rekonstruktionen an Kopf und Hals ohne komplexen Eingriff, ohne Kombinationseingriff mit äußerst schweren CC	4,756		17,0	5	0,316	31	0,168	0,105			1,1385
D03A	O	Operative Korrektur einer Lippen-Kiefer-Gaumen-Spalte oder bestimmte plastische Rekonstruktion am Kopf mit Hartgaumenplastik oder best. Knochen-Tx/-transposition an Kiefer- und Gesichtsschädelknochen oder Alter < 2 Jahre	1,572		5,3	1	0,282	10	0,106	0,089			1,5699
D03B	O	Operative Korrektur einer Lippen-Kiefer-Gaumen-Spalte oder bestimmte plastische Rekonstruktion am Kopf ohne Hartgaumenplastik oder best. Knochen-Tx/-transposition an Kiefer- und Gesichtsschädelknochen, Alter > 1 Jahr	1,312		4,8	1	0,216	10	0,063	0,074			0,9539
D04A	O	Bignathe Osteotomie und komplexe Eingriffe am Kiefer oder Rekonstruktion der Trachea oder plastische Rekonstruktion der Ohrmuschel mit mikrovaskulärem Lappen, mit komplexem Eingriff	2,299		5,9	1	0,316	10	0,220	0,092			0,9979
D04B	O	Bignathe Osteotomie und komplexe Eingriffe am Kiefer oder Rekonstruktion der Trachea oder plastische Rekonstruktion der Ohrmuschel mit mikrovaskulärem Lappen, ohne komplexen Eingriff	1,725		5,9	1	0,309	12	0,213	0,090			0,9495
D05A	O	Komplexe Parotidektomie	1,606		4,8	1	0,247	9	0,072	0,086			0,7794
D05B	O	Komplexe Eingriffe an den Speicheldrüsen außer komplexe Parotidektomien	1,057		3,9	1	0,179	7	0,064	0,073			0,7226
D06A	O	Kompl. Eingriffe an Nasennebenhöhlen, Mastoid, Mittelohr, Speicheldrüsen, Rachen, Alter < 6 J. od. Alter > 15 J., mit komplexer Prozedur oder Diagnose, mit Resektion des Felsenbeins od. mit intrakran. Eingriff bei BNB	1,402		6,0	1	0,299	13	0,069	0,085			1,1821
D06B	O	Andere Eingriffe an Nasennebenhöhlen, Mastoid, Mittelohr, Speicheldrüsen, Rachen, Alter > 5 J. u. Alter < 16 J. od. Alter > 15 J., mit kompl. Proz. oder Diag., ohne Resektion Felsenbein, ohne intrakran. Eingriff bei BNB	0,937		4,2	1	0,304	9	0,065	0,075			0,8302
D06C	O	Bestimmte Eingriffe an Nasennebenhöhlen, Mastoid, Mittelohr, Speicheldrüsen, Rachen, Alter > 15 Jahre, ohne komplexe Prozedur, ohne komplexe Diagnose	0,759		3,5	1	0,287	7	0,060	0,067			0,7053
D08A	O	Eingriffe an Mundhöhle und Mund bei bösartiger Neubildung mit äußerst schweren CC	1,788		9,5	2	0,414	21	0,131	0,118			1,2028
D08B	O	Eingriffe an Mundhöhle und Mund bei bösartiger Neubildung ohne äußerst schwere CC	0,808		4,1	1	0,378	10	0,127	0,087			0,8152
D09Z	O	Tonsillektomie bei bösartiger Neubildung oder verschiedene Eingriffe an Ohr, Nase, Mund und Hals mit äußerst schweren CC	1,120		7,3	1	0,324	17	0,118	0,079			1,0444
D12A	O	Andere aufwendige Eingriffe an Ohr, Nase, Mund und Hals	1,278		5,5	1	0,581	14	0,079	0,095			0,9340
D12B	O	Andere Eingriffe an Ohr, Nase, Mund und Hals	0,718		3,7	1	0,273	8	0,063	0,071			0,8290
D13A	O	Kleine Eingriffe an Nase, Ohr, Mund und Hals mit komplizierender Diagnose oder Alter < 16 Jahre mit äußerst schweren CC oder Alter < 1 Jahr	0,891		4,0	1	0,392	10	0,085	0,097			1,0536
D13B	O	Kleine Eingriffe an Nase, Ohr, Mund und Hals ohne komplizierende Diagnose, Alter > 15 Jahre oder ohne äußerst schwere CC, Alter > 0 Jahre	0,499		3,0	1	0,109	6	0,064	0,069			0,9942
D15A	O	Tracheostomie mit äußerst schweren CC oder mit radikaler zervikaler Lymphadenektomie oder Implantation einer Kiefergelenkendoprothese	3,222		16,6	5	0,290	31	0,074		x		1,2324
D15B	O	Tracheostomie ohne äußerst schwere CC, ohne radikale zervikale Lymphadenektomie	2,084		13,9	4	0,260	26	0,066		x		1,0697
D16Z	O	Materialentfernung an Kiefer und Gesicht	0,735		2,7	1	0,166	6	0,064	0,066			0,8291

DRG	Partition	Bezeichnung [6]	Bewertungsrelation bei Hauptabteilung	Bewertungsrelation bei Hauptabteilung und Beleghebamme	Mittlere Verweildauer [1]	Untere Grenzverweildauer: Erster Tag mit Abschlag [2], [5]	Untere Grenzverweildauer: Bewertungsrelation/Tag	Obere Grenzverweildauer: Erster Tag zus. Entgelt [3], [5]	Obere Grenzverweildauer: Bewertungsrelation/Tag	Externe Verlegung Abschlag/Tag (Bewertungsrelation)	Verlegungsfallpauschale	Ausnahme von Wiederaufnahme [4]	Pflegeerlös Bewertungsrelation/Tag
1	2	3	4	5	6	7	8	9	10	11	12	13	
D19Z	O	Strahlentherapie bei Krankheiten und Störungen des Ohres, der Nase, des Mundes und des Halses, Bestrahlungen an mindestens 9 Tagen	2,856		20,8	6	0,392	39	0,132	0,126		x	0,7696
D20A	O	Strahlentherapie bei Krankheiten und Störungen des Ohres, der Nase, des Mundes und des Halses, Bestrahlungen an mindestens 5 Tagen	1,209		7,4			14	0,158	0,139		x	0,7922
D20B	O	Strahlentherapie bei Krankheiten und Störungen des Ohres, der Nase, des Mundes und des Halses, Bestrahlungen an weniger als 5 Tagen	0,641		3,8	1	0,305	10	0,161	0,127		x	0,8543
D22A	O	Eingriffe an Mundhöhle und Mund außer bei bösartiger Neubildung, mit Mundboden- oder Vestibulumplastik oder Eingriffe am Kopf	1,018		6,3	1	0,261	12	0,058	0,071			0,7991
D22B	O	Eingriffe an Mundhöhle und Mund außer bei bösartiger Neubildung, ohne Mundboden- oder Vestibulumplastik, ohne Eingriffe am Kopf	0,565		3,1	1	0,159	7	0,068	0,074			0,8383
D24A	O	Komplexe Hautplastiken und große Eingriffe an Kopf und Hals mit äußerst schweren CC oder mit Kombinationseingriff ohne äußerst schwere CC	4,301		18,0	5	0,331	33	0,077	0,105			1,1761
D24B	O	Komplexe Hautplastiken und große Eingriffe an Kopf und Hals ohne äußerst schwere CC, ohne Kombinationseingriff	2,308		8,5	2	0,294	17	0,073	0,093			0,8947
D25A	O	Mäßig komplexe Eingriffe an Kopf und Hals bei bösartiger Neubildung oder mit Eingriff an den oberen Atemwegen mit äußerst schweren CC oder Strahlentherapie mit operativem Eingriff	5,217		28,7	9	0,315	47	0,148	0,106			1,1854
D25B	O	Mäßig komplexe Eingriffe an Kopf und Hals bei BNB oder mit Eingriff an den oberen Atemwegen, mit Laryngektopmie ohne äußerst schwere CC oder außer bei bösartiger Neubildung mit äußerst schweren CC	3,850		17,8	5	0,292	31	0,069	0,093			1,0418
D25C	O	Mäßig komplexe Eingriffe an Kopf und Hals bei bösartiger Neubildung oder mit Eingriff an den oberen Atemwegen, ohne Laryngektopmie, ohne äußerst schw. CC, ohne Bestrahlungssim., Konstr. und Anpas. von Fix.-/Behandlungshilf. bei Strahlenth. mit op. Eingr.	1,904		7,9	2	0,275	16	0,166	0,093			0,8920
D25D	O	Mäßig komplexe Eingriffe an Kopf und Hals außer bei bösartiger Neubildung ohne äußerst schwere CC	1,201		5,4	1	0,527	12	0,064	0,078			0,8479
D28Z	O	Andere Eingriffe an Kopf und Hals mit komplexem Eingriff oder bei bösartiger Neubildung oder Rekonstruktion mit Gesichtsepithesen oder totale Auflagerungsplastik der Maxilla	1,274		4,4	1	0,540	10	0,178		x		0,8430
D29Z	O	Operationen am Kiefer und andere Eingriffe an Kopf und Hals außer bei bösartiger Neubildung	1,095		4,6	1	0,446	10	0,067	0,079			0,8148
D30A	O	Tonsillektomie außer bei BNB oder verschiedene Eingr. an Ohr, Nase, Mund und Hals ohne äuß. schw. CC, mit aufw. Eingr. oder Eingr. an Mundhöhle und Mund auß. bei BNB, Alter < 3 J. oder mit komplexer Diagnose oder Alter < 16 J. mit äuß. schw. od. schw. CC	0,791		3,4	1	0,176	7	0,064	0,070			0,8347
D30B	O	Tonsillektomie außer bei BNB oder versch. Eingriffe an Ohr, Nase, Mund und Hals ohne äußerst schwere CC, ohne aufwendigen Eingriff, ohne komplexe Diagnose, Alter > 15 oder ohne äußerst schwere oder schwere CC, Alter < 12 Jahre od. Alter > 11 J. bei BNB	0,608		4,0	1	0,224	8	0,057	0,066			0,8801
D30C	O	Kleine Eingriffe an Ohr, Nase, Mund und Hals, Alter > 11 Jahre	0,372		2,8	1	0,012	6	0,064	0,068			0,8088
D33Z	O	Mehrzeitige komplexe OR-Prozeduren bei Krankheiten und Störungen des Ohres, der Nase, des Mundes und des Halses	3,838		17,7	5	0,321	32	0,155	0,103			1,0200
D35Z	O	Eingriffe an Nase, Nasennebenhöhlen bei bösartiger Neubildung	0,919		3,7	1	0,215	8	0,167	0,092			0,8298
D36Z	O	Sehr komplexe Eingriffe an den Nasennebenhöhlen	0,874		3,5	1	0,259	8	0,069	0,076			0,8499
D37A	O	Sehr komplexe Eingriffe an der Nase, Alter < 16 Jahre oder bei Gaumenspalte oder Spaltnase oder plastische Rekonstruktion der Nase mit Rippenknorpeltransplantation	1,685		4,7	1	0,220	9	0,065	0,077			0,8067
D37B	O	Sehr komplexe Eingriffe an der Nase, Alter > 15 Jahre, außer bei Gaumenspalte oder Spaltnase, ohne plastische Rekonstruktion der Nase mit Rippenknorpeltransplantation	1,082		3,7	1	0,391	7	0,060	0,068			0,6812
D38Z	O	Mäßig komplexe Eingriffe an Nase, Nasennebenhöhlen, Gesichtsschädelknochen	0,697		3,3	1	0,255	6	0,058	0,064			0,7295
D39Z	O	Andere Eingriffe an der Nase	0,498		2,8	1	0,158	6	0,066	0,069			0,8540
D40Z	A	Zahnextraktion und -wiederherstellung	0,567		2,6	1	0,110	5	0,069	0,071			1,0678
D60A	M	Bösartige Neubildungen an Ohr, Nase, Mund und Hals, mehr als ein Belegungstag, mit äußerst schweren oder schweren CC	1,195		10,7	3	0,275	23	0,103	0,094		x	1,0603
D60B	M	Bösartige Neubildungen an Ohr, Nase, Mund und Hals, ein Belegungstag oder ohne äußerst schwere oder schwere CC	0,571		3,6	1	0,226	8	0,078	0,087		x	0,8919
D61Z	M	Gleichgewichtsstörung, Hörverlust und Tinnitus	0,437		3,9	1	0,228	8	0,078	0,088			0,7033
D63A	M	Otitis media oder Infektionen der oberen Atemwege oder Blutung aus Nase und Rachen mit äußerst schweren CC	0,944		9,1	2	0,300	21	0,069	0,089			1,0579

Fallpauschalen-Katalog und Pflegeerlöskatalog
Teil a) Bewertungsrelationen bei Versorgung durch Hauptabteilungen

DRG	Partition	Bezeichnung [6]	Bewertungsrelation bei Hauptabteilung	Bewertungsrelation bei Hauptabteilung und Beleghebamme	Mittlere Verweildauer [1]	Untere Grenzverweildauer: Erster Tag mit Abschlag [2], [5]	Untere Grenzverweildauer: Bewertungsrelation/Tag	Obere Grenzverweildauer: Erster Tag zus. Entgelt [3], [5]	Obere Grenzverweildauer: Bewertungsrelation/Tag	Externe Verlegung Abschlag/Tag (Bewertungsrelation)	Verlegungsfallpauschale	Ausnahme von Wiederaufnahme [4]	Pflegeerlös Bewertungsrelation/Tag
1	2	3	4	5	6	7	8	9	10	11	12	13	
D63B	M	Otitis media oder Infektionen der oberen Atemwege oder Blutung aus Nase und Rachen ohne äußerst schwere CC	0,332		3,3	1	0,148	7	0,067	0,074			0,9806
D64Z	M	Laryngotracheitis, Laryngospasmus und Epiglottitis	0,283		2,4	1	0,122	5	0,081	0,082			1,4276
D65Z	M	Andere Krankheiten an Ohr, Nase, Mund und Hals oder Verletzung und Deformität der Nase	0,405		3,4	1	0,134	7	0,068	0,075			0,8981
D67Z	M	Erkrankungen von Zähnen und Mundhöhle	0,418		3,3	1	0,146	7	0,070	0,077			0,9609
MDC 04 Krankheiten und Störungen der Atmungsorgane													
E01A	O	Revisionseingriffe, beidseitige Lobektomie, erweiterte Lungenresektionen und andere komplexe Eingriffe mit komplizierender Konstellation, hochkomplexem Eingriff oder komplizierender Diagnose	4,689		21,7	6	0,375	40	0,085	0,116			1,1522
E01B	O	Revisionseingriffe, beidseitige Lobektomie, erweiterte Lungenresektionen und andere komplexe Eingriffe ohne komplizierende Konstellation, ohne hochkomplexen Eingriff, ohne komplizierende Diagnose	3,559		13,6	4	0,342	25	0,088	0,117			1,0856
E02A	O	Andere OR-Prozeduren an den Atmungsorganen mit aufwendigem Eingriff oder schwersten CC oder IntK > 196 / 184 / 368 Punkte oder Alter < 10 Jahre	2,361		16,1	4	0,354	32	0,077	0,104			1,0124
E02B	O	Andere OR-Prozeduren an den Atmungsorganen, Alter > 9 Jahre, mit mäßig aufwendigem Eingriff bei Krankheiten und Störungen der Atmungsorgane oder mehr als ein Belegungstag mit bestimmtem Eingriff an Larynx oder Trachea oder mit äußerst schweren CC	1,641		12,3	3	0,302	25	0,069	0,091			0,7990
E02C	O	Andere OR-Prozeduren an den Atmungsorganen, Alter > 9 J., mehr als 1 BT, ohne best. Eingr. an Larynx oder Trachea, ohne mäßig aufwend. Eingr., ohne äuß. schw. CC, mit best. endoskop. Lungenvolumenred. oder anderem mäßig kompl. Eingr. oder Alter < 18 J.	0,987		5,8	1	0,292	14	0,070	0,086			0,7841
E02D	O	Andere OR-Prozeduren an den Atmungsorganen, Alter > 17 Jahre, mehr als 1 BT, ohne bestimmten Eingriff an Larynx oder Trachea, ohne mäßig aufwendigen Eingriff, ohne äußerst schwere CC, ohne endoskop. Lungenvolumenred., ohne anderen mäßig kompl. Eingriff	0,828		4,9			13	0,083	0,098			0,6779
E02E	O	Andere OR-Prozeduren an den Atmungsorganen, Alter > 17 Jahre, ohne bestimmten Eingriff an Larynx oder Trachea, ohne mäßig aufwend. Eingriff, ohne äußerst schwere CC, ohne endoskop. Lungenvolumenred., ohne anderen mäßig kompl. Eingriff, ein Belegungstag	0,517		1,0								1,3422
E03Z	O	Brachytherapie oder Therapie mit offenen Nukliden bei Krankheiten und Störungen der Atmungsorgane, mehr als ein Belegungstag	0,677		2,8			6	0,164	0,173		x	1,2938
E05A	O	Andere große Eingriffe am Thorax mit bestimmten Eingriffen bei Brustkorbdeformität oder äußerst schweren CC	4,257		18,5	5	0,400	35	0,091	0,123			1,3287
E05B	O	Andere große Eingriffe am Thorax ohne bestimmte Eingriffe bei Brustkorbdeformität, ohne äußerst schwere CC, bei bösartiger Neubildung oder Alter < 18 Jahre oder bestimmter Eingriff an der Pulmonalarterie	2,834		10,0	2	0,411	19	0,086	0,112			1,0143
E05C	O	Andere große Eingriffe am Thorax oder bestimmte Revisionseingriffe ohne bestimmte Eingriffe bei Brustkorbdeformität, ohne äußerst schwere CC, außer bei bösartiger Neubildung, ohne bestimmten Eingriff an der Pulmonalarterie, Alter > 17 Jahre	2,284		10,2	2	0,361	21	0,074	0,096			0,9844
E06A	O	Andere Lungenresektionen, bestimmte Eingriffe an Thoraxorganen, Thoraxwand, Gefäßsystem oder Mediastinum, Alter < 10 Jahre oder Eingriff am Thorax mit äußerst schweren CC	3,010		15,5	4	0,363	30	0,082	0,110			1,1282
E06B	O	Andere Lungenresektionen, bestimmte Eingriffe an Thoraxorganen, Thoraxwand, Gefäßsystem oder Mediastinum, Alter > 9 und < 16 J. oder mit offen chirurgischer Pleurolyse mit Eingriff an Lunge/Pleura oder best. atyp. Lungenresek. oder best. Brustkorbkorr.	2,294		9,7	2	0,368	19	0,079	0,103			1,0050
E06C	O	Andere Lungenresektionen, bestimmte Eingriffe an Thoraxorganen, Thoraxwand, Gefäßsystem oder Mediastinum, Alter > 15 Jahre, ohne offen chirurgische Pleurolyse mit Eingr. an Lunge/Pleura, ohne bestimmte atypische Lungenresek., ohne best. Brustkorbkorr.	1,646		8,3	2	0,289	17	0,073	0,093			0,8586
E07Z	O	Aufwendige Eingriffe bei Schlafapnoesyndrom	0,919		4,8	1	0,212	9	0,062	0,074			0,7282
E08A	O	Strahlentherapie bei Krankheiten und Störungen der Atmungsorgane mit operativem Eingriff oder Beatmung > 24 Stunden	3,814		22,4	6	0,423	40	0,139		x	x	1,0179
E08B	O	Strahlentherapie bei Krankheiten und Störungen der Atmungsorgane ohne operativen Eingriff oder Beatmung > 24 Stunden, mehr als ein Belegungstag, Bestrahlungen an mindestens 9 Tagen	3,200		23,8	7	0,384	42	0,129		x	x	0,7232
E08C	O	Strahlentherapie bei Krankheiten und Störungen der Atmungsorgane ohne operativen Eingriff od. Beatmung > 24 Stunden, mehr als ein Belegungstag, Bestrahlungen an mindestens 5 Tagen od. mindestens 10 Bestrahlungen od. zerebrale, stereotaktische Bestrahlung	1,538		11,1	3	0,370	25	0,133	0,122		x	0,7694
E08D	O	Strahlentherapie bei Krankheiten und Störungen der Atmungsorgane ohne operativen Eingr. oder Beatmung > 24 Stunden, mehr als ein Belegungstag, Bestrahlungen an weniger als 5 Tagen, weniger als 10 Bestrahlungen, ohne zerebrale, stereotaktische Bestrahlung	1,035		8,3	2	0,325	20	0,118		x	x	0,7696

DRG	Partition	Bezeichnung [6]	Bewertungsrelation bei Hauptabteilung	Bewertungsrelation bei Hauptabteilung und Beleghebamme	Mittlere Verweildauer [1]	Untere Grenzverweildauer: Erster Tag mit Abschlag [2], [5]	Untere Grenzverweildauer: Bewertungsrelation/Tag	Obere Grenzverweildauer: Erster Tag zus. Entgelt [3], [5]	Obere Grenzverweildauer: Bewertungsrelation/Tag	Externe Verlegung Abschlag/Tag (Bewertungsrelation)	Verlegungsfallpauschale	Ausnahme von Wiederaufnahme [4]	Pflegeerlös Bewertungsrelation/Tag
1	2	3	4	5	6	7	8	9	10	11	12	13	
E36Z	O	Intensivmedizinische Komplexbehandlung > 588 / 552 / 552 Aufwandspunkte oder hochaufwendiges Implantat bei Krankheiten und Störungen der Atmungsorgane	4,961		21,1	6	0,675	38	0,224	0,213		x	2,9412
E40A	A	Krankheiten und Störungen der Atmungsorgane mit Beatmung > 24 Stunden, mehr als 2 Belegungstage, mit komplexer Prozedur oder int. Komplexbehandlung > 196 / 368 / - Punkte oder komplizierender Diagnose oder Alter < 16 Jahre, mit äußerst schw. CC oder ARDS	3,301		16,3	4	0,627	31	0,135	0,182		x	2,3407
E40B	A	Krankheiten und Störungen der Atmungsorgane mit Beatmung > 24 Stunden, mehr als 2 Belegungstage, mit komplexer Prozedur, mit äußerst schweren CC, Alter > 15 Jahre oder bei Para- / Tetraplegie	2,303		13,0	3	0,528	29	0,114	0,151		x	2,0377
E40C	A	Krankheiten und Störungen der Atmungsorgane mit Beatmung > 24 Stunden, mehr als 2 Belegungstage, mit komplexer Prozedur, ohne äußerst schwere CC, außer bei Para- / Tetraplegie	1,603		10,0	2	0,517	22	0,108	0,141		x	2,0966
E42Z	A	Geriatrische frührehabilitative Komplexbehandlung bei Krankheiten und Störungen der Atmungsorgane	1,502		20,5	6	0,210	31	0,050	0,068			0,8039
E60A	M	Zystische Fibrose (Mukoviszidose), Alter < 16 Jahre oder mit äußerst schweren CC	1,313		9,5	2	0,425	21	0,139		x		1,3288
E60B	M	Zystische Fibrose (Mukoviszidose), Alter > 15 Jahre, ohne äußerst schwere CC	0,842		7,2	1	0,540	17	0,113		x		0,9641
E63A	M	Schlafapnoesyndrom oder Polysomnographie oder kardiorespiratorische Polygraphie bis 2 Belegungstage, Alter < 18 Jahre oder mit bestimmter invasiver kardiologischer Diagnostik	0,352		2,1	1	0,148	4	0,112	0,108			1,8422
E63B	M	Schlafapnoesyndrom oder Polysomnographie oder kardiorespiratorische Polygraphie bis 2 Belegungstage, Alter > 17 Jahre, ohne bestimmte invasive kardiologische Diagnostik	0,280		2,2	1	0,114	4	0,088	0,086			0,7070
E64A	M	Respiratorische Insuffizienz, mehr als ein Belegungstag, mit äußerst schweren CC oder Lungenembolie	0,727		6,9	1	0,479	15	0,070	0,087			0,8901
E64B	M	Respiratorische Insuffizienz, mehr als ein Belegungstag, ohne äußerst schwere CC, Alter < 16 Jahre	0,675		4,6			12	0,145	0,119			2,0202
E64C	M	Respiratorische Insuffizienz, mehr als ein Belegungstag, ohne äußerst schwere CC, Alter > 15 Jahre	0,567		6,0			14	0,064	0,078			0,9734
E64D	M	Respiratorische Insuffizienz, ein Belegungstag	0,190		1,0								1,2876
E65A	M	Chronisch-obstruktive Atemwegserkrankung od. best. Atemwegsinfektion mit äuß. schw. CC oder best. hochaufw. Beh. od. Bronchitis und Asthma bronchiale, mehr als ein BT, mit äuß. schw. oder schw. CC, Alter < 1 J., mit RS-Virus-Infektion	1,321		14,2	4	0,250	28	0,061	0,082			0,9982
E65B	M	Chronisch-obstruktive Atemwegserkrankung oder best. Atemwegsinfektion ohne äußerst schwere CC, mit komplizierender Diagnose oder mit FEV1 < 35% und mehr als ein Belegungstag oder Alter < 1 J. oder mit bestimmter mäßig aufwendiger / aufwendiger Behandlung	0,723		8,1	2	0,229	17	0,059	0,076			0,7882
E65C	M	Chronisch-obstruktive Atemwegserkrankung ohne äußerst schwere CC, ohne komplizierende Diagnose, ohne FEV1 < 35% oder ein Belegungstag oder Alter > 1 Jahr, ohne bestimmte mäßig aufwendige / aufwendige Behandlung	0,548		6,3	1	0,344	13	0,058	0,072			0,7358
E66A	M	Schweres Thoraxtrauma mit komplizierender Diagnose	0,585		5,6	1	0,314	13	0,072	0,087			0,9064
E66B	M	Schweres Thoraxtrauma ohne komplizierende Diagnose	0,431		4,2	1	0,205	10	0,070	0,081			0,8239
E69A	M	Bronchitis und Asthma bronchiale, mehr als ein Belegungstag, mit äußerst schweren oder schweren CC oder bestimmte aufwendige / hochaufwendige Behandlung, Alter < 1 Jahr ohne RS-Virus-Infektion oder bei Para- / Tetraplegie	0,896		7,5	2	0,289	16	0,081	0,102			1,5655
E69B	M	Bronchitis und Asthma bronchiale, mehr als 1 BT u. Alter > 55 J. od. mit äuß. schw. od. schw. CC, Alt. > 0 J. od. 1 BT od. oh. äuß. schw. od. schw. CC, Alt. < 1 J. od. flex. Bronchoskopie, Alt. < 16 J. od. best. mäßig aufw. Beh., m. RS-Virus-Infekt.	0,496		5,7	1	0,310	12	0,059	0,071			0,8187
E69C	M	Bronchitis und Asthma bronchiale, ein Belegungstag oder ohne äuß. schw. oder schw. CC oder Alter < 56 Jahre oder Beschwerden und Symptome der Atmung oder Störungen der Atmung mit Ursache in der Neonatalperiode, ohne bestimmte aufw./hochaufw. Behandlung	0,367		3,2	1	0,180	7	0,076	0,083			1,0646
E70Z	M	Keuchhusten und akute Bronchiolitis	0,422		4,1	1	0,228	9	0,070	0,081			1,5182
E71A	M	Neubildungen der Atmungsorgane, mehr als ein Belegungstag, mit äußerst schweren CC	1,481		14,5	4	0,279	29	0,067	0,090		x	0,9217
E71B	M	Neubildungen der Atmungsorgane, ein Belegungstag oder ohne äußerst schwere CC, mit Ösophagusprothese oder endoskopischer Stufenbiopsie oder endoskopischer Biopsie am Respirationstrakt mit Chemotherapie	1,138		8,8	2	0,322	19	0,077	0,099		x	0,6451
E71C	M	Neubildungen der Atmungsorgane, ein Belegungstag oder ohne äußerst schwere CC, ohne Ösophagusproth., ohne Stufenbiop., ohne Chemotherapie od. ohne endoskop. Biop. am Respir.-Trakt, mit Bronchoskop. mit starrem Instr. oder perkut. Biop. am Respir.-Trakt	0,691		4,9	1	0,314	13	0,082	0,097		x	0,6622

Fallpauschalen-Katalog und Pflegeerlöskatalog
Teil a) Bewertungsrelationen bei Versorgung durch Hauptabteilungen

DRG	Partition	Bezeichnung [6]	Bewertungsrelation bei Hauptabteilung	Bewertungsrelation bei Hauptabteilung und Beleghebamme	Mittlere Verweildauer [1]	Untere Grenzverweildauer: Erster Tag mit Abschlag [2], [5]	Untere Grenzverweildauer: Bewertungsrelation/Tag	Obere Grenzverweildauer: Erster Tag zus. Entgelt [3], [5]	Obere Grenzverweildauer: Bewertungsrelation/Tag	Externe Verlegung Abschlag/Tag (Bewertungsrelation)	Verlegungsfallpauschale	Ausnahme von Wiederaufnahme [4]	Pflegeerlös Bewertungsrelation/Tag
1	2	3	4	5	6	7	8	9	10	11	12	13	
E71D	M	Neubildungen der Atmungsorgane, ein Belegungstag od. ohne äußerst schwere CC, ohne Ösophagusproth., ohne Stufenbiopsie, ohne Chemoth. od. ohne endoskop. Biop. am Respir.-Trakt, ohne Bronchoskopie mit starrem Instr., ohne perkut. Biopsie am Respir.-Trakt	0,504		4,8	1	0,282	12	0,069	0,082		x	0,8446
E73A	M	Pleuraerguss mit äußerst schweren CC	1,266		12,4	3	0,289	26	0,065	0,086			1,0893
E73B	M	Pleuraerguss ohne äußerst schwere CC	0,579		5,5	1	0,356	13	0,067	0,081			0,7521
E74Z	M	Interstitielle Lungenerkrankung	0,634		5,9	1	0,376	14	0,067	0,082			0,7350
E75A	M	Andere Krankheiten der Atmungsorgane mit äußerst schweren CC, Alter < 16 Jahre	1,561		8,8	2	0,489	18	0,167	0,150			2,6452
E75B	M	Andere Krankheiten der Atmungsorgane mit äußerst schweren CC, Alter > 15 Jahre	1,122		11,0	3	0,267	22	0,068	0,089			1,0871
E75C	M	Andere Krankheiten der Atmungsorgane ohne äußerst schwere CC oder Beschwerden und Symptome der Atmung mit komplexer Diagnose	0,502		4,8	1	0,272	11	0,066	0,078			0,8688
E76B	M	Tuberkulose bis 14 Belegungstage oder Alter < 18 Jahre mit äußerst schweren oder schweren CC	1,036		9,1	2	0,328	18	0,076	0,098			0,8468
E76C	M	Tuberkulose bis 14 Belegungstag, Alter > 17 Jahre oder ohne äußerst schwere oder schwere CC oder Pneumothorax	0,697		6,4	1	0,456	14	0,073	0,090			0,9724
E77A	M	Bestimmte andere Infektionen und Entzündungen der Atmungsorgane mit intensivmedizinischer Komplexbehandlung > 392 / 368 / - Aufwandspunkte	3,713		19,8	6	0,516	36	0,128	0,174			2,1995
E77B	M	Bestimmte andere Infektionen und Entzündungen der Atmungsorgane mit bestimmter komplizierender Konstellation oder hochkomplexer Diagnose oder intensivmedizinischer Komplexbehandlung > 196 / - / - Aufwandspunkte	2,345		18,4	5	0,376	36	0,086	0,116			1,2754
E77C	M	Bestimmte andere Infektionen und Entzündungen der Atmungsorgane m. and. kompliz. Konst. od. schwersten CC od. kompl. Diagn. m. äuß. schw. CC od. bei Z.n. Tx od. m. Komplexbeh. MRE od. best. hochaufwend. Beh. od. angeb. Fehlbildungssynd. od. Alter < 10 J.	1,735		14,8	4	0,334	30	0,079	0,105			1,2300
E77D	M	Bestimmte andere Infektionen und Entzündungen der Atmungsorgane, Alter > 9 Jahre	1,410		11,9	3	0,338	24	0,080	0,105			1,1786
E78Z	M	Kontrolle oder Optimierung einer bestehenden häuslichen Beatmung, bis 2 Belegungstage	0,270		2,0	1	0,100	3	0,091	0,086			1,0596
E79A	M	Infektionen und Entzündungen der Atmungsorgane mit komplexer Diagnose oder äußerst schweren CC, mehr als ein Belegungstag oder mit äußerst schweren CC mit bestimmten Infektionen oder Entzündungen	1,063		11,5	3	0,253	23	0,062	0,081			0,9833
E79B	M	Infektionen und Entzündungen der Atmungsorgane ohne komplexe Diagnose, ohne äußerst schwere CC oder ein Belegungstag, bei Para- / Tetraplegie oder mit bestimmter mäßig aufwendiger Behandlung oder mit bestimmter Pneumonie, mehr als ein Belegungstag	0,751		8,0	2	0,243	16	0,064	0,081			1,1742
E79C	M	Infektionen und Entzündungen der Atmungsorgane ohne komp. Diagnose, ohne äußerst schwere CC od. ein Belegungstag, außer bei Para- / Tetraplegie, ohne best. mäßig aufwend. Behandlung	0,596		6,9	1	0,390	14	0,059	0,073			0,9119
MDC 05 Krankheiten und Störungen des Kreislaufsystems													
F01A	O	Implantation Kardioverter / Defibrillator (AICD), Dreikammer-Stim. od. Defibrillator mit subk. Elektrode od. intrak. Pulsgen. mit kompliz. Fakt. od. myokardstim. Sys. od. aufwendige Sondenentf. mit kompliz. Fakt. od. Zweikammer-Stim. mit kompliz. Fakt.	5,229		14,3	4	0,311	29	0,076	0,102			1,2082
F01B	O	Implantation Kardioverter / Defibrillator (AICD), Zweikammer-Stimulation mit komplizierenden Faktoren oder neurologische Komplexbehandlung des akuten Schlaganfalls mehr als 24 Stunden mit komplizierenden Faktoren	4,066		12,4	3	0,336	24	0,076	0,101			1,1794
F01C	O	Implantation Kardioverter / Defibrillator (AICD), Dreikammer-Stimulation oder Defibrillator mit subkutaner Elektrode oder intrakardialer Pulsgenerator, ohne komplizierende Faktoren oder Impl. eines Drucksensors in die Pulmonalarterie	3,365		6,2	1	0,710	16	0,062	0,077			0,8912
F01D	O	Implantation Kardioverter / Defibrillator (AICD), Zwei- oder Einkammer-Stim. mit äußerst schweren CC oder Einkammer-Stim. mit zusätzlichem Herz- oder Gefäßeingriff oder mit IntK > 392 / 368 / - AP oder best. Sondenentfernung oder Alter < 18 Jahre	3,795		13,9	4	0,301	28	0,076	0,101			1,1635
F01E	O	Impl. Kardioverter / Defibrillator (AICD), Zweikammer-Stimulation od. aufwendige Sondenentfernung od. Aggregatwechsel S-ICD ohne Änderung der Sonde, ohne Impl. Drucksens. in Pulmonalarterie, ohne Impl. eines intrakardialen Pulsgenerators, Alter > 17 J.	2,614		6,0	1	0,597	14	0,066	0,080			0,8873
F01F	O	Impl. Kardioverter / Defibrillator (AICD), Einkammer-Stimulation, ohne zusätzl. Herz- od. Gefäßeingriff, ohne IntK > 392 / 368 / - P., ohne äuß. schw. CC, ohne aufw. Sondenentf., ohne Impl. Drucksens. in Pulmonalart., ohne Impl. Pulsgen., Alter > 17 J.	2,118		5,2	1	0,476	13	0,064	0,077			0,8639
F02A	O	Aggregatwechsel eines Kardioverters / Defibrillators (AICD), Zwei- oder Dreikammer-Stimulation	1,985		2,8	1	0,260	7	0,067	0,071			0,9362
F02B	O	Aggregatwechsel eines Kardioverters / Defibrillators (AICD), Einkammer-Stimulation	1,695		2,8	1	0,237	7	0,067	0,071			0,9165

DRG	Partition	Bezeichnung [6)]	Bewertungsrelation bei Hauptabteilung	Bewertungsrelation bei Hauptabteilung und Beleghebamme	Mittlere Verweildauer [1)]	Untere Grenzverweildauer: Erster Tag mit Abschlag [2), 5)]	Untere Grenzverweildauer: Bewertungsrelation/Tag	Obere Grenzverweildauer: Erster Tag zus. Entgelt [3), 5)]	Obere Grenzverweildauer: Bewertungsrelation/Tag	Externe Verlegung Abschlag/Tag (Bewertungsrelation)	Verlegungsfallpauschale	Ausnahme von Wiederaufnahme [4)]	Pflegeerlös Bewertungsrelation/Tag
1	2	3	4	5	6	7	8	9	10	11	12	13	
F03A	O	Herzklappeneingriff mit Herz-Lungen-Maschine, mit bestimmter komplizierender Konstellation oder bestimmtem Zweifacheingriff	8,051		18,9	5	0,620	36	0,260	0,187			1,9693
F03B	O	Herzklappeneingriff mit Herz-Lungen-Maschine, mit Mehrfacheingriff oder Alter < 1 Jahr oder Eingriff in tiefer Hypothermie oder IntK > 392 / 368 / - Aufwandspunkte oder bestimmter anderer komplizierender Konstellation oder pulmonale Endarteriektomie	7,087		16,8	5	0,516	31	0,243	0,174			1,9559
F03C	O	Herzklappeneingriff mit Herz-Lungen-Maschine, Alter > 0 J., IntK > 196 / 184 / - P. und IntK < 393 / 369 / - P., mit Zweifacheingriff od. bei angeborenem Herzfehler, mit kompl. Eingr. od. best. Herzklappeneingriff oder andere komplizierende Konstellation	5,866		16,4	4	0,528	30	0,217	0,152			1,7193
F03D	O	Herzklappeneingriff mit HLM, Alter > 0 J., IntK < 197 / 185 / - P., mit Zweifacheingr. od. bei angeb. Herzfehler, oh. kompl. Eingr. oder Alter < 16 J. od. oh. Zweifacheingr., auß. bei angeb. Herzfehler, Alter > 15 J. mit Impl. klappentr. Gefäßprothese	4,640		13,4	3	0,450	24	0,211	0,125			1,4223
F03E	O	Herzklappeneingriff mit Herz-Lungen-Maschine, ohne kompliz. Konst., Alter > 15 J., ohne Eingr. in tiefer Hypoth., IntK < 197 / 185 / - P., ohne Zweifacheingr., auß. bei Endokarditis, auß. b. angeb. Herzfehler, ohne Impl. klappentr. Gefäßpr.	3,841		11,3	3	0,364	19	0,206	0,119			1,3567
F05Z	O	Koronare Bypass-Operation mit invasiver kardiologischer Diagnostik oder intraoperativer Ablation, mit komplizierender Konstellation oder Karotiseingriff oder bestimmte Eingriffe mit Herz-Lungen-Maschine in tiefer Hypothermie	5,695		13,8	4	0,510	24	0,246		x		1,8221
F06A	O	Koronare Bypass-Operation mit bestimmten mehrzeitigen komplexen OR-Prozeduren, mit komplizierender Konstellation oder Karotiseingriff oder intensivmedizinischer Komplexbehandlung > 392 / 368 / - Aufwandspunkte	11,730		25,0	7	0,769	43	0,256	0,237			2,4918
F06B	O	Koronare Bypass-Operation mit anderen mehrzeitigen komplexen OR-Prozeduren, ohne komplizierende Konstellation, ohne Karotiseingriff, ohne intensivmedizinische Komplexbehandlung > 392 / 368 / - Aufwandspunkte	7,513		25,5	8	0,374	44	0,189	0,127			1,3598
F06C	O	Koronare Bypass-Operation ohne mehrzeitige komplexe OR-Prozeduren, mit kompl. Konstellation oder IntK > 392 / 368 / - Aufwandspunkte oder Karotiseingriff	5,834		16,8	5	0,535	31	0,207		x		2,0023
F06D	O	Koronare Bypass-Operation ohne mehrzeitige komplexe OR-Prozeduren, ohne komplizierende Konstellation, mit invasiver kardiologischer Diagnostik oder mit intraoperativer Ablation oder schwersten CC oder Implantation eines herzunterstützenden Systems	4,289		13,4	3	0,477	24	0,205		x		1,5593
F06E	O	Koronare Bypass-Operation ohne mehrzeitige komplexe OR-Prozeduren, ohne komplizierende Konstellation, ohne invasive kardiologische Diagnostik, ohne intraoperative Ablation, ohne schwerste CC, ohne Implantation eines herzunterstützenden Systems	3,533		11,0	3	0,373	18	0,215		x		1,4475
F07A	O	Andere Eingriffe mit Herz-Lungen-Maschine, Alter < 1 Jahr oder mit best. kompliz. Konstellation oder komp. Operation oder IntK > - / 368 /- P. oder Alter < 18 Jahre mit Reop. Herz od. Perikard oder and. kompliz. Konstellation, mit best. kompl. Eingriffen	6,585		15,4	4	0,655	30	0,277	0,200			2,2687
F07B	O	And. Eingr. mit HLM, Alter < 1 J. od. mit best. kompl. Konst. od. IntK > -/368 /- P., oh. best. kompl. Eingr. od. Alter > 0 J., IntK < -/369/- P., m. and. kompl. Eingr. mit Reop. Herz od. Perik. od. mit best. and. kompliz. Konst. od. mit best. Aortklers.	5,270		14,9	4	0,468	29	0,230	0,147			1,6061
F07C	O	Andere Eingr. mit HLM, Alter > 0 J., IntK < - / 369/- P. oder Alter > 17 J. od. ohne Reop. od. ohne and. kompliz. Konst., ohne and. kompl. Eingriffe od. ohne Reop. an Herz od. Perikard od. ohne best. and. kompliz. Konst. od. ohne best. Aortklers.	4,092		11,7	3	0,417	21	0,217	0,131			1,5106
F08A	O	Rekonstruktive Gefäßeingriffe mit komplizierender Konstellation oder komplexe Vakuumbehandlung oder komplexer Aorteneingriff	8,553		35,3	11	0,358	53	0,085	0,118			1,1682
F08B	O	Rekonstruktive Gefäßeingriffe ohne komplizierende Konstellationen, ohne komplexe Vakuumbehandlung, ohne komplexen Aorteneingriff, mit komplexem Eingriff mit Mehretagen- oder Aorteneingriff oder Re-OP oder bestimmten Bypässen, mit äußerst schweren CC	5,239		23,8	7	0,328	42	0,077	0,106			1,0726
F08C	O	Rekonstruktive Gefäßeingriffe ohne kompl. Konst., ohne kompl. Vakuumbeh., ohne kompl. Aorteneingriff, mit kompl. Eingriff ohne Mehretagen- od. Aorteneingriff, ohne Reop., ohne bestimmten Bypass, mit äußerst schweren CC oder mit bestimmtem Aorteneingriff	4,174		20,0	6	0,293	38	0,072	0,098			0,9295
F08D	O	Rekonstruktive Gefäßeingriffe ohne kompl. Konst., ohne kompl. Aorteneingriff, mit kompl. Eingr. mit Mehretagen- oder Aorteneingriff oder Reop. oder best. Byp., ohne äuß. schw. CC, ohne best. Aorteneingriff oder bestimmter Bypass mit äußerst schweren CC	3,023		14,1	4	0,263	27	0,065	0,087			0,9029
F08E	O	Rekonstruktive Gefäßeingriffe ohne kompl. Konst., ohne kompl. Vakuumbeh., ohne kompl. Aorteneingriff, mit komplex. Eingriff, ohne Mehretagen- oder Aorteneingriff, ohne Reop., ohne bestimmten Bypass, ohne äußerst schwere CC, ohne bestimmten Aorteneingriff	2,444		11,1	3	0,238	22	0,060	0,079			0,7712
F08F	O	Rekonstruktive Gefäßeingriffe ohne komplizierende Konstellation, ohne komplexe Vakuumbehandlung, ohne komplexen Aorteneingriff, ohne komplexen Eingriff, ohne bestimmten Aorteneingriff, mit bestimmtem Eingriff	1,995		9,7	2	0,261	19	0,056	0,073			0,7158

Fallpauschalen-Katalog und Pflegeerlöskatalog
Teil a) Bewertungsrelationen bei Versorgung durch Hauptabteilungen

DRG	Partition	Bezeichnung [6]	Bewertungsrelation bei Hauptabteilung	Bewertungsrelation bei Hauptabteilung und Beleghebamme	Mittlere Verweildauer [1]	Untere Grenzverweildauer: Erster Tag mit Abschlag [2], [5]	Untere Grenzverweildauer: Bewertungsrelation/Tag	Obere Grenzverweildauer: Erster Tag zus. Entgelt [3], [5]	Obere Grenzverweildauer: Bewertungsrelation/Tag	Externe Verlegung Abschlag/Tag (Bewertungsrelation)	Verlegungsfallpauschale	Ausnahme von Wiederaufnahme [4]	Pflegeerlös Bewertungsrelation/Tag
1	2	3	4	5	6	7	8	9	10	11	12	13	
F08G	O	Rekonstruktive Gefäßeingriffe ohne komplizierende Konstellation, ohne komplexe Vakuumbehandlung, ohne komplexen Aorteneingriff, ohne komplexen Eingriff, ohne bestimmten Aorteneingriff, ohne bestimmten Eingriff	1,763		7,7	2	0,213	14	0,058	0,074			0,7381
F09A	O	Andere kardiothorakale Eingriffe ohne Herz-Lungen-Maschine, Alter < 16 Jahre, mit komplizierender Konstellation oder Exzision am Vorhof	3,472		11,0	3	0,425	22	0,154	0,141			1,6783
F09B	O	Andere kardiothorakale Eingriffe ohne Herz-Lungen-Maschine, Alter > 15 J., ohne komplizierende Konstellation, ohne Exzision am Vorhof, mit mäßig komplexen kardiothorakalen Eingriffen mit äußerst schweren CC oder mit chirurg. epikard. Ablationsverfahren	3,369		12,3	3	0,416	25	0,095	0,125			1,4281
F09C	O	Andere kardiothorakale Eingriffe ohne Herz-Lungen-Maschine, Alter > 15 J., ohne komplizierende Konstellation, ohne Exzision am Vorhof, ohne äuß. schwere CC oder ohne mäßig komplexe kardiothorakale Eingriffe, ohne chirurgische epikard. Ablationsverfahren	2,106		8,5	2	0,358	19	0,088	0,113			1,2875
F12A	O	Implantation eines Herzschrittmachers, Dreikammersystem mit äuß. schw. CC oder ablativ. Maßnahmen oder PTCA oder mit aufwendiger Sondenentfernung mit kompliz. Faktoren oder mit Revision eines Herzschrittm. oder AICD ohne Aggregatw. mit kompliz. Faktoren	3,451		13,4	3	0,309	27	0,065	0,086			1,0294
F12B	O	Implantation eines Herzschrittmachers, Dreikammersystem ohne äußerst schwere CC, ohne ablative Maßnahme, ohne PTCA oder Implantation eines Herzschrittmachers ohne aufwendige Sondenentfernung mit komplizierenden Faktoren	2,335		5,8	1	0,679	14	0,063	0,077			0,8672
F12C	O	Implantation eines Herzschrittmachers, Zweikammersystem, mit komplexem Eingriff oder Alter < 16 Jahre	2,464		8,9	2	0,298	19	0,070	0,090			1,1181
F12D	O	Implantation eines Herzschrittmachers, Zweikammersystem, ohne komplexen Eingriff, Alter > 15 Jahre, mit äußerst schweren CC oder isolierter offen chirurgischer Sondenimplantation oder aufwendiger Sondenentfernung oder mäßig komplexer PTCA	2,214		11,7	3	0,305	24	0,073	0,096			1,1627
F12E	O	Implantation eines Herzschrittmachers, Einkammersystem oder Impl. Ereignisrekorder, Alter > 15 Jahre, mit invasiver kardiologischer Diagnostik bei bestimmten Eingriffen	1,716		7,9	2	0,234	17	0,063	0,079			0,7924
F12F	O	Impl. HSM, Zweikammersys., oh. äuß. schwere CC, oh. isol. offen chir. Sondenimpl., oh. aufw. Sondenentf., oh. mäßig kompl. PTCA od. Impl. HSM, Einkammersys. od. Impl. Ereignisrekorder, oh. invasive kardiol. Diagnostik bei best. Eingriffen, Alter > 15 J.	1,230		5,5	1	0,403	13	0,067	0,081			0,9052
F13A	O	Amputation bei Kreislauferkrankungen an oberer Extremität und Zehen mit äußerst schweren CC und mehrzeitigen Revisions- oder Rekonstruktionseingriffen	4,353		36,8	11	0,238	55	0,054	0,076			0,8357
F13B	O	Amputation bei Kreislauferkrankungen an oberer Extremität und Zehen mit äußerst schweren CC, ohne mehrzeitige Revisions- oder Rekonstruktionseingriffe	1,857		17,1	5	0,242	33	0,059	0,080			0,8554
F13C	O	Amputation bei Kreislauferkrankungen an oberer Extremität und Zehen ohne äußerst schwere CC	1,316		12,3	3	0,238	25	0,054	0,071			0,7194
F14A	O	Komplexe oder mehrfache Gefäßeingriffe außer große rekonstruktive Eingriffe mit äußerst schweren CC	3,900		22,0	6	0,300	40	0,067	0,091			0,9239
F14B	O	Komplexe oder mehrfache Gefäßeingriffe außer große rekonstruktive Eingriffe, ohne äußerst schwere CC	2,241		11,9	3	0,263	24	0,062	0,082			0,7646
F15Z	O	Perkutane Koronarangioplastie mit komplizierender Konstellation mit komplexer Diagn. u. hochkompl. Intervention od. m. best. Rekanalisationsverf., Alt. < 16 J. od. inv. kardiolog. Diagnostik, mit kompliz. Konst. od. Endokarditis, mehr als 2 Belegungstage	2,859		16,8	5	0,363	33	0,091	0,123			1,4569
F17A	O	Wechsel eines Herzschrittmachers, Dreikammersystem oder Alter < 16 Jahre	1,396		2,9	1	0,210	7	0,071	0,075			0,9859
F17B	O	Wechsel eines Herzschrittmachers, Einkammer- oder Zweikammersystem, Alter > 15 Jahre	0,717		2,8	1	0,089	6	0,063	0,066			0,8866
F18A	O	Revision eines Herzschrittmachers oder Kardioverters / Defibrillators (AICD) ohne Aggregatwechsel, Alter < 16 Jahre oder mit äußerst schweren CC, mit komplexem Eingriff oder mit aufwendiger Sondenentfernung	2,777		11,5	3	0,279	26	0,097	0,090			1,0955
F18B	O	Revision Herzschrittmacher od. Kardioverter / Defibrillator (AICD) oh. Aggregatw., Alt. < 16 J. od. mit äuß. schw. CC, oh. kompl. Eingr., oh. aufwend. Sondenentf. od. Alt. > 15 J., oh. äuß. schw. CC mit kompl. Eingr., mit intralum. exp. Extraktionshilfe	1,757		10,1	2	0,320	22	0,066	0,086			0,9500
F18C	O	Revision eines Herzschrittmachers oder Kardioverters / Defibrillators (AICD) ohne Aggregatwechsel, Alter > 15 Jahre, ohne äußerst schwere CC, ohne aufwendige Sondenentfernung, mit komplexem Eingriff, ohne intraluminale expandierende Extraktionshilfe	1,170		4,4	1	0,385	11	0,068	0,079			0,9280
F18D	O	Revision eines Herzschrittmachers oder Kardioverters / Defibrillators (AICD) ohne Aggregatwechsel, Alter > 15 Jahre, ohne äußerst schwere CC, ohne aufwendige Sondenentfernung, ohne komplexen Eingriff	0,645		3,3	1	0,351	8	0,065	0,071			0,9090
F19A	O	Andere transluminale Intervention an Herz, Aorta und Lungengefäßen mit äußerst schweren CC	3,174		12,3	3	0,412	26	0,093	0,124			1,3676
F19B	O	Andere transluminale Intervention an Herz, Aorta und Lungengefäßen ohne äußerst schwere CC	1,595		4,3	1	0,381	11	0,074	0,086			1,0801

DRG	Partition	Bezeichnung [6]	Bewertungsrelation bei Hauptabteilung	Bewertungsrelation bei Hauptabteilung und Beleghebamme	Mittlere Verweildauer [1]	Untere Grenzverweildauer: Erster Tag mit Abschlag [2], [5]	Untere Grenzverweildauer: Bewertungsrelation/Tag	Obere Grenzverweildauer: Erster Tag zus. Entgelt [3], [5]	Obere Grenzverweildauer: Bewertungsrelation/Tag	Externe Verlegung Abschlag/Tag (Bewertungsrelation)	Verlegungsfallpauschale	Ausnahme von Wiederaufnahme [4]	Pflegeerlös Bewertungsrelation/Tag
1	2	3	4	5	6	7	8	9	10	11	12	13	
F20Z	O	Beidseitige Unterbindung und Stripping von Venen mit bestimmter Diagnose oder äußerst schweren oder schweren CC	0,972		4,7	1	0,198	14	0,059	0,070			0,6416
F21A	O	Andere OR-Prozeduren bei Kreislauferkrankungen mit hochkomplexem Eingriff oder komplizierender Konstellation	4,842		29,4	9	0,267	47	0,064	0,088			0,9776
F21B	O	Andere OR-Prozeduren bei Kreislauferkrankungen ohne hochkomplexen Eingriff, mit komplexem Eingriff oder bestimmter komplizierender Konstellation	3,181		20,9	6	0,286	38	0,067	0,091			0,9654
F21C	O	Andere OR-Prozeduren bei Kreislauferkrankungen ohne komplexen Eingriff, mit mäßig komplexem Eingriff oder anderer komplizierender Konstellation oder IntK > 196 / 184 / 368 Punkte	1,760		16,9	5	0,200	33	0,050	0,067			0,7675
F21D	O	Andere OR-Prozeduren bei Kreislauferkrankungen ohne komplexen Eingriff, ohne komplizierende Konstellationen, ohne IntK > 196 / 184 / 368 Punkte, ohne mäßig komplexen Eingriff, mit bestimmtem anderen Eingriff	1,194		11,1	3	0,220	24	0,055	0,073			0,8107
F21E	O	Andere OR-Prozeduren bei Kreislauferkrankungen ohne komplexen Eingriff, ohne komplizierende Konstellationen, ohne IntK > 196 / 184 / 368 Punkte, ohne mäßig komplexen Eingriff, ohne bestimmten anderen Eingriff	0,873		9,7	2	0,247	20	0,054	0,070			0,7139
F24A	O	Perkutane Koronarangioplastie mit komplexer Diagnose und hochkomplexer Intervention oder mit bestimmten Rekanalisationsverfahren, Alter > 15 Jahre, mit äußerst schweren CC	2,621		14,2	4	0,340	28	0,084	0,112			1,4134
F24B	O	Perkutane Koronarangioplastie mit komplexer Diagnose und hochkomplexer Intervention oder mit bestimmten Rekanalisationsverfahren, Alter > 15 Jahre, ohne äußerst schwere CC	1,399		5,8	1	0,557	12	0,076	0,092			1,0723
F27A	O	Verschiedene Eingriffe bei Diabetes mellitus mit Komplikationen, mit äußerst schweren CC oder Gefäßeingriff oder bestimmter Amputation oder komplexer Arthrodese des Fußes oder komplexem Hauteingriff	2,377		21,2	6	0,229	39	0,053	0,072			0,8179
F27B	O	Verschiedene Eingriffe bei Diabetes mellitus mit Komplikationen, ohne äußerst schwere CC, ohne Gefäßeingriff, ohne bestimmte Amputation, ohne komplexe Arthrodese des Fußes, ohne komplexen Hauteingriff, mit mäßig komplexem Eingriff	1,364		13,7	4	0,204	27	0,052	0,069			0,6858
F27C	O	Verschiedene Eingriffe bei Diabetes mellitus mit Komplikationen, ohne äußerst schwere CC, ohne Gefäßeingriff, ohne bestimmte Amputation, ohne komplexe Arthrodese des Fußes, ohne mäßig komplexen Eingriff, mit bestimmtem aufwendigen Eingriff	1,238		12,6	3	0,254	25	0,056	0,075			0,7813
F28A	O	Amputation mit zusätzlichem Gefäßeingriff oder mit Hauttransplantation, mit äußerst schweren oder schweren CC	3,620		24,8	7	0,274	43	0,062	0,085			0,8723
F28B	O	Amputation bei Kreislauferkrankungen außer an oberer Extremität und Zehen, ohne Gefäßeingriff, ohne Hauttransplantation, mit äußerst schweren oder schweren CC	2,051		19,7	6	0,212	37	0,053	0,072			0,8823
F28C	O	Amputation bei Kreislauferkrankungen außer an oberer Extremität und Zehen, ohne Gefäßeingriff, ohne äußerst schwere oder schwere CC	1,718		16,3	4	0,248	32	0,053	0,072			0,8235
F30Z	O	Operation bei komplexem angeborenen Herzfehler oder Hybridchirurgie bei Kindern	5,521		13,5	4	0,559	25	0,271	0,193			2,5467
F36A	O	Intensivmedizinische Komplexbehandlung bei Krankheiten und Störungen des Kreislaufsystems mit komplizierenden Faktoren, > 1176 / 1380 / - Aufwandspunkte oder > 588 / 828 / 1104 Aufwandspunkte mit aufwendigem Eingriff	13,923		35,3	11	0,856	53	0,290		x	x	3,2847
F36B	O	Intensivmed. Komplexbeh. bei Krankh. und Störungen d. Kreislaufsyst. m. kompliz. Fakt., > 588 / 828 / - P. od. > - / - / 1104 P. m. best. OR-Proz., ohne aufwend. Eingr. od. > - / 552 / 552 P. m. best. Aortenstent od. minimalinv. Eingr. an mehrer. Herzkl.	10,504		25,4	7	0,872	43	0,274		x	x	3,0204
F36C	O	Intensivmedizinische Komplexbehandlung bei Krankheiten und Störungen des Kreislaufsystems mit komplizierenden Faktoren, > - / 552 / 552 Aufwandspunkte ohne bestimmte OR-Prozedur, ohne bestimmten Aortenstent oder bestimmter mehrzeitiger komplexer Eingriff	8,331		23,5	7	0,687	41	0,234		x	x	2,6084
F39A	O	Unterbindung und Stripping von Venen mit beidseitigem Eingriff oder bestimmter Diagnose oder äußerst schweren oder schweren CC	0,637		2,7	1	0,060	7	0,076	0,079			0,7804
F39B	O	Unterbindung und Stripping von Venen ohne beidseitigen Eingriff, ohne bestimmte Diagnose, ohne äußerst schwere oder schwere CC	0,565		2,1	1	0,045	4	0,092	0,088			1,0899
F41A	A	Invasive kardiologische Diagnostik bei akutem Myokardinfarkt mit äußerst schweren CC	2,184		17,7	5	0,304	32	0,072	0,097			1,0851
F41B	A	Invasive kardiologische Diagnostik bei akutem Myokardinfarkt ohne äußerst schwere CC	0,782		5,3	1	0,328	12	0,072	0,086			0,9655
F42Z	O	Operation b. kompl. angeb. Herzfehler, Hybridchirurgie, best. Herzklappeneingriffe od. and. Eingriffe m. Herz-Lungen-Maschine m. invas. kardiolog. Diagnostik bei Kindern od. best. rekonstruktive Gefäßeingriffe oh. Herz-Lungen-Maschine m. kompl. Eingriff	6,870		13,7	4	0,465	28	0,267	0,159			1,8015
F43A	A	Beatmung > 24 Stunden bei Krankheiten und Störungen des Kreislaufsystems, Alter < 6 Jahre oder intensivmedizinische Komplexbehandlung > 392 / 552 / 552 Aufwandspunkte oder best. Impl. herzunterst. System	5,208		24,5	7	0,581	43	0,190	0,182		x	2,3237

Fallpauschalen-Katalog und Pflegeerlöskatalog
Teil a) Bewertungsrelationen bei Versorgung durch Hauptabteilungen

DRG	Partition	Bezeichnung [6]	Bewertungsrelation bei Hauptabteilung	Bewertungsrelation bei Hauptabteilung und Beleghebamme	Mittlere Verweildauer [1]	Untere Grenzverweildauer: Erster Tag mit Abschlag [2), 5)]	Untere Grenzverweildauer: Bewertungsrelation/Tag	Obere Grenzverweildauer: Erster Tag zus. Entgelt [3), 5)]	Obere Grenzverweildauer: Bewertungsrelation/Tag	Externe Verlegung Abschlag/Tag (Bewertungsrelation)	Verlegungsfallpauschale	Ausnahme von Wiederaufnahme [4]	Pflegeerlös Bewertungsrelation/Tag
1	2	3	4	5	6	7	8	9	10	11	12	13	
F43B	A	Beatmung > 24 Stunden bei Krankheiten und Störungen des Kreislaufsystems oh. IntK > 392 / 552 / 552 Pkte, Alter > 5 J. und Alter < 16 J. od. mit kompl. Konstell. od. best. OR-Prozedur od. IntK > - / 368 / - Punkte, ohne best. Impl. herzunterst. System	4,344		15,5	4	0,522	30	0,118	0,158		x	1,9123
F43C	A	Beatmung > 24 Stunden bei Krankheiten und Störungen des Kreislaufsystems, Alter > 15 ., ohne intensivmed. Komplexbehandlung > 392 / 368 / 552 Aufwandspunkte, ohne komplizierende Konstellation, ohne best. OR-Prozedur, ohne best. Impl. herzunterst. System	1,941		10,7	3	0,449	24	0,117	0,153		x	2,0726
F48Z	A	Geriatrische frührehabilitative Komplexbehandlung bei Krankheiten und Störungen des Kreislaufsystems	1,474		20,3			31	0,050	0,068			0,7458
F49A	A	Invasive kardiologische Diagnostik außer bei akutem Myokardinfarkt, mit äußerst schweren CC oder IntK > 196 / 184 / 368 Aufwandspunkten, mit komplexem Eingriff oder Alter < 10 Jahre	2,817		17,1	5	0,406	33	0,100	0,135			1,3588
F49B	A	Invasive kardiologische Diagnostik außer bei akutem Myokardinfarkt, mit äußerst schweren CC oder IntK > 196 / 184 / 368 Aufwandspunkten, ohne komplexen Eingriff, Alter > 9 Jahre	2,386		16,8	5	0,346	32	0,087	0,117			1,3389
F49C	A	Invasive kardiologische Diagnostik außer bei akutem Myokardinfarkt, ohne äußerst schwere CC, ohne IntK > 196 / 184 / 368 Aufwandspunkte, Alter < 18 Jahre	1,015		2,4	1	0,126	5	0,135	0,096			1,8180
F49D	A	Invasive kardiologische Diagnostik außer bei akutem Myokardinfarkt, ohne äußerst schwere CC, ohne IntK > 196 / 184 / 368 Aufwandspunkte, Alter > 17 Jahre, mit schweren CC, mehr als ein Belegungstag	1,497		13,4	3	0,297	26	0,062	0,082			0,8811
F49E	A	Invasive kardiologische Diagnostik außer bei akutem Myokardinfarkt, ohne IntK > 196 / 184 / 368 Aufwandspunkte, Alter > 17 Jahre, ohne schwere CC bei BT > 1, mit kardialem Mapping oder bestimmter komplexer Diagnose	0,983		4,5	1	0,364	11	0,078	0,091			0,8791
F49F	A	Invasive kardiologische Diagnostik außer bei akutem Myokardinfarkt, ohne äußerst schwere CC, ohne IntK > 196 / 184 / 368 Aufwandspunkte, Alter > 17 Jahre, ohne kardiales Mapping, ohne schwere CC bei BT > 1, ohne best. kompl. Diagnose, mit best. Eingr.	0,826		5,9	1	0,299	14	0,061	0,075			0,7306
F49G	A	Invasive kardiologische Diagnostik außer bei akutem Myokardinfarkt, ohne äußerst schwere CC, ohne IntK > 196 / 184 / 368 Aufwandspunkte, Alter > 17 Jahre, ohne kardiales Mapping, ohne schwere CC bei BT > 1, ohne komplexe Diagnose, ohne best. Eingriff	0,551		3,7	1	0,207	8	0,064	0,072			0,7410
F50A	O	Ablative Maßnahmen bei Herzrhythmusstörungen mit hochkomplexer Ablation im linken Vorhof, Ventrikel oder Pulmonalvenen oder Implantation eines Ereignisrekorders oder Alter < 16 Jahre	2,168		3,5	1	0,310	8	0,071	0,079			0,9308
F50B	O	Ablative Maßnahmen bei Herzrhythmusstörungen ohne hochkomplexe Ablation im linken Vorhof, Ventrikel oder Pulmonalvenen, ohne Implantation eines Ereignisrekorders, mit komplexer Ablation, Alter > 15 Jahre	1,553		3,5	1	0,188	8	0,065	0,072			0,8921
F50C	O	Ablative Maßnahmen bei Herzrhythmusstörungen ohne hochkomplexe Ablation im linken Vorhof, Ventrikel oder Pulmonalvenen, ohne Implantation eines Ereignisrekorders, ohne komplexe Ablation, Alter > 15 Jahre	1,087		3,2	1	0,219	8	0,064	0,070			0,9480
F51A	O	Endovaskuläre Implantation von Stent-Prothesen an der Aorta, thorakal oder mit bestimmter Aortenprothesenkombination	5,589		9,6	2	0,441	21	0,138	0,125			1,2389
F51B	O	Endovaskuläre Implantation von Stent-Prothesen an der Aorta, nicht thorakal, ohne bestimmte Aortenprothesenkombination	3,834		6,9	1	0,409	13	0,083	0,104			0,8880
F52A	O	Perkutane Koronarangioplastie mit komplexer Diagnose, mit äußerst schweren CC	2,468		15,3	4	0,365	30	0,083	0,112			1,3531
F52B	O	Perkutane Koronarangioplastie mit komplexer Diagnose, ohne äußerst schwere CC oder mit intrakoronarer Brachytherapie oder bestimmte Intervention	1,070		5,3	1	0,350	11	0,075	0,089			1,0419
F56A	O	Perkutane Koronarangioplastie mit bestimmter hochkomplexer Intervention, mit äußerst schweren CC	2,091		10,6	3	0,298	22	0,079	0,103			1,2054
F56B	O	Perkutane Koronarangioplastie mit hochkomplexer Intervention, ohne bestimmte hochkomplexe Intervention oder ohne äußerst schwere CC oder Kryoplastie	1,010		3,6	1	0,289	8	0,063	0,070			0,8524
F58A	O	Perkutane Koronarangioplastie mit äußerst schweren CC	1,726		11,0	3	0,282	22	0,072	0,094			1,0932
F58B	O	Perkutane Koronarangioplastie ohne äußerst schwere CC	0,779		3,4	1	0,229	8	0,065	0,072			0,8490
F59A	O	Mäßig komplexe Gefäßeingriffe mit äußerst schweren CC	2,908		18,1	5	0,337	35	0,078	0,106			0,9983
F59B	O	Mäßig komplexe Gefäßeingriffe mit aufwendiger Gefäßintervention, ohne äußerst schwere CC	1,843		4,7	1	0,543	11	0,172	0,203			0,8846
F59C	O	Mäßig komplexe Gefäßeingriffe ohne äußerst schwere CC, ohne aufwendige Gefäßintervention, mit aufwendigem Eingriff oder Mehrfacheingriff oder bestimmter Diagnose oder Alter < 16 Jahre, mehr als ein Belegungstag	1,606		6,7	1	0,404	15	0,085	0,105			0,8131
F59D	O	Mäßig komplexe Gefäßeingriffe ohne äußerst schwere CC, ohne aufwendige Gefäßintervention, mit bestimmtem Eingriff oder anderem Mehrfacheingriff, Alter > 15 Jahre oder ein Belegungstag oder mit pAVK mit Gangrän, mehr als ein Belegungstag	1,171		5,5	1	0,274	14	0,084	0,102			0,7973

DRG	Partition	Bezeichnung [6]	Bewertungsrelation bei Hauptabteilung	Bewertungsrelation bei Hauptabteilung und Beleghebamme	Mittlere Verweildauer [1]	Untere Grenzverweildauer: Erster Tag mit Abschlag [2], [5]	Untere Grenzverweildauer: Bewertungsrelation/Tag	Obere Grenzverweildauer: Erster Tag zus. Entgelt [3], [5]	Obere Grenzverweildauer: Bewertungsrelation/Tag	Externe Verlegung Abschlag/Tag (Bewertungsrelation)	Verlegungsfallpauschale	Ausnahme von Wiederaufnahme [4]	Pflegeerlös Bewertungsrelation/Tag
1	2	3	4	5	6	7	8	9	10	11	12	13	
F59E	O	Mäßig komplexe Gefäßeingriffe ohne äußerst schwere CC, ohne aufwend. Gefäßinterv., mit best. anderen Eingriff oder best. Mehrfacheingriff oder PTA, mehr als ein Belegungstag, ohne aufwendigen oder bestimmten Eingr., Alter > 15 Jahre oder ein Belegungstag	0,927		4,0	1	0,225	10	0,104	0,118			0,7964
F59F	O	Mäßig komplexe Gefäßeingriffe ohne äußerst schwere CC, ohne aufwendige Gefäßintervention, ohne aufwendigen, bestimmten oder bestimmten anderen Eingriff, ohne Mehrfacheingriff, Alter > 15 Jahre oder ein Belegungstag	0,714		2,9	1	0,176	7	0,119	0,127			0,8567
F60A	M	Akuter Myokardinfarkt ohne invasive kardiologische Diagnostik mit äußerst schweren CC	1,266		12,7	3	0,302	26	0,067	0,088			1,1067
F60B	M	Akuter Myokardinfarkt ohne invasive kardiologische Diagnostik ohne äußerst schwere CC	0,544		5,7	1	0,380	13	0,065	0,079			0,9204
F61A	M	Infektiöse Endokarditis mit komplizierender Diagnose oder mit komplizierender Konstellation	2,738		28,6	9	0,258	47	0,063	0,087			0,9845
F61B	M	Infektiöse Endokarditis ohne komplizierende Diagnose, ohne komplizierende Konstellation	2,209		26,3	8	0,233	44	0,056	0,077			0,7787
F62A	M	Herzinsuffizienz und Schock mit äußerst schweren CC, mit Dialyse oder komplizierender Diagnose oder mit bestimmter hochaufwendiger Behandlung mit intensivmedizinischer Komplexbehandlung > 196 / 184 / 368 Punkte oder komplizierender Konstellation	2,085		19,6	6	0,266	37	0,066	0,090			1,0435
F62B	M	Herzinsuff. und Schock mit äuß. schw. CC, mit Dialyse oder kompliz. Diag. od. mit best. hochaufw. Beh. od. ohne kompliz. Konst., ohne best. hochaufw. Beh., mehr als 1 BT bei best. akuten Nierenvers. mit äuß. schw. CC od. Komplexbeh. des akut. Schlaganf.	1,751		18,4	5	0,277	34	0,063	0,086			1,0235
F62C	M	Herzinsuffizienz und Schock ohne äuß. schw. CC od. ohne Dialyse, ohne kompliz. Diagnose, ohne kompliz. Konst., ohne best. hochaufw. Beh., mehr als 1 Belegungstag, ohne best. akut. Nierenvers. od. ohne äuß. schw. CC. ohne Komplexbeh. des akut. Schlaganf.	0,657		8,1	2	0,212	17	0,055	0,070			0,7880
F62D	M	Herzinsuffizienz und Schock ohne äußerst schwere CC oder ohne Dialyse, ohne komplizierende Diagnose, ohne komplizierende Konstellation, ohne bestimmte hochaufwendige Behandlung, ein Belegungstag	0,188		1,0								1,2061
F63A	M	Venenthrombose mit äußerst schweren CC	1,149		12,6	3	0,264	25	0,059	0,078			0,8890
F63B	M	Venenthrombose ohne äußerst schwere CC	0,432		4,5	1	0,243	10	0,063	0,073			0,7281
F64Z	M	Hautulkus bei Kreislauferkrankungen	0,643		8,1	2	0,209	16	0,054	0,069			0,7280
F65A	M	Periphere Gefäßkrankheiten mit komplexer Diagnose und äußerst schweren CC oder intensivmedizinische Komplexbehandlung > 196 / 184 / 184 Aufwandspunkte	1,554		15,1	4	0,300	28	0,069	0,093			1,0707
F65B	M	Periphere Gefäßkrankheiten ohne komplexe Diagnose oder ohne äußerst schwere CC, ohne intensivmedizinische Komplexbehandlung > 196 / 184 / 184 Aufwandspunkte	0,525		5,5	1	0,274	13	0,064	0,077			0,7732
F66A	M	Koronararteriosklerose mit äußerst schweren CC	1,184		14,5	4	0,226	24	0,055	0,073			0,8492
F66B	M	Koronararteriosklerose ohne äußerst schwere CC	0,416		4,2	1	0,223	10	0,066	0,077			0,6648
F67A	M	Hypertonie mit komplizierender Diagnose oder äußerst schweren oder schweren CC oder bestimmter hochaufwendiger / mäßig aufwendiger / aufwendiger Behandlung	0,791		8,8	2	0,252	19	0,060	0,077			0,8183
F67B	M	Hypertonie ohne komplizierende Diagnose, ohne äußerst schwere oder schwere CC, ohne bestimmte hochaufwendige / mäßig aufwendige / aufwendige Behandlung, Alter < 18 Jahre	0,415		3,4	1	0,201	7	0,085	0,093			1,1359
F67C	M	Hypertonie ohne komplizierende Diagnose, ohne äußerst schwere oder schwere CC, ohne bestimmte hochaufwendige / mäßig aufwendige / aufwendige Behandlung, Alter > 17 Jahre	0,372		3,9	1	0,205	9	0,064	0,073			0,6436
F68A	M	Angeborene Herzkrankheit, Alter < 6 Jahre oder intensivmedizinische Komplexbehandlung > 196 / - / - Aufwandspunkte oder Alter < 16 Jahre mit äußerst schweren oder schweren CC	0,674		5,2	1	0,401	13	0,127	0,106			1,7370
F68B	M	Angeborene Herzkrankheit ohne intensivmedizinische Komplexbehandlung > 196 / - / - Aufwandspunkte, Alter > 5 Jahre und Alter < 16 Jahre, ohne äußerst schwere oder schwere CC oder Alter > 15 Jahre	0,454		3,0	1	0,220	7	0,095	0,102			1,0112
F69A	M	Herzklappenerkrankungen mit äußerst schweren oder schweren CC	1,139		13,0	3	0,265	25	0,057	0,076			0,8141
F69B	M	Herzklappenerkrankungen ohne äußerst schwere oder schwere CC	0,465		5,4	1	0,272	12	0,059	0,071			0,6979
F70A	M	Schwere Arrhythmie und Herzstillstand mit äußerst schweren CC	1,175		10,2	2	0,376	21	0,078	0,101			1,3576
F70B	M	Schwere Arrhythmie und Herzstillstand ohne äußerst schwere CC	0,525		4,9	1	0,369	11	0,072	0,086			0,9581
F71A	M	Nicht schwere kardiale Arrhythmie und Erregungsleitungsstörungen mit äußerst schweren CC, mehr als ein Belegungstag oder mit kathetergestützter elektrophysiologischer Untersuchung des Herzens oder bestimmter hochaufwendiger Behandlung	1,156		12,5	3	0,275	25	0,062	0,082			0,9962
F71B	M	Nicht schwere kardiale Arrhythmie und Erregungsleitungsstörungen ohne äußerst schwere CC oder ein Belegungstag, ohne kathetergestützte elektrophysiologische Untersuchung des Herzens, ohne bestimmte hochaufwendige Behandlung	0,380		3,8	1	0,208	9	0,067	0,076			0,7770
F72A	M	Angina pectoris mit äußerst schweren CC	1,027		10,1	2	0,308	20	0,064	0,083			0,8946

Fallpauschalen-Katalog und Pflegeerlöskatalog
Teil a) Bewertungsrelationen bei Versorgung durch Hauptabteilungen

DRG	Partition	Bezeichnung [6]	Bewertungsrelation bei Hauptabteilung	Bewertungsrelation bei Hauptabteilung und Beleghebamme	Mittlere Verweildauer [1]	Untere Grenzverweildauer		Obere Grenzverweildauer		Externe Verlegung Abschlag/Tag (Bewertungsrelation)	Verlegungsfallpauschale	Ausnahme von Wiederaufnahme [4]	Pflegeerlös Bewertungsrelation/Tag
						Erster Tag mit Abschlag [2), 5)]	Bewertungsrelation/Tag	Erster Tag zus. Entgelt [3), 5)]	Bewertungsrelation/Tag				
1	2	3	4	5	6	7	8	9	10	11	12	13	
F72B	M	Angina pectoris ohne äußerst schwere CC	0,369		3,6	1	0,192	8	0,070	0,078			0,7032
F73A	M	Synkope und Kollaps, Alter < 14 Jahre, ein Belegungstag	0,208		1,0								1,5845
F73B	M	Synkope und Kollaps, Alter > 13 Jahre oder mehr als ein Belegungstag	0,425		3,9	1	0,241	9	0,073	0,084			0,7509
F74Z	M	Thoraxschmerz und sonstige und nicht näher bezeichnete Krankheiten des Kreislaufsystems	0,324		2,8	1	0,158	6	0,078	0,082			0,7484
F75A	M	Andere Krankheiten des Kreislaufsystems mit äußerst schweren CC, mehr als ein Belegungstag	1,723		15,0	4	0,311	30	0,073	0,097			1,0279
F75B	M	Andere Krankheiten des Kreislaufsystems ohne äußerst schwere CC oder ein Belegungstag, Alter < 10 Jahre oder Alter < 16 Jahre mit schweren CC	0,802		4,7	1	0,507	12	0,146	0,120			1,8173
F75C	M	Andere Krankheiten des Kreislaufsystems ohne äußerst schwere CC oder ein Belegungstag, Alter > 9 Jahre und Alter < 16 Jahre, ohne schwere CC oder Alter > 15	0,640		5,3	1	0,393	13	0,071	0,085			0,8064
F77Z	M	Komplexbehandlung bei multiresistenten und nicht multiresistenten isolationspflichtigen Erregern bei Krankheiten und Störungen des Kreislaufsystems	2,162		24,0			41	0,058	0,079			1,0239
F95A	O	Interventioneller Septumverschluss, Alter < 18 Jahre oder Vorhofohrverschluss	2,194		4,2	1	0,468	11	0,070	0,080			0,9771
F95B	O	Interventioneller Septumverschluss, Alter > 17 Jahre, ohne Vorhofohrverschluss	1,600		2,5	1	0,172	5	0,076	0,077			0,9707
F98A	O	Komplexe minimalinvasive Operationen an Herzklappen ohne minimalinvasiven Eingriff an mehreren Herzklappen, mit hochkomplexem Eingriff oder komplexer Diagnose oder Alter < 30 Jahre oder Implantation eines Wachstumsstents	7,296		14,1	4	0,364	27	0,091	0,121			1,4918
F98B	O	Komplexe minimalinvasive Operationen an Herzklappen ohne minimalinvasiven Eingriff an mehreren Herzklappen, ohne hochkomplexen Eingriff, ohne komplexe Diagnose, Alter > 29 Jahre, ohne Implantation eines Wachstumsstents, mit sehr komplexem Eingriff	6,173		11,1	3	0,317	22	0,080	0,105			1,1916
F98C	O	Komplexe minimalinvasive Operationen an Herzklappen ohne minimalinvasiven Eingriff an mehreren Herzklappen, ohne hochkomplexen Eingriff, ohne komplexe Diagnose, Alter > 29 Jahre, ohne Implantation eines Wachstumsstents, ohne sehr komplexen Eingriff	8,238		10,5	2	0,331	23	0,066	0,087			1,0416
MDC 06 Krankheiten und Störungen der Verdauungsorgane													
G01Z	O	Eviszeration des kleinen Beckens	6,349		21,9	6	0,428	39	0,137	0,131			1,2904
G02A	O	Bestimmte Eingriffe an den Verdauungsorganen bei angeb. Fehlbildung, Alter < 2 Jahre oder sehr komplexe Eingriffe an Dünn- und Dickdarm, Alter < 10 Jahre oder best. Eingriffe an Dünn- und Dickdarm mit kompliz. Diagnose, mit bestimmten kompliz. Faktoren	3,884		18,9	5	0,357	36	0,079	0,107			1,2455
G02B	O	Bestimmte komplexe Eingriffe an Dünn- und Dickdarm oder andere Eingriffe an den Verdauungsorganen bei angeb. Fehlbildung, Alter < 2 Jahre oder bestimmte Eingriffe an Dünn- und Dickdarm mit komplizierender Diagnose, ohne bestimmte komplizierende Faktoren	2,804		14,2	4	0,289	27	0,071	0,095			0,9702
G02C	O	Andere komplexe Eingriffe an Dünn- und Dickdarm oder andere Eingriffe an Dünn- und Dickdarm mit komplizierender Diagnose, ohne Eingriffe an den Verdauungsorganen bei angeborener Fehlbildung, Alter < 2 Jahre	2,343		12,4	3	0,302	25	0,068	0,090			0,9409
G03A	O	Große Eingriffe an Magen, Ösophagus und Duodenum oder bestimmte Eingriffe an Dünn- und Dickdarm oder an Magen, Ösophagus und Duodenum mit komplexer Prozedur mit hochkomplexem Eingriff oder intensivmedizinischer Komplexbehandlung > - / 368 / - Aufwandsp.	5,724		19,8	6	0,400	36	0,142	0,135			1,5111
G03B	O	Große Eingriffe an Magen, Ösophagus und Duodenum oder bestimmte Eingriffe an Magen, Ösophagus und Duodenum mit komplexer Prozedur ohne hochkomplexen Eingriff, ohne intensivmedizinische Komplexbehandlung > - / 368 / - Aufwandspkt., mit komplexem Eingriff	4,952		19,3	5	0,408	35	0,089	0,120			1,2228
G03C	O	Große Eingriffe an Magen, Ösophagus und Duodenum oder bestimmte Eingriffe an Magen, Ösophagus und Duodenum mit komplexer Prozedur ohne hochkomplexen Eingriff, ohne intensivmedizinische Komplexbehandlung > - / 368 / - Aufwandspkt., ohne komplexen Eingriff	3,864		16,3	4	0,379	31	0,081	0,109			1,1356
G04Z	O	Adhäsiolyse am Peritoneum, Alter < 4 Jahre od. mit äuß. schw. od. schw. CC oder kleine Eingriffe an Dünn- und Dickdarm oder best. Eingriffe an abd. Gefäßen mit äuß. schw. CC oder Implantation eines Antireflux-Stimulationssystems od. best. Gastrektomie	3,375		18,4	5	0,331	35	0,075	0,102			1,1549
G07A	O	Appendektomie oder laparoskopische Adhäsiolyse bei Peritonitis mit äuß. schw. od. schw. CC od. kl. Eingr. an Dünn- / Dickdarm od. an abdom. Gefäßen, oh. äuß. schw. CC od. best. Anorektoplastik, Alter < 3 Jahre od. mit best. Eingr. an abdominalen Gefäßen	1,872		8,3	2	0,392	18	0,099	0,126			1,3792
G07B	O	Appendekt. od. laparoskop. Adhäsiolyse bei Peritonitis mit äuß. schw. od. schw. CC od. kl. Eingriffe an Dünn- / Dickdarm, oh. äußerst schwere CC od. best. Anorektoplastik, Alt. > 2 Jahre u. Alter < 14 Jahre od. mit laparoskop. Adhäsiolyse od. Rektopexie	1,649		8,2	2	0,247	16	0,063	0,080			1,0116
G07C	O	Appendektomie bei Peritonitis mit äußerst schweren oder schweren CC oder kleine Eingriffe an Dünn- und Dickdarm ohne äußerst schwere CC oder bestimmte Anorektoplastik, Alter > 13 Jahre, ohne laparoskopische Adhäsiolyse, ohne Rektopexie	1,247		7,9	2	0,215	15	0,057	0,073			0,7578
G08A	O	Komplexe Rekonstruktion der Bauchwand, Alter > 0 Jahre, mit äußerst schweren CC	3,018		16,5	4	0,350	33	0,074	0,100			1,0575

DRG	Partition	Bezeichnung [6]	Bewertungsrelation bei Hauptabteilung	Bewertungsrelation bei Hauptabteilung und Beleghebamme	Mittlere Verweildauer [1]	Untere Grenzverweildauer: Erster Tag mit Abschlag [2], [5]	Untere Grenzverweildauer: Bewertungsrelation/Tag	Obere Grenzverweildauer: Erster Tag zus. Entgelt [3], [5]	Obere Grenzverweildauer: Bewertungsrelation/Tag	Externe Verlegung Abschlag/Tag (Bewertungsrelation)	Verlegungsfallpauschale	Ausnahme von Wiederaufnahme [4]	Pflegeerlös Bewertungsrelation/Tag
1	2	3	4	5	6	7	8	9	10	11	12	13	
G08B	O	Komplexe Rekonstruktion der Bauchwand, Alter > 0 Jahre, ohne äußerst schwere CC	1,108		4,6	1	0,453	10	0,056	0,066			0,7422
G09Z	O	Beidseitige Eingriffe bei Leisten- und Schenkelhernien, Alter > 55 Jahre oder komplexe Herniotomien oder Operation einer Hydrocele testis oder andere kleine Eingriffe an Dünn- und Dickdarm	0,893		2,7	1	0,173	6	0,066	0,068			0,9523
G10Z	O	Bestimmte Eingriffe an hepatobiliärem System, Pankreas, Niere und Milz	2,914		13,3	3	0,352	26	0,074	0,098			0,9771
G11A	O	Pyloromyotomie oder Anoproktoplastik und Rekonstruktion von Anus und Sphinkter außer bei Analfissuren und Hämorrhoiden, Alter < 6 Jahre	1,069		5,5	1	0,279	11	0,071	0,086			1,4893
G11B	O	Pyloromyotomie oder Anoproktoplastik und Rekonstruktion von Anus und Sphinkter außer bei Analfissuren und Hämorrhoiden, Alter > 5 Jahre	0,625		3,6	1	0,238	8	0,057	0,063			0,7813
G12A	O	Andere OR-Prozeduren an den Verdauungsorganen mit komplexer OR-Prozedur oder mit mäßig komplexer OR-Prozedur, mehr als ein Belegungstag, Alter < 16 Jahre	2,457		11,4	3	0,318	26	0,078	0,103			1,0739
G12B	O	Andere OR-Prozeduren an den Verdauungsorganen mit mäßig komplexer OR-Prozedur, mehr als ein Belegungstag, Alter > 15 Jahre	1,610		11,8	3	0,262	26	0,062	0,082			0,8469
G12C	O	Andere OR-Prozeduren an den Verdauungsorganen mit wenig komplexer OR-Prozedur, mehr als ein Belegungstag	1,392		7,2			18	0,057	0,072			0,7670
G12D	O	Andere OR-Prozeduren an den Verdauungsorganen ohne komplexe OR-Prozedur, ein Belegungstag oder ohne mäßig komplexe OR-Prozedur, mit bestimmtem Eingriff oder Alter < 14 Jahre oder bei bösartiger Neubildung der Verdauungsorgane	1,194		8,7	2	0,274	20	0,066	0,085			0,7848
G12E	O	Andere OR-Prozeduren an den Verdauungsorganen ohne komplexe OR-Prozedur, ein Belegungstag oder ohne mäßig komplexe OR-Prozedur, ohne bestimmten Eingriff, Alter > 13 Jahre, außer bei bösartiger Neubildung der Verdauungsorgane	0,814		4,3	1	0,284	11	0,065	0,076			0,8808
G13A	O	Implantation und Wechsel von Neurostimulatoren und Neurostimulationselektroden bei Krankheiten und Störungen der Verdauungsorgane ohne Implantation oder Wechsel eines permanenten Elektrodensystems	1,046		2,5	1	0,115	5	0,064	0,065			0,8391
G13B	O	Implantation und Wechsel von Neurostimulatoren und Neurostimulationselektroden bei Krankheiten und Störungen der Verdauungsorgane mit Implantation oder Wechsel eines permanenten Elektrodensystems	1,328		2,9	1	0,125	6	0,061	0,064			0,8047
G14Z	O	Geriatrische frührehabilitative Komplexbehandlung mit bestimmter OR-Prozedur bei Krankheiten und Störungen der Verdauungsorgane	3,713		29,9			47	0,060	0,083			0,9394
G15Z	O	Strahlentherapie mit großem abdominellen Eingriff	4,366		26,9	8	0,335	45	0,112	0,108			0,8783
G16A	O	Komplexe Rektumresektion od. and. Rektumres. m. best. Eingr. od. kompl. Diagnose od. mehrz. Enterostomaanlage und -rückverlagerung, m. kompliz. Konstell. od. plast. Rekonstruktion m. myokut. Lappen od. IntK > 196/ 368/ - P. od. endorektale Vakuumtherapie	6,452		27,7	8	0,375	46	0,085	0,118			1,2222
G16B	O	Komplexe Rektumresektion od. andere Rektumres. mit best. Eingr. od. kompl. Diag. od. mehrz. Enterostomaanlage u. -rückverlagerung, ohne kompliz. Konstell. od. plast. Rekonstruktion m. myokut. Lappen od. IntK > 196/ 368/ - P. ohne endorekt. Vakuumtherapie	3,793		17,5	5	0,290	34	0,070	0,094			0,9918
G17A	O	Andere Rektumresektion ohne bestimmten Eingriff oder Implantation eines künstlichen Analsphinkters, bei bösartiger Neubildung oder Alter < 16 Jahre	3,083		12,5	3	0,316	24	0,071	0,094			0,9246
G17B	O	Andere Rektumresektion ohne bestimmten Eingriff oder Implantation eines künstlichen Analsphinkters, außer bei bösartiger Neubildung, Alter > 15 Jahre	2,486		11,2	3	0,245	21	0,061	0,081			0,9033
G18A	O	Best. Eingr. am Dünn-/Dickdarm od. Anlegen Stoma od. andere Eingr. am Darm m. äuß. schw. CC od. Leberkeilexz. m. hochkompl. Eingr. od. kompliz. Diag. od. m. sehr kompl. Eingr. od. aufw. Eingr. m. äuß. schw. CC, m. Komplexbeh. MRE od. m. endorekt. Vak.th.	3,645		17,1	5	0,298	33	0,073	0,099			1,0282
G18B	O	Bestimmte Eingriffe an Dünn-/ Dickdarm od. Anlegen Enterostoma od. andere Eingr. am Darm m. äußerst schweren CC od. Leberkeilexzision m. sehr komplexem Eingr. od. aufwendigem Eingr. m. äußerst schweren CC, oh. Komplexbeh. MRE, oh. endorektale Vakuumth.	2,375		11,7	3	0,275	23	0,066	0,087			0,8940
G18C	O	Bestimmte Eingriffe an Dünn- und Dickdarm ohne hochkomplexen oder sehr komplexen Eingriff, ohne aufwendigen Eingriff oder ohne äußerst schwere CC, ohne komplizierende Diagnose, mit komplexem Eingriff, ohne endorektale Vakuumtherapie	1,969		11,0	3	0,241	22	0,061	0,080			0,8687
G18D	O	Bestimmte Eingriffe an Dünn- und Dickdarm ohne komplexen Eingriff, ohne komplizierende Diagnose	1,289		6,6	1	0,286	15	0,061	0,076			0,8498
G19A	O	Andere Eingriffe an Magen, Ösophagus und Duodenum außer bei angeborener Fehlbildung oder Alter > 1 Jahr, mit komplizierender Konstellation oder bei bösartiger Neubildung oder Alter < 16 Jahre ohne bestimmte partielle Magenresektion	2,852		13,8	4	0,290	28	0,073	0,098			1,0617
G19B	O	Andere Eingriffe an Magen, Ösophagus und Duodenum außer bei angeborener Fehlbildung oder Alter > 1 Jahr, ohne komplizierende Konstellation, außer bei bösartiger Neubildung, Alter > 15 Jahre, mit komplexem Eingriff	1,964		9,4	2	0,308	20	0,069	0,089			1,0159

Fallpauschalen-Katalog und Pflegeerlöskatalog
Teil a) Bewertungsrelationen bei Versorgung durch Hauptabteilungen

DRG	Partition	Bezeichnung [6]	Bewertungsrelation bei Hauptabteilung	Bewertungsrelation bei Hauptabteilung und Beleghebamme	Mittlere Verweildauer [1]	Untere Grenzverweildauer: Erster Tag mit Abschlag [2], [5]	Untere Grenzverweildauer: Bewertungsrelation/Tag	Obere Grenzverweildauer: Erster Tag zus. Entgelt [3], [5]	Obere Grenzverweildauer: Bewertungsrelation/Tag	Externe Verlegung Abschlag/Tag (Bewertungsrelation)	Verlegungsfallpauschale	Ausnahme von Wiederaufnahme [4]	Pflegeerlös Bewertungsrelation/Tag
1	2	3	4	5	6	7	8	9	10	11	12	13	
G19C	O	Andere Eingriffe an Magen, Ösophagus und Duodenum außer bei angeborener Fehlbildung oder Alter > 1 Jahr, ohne komplizierende Konstellation, außer bei bösartiger Neubildung, Alter > 15 Jahre, ohne komplexen Eingriff	1,425		5,7	1	0,240	12	0,059	0,071			0,7882
G21A	O	Komplexe Adhäsiolyse am Peritoneum, Alter > 3 J., ohne äußerst schw. oder schw. CC od. andere Eingriffe an Darm u. Enterostoma od. best. Eingriffe am Pharynx od. Verschluss Darmfistel m. äußerst schw. CC od. aufw. Eingriff am Darm, Alter < 16 J.	1,561		8,4	2	0,246	17	0,062	0,079			0,8490
G21B	O	Komplexe Adhäsiolyse am Peritoneum, Alter > 3 J., ohne äußerst schw. oder schw. CC od. andere Eingriffe an Darm u. Enterostoma od. best. Eingriffe am Pharynx od. Verschluss Darmfistel ohne äußerst schw. CC od. aufw. Eingr. am Darm, Alter > 15 J.	0,813		5,0	1	0,408	11	0,057	0,068			0,7450
G22A	O	Appendektomie oder laparoskopische Adhäsiolyse bei Peritonitis oder mit äußerst schweren oder schweren CC, Alter < 10 Jahre oder bei bösartiger Neubildung	1,411		7,4	1	0,361	15	0,068	0,086			1,1397
G22B	O	Appendektomie oder laparoskopische Adhäsiolyse bei Peritonitis oder mit äußerst schweren oder schweren CC, Alter > 9 Jahre, mit laparoskopischer Adhäsiolyse oder Alter < 16 Jahre, außer bei bösartiger Neubildung	1,339		7,2	1	0,323	15	0,063	0,079			1,0009
G22C	O	Appendektomie oder laparoskopische Adhäsiolyse bei Peritonitis oder mit äußerst schweren oder schweren CC, Alter > 15 Jahre, außer bei bösartiger Neubildung	1,013		5,2	1	0,233	10	0,063	0,075			0,7133
G23A	O	Appendektomie oder laparoskopische Adhäsiolyse außer bei Peritonitis oder Exzision erkranktes Gewebe Dickdarm ohne äußerst schwere oder schwere CC, Alter < 10 Jahre oder bei bösartiger Neubildung	0,925		3,9	1	0,198	8	0,071	0,081			1,0835
G23B	O	Appendektomie oder laparoskopische Adhäsiolyse außer bei Peritonitis oder Exzision erkranktes Gewebe Dickdarm ohne äußerst schwere oder schwere CC, Alter > 9 Jahre, außer bei bösartiger Neubildung	0,791		3,3	1	0,164	7	0,068	0,075			0,7955
G24A	O	Eingriffe bei Hernien mit plastischer Rekonstruktion der Bauchwand	1,228		5,0	1	0,203	11	0,056	0,067			0,7509
G24B	O	Eingriffe bei Hernien ohne plastische Rekonstruktion der Bauchwand, mit beidseitigem oder komplexem Eingriff oder Alter < 14 Jahre mit äußerst schweren oder schweren CC	0,838		2,2	1	0,123	4	0,069	0,068			1,0541
G24C	O	Eingriffe bei Hernien ohne plastische Rekonstruktion der Bauchwand, ohne beidseitigen Eingriff, ohne komplexen Eingriff, Alter > 13 Jahre oder ohne äußerst schwere oder schwere CC	0,748		2,8	1	0,173	6	0,062	0,065			0,9196
G26A	O	Andere Eingriffe am Anus oder Anoproktoplastik und Rekonstruktion von Anus und Sphinkter bei Analfissuren und Hämorrhoiden, Alter < 16 Jahre oder bei bestimmter bösartiger Neubildung oder mit kleinem Eingriff am Rektum	0,679		3,6	1	0,261	9	0,067	0,075			0,9723
G26B	O	Andere Eingriffe am Anus oder Anoproktoplastik und Rekonstruktion von Anus und Sphinkter bei Analfissuren und Hämorrhoiden, Alter > 15 Jahre, außer bei bestimmter bösartiger Neubildung, ohne kleinen Eingriff am Rektum	0,510		2,8	1	0,151	6	0,063	0,067			0,8510
G27A	O	Strahlentherapie bei Krankheiten und Störungen der Verdauungsorgane, Bestrahlungen an mindestens 8 Tagen, mit äußerst schweren CC	4,121		30,5	9	0,388	49	0,127	0,123		x	0,9222
G27B	O	Strahlentherapie bei Krankheiten und Störungen der Verdauungsorgane, Bestrahlungen an mindestens 8 Tagen, ohne äußerst schwere CC	2,419		19,1	5	0,387	37	0,122	0,116		x	0,7537
G29A	O	Strahlentherapie bei Krankheiten und Störungen der Verdauungsorgane, mehr als ein Belegungstag, Bestrahlungen an mindestens 5 Tagen	0,997		6,4			13	0,153	0,132		x	0,7739
G29B	O	Strahlentherapie bei Krankheiten und Störungen der Verdauungsorgane, mehr als ein Belegungstag, Bestrahlungen an weniger als 5 Tagen	0,670		4,2			11	0,153	0,124		x	0,8685
G33Z	O	Mehrzeitige komplexe OR-Prozeduren oder hochaufwendiges Implantat bei Krankheiten und Störungen der Verdauungsorgane	7,110		30,1	9	0,369	48	0,179	0,119			1,3224
G35Z	O	Komplexe Vakuumbehandlung bei Krankheiten und Störungen der Verdauungsorgane	9,356		44,4	14	0,347	62	0,117	0,115			1,4246
G36A	O	Intensivmedizinische Komplexbehandlung > 1470 / 1380 / - Aufwandspunkte bei Krankheiten und Störungen der Verdauungsorgane	13,017		41,3	13	0,767	59	0,260		x	x	3,0541
G36B	O	Intensivmedizinische Komplexbehandlung > 1176 / 1104 / 1104 Aufwandspunkte und < 1471 / 1381 / - Aufwandspunkte bei Krankheiten und Störungen der Verdauungsorgane	10,909		34,8	11	0,714	53	0,246		x	x	2,9182
G36C	O	Intensivmedizinische Komplexbehandlung > 392 / 552 / - Aufwandspunkte und < 1177 / 1105 / - Aufwandspunkte bei Krankheiten und Störungen der Verdauungsorgane	7,330		27,1	8	0,633	45	0,210		x	x	2,4872
G37Z	O	Multiviszeraleingriff bei Krankheiten und Störungen der Verdauungsorgane	4,632		16,8	5	0,352	32	0,088	0,119			1,1630
G38Z	O	Komplizierende Konstellation mit bestimmtem operativen Eingriff bei Krankheiten und Störungen der Verdauungsorgane oder mehrzeitiger komplexer Eingriff am Gastrointestinaltrakt und anderem Organsystem	5,997		24,0	7	0,475	42	0,159	0,152			1,4215

DRG	Partition	Bezeichnung [6]	Bewertungsrelation bei Hauptabteilung	Bewertungsrelation bei Hauptabteilung und Beleghebamme	Mittlere Verweildauer [1]	Untere Grenzverweildauer: Erster Tag mit Abschlag [2], [5]	Untere Grenzverweildauer: Bewertungsrelation/Tag	Obere Grenzverweildauer: Erster Tag zus. Entgelt [3], [5]	Obere Grenzverweildauer: Bewertungsrelation/Tag	Externe Verlegung Abschlag/Tag (Bewertungsrelation)	Verlegungsfallpauschale	Ausnahme von Wiederaufnahme [4]	Pflegeerlös Bewertungsrelation/Tag
1	2	3	4	5	6	7	8	9	10	11	12	13	
G40A	A	Bestimmte komplizierende Konstellation mit bestimmtem endoskopischen Eingriff bei Krankheiten und Störungen der Verdauungsorgane	3,612		20,9	6	0,430	39	0,101	0,138			1,2183
G40B	A	Andere komplizierende Konstellation mit bestimmtem endoskopischen Eingriff bei Krankheiten und Störungen der Verdauungsorgane	2,799		17,0	5	0,405	34	0,100	0,135			1,2705
G46A	A	Komplexe therapeutische Gastroskopie bei schweren Krankheiten der Verdauungsorgane, mit äußerst schweren CC oder mit schweren CC oder andere Gastroskopie bei schw. Krankh. der Verd.organe, mit äußerst schweren CC, Alter < 15 Jahre, mehr als ein BT	2,218		17,0	5	0,301	32	0,074	0,100			1,0710
G46B	A	Komplexe therapeutische Gastroskopie mit schw. CC od. and. Gastroskopie bei äuß. schw. CC, bei schw. Krankh. der Verd.organe, Alter > 14 J., mehr als 1 BT od. best. Gastroskopie, Alter < 15 J. od. mit kompliz. Faktoren od. ERCP mit and. endoskop. Eingr.	1,579		13,4	3	0,321	27	0,067	0,089			0,9714
G46C	A	Verschiedenartige komplexe und andere Gastroskopie, ohne komplexe therapeutische Gastroskopie bei schw. Krankheiten der Verdauungsorgane und äuß. schw. oder schw. CC, ohne bestimmte Gastroskopie mit kompliz. Faktoren, ohne ERCP mit and. endoskop. Eingr.	0,895		6,3	1	0,467	14	0,062	0,077			0,7425
G47A	A	Andere Gastroskopie oder bestimmte koloskopische Eingriffe, Alter < 16 Jahre oder mit endoskopischer submukosaler Dissektion am Dickdarm, ein Belegungstag	0,690		2,9	1	0,247	7	0,131	0,097			1,4376
G47B	A	Andere Gastroskopie oder bestimmte koloskopische Eingriffe, Alter > 15 Jahre, ohne endoskopische submukosale Dissektion am Dickdarm oder mehr als ein Belegungstag	0,716		5,4	1	0,376	13	0,067	0,081			0,6865
G48A	A	Koloskopie mit äußerst schweren oder schweren CC, komplizierendem Eingriff oder Alter < 15 Jahre oder mehrzeitige endoskopische Blutstillung, mit schwerer Darminfektion oder bei bösartiger Neubildung mit äußerst schweren CC	1,570		15,1	4	0,274	30	0,064	0,085			0,9496
G48B	A	Koloskopie mit äußerst schweren oder schweren CC, komplizierendem Eingriff oder Alter < 15 Jahre oder mehrzeitige endoskopische Blutstillung, ohne schwere Darminfektion, außer bei bösartiger Neubildung oder ohne äußerst schwere CC	1,206		9,3	2	0,297	20	0,067	0,087			0,8709
G50Z	A	Komplexe therapeutische Gastroskopie und bestimmte andere Gastroskopie bei nicht schweren Krankheiten der Verdauungsorgane, mit äußerst schweren oder schweren CC, mehr als ein Belegungstag, Alter > 14 Jahre	1,318		11,9	3	0,261	25	0,062	0,081			0,9679
G52Z	A	Geriatrische frührehabilitative Komplexbehandlung bei Krankheiten und Störungen der Verdauungsorgane	1,501		20,7			32	0,048	0,066			0,7682
G60A	M	Bösartige Neubildung der Verdauungsorgane, mehr als ein Belegungstag mit äußerst schweren CC oder bestimmte hochaufwendige Behandlung	1,235		12,5	3	0,288	26	0,065	0,085		x	0,9703
G60B	M	Bösartige Neubildung der Verdauungsorgane, ein Belegungstag oder ohne äußerst schwere CC, ohne bestimmte hochaufwendige Behandlung	0,400		3,7	1	0,149	9	0,068	0,077		x	0,8545
G64A	M	Entzündliche Darmerkrankung oder andere schwere Erkrankungen der Verdauungsorgane, mit äußerst schweren CC oder Alter < 16 Jahre mit schweren CC	1,427		13,8	4	0,264	28	0,067	0,089			0,9136
G64B	M	Entzündliche Darmerkrankung oder andere schwere Erkrankungen der Verdauungsorgane, ohne äußerst schwere CC, Alter > 15 Jahre oder ohne schwere CC	0,543		5,2	1	0,340	12	0,064	0,077			0,6757
G66Z	M	Abdominalschmerz oder mesenteriale Lymphadenitis, Alter > 55 Jahre und mit CC	0,551		5,6	1	0,338	12	0,062	0,075			0,7913
G67A	M	Ösophagitis, Gastroenteritis, gastrointestinale Blutung, Ulkuserkrankung und verschiedene Erkrankungen der Verdauungsorgane oder Obstruktion des Verdauungstraktes mit bestimmten komplizierenden Faktoren	0,577		5,7	1	0,308	13	0,061	0,075			0,8860
G67B	M	Ösophagitis, Gastroenteritis, gastrointestinale Blutung, Ulkuserkrankung und verschiedene Erkrankungen der Verdauungsorgane oder Obstruktion des Verdauungstraktes mit anderen komplizierenden Faktoren oder mit äußerst schweren CC	0,444		4,1	1	0,226	9	0,065	0,075			0,8279
G67C	M	Ösophagitis, Gastroenteritis, gastrointestinale Blutung, Ulkuserkrankung und verschiedene Erkrankungen der Verdauungsorgane ohne bestimmte oder andere komplizierende Faktoren, ohne äußerst schwere CC	0,395		3,4	1	0,194	8	0,067	0,074			0,7915
G70A	M	Andere schwere Erkrankungen der Verdauungsorgane ohne äußerst schwere CC, Alter < 18 Jahre	0,642		4,2	1	0,360	10	0,121	0,098			1,3967
G70B	M	Andere schwere Erkrankungen der Verdauungsorgane ohne äußerst schwere CC, Alter > 17 Jahre	0,624		5,9	1	0,364	13	0,063	0,077			0,7643
G71Z	M	Andere mäßig schwere Erkrankungen der Verdauungsorgane	0,457		3,2	1	0,151	8	0,064	0,069			0,7828
G72A	M	Andere leichte bis moderate Erkrankungen der Verdauungsorgane oder Abdominalschmerz oder mesenteriale Lymphadenitis, Alter < 3 Jahre	0,300		2,3	1	0,084	4	0,120	0,083			1,5318
G72E	M	Andere leichte bis moderate Erkrankungen der Verdauungsorgane, Alter > 2 Jahre oder Abdominalschmerz oder mesenteriale Lymphadenitis, Alter > 2 Jahre und Alter < 56 Jahre oder ohne CC	0,317		2,6	1	0,137	5	0,075	0,078			0,8237

Fallpauschalen-Katalog und Pflegeerlöskatalog
Teil a) Bewertungsrelationen bei Versorgung durch Hauptabteilungen

DRG	Partition	Bezeichnung [6]	Bewertungsrelation bei Hauptabteilung	Bewertungsrelation bei Hauptabteilung und Beleghebamme	Mittlere Verweildauer [1]	Untere Grenzverweildauer: Erster Tag mit Abschlag [2, 5]	Untere Grenzverweildauer: Bewertungsrelation/Tag	Obere Grenzverweildauer: Erster Tag zus. Entgelt [3, 5]	Obere Grenzverweildauer: Bewertungsrelation/Tag	Externe Verlegung Abschlag/Tag (Bewertungsrelation)	Verlegungsfallpauschale	Ausnahme von Wiederaufnahme [4]	Pflegeerlös Bewertungsrelation/Tag
1	2	3	4	5	6	7	8	9	10	11	12	13	
G73Z	M	Gastrointestinale Blutung oder Ulkuserkrankung mit äußerst schweren CC, mehr als ein Belegungstag	0,663		5,7			13	0,065	0,079			0,8472
G74Z	M	Hämorrhoiden oder andere wenig schwere Erkrankungen der Verdauungsorgane	0,391		3,1	1	0,178	7	0,066	0,071			0,7663
G77A	M	Bestimmte Komplexbehandlung bei isolationspflichtigen Erregern bei Krankheiten und Störungen der Verdauungsorgane	1,613		19,0	5	0,255	34	0,056	0,076			1,1120
G77B	M	Andere Komplexbehandlung bei isolationspflichtigen Erregern bei Krankheiten und Störungen der Verdauungsorgane	0,997		11,8			19	0,056	0,074			1,0136
MDC 07 Krankheiten und Störungen an hepatobiliärem System und Pankreas													
H01A	O	Eingriffe an Pankreas und Leber und portosystemische Shuntoperationen mit großem Eingriff oder Strahlentherapie oder komplexer Eingriff an Gallenblase und Gallenwegen, Alter < 14 J., mit kompl. Eingriff oder intensivmed. Komplexbeh. > 392 / 368 / - P.	5,406		19,3	5	0,448	37	0,175	0,133			1,2421
H01B	O	Eingriffe an Pankreas und Leber und portosystemische Shuntoperationen mit großem Eingriff oder Strahlentherapie oder komplexer Eingriff an Gallenblase und Gallenwegen, Alter < 14 J., ohne kompl. Eingriff, ohne intensivmed. Komplexbeh. > 392 / 368 / - P.	3,939		15,5	4	0,370	30	0,168	0,112			1,1217
H02A	O	Komplexe Eingriffe an Gallenblase und Gallenwegen, Alter > 13 Jahre, bei bösartiger Neubildung oder mit bestimmter biliodigestiver Anastomose	3,721		19,1	5	0,312	36	0,069	0,093			0,9091
H02B	O	Komplexe Eingriffe an Gallenblase und Gallenwegen, Alter > 13 Jahre, außer bei bösartiger Neubildung, ohne bestimmte biliodigestive Anastomose	3,261		17,1	5	0,261	33	0,064	0,087			0,9301
H05Z	O	Laparotomie und mäßig komplexe Eingriffe an Gallenblase und Gallenwegen	2,225		12,5	3	0,291	26	0,065	0,086			0,9231
H06A	O	Andere OR-Prozeduren an hepatobiliärem System und Pankreas mit aufwendigem Eingriff und bestimmten komplizierenden Faktoren	3,129		15,3	4	0,332	31	0,076	0,102			1,0240
H06B	O	Andere OR-Prozeduren an hepatobiliärem System und Pankreas mit bestimmtem Eingriff und komplexer Diagnose, Dialyse, komplexer OR-Prozedur oder komplizierender Konstellation	1,662		13,8	4	0,305	28	0,077	0,103			0,9453
H06C	O	Andere OR-Prozeduren an hepatobiliärem System und Pankreas ohne bestimmten Eingriff und komplexe Diagnose, Dialyse, komplexe OR-Prozedur oder komplizierende Konstellation	0,949		6,0	1	0,427	16	0,094	0,116			0,7467
H07A	O	Cholezystektomie und wenig komplexe Eingriffe an Gallenblase, Gallenwegen, Leber mit sehr komplexer Diagnose oder komplizierender Konstellation	2,521		12,7	3	0,308	26	0,068	0,090			0,9444
H07B	O	Cholezystektomie und wenig komplexe Eingriffe an Gallenblase, Gallenwegen, Leber ohne sehr komplexe Diagnose, ohne komplizierende Konstellation	1,591		9,2	2	0,267	19	0,061	0,079			0,8630
H08A	O	Laparoskopische Cholezystektomie mit komplexer Diagnose oder komplizierender Konstellation	1,627		9,1	2	0,266	19	0,061	0,079			0,7883
H08B	O	Laparoskopische Cholezystektomie ohne komplexe Diagnose, ohne komplizierende Konstellation, Alter < 12 Jahre oder mit laparoskopischer Steinentfernung	1,611		8,5	2	0,230	17	0,057	0,073			0,6940
H08C	O	Laparoskopische Cholezystektomie ohne komplexe Diagnose, ohne komplizierende Konstellation, Alter > 11 Jahre, ohne laparoskopische Steinentfernung	0,843		3,6	1	0,189	8	0,062	0,070			0,7536
H09A	O	Eingriffe an Pankreas und Leber und portosystemische Shuntoperationen, ohne großen Eingriff, ohne Strahlentherapie, mit bestimmtem Eingriff mit äußerst schweren CC oder aufwendiger Eingriff am Dünndarm mit bestimmten komplizierenden Faktoren	5,204		24,6	7	0,379	43	0,152	0,118			1,1227
H09B	O	Eingriffe an Pankreas und Leber und portosystemische Shuntoperationen, ohne großen Eingriff, ohne Strahlentherapie, ohne bestimmten Eingriff oder ohne äußerst schwere CC, ohne aufwendigen Eingriff am Dünndarm mit bestimmten komplizierenden Faktoren	2,374		10,3	2	0,391	21	0,080	0,104			0,9596
H12A	O	Verschiedene Eingriffe am hepatobiliären System oder Eingriffe an abdominalen oder pelvinen Gefäßen mit äußerst schweren CC	3,407		23,8	7	0,307	42	0,072	0,099			0,9708
H12B	O	Verschiedene Eingriffe am hepatobiliären System oder Eingriffe an abdominalen oder pelvinen Gefäßen ohne äußerst schwere CC, mit komplexem Eingriff	2,466		15,4	4	0,272	30	0,062	0,083			0,8161
H12C	O	Verschiedene Eingriffe am hepatobiliären System oder Eingriffe an abdominalen oder pelvinen Gefäßen ohne äußerst schwere CC, ohne komplexen Eingriff	1,345		9,8	2	0,292	22	0,063	0,081			0,7202
H15Z	O	Strahlentherapie bei Krankheiten und Störungen an hepatobiliärem System und Pankreas, Bestrahlungen an mindestens 8 Tagen	2,809		20,9	6	0,390	38	0,131	0,125		x	0,7088
H16A	O	Strahlentherapie bei Krankheiten und Störungen an hepatobiliärem System und Pankreas, mehr als ein Belegungstag, Bestrahlungen an mindestens 5 Tagen	1,284		9,2	2	0,410	20	0,133	0,120		x	0,7244
H16B	O	Strahlentherapie bei Krankheiten und Störungen an hepatobiliärem System und Pankreas, mehr als ein Belegungstag, Bestrahlungen an weniger als 5 Tagen	0,700		3,5	1	0,343	10	0,195	0,152		x	0,8854
H29Z	O	Bestimmte selektive Embolisation oder SIRT	1,187		3,4	1	0,284	8	0,230	0,254			1,0079

DRG	Partition	Bezeichnung [6]	Bewertungsrelation bei Hauptabteilung	Bewertungsrelation bei Hauptabteilung und Beleghebamme	Mittlere Verweildauer [1]	Untere Grenzverweildauer: Erster Tag mit Abschlag [2], [5]	Untere Grenzverweildauer: Bewertungsrelation/Tag	Obere Grenzverweildauer: Erster Tag zus. Entgelt [3], [5]	Obere Grenzverweildauer: Bewertungsrelation/Tag	Externe Verlegung Abschlag/Tag (Bewertungsrelation)	Verlegungsfallpauschale	Ausnahme von Wiederaufnahme [4]	Pflegeerlös Bewertungsrelation/Tag
1	2	3	4	5	6	7	8	9	10	11	12	13	
H33Z	O	Mehrzeitige komplexe OR-Prozeduren bei Krankheiten und Störungen an hepatobiliärem System und Pankreas	7,713		30,9	9	0,419	49	0,184	0,131			1,3723
H36A	O	Intensivmedizinische Komplexbehandlung > 980 / 828 / - Aufwandspunkte bei Krankheiten und Störungen an hepatobiliärem System und Pankreas	9,048		30,3	9	0,766	48	0,253		x	x	2,7311
H36B	O	Intensivmedizinische Komplexbehandlung > 588 / 552 / 552 und < 981 / 829 / - Aufwandspunkte bei Krankheiten und Störungen an hepatobiliärem System und Pankreas	6,184		24,5	7	0,664	43	0,217		x	x	2,3608
H38A	O	Bestimmte komplizierende Konstellation mit bestimmtem operativen Eingriff bei Krankheiten und Störungen an hepatobiliärem System und Pankreas	9,426		25,9	8	0,591	44	0,209	0,197			1,7618
H38B	O	Andere komplizierende Konstellation mit bestimmtem operativen Eingriff bei Krankheiten und Störungen an hepatobiliärem System und Pankreas	7,081		24,5	7	0,527	42	0,121	0,166			1,4774
H40A	A	Endoskopische Eingriffe bei Ösophagusvarizenblutung mit äußerst schweren CC	2,317		15,8	4	0,403	31	0,089	0,120			1,2697
H40B	A	Endoskopische Eingriffe bei Ösophagusvarizenblutung ohne äußerst schwere CC	1,003		7,2	1	0,626	16	0,079	0,099			1,0038
H41A	A	Bestimmte ERCP mit äußerst schweren CC oder mit schweren CC oder komplexer Eingriff oder Alter < 16 Jahre, mit komplexer Prozedur, mit Zugang durch retrograde Endoskopie	2,983		20,2	6	0,299	37	0,073	0,099			1,0059
H41B	A	Bestimmte ERCP mit schweren CC oder komplexer Eingriff oder Alter < 16 Jahre, mit komplexer Prozedur, ohne Zugang durch retrograde Endoskopie	2,461		17,4	5	0,278	33	0,067	0,091			0,8020
H41C	A	Best. ERCP mit schw. CC od. kompl. Eingriff oder Alter < 16 J., oh. kompl. Proz. od. and. ERCP, oh. äuß. schw. od. schw. CC, oh.kompl. Eingriff, mit Radiofrequenzabl. und endoskop. Stentimpl. od. and. aufwend. ERCP / best. endoskop. Eingrif. m. best. BNB	1,379		10,1	2	0,293	22	0,061	0,079			0,7398
H41D	A	Andere aufwendige ERCP oh. best. ERCP, oh. äuß. schwere oder schwere CC, Alter > 15 Jahre, ohne kompl. Eingr., oh. Radiofrequenzabl. mit endoskop. Stentimpl. , ohne and. aufwend. ERCP / best. endoskop. Eingrif. m. best. BNB oder best. endoskop. Eingriffe	0,874		6,0	1	0,413	13	0,058	0,070			0,6765
H41E	A	Andere ERCP ohne bestimmte ERCP, ohne äußerst schwere oder schwere CC, Alter > 15 Jahre, ohne komplexen Eingriff, ohne Radiofrequenzablation mit endoskopischer Stentimplantation	0,609		4,5	1	0,264	11	0,063	0,074			0,6649
H44Z	A	Geriatrische frührehabilitative Komplexbehandlung bei Krankheiten und Störungen an hepatobiliärem System und Pankreas	1,564		21,4	6	0,211	33	0,048	0,066			0,7721
H60Z	M	Leberzirrhose und bestimmte nichtinfektiöse Hepatitiden mit äußerst schweren CC	1,493		14,2	4	0,279	28	0,069	0,092			0,9913
H61A	M	Bösartige Neubildung an hepatobiliärem System und Pankreas, mehr als ein Belegungstag, mit komplexer Diagnose, mit äußerst schweren CC oder Pfortaderthrombose	1,145		11,6	3	0,264	24	0,064	0,084		x	0,8856
H61B	M	Bösartige Neubildung an hepatobiliärem System und Pankreas, ein Belegungstag oder ohne komplexe Diagnose oder ohne äußerst schwere CC, ohne Pfortaderthrombose, Alter < 17 Jahre	0,613		3,0	1	0,297	6	0,198	0,149		x	1,8087
H61C	M	Bösartige Neubildung an hepatobiliärem System und Pankreas, ein Belegungstag oder ohne komplexe Diagnose oder ohne äußerst schwere CC, ohne Pfortaderthrombose, Alter > 16 Jahre	0,495		4,6	1	0,258	12	0,069	0,081		x	0,8256
H62A	M	Erkrankungen des Pankreas außer bösartige Neubildung oder Leberzirrhose und bestimmte nichtinfektiöse Hepatitiden ohne äußerst schwere CC, Alter < 16 Jahre	0,664		4,7	1	0,303	11	0,129	0,106			1,3782
H62B	M	Erkrankungen des Pankreas außer bösartige Neubildung, mit akuter Pankreatitis oder Leberzirrhose oder bestimmter nichtinfektiöser Hepatitis, Alter > 15 Jahre	0,578		6,2	1	0,355	14	0,059	0,073			0,7112
H62C	M	Erkrankungen des Pankreas außer bösartige Neubildung, ohne akute Pankreatitis, ohne Leberzirrhose, ohne bestimmte nichtinfektiöse Hepatitis, Alter > 15 Jahre	0,476		4,6	1	0,255	11	0,063	0,074			0,6834
H63A	M	Erkrankungen der Leber außer bösartige Neubildung, Leberzirrhose und best. nichtinfekt. Hepatitiden, mehr als ein Belegungstag, mit komplexer Diagnose und äußerst schw. oder schw. CC oder mit kompl. Diagnose oder äußerst schw. oder schw. CC, Alter < 1 J.	1,371		11,7	3	0,323	25	0,077	0,101			1,0617
H63B	M	Erkrankungen der Leber außer bösartige Neubildung, Leberzirrhose und bestimmte nichtinfektiöse Hepatitiden, mehr als ein Belegungstag, mit komplexer Diagnose oder äußerst schweren oder schweren CC, Alter > 0 Jahre	0,901		8,5	2	0,274	18	0,067	0,086			0,7875
H63C	M	Erkrankungen der Leber außer bösartige Neubildung, Leberzirrhose und bestimmte nichtinfektiöse Hepatitiden, ein Belegungstag oder ohne komplexe Diagnose und ohne äußerst schwere oder schwere CC	0,526		4,9	1	0,292	11	0,069	0,081			0,6801
H64Z	M	Erkrankungen von Gallenblase und Gallenwegen	0,476		4,9	1	0,290	11	0,063	0,074			0,7520
H77Z	M	Komplexbehandlung bei isolationspflichtigen Erregern bei Krankheiten und Störungen an hepatobiliärem System und Pankreas	1,577		15,4			31	0,063	0,085			1,0110
H78Z	M	Komplizierende Konstellation bei bestimmten Krankheiten und Störungen an hepatobiliärem System und Pankreas	3,603		18,5	5	0,515	37	0,167	0,158			1,3762

Fallpauschalen-Katalog und Pflegeerlöskatalog
Teil a) Bewertungsrelationen bei Versorgung durch Hauptabteilungen

DRG	Partition	Bezeichnung [6]	Bewertungsrelation bei Hauptabteilung	Bewertungsrelation bei Hauptabteilung und Beleghebamme	Mittlere Verweildauer [1]	Untere Grenzverweildauer: Erster Tag mit Abschlag [2], [5]	Untere Grenzverweildauer: Bewertungsrelation/Tag	Obere Grenzverweildauer: Erster Tag zus. Entgelt [3], [5]	Obere Grenzverweildauer: Bewertungsrelation/Tag	Externe Verlegung Abschlag/Tag (Bewertungsrelation)	Verlegungsfallpauschale	Ausnahme von Wiederaufnahme [4]	Pflegeerlös Bewertungsrelation/Tag
1	2	3	4	5	6	7	8	9	10	11	12	13	
MDC 08 Krankheiten und Störungen an Muskel-Skelett-System und Bindegewebe													
I01Z	O	Beidseitige Eingriffe oder mehrere große Eingriffe an Gelenken der unteren Extremität mit komplexer Diagnose	4,511		28,6	9	0,229	47	0,056	0,077			0,8353
I02A	O	Großfl. Gewebe- / Hauttransplantation außer an der Hand, mit komplizierender Konstellation, Eingriff an mehreren Lokalisationen oder mit schwerem Weichteilschaden, mit äußerst schweren CC und komplexer OR-Prozedur	12,205		53,1	17	0,347	71	0,179	0,115			1,3452
I02B	O	Großfl. Gewebe- / Hauttransplantation m. kompliz. Konst., Eingr. an mehr. Lokal. od. schw. Weichteilsch., m. äuß. schw. CC od. kompl. OR-Proz. od. mit hochkompl. Gewebe-Tx od. Vakuumbeh. od. BNB u. kompl. OR-Proz. od. kompl. Gewebe-Tx m. äuß. schw. CC	8,098		41,3	13	0,280	59	0,066	0,093			1,0839
I02C	O	Großfl. Gewebe- / Hauttransplantation außer an der Hand, mit kompliz. Konst., Eingriff an mehreren Lokalisationen oder schw. Weichteilschaden, bei BNB und kompl. OR-Proz. m. äußerst schweren oder schweren CC od. komplexer Gewebe-Tx m. äußerst schweren CC	5,610		33,5	10	0,287	52	0,066	0,091			1,0366
I02D	O	Kleinflächige oder großflächige Gewebe- / Hauttransplantation außer an der Hand, mit äußerst schweren CC	4,187		29,3	9	0,255	47	0,061	0,084			0,9745
I03A	O	Revision oder Ersatz des Hüftgelenkes mit kompl. Diagnose od. Arthrodese od. Alter < 16 Jahre oder beidseitige od. mehrere gr. Eingr. an Gelenken der unt. Extr. mit kompl. Eingriff, mit äuß. schw. CC oder mehrzeitigem Wechsel oder Eingr. an mehr. Lok.	5,950		36,9	11	0,276	55	0,063	0,088			1,0444
I03B	O	Revision oder Ersatz des Hüftgelenkes mit kompl. Diagnose od. Arthrodese od. Alter < 16 Jahre oder beidseitige od. mehrere gr. Eingr. an Gelenken der unt. Extr. mit kompl. Eingriff, ohne äuß. schw. CC, ohne mehrzeit. Wechsel, ohne Eingr. an mehr. Lok.	2,948		17,2	5	0,237	32	0,058	0,078			0,8291
I04Z	O	Implantation, Wechsel oder Entfernung einer Endoprothese am Kniegelenk mit komplizierender Diagnose oder Arthrodese oder Implantation einer Endoprothese nach vorheriger Explantation oder periprothetische Fraktur an der Schulter oder am Knie	3,223		16,5	5	0,232	30	0,059	0,080			0,8271
I05A	O	Revision oder Ersatz des Hüftgelenkes ohne komplizierende Diagnose, ohne Arthrodese, ohne komplexen Eingriff, mit äußerst schweren CC	3,370		21,0	6	0,309	38	0,072	0,098			1,1913
I05B	O	Implantation oder Wechsel einer inversen Endoprothese am Schultergelenk oder Implantation einer Sprunggelenkendoprothese	2,378		9,0	2	0,245	17	0,057	0,074			0,8143
I05C	O	Anderer großer Gelenkersatz ohne Implantation oder Wechsel einer inversen Endoprothese am Schultergelenk, ohne Implantation einer Sprunggelenkendoprothese	1,987		7,4	1	0,305	14	0,058	0,073			0,8012
I06A	O	Komplexe Eingriffe an der Wirbelsäule mit hochkomplexem Korrektureingriff oder bestimmtem mehrzeitigen Eingriff oder mit Eingriff an mehreren Lokalisationen oder mit komplizierender Konstellation oder bei Para- / Tetraplegie mit äußerst schweren CC	7,196		24,5	7	0,368	42	0,084	0,116			1,2223
I06B	O	Komplexe Eingriffe an Wirbelsäule, Kopf und Hals mit sehr komplexem Eingriff bei schwerer entzündlicher Erkrankung oder best. BNB Knochen oder Alter < 19 Jahre	4,884		13,3	3	0,380	27	0,114	0,106			1,1579
I06C	O	Komplexe Eingriffe an Wirbelsäule, Kopf und Hals, Alter > 18 Jahre, ohne Para- / Tetraplegie oder ohne äußerst schwere CC, ohne BNB Knochen. mit bestimmtem Eingriff ohne schwere entzündliche Erkrankung oder ohne bestimmten Eingriff	4,735		15,0	4	0,309	28	0,072	0,096			1,0431
I07A	O	Amputation bei Krankheiten und Störungen an Muskel-Skelett-System und Bindegewebe	2,120		16,7	5	0,226	33	0,057	0,076			0,8424
I07B	O	Bestimmte Amputation am Fuß	1,507		13,2	3	0,257	25	0,055	0,072			0,7206
I08A	O	Andere Eingriffe an Hüftgelenk und Femur mit hochkomplexem Eingriff bei Beckenfraktur, mit bösartiger Neubildung, mit äußerst schweren CC oder mit weiteren komplizierenden Faktoren	4,408		21,0	6	0,335	39	0,078	0,106			1,2220
I08B	O	Andere Eingriffe an Hüftgelenk und Femur mit sehr komplexem Eingriff bei komplexer Diagnose oder äußerst schweren CC oder Ersatz des Hüftgelenkes mit Eingriff an oberer Extremität oder Wirbelsäule mit bestimmten komplizierenden Faktoren	3,987		21,6	6	0,312	40	0,071	0,096			1,1540
I08C	O	Andere Eingriffe an Hüftgelenk und Femur mit Einbringen von Abstandshaltern oder and. komplexen Eingriffen bei kompl. Diagnose od. äuß. schw. CC oder Ersatz des Hüftgelenkes mit Eingriff an oberer Extremität oder Wirbelsäule ohne best. kompliz. Faktoren	3,059		17,0	5	0,259	31	0,064	0,086			0,9935
I08D	O	Andere Eingriffe an Hüftgelenk und Femur mit komplexer Diagnose oder Prozedur oder äußerst schweren CC	2,507		14,7	4	0,271	29	0,064	0,086			1,0177
I08E	O	Andere Eingriffe an Hüftgelenk und Femur ohne komplexe Diagnose oder Prozedur, ohne äußerst schwere CC, mit bestimmten Eingriffen an Becken und Femur oder mit bestimmten komplizierenden Diagnosen	2,216		11,7	3	0,255	21	0,061	0,080			0,9177
I08F	O	Andere Eingriffe an Hüftgelenk und Femur ohne komplexe Diagnose oder Prozedur, ohne äußerst schwere CC, mehr als ein Belegungstag, mit bestimmten anderen Eingriffen an Hüftgelenk und Femur	1,535		9,6	2	0,269	18	0,059	0,076			0,9054

DRG	Partition	Bezeichnung [6]	Bewertungsrelation bei Hauptabteilung	Bewertungsrelation bei Hauptabteilung und Beleghebamme	Mittlere Verweildauer [1]	Untere Grenzverweildauer: Erster Tag mit Abschlag [2), 5)]	Untere Grenzverweildauer: Bewertungsrelation/Tag	Obere Grenzverweildauer: Erster Tag zus. Entgelt [3), 5)]	Obere Grenzverweildauer: Bewertungsrelation/Tag	Externe Verlegung Abschlag/Tag (Bewertungsrelation)	Verlegungsfallpauschale	Ausnahme von Wiederaufnahme [4]	Pflegeerlös Bewertungsrelation/Tag
1	2	3	4	5	6	7	8	9	10	11	12	13	
I08G	O	Andere Eingriffe an Hüftgelenk und Femur ohne komplexe Diagnose oder Prozedur, ohne äußerst schwere CC, mehr als ein Belegungstag, mit mäßig komplexem Eingriff	1,155		4,9	1	0,214	11	0,061	0,072			0,8253
I08H	O	Andere Eingriffe an Hüftgelenk und Femur, ein Belegungstag oder ohne mäßig komplexen Eingriff, mit bestimmtem anderen Eingriff oder Alter < 12 Jahre	0,936		3,8	1	0,239	9	0,066	0,074			0,9730
I08I	O	Andere Eingriffe an Hüftgelenk und Femur, ein Belegungstag oder ohne mäßig komplexen Eingriff, ohne bestimmten anderen Eingriff, Alter > 11 Jahre	0,720		3,7	1	0,198	9	0,062	0,070			0,9230
I09A	O	Bestimmte Eingriffe an der Wirbelsäule mit sehr komplexer Osteosynthese und äußerst schweren CC oder aufwendiger intensivmedizinischer Komplexbehandlung ab 369 Punkten	6,016		25,4	7	0,369	43	0,081	0,112			1,2746
I09B	O	Bestimmte Eingriffe an der Wirbelsäule mit bestimmten expandierbaren Implantaten oder mehrzeitigen komplexen Eingriffen	5,387		19,8	6	0,260	35	0,064	0,087			0,8957
I09C	O	Bestimmte Eingriffe an der Wirbelsäule mit best. kompl. Faktoren, mit Wirbelkörperersatz oder komplexer Spondylodese oder andere mehrzeitige komplexe Eingriffe an der Wirbelsäule mit aufwendiger intensmed. Komplexbehandlung ab 185 Aufwandspunkten	4,729		18,4	5	0,305	33	0,070	0,094			1,0425
I09D	O	Bestimmte Eingriffe an der Wirbelsäule mit best. kompl. Faktoren, bei Frakturen der Halswirbelsäule oder sek. bösartiger Neub. des Knochens oder mit anderen mehrz. kompl. Eingriffen ohne aufwendige intensmed. Komplexbehandlung ab 185 Aufwandspunkten	4,148		18,1	5	0,305	35	0,071	0,096			0,9590
I09E	O	Bestimmte Eingriffe an der Wirbelsäule und best. komplizierende Faktoren oder best. Eingriffe an der WS mit best. anderen kompl. Faktoren und Eingriffe ZNS oder transpleuraler Zugang BWS oder best. langstreckige Spondylodese/Osteosynthese oder Diszitis	3,551		13,7	4	0,241	27	0,062	0,082			0,8361
I09F	O	Best. Eingriffe WS, best. kompl. Faktoren od. Alter < 16 J., oh. bestimmte Eingriffe an der Wirbelsäule, oh. Diszitis oder Knöcherne Dekompression Spinalkanal >3 Segm oder Implantation eines wachstumslenkenden Schrauben-Band-Systems	2,808		11,5	3	0,241	23	0,059	0,077			0,7793
I09G	O	Best. Eingriffe an der Wirbelsäule m. best. anderen kompl. Faktoren od. m. anderen kompl. Faktoren u. Frakturen Halswirbelsäule oder BNB der Wirbelsäule mit Kyphoplastie, mit Radiofrequenzabl. od. langstreckige ventrale Osteosynthese der WS	2,481		8,7	2	0,244	17	0,059	0,075			0,7673
I09H	O	Best. Eingriffe an der Wirbelsäule m. best. anderen kompl. Faktoren od. mit anderen kompl. Faktoren, oh. Frakturen HWS, oh. BNB der Wirbelsäule od. oh. Kyphoplastie od. oh. Radiofrequenzabl., oh. langstreckige vent. Osteosynthese an der Wirbelsäule	1,858		8,0	2	0,228	17	0,060	0,076			0,7294
I09I	O	Bestimmte Eingriffe an der Wirbelsäule ohne komplizierende Faktoren	1,391		8,1	2	0,227	17	0,059	0,075			0,7102
I10A	O	Andere Eingriffe an der Wirbelsäule mit bestimmtem Eingriff an Rückenmark, Spinalkanal, Wirbelsäule, Rumpf mit äußerst schweren CC	3,913		19,9	6	0,296	37	0,073	0,099			1,0415
I10B	O	Andere Eingriffe WS m. best. kompl. Eingriffen od. Para- / Tetrapl. od. Wirbelfraktur m. best. Eingriffen oh. äuß. schw. CC od. best. andere Operationen WS m. äuß. schw. CC u. > 1 BT od. mäßig kompl. Eingriffe u. Diszitis od. Exzision spin. Tumorgewebe	1,813		8,2	2	0,230	19	0,059	0,075			0,7949
I10C	O	Andere Eingriffe an der Wirbelsäule bei Bandscheibeninfektion oder mit bestimmtem Eingriff an der Wirbelsäule	1,582		7,0	1	0,265	15	0,053	0,067			0,7203
I10D	O	Andere Eingriffe an der Wirbelsäule mit komplexem Eingriff an der Wirbelsäule ohne Bandscheibeninfektion, ohne Diszitis, ohne bestimmten anderen Eingriff an der Wirbelsäule	1,190		5,6	1	0,234	12	0,058	0,070			0,7087
I10E	O	Andere Eingriffe an der Wirbelsäule mit mäßig komplexem Eingriff, ohne komplexen Eingriff, ohne Diszitis, ohne Bandscheibeninfektion, mit bestimmtem kleinen Eingriff oder wenig komplexer Eingriff, mehr als 1 Belegungstag, Alter < 18 Jahre	0,991		5,6	1	0,453	12	0,058	0,070			0,6779
I10F	O	Andere Eingriffe an der Wirbelsäule ohne mäßig komplexen Eingriff an der Wirbelsäule mit bestimmtem kleinen Eingriff oder wenig komplexer Eingriff, mehr als ein Belegungstag, Alter > 17 Jahre	0,852		4,6	1	0,380	11	0,065	0,076			0,6949
I10G	O	Andere Eingriffe an der Wirbelsäule ohne mäßig komplexen Eingriff an der Wirbelsäule, ohne bestimmten kleinen Eingriff, ohne wenig komplexen Eingriff oder ein Belegungstag, mit anderem kleinen Eingriff	0,669		3,1	1	0,188	7	0,071	0,076			0,8005
I10H	O	Andere Eingriffe an der Wirbelsäule ohne mäßig komplexen Eingriff, ohne bestimmten kleinen Eingriff, ohne anderen kleinen Eingriff	0,581		3,0	1	0,239	7	0,062	0,067			0,8994
I11Z	O	Eingriffe zur Verlängerung einer Extremität	2,627		10,2	2	0,259	21	0,053	0,069			0,7863
I12A	O	Knochen- und Gelenkinfektion / -entzündung mit verschiedenen Eingriffen am Muskel-Skelett-System und Bindegewebe mit äußerst schweren CC	3,575		23,4	7	0,265	41	0,063	0,087			0,9863
I12B	O	Knochen- und Gelenkinfektion / -entzündung mit verschiedenen Eingriffen am Muskel-Skelett-System und Bindegewebe mit schweren CC, mit Revision des Kniegelenkes oder Osteomyelitis, Alter < 16 Jahre	2,186		16,6	5	0,217	31	0,055	0,074			0,7704

Fallpauschalen-Katalog und Pflegeerlöskatalog
Teil a) Bewertungsrelationen bei Versorgung durch Hauptabteilungen

DRG	Partition	Bezeichnung [6]	Bewertungsrelation bei Hauptabteilung	Bewertungsrelation bei Hauptabteilung und Beleghebamme	Mittlere Verweildauer [1]	Untere Grenzverweildauer: Erster Tag mit Abschlag [2], [5]	Untere Grenzverweildauer: Bewertungsrelation/Tag	Obere Grenzverweildauer: Erster Tag zus. Entgelt [3], [5]	Obere Grenzverweildauer: Bewertungsrelation/Tag	Externe Verlegung Abschlag/Tag (Bewertungsrelation)	Verlegungsfallpauschale	Ausnahme von Wiederaufnahme [4]	Pflegeerlös Bewertungsrelation/Tag
1	2	3	4	5	6	7	8	9	10	11	12	13	
I12C	O	Knochen- und Gelenkinfektion / -entzündung mit verschiedenen Eingriffen am Muskel-Skelett-System und Bindegewebe mit schweren CC, ohne Revision des Kniegelenkes, ohne Osteomyelitis, Alter > 15 Jahre	1,335		10,1	2	0,251	22	0,052	0,068			0,6838
I13A	O	Bestimmte Eingriffe an den Extremitäten mit komplexem Mehrfacheingriff, mit komplizierendem Eingriff an Humerus und Tibia oder aufwendiger Osteosynthese	2,996		16,1	4	0,246	29	0,054	0,072			0,7322
I13B	O	Bestimmte Eingriffe an den Extremitäten mit best. Mehrfacheingriff oder kompliz. Diagnose oder bei Endoprothese der oberen Extremität oder mit Fixateur ext., mit best. BNB od. mit Einbringen von Abstandshalt od. Alter < 18 J. mit äuß. schw. od. schw. CC	2,595		13,5	4	0,208	25	0,054	0,071			0,7497
I13C	O	Bestimmte Eingriffe an den Extremitäten mit best. Mehrfacheingr. od. kompliz Diag. od. bei Endopr. der oberen Extrem. od. m. Fix. ext., m. kompl. Eingr. od. schw. Weichteilsch., m. best. kompl. Osteot. od. BNB od. Alter < 18 J. m. äuß. schw. od. schw. CC	1,928		9,2	2	0,247	19	0,056	0,073			0,7778
I13D	O	Bestimmte Eingriffe an den Extremitäten mit bestimmtem anderen Mehrfacheingriff oder komplizierender Diagnose oder bei endoprothetischem Eingriff an der oberen Extremität oder mit Fixateur externe	1,623		8,8	2	0,225	18	0,053	0,069			0,6806
I13E	O	Bestimmte Eingriffe an den Extremitäten od. bei Endoproth. am Knie m. kompl. Eingr. od. schw. Weichteilsch. od. Pseudarthrose od. best. Osteotom. od. best. Eingr. Knieproth. od. Epiphyseodese od. bei BNB od. Alter > 17 J. od. ohne äuß. schw. od. schw. CC	1,364		6,4	1	0,539	14	0,057	0,070			0,7594
I13F	O	Bestimmte Eingriffe an den Extremitäten mit best. Eingriff an Unterschenkel und Humerus oder bei BNB oder kleiner Eingriff bei Knochen- und Gelenkinfektion oder Alter < 18 Jahre mit äußerst schweren oder schweren CC	1,035		5,0	1	0,341	11	0,057	0,067			0,7578
I13G	O	Bestimmte Eingriffe an den Extremitäten ohne best. Eingriff an Unterschenkel und Humerus, außer bei BNB, ohne kleinen Eingriff bei Knochen- und Gelenkinfektion oder Alter > 17 Jahre oder ohne äußerst schwere oder schwere CC	0,917		4,4	1	0,259	10	0,057	0,066			0,7769
I14Z	O	Revision eines Amputationsstumpfes	1,103		10,4	2	0,232	22	0,047	0,061			0,6874
I15A	O	Operationen am Hirn- und Gesichtsschädel, mit bestimmtem intrakraniellen Eingriff oder komplexem Eingriff an der Mandibula, Alter < 16 Jahre	2,206		6,5	1	0,489	13	0,149	0,130			1,7322
I15B	O	Operationen am Hirn- und Gesichtsschädel, ohne bestimmten intrakraniellen Eingriff, ohne bestimmten Eingriff an der Mandibula oder Alter > 15 Jahre	1,592		6,4	1	0,327	15	0,071	0,088			1,0754
I16A	O	Andere Eingriffe an der Schulter und bestimmte Eingriffe an der oberen Extremität mit bestimmtem Eingriff an Schulter, Oberarm und Ellenbogen	0,854		2,7	1	0,134	6	0,068	0,071			0,8487
I16B	O	Andere Eingriffe an der Schulter und bestimmte Eingriffe an der oberen Extremität ohne bestimmten Eingriff an Schulter, Oberarm und Ellenbogen, mit bestimmtem anderem Eingriff an Klavikula, Schulter und Ellenbogen	0,759		2,8	1	0,157	6	0,068	0,072			0,8244
I16C	O	Andere Eingriffe an der Schulter und bestimmte Eingriffe an der oberen Extremität ohne bestimmten Eingriff an Schulter, Oberarm und Ellenbogen, ohne bestimmten anderen Eingriff an Klavikula, Schulter und Oberarm	0,637		2,3	1	0,113	5	0,076	0,076			0,8675
I17A	O	Aufwendige Operationen am Gesichtsschädel oder Alter < 16 Jahre	1,687		6,8	1	0,337	15	0,070	0,087			0,9098
I17B	O	Operationen am Gesichtsschädel ohne aufwendige Operationen, Alter > 15 Jahre	0,994		4,3	1	0,220	9	0,071	0,083			0,7781
I18A	O	Wenig komplexe Eingriffe an Kniegelenk, Ellenbogengelenk und Unterarm, Alter < 16 Jahre oder mit mäßig komplexem Eingriff oder mit beidseitigem Eingriff am Kniegelenk	0,797		3,4	1	0,187	8	0,062	0,068			0,8239
I18B	O	Wenig komplexe Eingriffe an Kniegelenk, Ellenbogengelenk und Unterarm, Alter > 15 Jahre, ohne mäßig komplexen Eingriff, ohne beidseitigen Eingriff am Kniegelenk	0,559		2,4	1	0,090	5	0,075	0,076			0,8884
I19A	O	Implantation und Wechsel von Neurostimulatoren und Neurostimulationselektroden bei Krankheiten und Störungen an Muskel-Skelett-System und Bindegewebe ohne Implantation oder Wechsel eines permanenten Elektrodensystems	1,279		4,3	1	0,459	10	0,049	0,057			0,7110
I19B	O	Implantation und Wechsel von Neurostimulatoren und Neurostimulationselektroden bei Krankheiten und Störungen an Muskel-Skelett-System und Bindegewebe mit Implantation oder Wechsel eines permanenten Elektrodensystems	1,491		3,8	1	0,101	9	0,057	0,064			0,7683
I20A	O	Eingriffe am Fuß mit mehreren hochkomplexen Eingriffen oder Teilwechsel Endoprothese des unteren Sprunggelenks, mit hochkomplexem Eingriff und komplexer Diagnose oder bestimmter Arthrodese	2,101		10,8	3	0,198	22	0,051	0,067			0,7364
I20B	O	Eingriffe am Fuß mit mehreren komplexen Eingriffen oder hochkomplexem Eingriff oder Teilwechsel Endoprothese d. unteren Sprunggelenks oder bei Zerebralparese oder mit komplexem Eingriff und komplexer Diagnose oder mit Eingriff an Sehnen des Rückfußes	1,672		8,7	2	0,218	19	0,053	0,068			0,7010
I20C	O	Eingriffe am Fuß ohne mehrere komplexe Eingriffe, ohne hochkomplexen Eingriff, mit bestimmten komplizierenden Faktoren	1,200		7,4	1	0,599	17	0,049	0,061			0,7273

DRG	Partition	Bezeichnung [6]	Bewertungsrelation bei Hauptabteilung	Bewertungsrelation bei Hauptabteilung und Beleghebamme	Mittlere Verweildauer [1]	Untere Grenzverweildauer: Erster Tag mit Abschlag [2), 5)]	Untere Grenzverweildauer: Bewertungsrelation/Tag	Obere Grenzverweildauer: Erster Tag zus. Entgelt [3), 5)]	Obere Grenzverweildauer: Bewertungsrelation/Tag	Externe Verlegung Abschlag/Tag (Bewertungsrelation)	Verlegungsfallpauschale	Ausnahme von Wiederaufnahme [4]	Pflegeerlös Bewertungsrelation/Tag
1	2	3	4	5	6	7	8	9	10	11	12	13	
I20D	O	Eingriffe am Fuß ohne bestimmte komplizierende Faktoren, mit Knochentransplantation oder schwerem Weichteilschaden oder bestimmtem Eingriff am Fuß oder Implantation einer Vorfuß- oder Zehenendoprothese oder Kalkaneusfraktur	1,071		3,7	1	0,354	8	0,061	0,068			0,7901
I20E	O	Andere Eingriffe am Fuß oder chronische Polyarthritis oder Diabetes Mellitus mit Komplikationen oder Alter < 16 Jahre	0,833		3,3	1	0,234	7	0,060	0,066			0,8433
I20F	O	Eingriffe am Fuß ohne komplexe Eingriffe oder komplizierende Faktoren, Alter > 15 Jahre	0,661		2,8	1	0,168	6	0,065	0,069			0,8385
I21Z	O	Lokale Exzision und Entfernung von Osteosynthesematerial an Hüftgelenk, Femur und Wirbelsäule oder komplexe Eingriffe an Ellenbogengelenk und Unterarm oder bestimmte Eingriffe an der Klavikula	0,871		3,3	1	0,189	8	0,063	0,069			0,8212
I22A	O	Gewebe- / Hauttransplantation, außer an der Hand, mit großflächl. Gewebetransplantation, mit komplizierender Konstellation, Eingriff an mehreren Lokalisationen, schwerem Weichteilschaden oder komplexer Gewebetransplantation mit schweren CC	3,883		24,2	7	0,237	42	0,055	0,075			0,8081
I22B	O	Gewebe- / Hauttransplantation, außer an der Hand, mit kleinflächiger Gewebetransplantation od. mit großflächiger Gewebetransplantation ohne kompliz. Konst., oh. Eingr. an mehreren Lokal., oh. schw. Weichteilschaden, oh. kompl. Gewebetranspl. m. schw. CC	2,919		22,4	6	0,244	40	0,053	0,073			0,8231
I23A	O	Andere kleine Eingriffe an Knochen und Weichteilen mit bestimmten kleinen Eingriffen am Knochen oder Alter < 18 Jahre mit äußerst schweren oder schweren CC	0,822		4,0	1	0,261	9	0,062	0,070			0,8904
I23B	O	Andere kleine Eingriffe an Knochen und Weichteilen mit bestimmten kleinen Eigriffen an Knochen und Weichteilen, Alter > 17 Jahre oder ohne äußerst schwere oder schwere CC	0,706		2,7	1	0,166	6	0,064	0,066			0,9038
I23C	O	Andere kleine Eingriffe an Knochen und Weichteilen ohne bestimmte kleine Eingriffe an Knochen und Weichteilen, Alter > 17 Jahre oder ohne äußerst schwere oder schwere CC	0,579		2,4	1	0,127	5	0,066	0,067			0,9441
I24A	O	Arthroskopie oder andere Eingriffe an den Extremitäten oder Eingriffe am Weichteilgewebe mit komplexem Eingriff oder Alter < 16 Jahre	0,677		2,9	1	0,179	7	0,068	0,072			1,0251
I24B	O	Arthroskopie oder andere Eingriffe an den Extremitäten oder Eingriffe am Weichteilgewebe ohne komplexen Eingriff, Alter > 15 Jahre	0,560		2,4	1	0,109	5	0,066	0,067			1,0125
I26Z	O	Intensivmedizinische Komplexbehandlung > 588 / 552 / 552 Aufwandspunkte bei Krankheiten und Störungen an Muskel-Skelett-System und Bindegewebe oder hochaufwendiges Implantat bei hochkomplexer Gewebe- / Hauttransplantation	7,978		29,2	9	0,616	47	0,211		x	x	2,4870
I27A	O	Eingriffe am Weichteilgew. od. kleinfl. Gewebe-Tx m. best. Diagn. u. best. Eingr. od. m. äuß. schw. CC od. b. BNB m. schw. CC, m. best. Diagn. u. kompl. Eingr. od. Nephrekt. od. best. BNB m. best. Eingr. Abdomen od. Thorax od. Tx e. Zehe als Fingerersatz	3,486		13,6	4	0,330	28	0,121	0,113			1,1541
I27B	O	Eingriffe am Weichteilgewebe oder kleinflächige Gewebe-Tx mit äußerst schweren CC oder bei BNB mit schweren CC oder mit kompliz. Faktoren, mit schweren CC oder bei BNB oder mit best. Eingr. am Weichteilgewebe, > 1 Belegungstag oder best. Eingriff	2,873		16,6	5	0,276	33	0,070	0,094			0,9894
I27C	O	Eingriffe am Weichteilgewebe oder kleinflächige Gewebetransplantationen mit schweren CC oder bei BNB oder mit bestimmtem Eingriff am Weichteilgewebe, mehr als ein Belegungstag oder bestimmter Eingriff ohne komplizierende Faktoren	1,280		7,5	2	0,226	18	0,063	0,080			0,8289
I27D	O	Bestimmte andere Eingriffe am Weichteilgewebe oder ein Belegungstag	0,993		4,4	1	0,352	10	0,063	0,073			0,7553
I27E	O	Bestimmte kleine Eingriffe am Weichteilgewebe oder ein Belegungstag	0,743		3,5	1	0,204	8	0,063	0,069			0,8178
I28A	O	Andere Eingriffe am Bindegewebe mit bestimmter offen chirurgischer Stabilisierung der Thoraxwand oder bestimmtem Eingriff am Zwerchfell oder Alter < 18 Jahre bei bösartiger Neubildung	2,066		7,9	2	0,314	17	0,118	0,105			1,3314
I28B	O	Andere Eingriffe am Bindegewebe mit komplexem Eingriff an Thorax und Abdomen oder Implantation/Wechsel best. Medikamentenpumpen oder Eingriff bei bösartiger Neubildung an Knochen und Gelenken, > 1 BT	1,670		9,1	2	0,295	21	0,068	0,087			0,8194
I28C	O	Andere Eingriffe am Bindegewebe mit bestimmtem Eingriff an Knochen, Weichteilen oder Bindegewebe, mehr als 1 Belegungstag oder Alter < 10 Jahre	1,433		10,9	3	0,246	24	0,063	0,083			0,8054
I28D	O	Andere Eingriffe am Bindegewebe mit mäßig komplexem Eingriff am Bindegewebe, mehr als ein Belegungstag, Alter > 9 Jahre	1,094		8,3	2	0,261	17	0,066	0,084			0,6377
I28E	O	Andere Eingriffe am Bindegewebe, ohne bestimmte, mäßig komplexe und komplexe Eingriffe am Bindegewebe, Alter > 9 Jahre oder 1 BT	0,828		4,6	1	0,279	12	0,061	0,071			0,8243
I29A	O	Komplexe Eingriffe am Schultergelenk oder bestimmte Osteosynthesen an der Klavikula, bei komplizierender Diagnose oder Eingriff an mehreren Lokalisationen	1,287		4,3	1	0,409	10	0,061	0,071			0,7918
I29B	O	Komplexe Eingriffe am Schultergelenk oder best. Osteosynthesen an der Klavikula ohne kompliz. Diagnose, ohne Eingriff an mehreren Lokalisationen oder sonst. arthroskopische Rekonstruktion der Rotatorenmanschette mit bestimmten Eingriffen an der Schulter	1,023		3,0	1	0,184	6	0,066	0,071			0,8501

Fallpauschalen-Katalog und Pflegeerlöskatalog
Teil a) Bewertungsrelationen bei Versorgung durch Hauptabteilungen

DRG	Partition	Bezeichnung [6]	Bewertungsrelation bei Hauptabteilung	Bewertungsrelation bei Hauptabteilung und Beleghebamme	Mittlere Verweildauer [1]	Untere Grenzverweildauer: Erster Tag mit Abschlag [2, 5]	Untere Grenzverweildauer: Bewertungsrelation/Tag	Obere Grenzverweildauer: Erster Tag zus. Entgelt [3, 5]	Obere Grenzverweildauer: Bewertungsrelation/Tag	Externe Verlegung Abschlag/Tag (Bewertungsrelation)	Verlegungsfallpauschale	Ausnahme von Wiederaufnahme [4]	Pflegeerlös Bewertungsrelation/Tag
1	2	3	4	5	6	7	8	9	10	11	12	13	
I29C	O	Sonstige arthroskopische Rekonstruktion der Rotatorenmanschette ohne bestimmte Eingriffe an der Schulter	0,840		2,7	1	0,206	5	0,066	0,069			0,8668
I30A	O	Arthroskopischer Eingriff am Hüftgelenk, Alter < 16 Jahre oder komplexe Eingriffe am Kniegelenk mit sehr komplexem Eingriff oder bestimmte komplexe Eingriffe am Kniegelenk, Alter < 18 Jahre, mit äußerst schweren oder schweren CC	1,295		4,1	1	0,186	10	0,063	0,072			0,7281
I30B	O	Arthroskopischer Eingriff am Hüftgelenk, Alter > 15 Jahre oder bestimmte komplexe Eingriffe am Kniegelenk, Alter > 17 Jahre oder ohne äußerst schwere oder schwere CC	0,948		3,0	1	0,191	6	0,067	0,071			0,8218
I30C	O	Komplexe Eingriffe am Kniegelenk ohne bestimmte komplexe Eingriffe am Kniegelenk, Alter > 17 Jahre oder ohne äußerst schwere oder schwere CC	0,742		3,0	1	0,198	6	0,069	0,073			0,8049
I31A	O	Mehrere komplexe Eingriffe an Ellenbogengelenk und Unterarm oder gelenkübergreifende Weichteildistraktion bei angeborenen Anomalien der Hand, mit aufwendigen Eingriffen am Unterarm	2,162		9,2	2	0,253	18	0,058	0,075			0,7307
I31B	O	Mehrere komplexe Eingriffe an Ellenbogengelenk und Unterarm oder gelenkübergreifende Weichteildistraktion bei angeborenen Anomalien der Hand oder bestimmte Eingriffe bei Mehrfragmentfraktur der Patella, mit bestimmten komplexen Eingriffen am Unterarm	1,435		6,0	1	0,464	14	0,058	0,071			0,7679
I31C	O	Mehrere komplexe Eingriffe an Ellenbogengelenk und Unterarm ohne gelenkübergreifende Weichteildistraktion bei angeborenen Anomalien der Hand, ohne bestimmte Eingriffe bei Mehrfragmentfraktur der Patella, ohne bestimmte komplexe Eingriffe am Unterarm	1,136		3,8	1	0,284	9	0,063	0,072			0,7820
I32A	O	Eingr. an Handgelenk u. Hand mit mehrzeitigem kompl. od. mäßig kompl. Eingr. od. mit Komplexbehandl. Hand od. mit aufwendigem rekonstruktivem Eingr. bei angeborener Fehlbildung der Hand oder mit best. gefäßgestielten Knochentx. bei Pseudarthrose der Hand	1,806		9,8	2	0,242	21	0,137	0,067			0,7337
I32B	O	Eingr. an Handgel. und Hand ohne mehrz. Eingr., oh. Komplexb. Hand, ohne aufw. rekonstr. Eingr., mit kompl. Eingr. od. bei angeb. Anomalie d. Hand od. Pseudarthr., Alter < 6 J. od. mit kompl. Eingr. bei angeb. Fehlb. d. Hand, Alter < 16 J.	1,048		3,9	1	0,508	7	0,106	0,085			1,2320
I32C	O	Eingr. an Handgel. und Hand oh. mehrz. Eingr., oh. Komplexb. Hand, mit kompl. Eingr. od. bei angeb. Anomalie d. Hand od. Pseudarthr., Alter > 5 J. od. mit hochkompl. Eingr. bei angeb. Fehlb. d. Hand, Alter < 16 J. oder mit best. Eingr. od. kompl. Diagn.	1,438		6,0	1	0,227	15	0,053	0,065			0,7715
I32D	O	Eingriffe an Handgelenk und Hand mit komplexem Eingriff, ohne komplexe Diagnose oder ohne sehr komplexen Eingriff oder mit komplexer Diagnose oder mit bestimmtem oder beidseitigem Eingriff	0,973		3,2	1	0,258	8	0,064	0,070			0,7860
I32E	O	Bestimmte mäßig komplexe Eingriffe an Handgelenk und Hand, mehr als ein Belegungstag oder Mehrfacheingriff an 3 Strahlen oder Alter < 6 Jahre	0,759		2,9	1	0,191	6	0,064	0,068			0,7777
I32F	O	Eingriffe an Handgelenk und Hand ohne komplexe oder mäßig komplexe Eingriffe oder ohne bestimmtem mäßig komplexen Eingriff, Alter > 5 Jahre, ein Belegungstag	0,619		2,6	1	0,078	5	0,066	0,068			0,9445
I33Z	O	Rekonstruktion von Extremitätenfehlbildungen	1,608		6,0	1	0,281	13	0,066	0,080			0,9205
I34Z	O	Geriatrische frührehabilitative Komplexbehandlung mit bestimmter OR-Prozedur bei Krankheiten und Störungen an Muskel-Skelett-System und Bindegewebe	2,647		24,0	7	0,222	36	0,052	0,071			0,8303
I36Z	O	Beidseitige oder kombinierte Implantation oder Wechsel einer Endoprothese an Hüft-, Kniegelenk und/oder an der oberen Extremität	2,665		10,6	3	0,213	19	0,056	0,073			0,8159
I37Z	O	Resezierender Eingriff am Becken bei bösartiger Neubildung des Beckens oder Mehretageneingriffe an der unteren Extremität	3,643		14,6	4	0,322	28	0,221	0,103			1,3460
I39Z	O	Strahlentherapie bei Krankheiten und Störungen an Muskel-Skelett-System und Bindegewebe, Bestrahlungen an mindestens 8 Tagen	2,560		19,6	6	0,353	35	0,126		x	x	0,7981
I41Z	A	Geriatrische frührehabilitative Komplexbehandlung bei Krankheiten und Störungen an Muskel-Skelett-System und Bindegewebe	1,395		19,8	6	0,195	29	0,048	0,066			0,7287
I42A	A	Multimodale Schmerztherapie bei Krankheiten und Störungen an Muskel-Skelett-System und Bindegewebe, mind. 14 Tage	1,233		16,3			20	0,057	0,070		x	0,4239
I42B	A	Multimodale Schmerztherapie bei Krankheiten und Störungen an Muskel-Skelett-System und Bindegewebe, weniger als 14 Tage	0,879		9,9			16	0,057	0,079		x	0,4638
I43A	O	Implantation oder Wechsel bestimmter Endoprothesen am Knie- oder am Ellenbogengelenk oder Prothesenwechsel am Schulter- oder am Sprunggelenk oder Entfernung bestimmter Endoprothesen am Kniegelenk, mit äußerst schweren CC	5,194		28,5	8	0,270	46	0,060	0,082			0,9733
I43B	O	Implantation oder Wechsel bestimmter Endoprothesen am Knie- oder am Ellenbogengelenk oder Prothesenwechsel am Schulter- oder am Sprunggelenk oder Entfernung bestimmter Endoprothesen am Kniegelenk, ohne äußerst schwere CC	2,710		10,8	3	0,214	20	0,055	0,072			0,7431
I44A	O	Bestimmte Endoprotheseneingriffe am Kniegelenk mit äußerst schweren CC oder Korrektur einer Brustkorbdeformität	2,575		14,1	4	0,271	28	0,067	0,090			1,0198

DRG	Partition	Bezeichnung [6]	Bewertungsrelation bei Hauptabteilung	Bewertungsrelation bei Hauptabteilung und Beleghebamme	Mittlere Verweildauer [1]	Untere Grenzverweildauer: Erster Tag mit Abschlag [2), 5)]	Untere Grenzverweildauer: Bewertungsrelation/Tag	Obere Grenzverweildauer: Erster Tag zus. Entgelt [3), 5)]	Obere Grenzverweildauer: Bewertungsrelation/Tag	Externe Verlegung Abschlag/Tag (Bewertungsrelation)	Verlegungsfallpauschale	Ausnahme von Wiederaufnahme [4]	Pflegeerlös Bewertungsrelation/Tag
1	2	3	4	5	6	7	8	9	10	11	12	13	
I44B	O	Bestimmte Endoprotheseneingriffe am Kniegelenk ohne äußerst schwere CC, mit bestimmtem Wechsel von Endoprothesen oder Implantation einer patientenindividuell angefertigten Endoprothese am Kniegelenk ohne Defekt oder Deformität der Knochen	2,272		12,1	3	0,240	23	0,055	0,073			0,7614
I44C	O	Bestimmte Endoprotheseneingriffe am Kniegelenk ohne äußerst schwere CC, ohne bestimmten Wechsel von Endoprothesen oder Prothesenkomponenten, ohne Implantation einer patientenindividuell angefertigten Endoprothese am Kniegelenk	1,780		8,6	2	0,233	14	0,057	0,073			0,7347
I44D	O	Bestimmte Endoprotheseneingriffe am Kniegelenk oder Einbringen einer Entlastungsfeder am Kniegelenk	1,599		7,0	1	0,299	11	0,060	0,075			0,7202
I44E	O	Andere Endoprotheseneingriffe am Kniegelenk	1,367		8,3	2	0,230	15	0,058	0,074			0,7004
I45A	O	Implantation und Ersatz einer Bandscheibenendoprothese, mehr als ein Segment	2,434		4,6	1	0,211	10	0,064	0,075			0,7878
I45B	O	Implantation und Ersatz einer Bandscheibenendoprothese, weniger als 2 Segmente	1,738		4,4	1	0,203	9	0,064	0,075			0,7514
I46A	O	Prothesenwechsel am Hüftgelenk mit äußerst schweren CC oder Eingriff an mehreren Lokalisationen	4,476		24,1	7	0,303	42	0,071	0,097			1,1423
I46B	O	Prothesenwechsel am Hüftgelenk ohne äußerst schwere CC, ohne Eingriff an mehreren Lokalisationen, mit periprothetischer Fraktur	3,235		17,2	5	0,257	31	0,063	0,085			1,0059
I46C	O	Prothesenwechsel am Hüftgelenk ohne äußerst schwere CC, ohne Eingriff an mehreren Lokalisationen, ohne periprothetische Fraktur	2,512		11,9	3	0,249	23	0,059	0,077			0,8320
I47A	O	Revision oder Ersatz des Hüftgelenkes ohne komplizierende Diagnose, ohne Arthrodese, ohne äußerst schwere CC, Alter > 15 Jahre, mit komplizierendem Eingriff	2,261		11,7	3	0,239	22	0,057	0,075			0,8169
I47B	O	Revision oder Ersatz des Hüftgelenkes ohne best. kompliz. Faktoren, mit kompl. Diagnose an Becken/Oberschenkel, mit best. endoproth. oder gelenkplast. Eingr. od. m. Impl. od. Wechsel Radiuskopfproth. od. m. kompl. Erstimpl. od. m. Entf. Osteosynthesemat.	1,862		10,6	3	0,223	19	0,059	0,077			0,9021
I47C	O	Revision oder Ersatz des Hüftgelenkes ohne best. kompliz. Faktoren, ohne komplexe Diagnose an Becken/OS, ohne best. endoproth. Eingriff, ohne gelenkpl. Eingriff am Hüftgelenk, ohne Impl. oder Wechsel einer Radiuskopfprothese, ohne Entf. Osteosynthesemat.	1,533		8,3	2	0,217	14	0,055	0,070			0,7458
I50A	O	Gewebe- / Haut-Transplantation außer an der Hand, ohne bestimmte komplizierende Faktoren, mit bestimmtem Eingriff oder bestimmter Vakuumbehandlung mit kontinuierlicher Sogbehandlung ab 8 Tagen	2,539		17,8	5	0,218	34	0,051	0,069			0,6853
I50B	O	Gewebe- / Haut-Transplantation außer an der Hand, ohne bestimmte komplizierende Faktoren, ohne bestimmten Eingriff, mit bestimmter Vakuumbehandlung oder Alter < 16 Jahre	1,532		11,0	3	0,196	22	0,050	0,065			0,6996
I50C	O	Gewebe- / Haut-Transplantation außer an der Hand, ohne bestimmte komplizierende Faktoren, ohne bestimmten Eingriff, ohne bestimmte Vakuumbehandlung, Alter > 15 Jahre	0,818		4,7	1	0,204	11	0,061	0,072			0,7303
I54A	O	Strahlentherapie bei Krankheiten und Störungen an Muskel-Skelett-System und Bindegewebe, bei bösartiger Neubildung, Bestrahlungen an mindestens 5 Tagen oder Alter < 18 Jahre	1,182		8,5	2	0,385	19	0,095	0,122		x	0,8569
I54B	O	Strahlentherapie bei Krankheiten und Störungen an Muskel-Skelett-System und Bindegewebe, bei bösartiger Neubildung, Bestrahlungen an weniger als 5 Tagen, Alter > 17 Jahre	0,819		5,7	1	0,400	15	0,140	0,119		x	0,8504
I59Z	O	Andere Eingriffe an den Extremitäten oder am Gesichtsschädel	0,709		2,7	1	0,153	6	0,071	0,074			1,0230
I64A	M	Osteomyelitis, Alter < 16 Jahre	1,259		10,5	3	0,303	23	0,115	0,105			1,1987
I64B	M	Osteomyelitis, Alter > 15 Jahre, mit äußerst schweren oder schweren CC	1,179		11,8	3	0,279	25	0,066	0,087			0,9439
I64C	M	Osteomyelitis, Alter > 15 Jahre, ohne äußerst schwere oder schwere CC	0,584		6,7	1	0,383	15	0,059	0,073			0,6950
I65A	M	Bösartige Neubildung des Bindegewebes einschließlich pathologischer Fraktur, Alter < 17 Jahre oder mit äußerst schweren CC, mit hochkomplexer Chemotherapie oder Alter < 16 Jahre mit äußerst schweren oder schweren CC	1,030		6,2	1	0,500	14	0,174	0,138		x	1,8042
I65B	M	Bösartige Neubildung des Bindegewebes einschließlich pathologischer Fraktur, Alter < 17 Jahre oder mit äußerst schweren CC, ohne hochkomplexe Chemotherapie, Alter > 15 Jahre oder ohne äußerst schwere oder schwere CC	0,832		5,8	1	0,477	15	0,138	0,118		x	1,3038
I65C	M	Bösartige Neubildung des Bindegewebes einschließlich pathologischer Fraktur, Alter > 16 Jahre, ohne äußerst schwere CC	0,609		5,2	1	0,336	12	0,078	0,094		x	0,7985
I66A	M	Andere Erkrankungen des Bindegewebes oder Frakturen an Becken und Schenkelhals, mehr als ein Belegungstag, mit komplizierender Konstellation oder intensivmedizinischer Komplexbehandlung > 392 / 368 / 368 Aufwandspunkte	3,090		21,8	6	0,424	40	0,096	0,130			1,1595
I66B	M	Andere Erkrankungen des Bindegewebes, mehr als ein Belegungstag, mit äußerst schweren CC oder intensivmedizinischer Komplexbehandlung > 196 / 184 / - Aufwandspunkte oder anderen komplizierenden Konstellationen	1,910		17,6	5	0,301	34	0,072	0,097			0,8748

Fallpauschalen-Katalog und Pflegeerlöskatalog

Teil a) Bewertungsrelationen bei Versorgung durch Hauptabteilungen

DRG	Partition	Bezeichnung [6]	Bewertungsrelation bei Hauptabteilung	Bewertungsrelation bei Hauptabteilung und Beleghebamme	Mittlere Verweildauer [1]	Untere Grenzverweildauer		Obere Grenzverweildauer		Externe Verlegung Abschlag/Tag (Bewertungsrelation)	Verlegungsfallpauschale	Ausnahme von Wiederaufnahme [4]	Pflegeerlös Bewertungsrelation/Tag
						Erster Tag mit Abschlag [2), 5)]	Bewertungsrelation/Tag	Erster Tag zus. Entgelt [3), 5)]	Bewertungsrelation/Tag				
1	2	3	4	5	6	7	8	9	10	11	12	13	
I66C	M	Frakturen Becken und Schenkelhals, > 1 Bel.-Tag, mit äußerst schweren CC oder int.-med. Komplexbeh. > 196 / 184 / - AP oder Alter < 1 J. mit kinder-und jugendrheumatol. Kompl.-beh. 7 bis 13 Beh.-Tage oder mit best. syst. rheumatologischen Erkrankungen	1,436		14,8	4	0,279	29	0,066	0,089			1,1193
I66D	M	Andere Erkrankungen des Bindegewebes, > 1 Bel.-Tag, Alter > 0 Jahre, mit kinder-und jugendrheumatologischer Komplexbehandlung 7 bis 13 Behandlungstage oder Alter < 16 Jahre mit bestimmten Vaskulitiden oder systemischen rheumatologischen Erkrankungen	0,875		8,7	2	0,283	15	0,069	0,088			0,9582
I66E	M	Andere Erkrankungen des Bindegewebes oder Amyloidose oder Arthropathie, Alter > 15 Jahre, mehr als ein Belegungstag	0,723		7,4	1	0,349	16	0,066	0,083			0,5930
I66F	M	Frakturen an Becken und Schenkelhals, mehr als ein Belegungstag, ohne äußerst schwere CC, ohne intensivmedizinische Komplexbehandlung > 196 / 184 / - Aufwandspunkte	0,602		7,5	1	0,296	15	0,055	0,070			0,8110
I66G	M	Andere Erk. des Bindegewebes, mehr als ein Belegungstag, oh. Amyloidose, oh. best. Vaskulitiden, oh. best. syst. rheumat. Erk., oh. äußerst schwere CC, ohne intensivmed. Komplexbeh. > 196 / 184 / - Aufwandsp., oh. kinder-und jugendrheumat. Komplexbeh.	0,543		5,8	1	0,262	13	0,063	0,077			0,6012
I66H	M	Andere Erkrankungen des Bindegewebes oder Frakturen an Becken und Schenkelhals, ein Belegungstag, ohne bestimmte Biopsie am Herzen	0,180		1,0								1,0956
I68A	M	Nicht operativ behandelte Erkrankungen und Verletzungen im Wirbelsäulenbereich, mehr als ein Belegungstag, mit äußerst schweren oder schweren CC oder bei Para- / Tetraplegie, bei Diszitis oder infektiöser Spondylopathie	2,293		23,5	7	0,277	42	0,066	0,090			0,9972
I68B	M	Nicht operativ behandelte Erkrankungen und Verletzungen im Wirbelsäulenbereich, mehr als 1 BT, mit äuß. schw. oder schw. CC od. bei Para- / Tetraplegie, mit kompl. Diagn. oder ohne äuß. schw. oder schw. CC, ohne Para- / Tetraplegie bei Diszitis	1,240		13,6	4	0,241	27	0,062	0,083			0,8987
I68C	M	Nicht operativ behandelte Erkrankungen und Verletzungen WS, > 1 BT od. and. Femurfraktur, bei Para- / Tetraplegie od. mit äuß. schw. CC od. schw. CC od, Alter > 65 J., oh. kompl. Diagn. od. Kreuzbeinfraktur od. best. mäßig aufw., aufw. od. hochaufw. Beh.	0,799		8,8	2	0,259	19	0,062	0,079			0,8239
I68D	M	Nicht operativ behandelte Erkrankungen und Verletzungen WS, mehr als ein Belegungstag oder andere Femurfraktur, außer bei Diszitis oder infektiöser Spondylopathie, ohne Kreuzbeinfraktur, ohne best. mäßig aufw., aufw. od. hochaufw. Beh.	0,444		4,2	1	0,238	10	0,069	0,079			0,6674
I68E	M	Nicht operativ behandelte Erkrankungen und Verletzungen im Wirbelsäulenbereich, ein Belegungstag oder Prellung am Oberschenkel	0,200		1,0								1,0343
I69A	M	Knochenkrankheiten und spez. Arthropathie mit bestimmter Arthropathie oder Muskel- / Sehnenerkrankung bei Para- /Tetraplegie	0,578		6,9	1	0,393	15	0,057	0,072			0,6005
I69B	M	Knochenkrankheiten und spez. Arthropathie ohne bestimmte Arthropathie, ohne Muskel- / Sehnenerkrankung bei Para- /Tetraplegie	0,497		5,7	1	0,321	13	0,058	0,071			0,6409
I71A	M	Muskel- und Sehnenerkrankungen außer bei Para- / Tetraplegie oder Verstauchung, Zerrung, Luxation an Hüftgelenk, Becken und Oberschenkel, mit Zerebralparese oder Kontraktur	0,543		4,3	1	0,224	11	0,073	0,085			0,9695
I71B	M	Muskel- und Sehnenerkrankungen außer bei Para- / Tetraplegie oder Verstauchung, Zerrung, Luxation an Hüftgelenk, Becken und Oberschenkel, ohne Zerebralparese, ohne Kontraktur	0,435		4,3	1	0,239	10	0,067	0,077			0,7284
I72Z	M	Entzündung von Sehnen, Muskeln und Schleimbeuteln mit äußerst schweren oder schweren CC oder Frakturen am Femurschaft	0,939		9,8	2	0,297	22	0,064	0,083			0,9696
I73Z	M	Nachbehandlung bei Erkrankungen des Bindegewebes	0,579		6,6	1	0,357	15	0,058	0,072			0,8026
I74A	M	Verletzungen an Unterarm, Handgelenk, Hand oder Fuß oder leichte bis moderate Verletzungen von Schulter, Arm, Ellenbogen, Knie, Bein und Sprunggelenk mit äußerst schweren oder schweren CC oder unspezifische Arthropathien	0,532		5,8	1	0,339	13	0,062	0,076			0,6652
I74B	M	Verletzungen an Unterarm, Handgelenk, Hand oder Fuß oder leichte bis moderate Verletzungen von Schulter, Arm, Ellenbogen, Knie, Bein und Sprunggelenk ohne äußerst schwere oder schwere CC, Alter < 10 Jahre	0,445		2,3	1	0,113	4	0,086	0,085			1,3713
I74C	M	Verletzungen an Unterarm, Handgelenk, Hand oder Fuß oder leichte bis moderate Verletzungen von Schulter, Arm, Ellenbogen, Knie, Bein und Sprunggelenk ohne äußerst schwere oder schwere CC, Alter > 9 Jahre	0,380		3,4	1	0,159	8	0,073	0,081			0,8278
I75A	M	Schwere Verletzungen von Schulter, Arm, Ellenbogen, Knie, Bein und Sprunggelenk mit CC	0,931		10,1	2	0,302	21	0,063	0,081			1,0407
I75B	M	Schwere Verletzungen von Schulter, Arm, Ellenbogen, Knie, Bein und Sprunggelenk ohne CC oder Entzündungen von Sehnen, Muskeln und Schleimbeuteln ohne äußerst schwere oder schwere CC	0,459		4,8	1	0,260	11	0,065	0,077			0,7664
I76A	M	Andere Erkrankungen des Bindegewebes mit komplizierender Diagnose oder äußerst schweren CC oder septische Arthritis mit äußerst schweren CC oder Alter < 16 Jahre	1,083		13,3	3	0,256	28	0,054	0,072			0,6926

DRG	Partition	Bezeichnung [6]	Bewertungsrelation bei Hauptabteilung	Bewertungsrelation bei Hauptabteilung und Beleghebamme	Mittlere Verweildauer [1]	Untere Grenzverweildauer: Erster Tag mit Abschlag [2], [5]	Untere Grenzverweildauer: Bewertungsrelation/Tag	Obere Grenzverweildauer: Erster Tag zus. Entgelt [3], [5]	Obere Grenzverweildauer: Bewertungsrelation/Tag	Externe Verlegung Abschlag/Tag (Bewertungsrelation)	Verlegungsfallpauschale	Ausnahme von Wiederaufnahme [4]	Pflegeerlös Bewertungsrelation/Tag
1	2	3	4	5	6	7	8	9	10	11	12	13	
I76B	M	Andere Erkrankungen des Bindegewebes ohne komplizierende Diagnose, ohne äußerst schwere CC oder septische Arthritis ohne äußerst schwere CC, Alter > 15 Jahre	0,500		4,6	1	0,248	11	0,067	0,079			0,8428
I77Z	M	Mäßig schwere Verletzungen von Schulter, Arm, Ellenbogen, Knie, Bein und Sprunggelenk	0,425		4,3	1	0,230	10	0,067	0,077			0,8033
I79Z	M	Fibromyalgie	0,689		8,9	2	0,225	16	0,053	0,068			0,4465
I87Z	M	Komplexbehandlung bei isolationspflichtigen Erregern bei Krankheiten und Störungen an Muskel-Skelett-System und Bindegewebe	1,312		14,5			29	0,062	0,083			0,9174
I95A	O	Implantation einer Tumorendoprothese mit Implantation oder Wechsel einer bestimmten Endoprothese oder Knochentotalersatz am Femur oder Alter < 18 Jahre	4,906		17,1	5	0,295	33	0,183	0,097			1,0958
I95B	O	Implantation einer Tumorendoprothese ohne Implantation oder Wechsel einer bestimmten Endoprothese, ohne Knochentotalersatz am Femur, Alter > 17 Jahre	3,260		11,6	3	0,265	24	0,151	0,084			0,8605
I97Z	A	Rheumatologische Komplexbehandlung bei Krankheiten und Störungen an Muskel-Skelett-System und Bindegewebe	1,172		15,4	4	0,231	18	0,075	0,071			0,4511
I98Z	O	Komplexe Vakuumbehandlung bei Krankheiten und Störungen an Muskel-Skelett-System und Bindegewebe	5,656		36,2	11	0,240	54	0,080	0,077			0,8791
MDC 09 Krankheiten und Störungen an Haut, Unterhaut und Mamma													
J01Z	O	Gewebetransplantation mit mikrovaskulärer Anastomosierung bei bösartiger Neubildung an Haut, Unterhaut und Mamma	3,416		8,8	2	0,288	15	0,069	0,088			0,8818
J02A	O	Hauttransplantation oder bestimmte Lappenplastik an der unteren Extremität bei Ulkus oder Infektion oder ausgedehnte Lymphadenektomie oder Gewebetransplantation mit mikrovaskulärer Anastomose, mit äußerst schweren CC, mit komplexem Eingriff	4,473		28,7	9	0,242	47	0,059	0,081			1,0335
J02B	O	Hauttransplantation oder bestimmte Lappenplastik an der unteren Extr. bei Ulkus od. Infektion od. ausgedehnte Lymphadenekt. oder Gewebetransplant. mit mikrovask. Anastomose, mit äuß. schw. CC, oh. kompl. Eingr. od. oh. äuß. schw. CC, m. kompl. Eingr.	3,166		21,6	6	0,252	40	0,057	0,078			1,0231
J02C	O	Hauttransplantation oder bestimmte Lappenplastik an der unteren Extremität bei Ulkus oder Infektion oder ausgedehnte Lymphadenektomie, ohne äußerst schwere CC, ohne komplexen Eingriff	1,710		16,0	4	0,222	31	0,049	0,065			0,8495
J03Z	O	Eingriffe an der Haut der unteren Extremität bei Ulkus oder Infektion / Entzündung	0,893		9,1	2	0,219	19	0,051	0,065			0,7939
J04Z	O	Eingriffe an der Haut der unteren Extremität außer bei Ulkus oder Infektion / Entzündung	0,569		3,6	1	0,197	9	0,067	0,075			0,6956
J06Z	O	Mastektomie mit Prothesenimplantation und plastischer Operation bei bösartiger Neubildung oder komplexe Prothesenimplantation	1,754		6,4	1	0,359	12	0,078	0,097			0,7378
J07A	O	Kleine Eingr. an der Mamma m. best. Lymphkn.-Exz. od. äuß. schw. od. schw. CC b. BNB od. große Eingr. an der Mamma b. BNB oh. kompl. od. best. Eingr. an weibl. Geschl.-Org. b. BNB mit beids. Eingr. od. best. Eingr. Ovar/Plexus brachialis od. an Lymphgef.	1,450		4,6	1	0,358	9	0,108	0,127			0,7661
J07B	O	Kleine Eingriffe an der Mamma mit bestimmter Lymphknotenexzision oder äußerst schweren oder schweren CC bei BNB, ohne beidseitigen Eingriff, ohne Eingriff an Ovar od. Plexus brachialis, ohne Eingriff an Lymphgefäßen	1,095		3,8	1	0,287	8	0,109	0,124			0,7886
J08A	O	Bestimmte Hauttransplantation oder Debridement mit Eingriff an Kopf und Hals oder mit bestimmtem Eingriff an Haut und Unterhaut oder Eingriffe an der Haut der unteren Extremität bei Ulkus oder Infektion / Entzündung, mit äußerst schweren CC	2,628		19,5	5	0,288	37	0,062	0,084			0,9933
J08B	O	Bestimmte Hauttransplantation oder Debridement ohne Eingriff an Kopf und Hals, ohne bestimmten Eingriff an Haut und Unterhaut oder ohne äußerst schwere CC	1,099		8,4	2	0,225	18	0,057	0,072			0,6735
J09A	O	Eingriffe bei Sinus pilonidalis und perianal, Alter < 16 Jahre	0,580		2,7	1	0,177	6	0,070	0,073			1,1606
J09B	O	Eingriffe bei Sinus pilonidalis und perianal, Alter > 15 Jahre	0,507		2,6	1	0,143	6	0,067	0,070			0,8962
J10A	O	Plastische Operationen an Haut, Unterhaut und Mamma mit äußerst schweren oder schweren CC oder mit komplexem Eingriff	0,958		5,9	1	0,251	13	0,059	0,072			0,7097
J10B	O	Plastische Operationen an Haut, Unterhaut und Mamma ohne äußerst schwere oder schwere CC, ohne komplexen Eingriff	0,636		3,7	1	0,157	8	0,060	0,068			0,7013
J11A	O	Andere Eingriffe an Haut, Unterhaut und Mamma mit komplexem Eingriff bei komplizierender Diagnose oder bei Para- / Tetraplegie oder selektive Embolisation bei Hämangiom	1,139		9,7	2	0,288	21	0,063	0,081			0,8373
J11B	O	Andere Eingriffe an Haut, Unterhaut und Mamma mit komplizierender Diagnose oder mit mäßig komplexer Prozedur oder Diagnose oder Alter < 18 Jahre mit äußerst schweren oder schweren CC oder mit bestimmtem Eingriff bei bösartiger Neubildung oder Pemphigoid	0,818		5,0	1	0,315	13	0,065	0,078			0,8086

Fallpauschalen-Katalog und Pflegeerlöskatalog
Teil a) Bewertungsrelationen bei Versorgung durch Hauptabteilungen

DRG	Partition	Bezeichnung [6]	Bewertungsrelation bei Hauptabteilung	Bewertungsrelation bei Hauptabteilung und Beleghebamme	Mittlere Verweildauer [1]	Untere Grenzverweildauer: Erster Tag mit Abschlag [2), 5)]	Untere Grenzverweildauer: Bewertungsrelation/Tag	Obere Grenzverweildauer: Erster Tag zus. Entgelt [3), 5)]	Obere Grenzverweildauer: Bewertungsrelation/Tag	Externe Verlegung Abschlag/Tag (Bewertungsrelation)	Verlegungsfallpauschale	Ausnahme von Wiederaufnahme [4]	Pflegeerlös Bewertungsrelation/Tag
1	2	3	4	5	6	7	8	9	10	11	12	13	
J11C	O	Andere Eingriffe an Haut, Unterhaut und Mamma ohne kompliz. Diag., ohne mäßig kompl. Proz. od. Diagn., Alter > 17 J. od. ohne äuß. schw. oder schw. CC, mit best. Eingr. od. mit Hidradenitis suppurativa od. bei BNB/Pemphigoid od. mit kl. Eingr. an d. Haut	0,535		3,3	1	0,146	7	0,063	0,069			0,7624
J11D	O	Andere Eingriffe an Haut, Unterhaut und Mamma ohne kompliz. Diag., ohne mäßig kompl. Proz. od. Diag., Alter > 17 J. od. ohne äuß. schw. oder schw. CC, ohne best. Eingr., ohne Hidradenitis suppurativa, auß. b. BNB od. Pemphigoid, oh. kl. Eingr. an d. Haut	0,474		2,9	1	0,142	6	0,065	0,069			0,8221
J12Z	O	Komplexe beidseitige plastische Rekonstruktion der Mamma	4,596		9,7	2	0,325	17	0,070	0,091			0,8925
J14Z	O	Plastische Rekonstruktion der Mamma bei BNB mit aufwend. Rekonstr. oder beidseit. Mastektomie bei BNB oder Strahlenther. mit operat. Proz. bei Krankh. und Störungen an Haut, Unterhaut und Mamma, mit beidseit. Prothesenimpl. oder Impl. eines Hautexpanders	2,266		7,5	1	0,398	14	0,074	0,094			0,7529
J16A	O	Beidseitige Mastektomie bei bösartiger Neubildung	1,633		6,7	1	0,418	14	0,088	0,109			0,8156
J16B	O	Strahlentherapie mit operativer Prozedur bei Krankheiten und Störungen an Haut, Unterhaut und Mamma	1,436		4,8	1	0,494	11	0,170	0,141			0,8599
J17Z	O	Strahlentherapie bei Krankheiten und Störungen an Haut, Unterhaut und Mamma, Bestrahlungen an mindestens 9 Tagen	3,299		25,5	8	0,354	44	0,125	0,120		x	0,8653
J18A	O	Strahlentherapie bei Krankheiten und Störungen an Haut, Unterhaut und Mamma, mehr als ein Belegungstag, Bestrahlungen an mindestens 5 Tagen	1,957		14,7	4	0,379	31	0,129	0,120		x	0,8741
J18B	O	Strahlentherapie bei Krankheiten und Störungen an Haut, Unterhaut und Mamma, mehr als ein Belegungstag, Bestrahlungen an weniger als 5 Tagen	1,131		9,3	2	0,364	23	0,118	0,106		x	0,8935
J21Z	O	Andere Hauttransplantation oder Debridement mit Lymphknotenexzision oder schweren CC	1,192		8,1	2	0,241	20	0,062	0,079			0,7411
J22Z	O	Andere Hauttransplantation oder Debridement ohne komplexen Eingriff, ohne komplexe Diagnose, ohne äußerst schwere oder schwere CC oder mit Weichteildeckung oder Mehrfachtumoren der Haut oder Erysipel	0,688		4,7	1	0,318	11	0,056	0,066			0,6746
J23Z	O	Große Eingriffe an der Mamma bei bösartiger Neubildung ohne komplexen Eingriff, ohne bestimmten Eingriff an den weiblichen Geschlechtsorganen bei bösartiger Neubildung	1,261		5,6	1	0,526	12	0,080	0,097			0,7716
J24A	O	Eingriffe an der Mamma außer bei bösartiger Neubildung mit ausgedehntem Eingriff, mit Prothesenimplantation oder bestimmter Mammareduktionsplastik	1,322		4,5	1	0,389	9	0,062	0,072			0,7633
J24B	O	Eingriffe an der Mamma außer bei bösartiger Neubildung mit ausgedehntem Eingriff, ohne Prothesenimplantation, ohne bestimmte Mammareduktionsplastik	1,187		3,9	1	0,472	8	0,077	0,088			0,7504
J24C	O	Eingriffe an der Mamma außer bei bösartiger Neubildung ohne ausgedehnten Eingriff, mit komplexem Eingriff	0,911		3,2	1	0,291	7	0,072	0,078			0,8639
J24D	O	Eingriffe an der Mamma außer bei bösartiger Neubildung ohne ausgedehnten Eingriff, ohne komplexen Eingriff	0,638		2,5	1	0,159	5	0,085	0,087			1,0083
J25Z	O	Kleine Eingriffe an der Mamma bei bösartiger Neubildung ohne äußerst schwere oder schwere CC	0,776		3,0	1	0,224	6	0,091	0,097			0,8632
J26Z	O	Plastische Rekonstruktion der Mamma mit komplexer Hauttransplantation oder große Eingriffe an der Mamma bei bösartiger Neubildung mit komplexem Eingriff oder bestimmtem Eingriff an den weiblichen Geschlechtsorganen bei bösartiger Neubildung	3,288		10,4	2	0,341	20	0,069	0,090			0,8937
J35Z	O	Komplexe Vakuumbehandlung bei Krankheiten und Störungen an Haut, Unterhaut und Mamma	3,463		25,2	7	0,236	43	0,075	0,072			0,9174
J44Z	A	Geriatrische frührehabilitative Komplexbehandlung bei Krankheiten und Störungen an Haut, Unterhaut und Mamma	1,458		20,5			31	0,049	0,066			0,7661
J61A	M	Schwere Erkrankungen der Haut, mehr als ein BT, Alter > 17 Jahre oder mit kompl. Diagn., mit äuß. schw. CC od. Hautulkus bei Para-/Tetraplegie od. hochkompl. Diagn. od. Epid. bullosa, Alter < 10 Jahre oder mit schwerer Erkr. der Haut, mit aufw. Behandl.	1,141		11,8	3	0,281	24	0,095	0,088			1,1432
J61B	M	Schwere Erkrankungen der Haut, mehr als ein Belegungstag, Alter > 17 Jahre, ohne äußerst schwere CC, ohne hochkomplexe Diagnose, mit schwerer Erkrankung der Haut, ohne aufwendige Behandlung	0,780		9,2	2	0,255	18	0,058	0,075			0,6153
J61C	M	Schwere Erkrankungen der Haut, mehr als ein Belegungstag, Alter < 18 Jahre, ohne hochkomplexe Diagnose oder mäßig schwere Hauterkrankungen, mehr als ein Belegungstag	0,490		5,7			12	0,058	0,071			0,7118
J62A	M	Bösartige Neubildungen der Mamma, mehr als ein Belegungstag, mit äußerst schweren CC	1,416		13,7	4	0,270	28	0,069	0,092		x	1,0433
J62B	M	Bösartige Neubildungen der Mamma, ein Belegungstag oder ohne äußerst schwere CC	0,615		6,0	1	0,382	14	0,069	0,085		x	0,9160
J64A	M	Infektion / Entzündung der Haut und Unterhaut oder Hautulkus mit äußerst schweren CC	1,403		15,0	4	0,269	29	0,063	0,084			1,0394
J64B	M	Bestimmte Infektion / Entzündung der Haut und Unterhaut oder Hautulkus ohne äußerst schwere CC oder Alter < 6 Jahre	0,496		6,4	1	0,315	13	0,053	0,066			0,7193

DRG	Partition	Bezeichnung [6]	Bewertungsrelation bei Hauptabteilung	Bewertungsrelation bei Hauptabteilung und Beleghebamme	Mittlere Verweildauer [1]	Untere Grenzverweildauer: Erster Tag mit Abschlag [2], [5]	Untere Grenzverweildauer: Bewertungsrelation/Tag	Obere Grenzverweildauer: Erster Tag zus. Entgelt [3], [5]	Obere Grenzverweildauer: Bewertungsrelation/Tag	Externe Verlegung Abschlag/Tag (Bewertungsrelation)	Verlegungsfallpauschale	Ausnahme von Wiederaufnahme [4]	Pflegeerlös Bewertungsrelation/Tag
1	2	3	4	5	6	7	8	9	10	11	12	13	
J64C	M	Andere Infektion / Entzündung der Haut und Unterhaut, Alter > 5 Jahre	0,437		4,6	1	0,166	11	0,058	0,068			0,7579
J65A	M	Verletzung der Haut, Unterhaut und Mamma, mehr als 1 Belegungstag	0,353		3,2			8	0,072	0,079			0,8598
J65B	M	Verletzung der Haut, Unterhaut und Mamma, ein Belegungstag	0,197		1,0								1,2659
J67A	M	Bestimmte Erkrankungen der Mamma außer bösartige Neubildung oder moderate Hauterkrankungen	0,462		4,8	1	0,205	11	0,060	0,070			0,7239
J67B	M	Andere Erkrankungen der Mamma außer bösartige Neubildung oder leichte Hauterkrankungen	0,331		3,5	1	0,041	8	0,062	0,068			0,8395
J68A	M	Erkrankungen der Haut, ein Belegungstag, mit komplexer Diagnose oder Alter < 16 Jahre	0,199		1,0							x	1,3938
J68B	M	Erkrankungen der Haut, ein Belegungstag, ohne komplexe Diagnose, Alter > 15 Jahre	0,166		1,0								0,9773
J77Z	M	Komplexbehandlung bei isolationspflichtigen Erregern bei Krankheiten und Störungen an Haut, Unterhaut und Mamma	1,298		13,7			27	0,058	0,078			1,0368
MDC 10 Endokrine, Ernährungs- und Stoffwechselkrankheiten													
K03A	O	Eingriffe an der Nebenniere bei bösartiger Neubildung oder Eingriff an der Hypophyse, Alter < 18 Jahre	3,080		9,6	2	0,536	17	0,167	0,151			1,7597
K03B	O	Eingriffe an der Nebenniere bei bösartiger Neubildung oder Eingriff an der Hypophyse, Alter > 17 Jahre	2,096		9,6	2	0,372	18	0,158	0,106			0,9888
K04Z	O	Große Eingriffe bei Adipositas	1,668		4,3	1	0,227	8	0,074	0,086			0,9128
K06A	O	Eingriffe an Schilddrüse, Nebenschilddrüse und Ductus thyreoglossus mit IntK > 392 / 368 / - Punkte oder bei BNB, mit äußerst schweren CC oder Parathyreoidektomie oder äußerst schwere oder schwere CC, mit Thyreoidektomie durch Sternotomie	3,529		14,6	4	0,362	31	0,087	0,116			1,2947
K06B	O	Eingriffe an Schilddrüse, Nebenschilddrüse und Ductus thyreoglossus ohne IntK > 392 / 368 / - Punkte, bei BNB oder mit äuß. schw. oder schw. CC oder Eingr. an der Schilddrüse außer kl. Eingr., mit Thyreoidektomie durch Sternotomie oder Alter < 16 Jahre	1,207		3,3	1	0,184	8	0,077	0,084			0,8832
K06C	O	Eingriffe an Schilddrüse, Nebenschilddrüse u. Ductus thyreoglossus ohne IntK > 392 / 368 / - Punkte, außer bei BNB, oh. äuß. schw. oder schw. CC, mit Eingr. an der Schilddrüse außer kl. Eingriffe, ohne Thyreoidektomie durch Sternotomie, Alter > 15 Jahre	1,029		2,9	1	0,075	6	0,073	0,078			0,8353
K06D	O	Kleine Eingriffe an Schilddrüse, Nebenschilddrüse und Ductus thyreoglossus ohne IntK > 392 / 368 / - Punkte, außer bei bösartiger Neubildung, ohne äußerst schwere oder schwere CC	0,846		2,6	1	0,153	5	0,074	0,077			0,8155
K07A	O	Andere Eingriffe bei Adipositas mit bestimmten größeren Eingriffen am Magen oder Darm	1,477		5,0	1	0,204	10	0,058	0,068			0,8151
K07B	O	Andere Eingriffe bei Adipositas ohne bestimmte größere Eingriffe am Magen oder Darm	1,155		3,5	1	0,157	7	0,063	0,070			1,0660
K09A	O	Andere Prozeduren bei endokrinen, Ernährungs- und Stoffwechselkrankheiten mit hochkomplexem Eingriff oder mit best. Eingriff, mit äußerst schweren CC oder Alter < 7 Jahre	3,103		20,8	6	0,322	39	0,076	0,103			1,1612
K09B	O	Andere Prozeduren bei endokrinen, Ernährungs- und Stoffwechselkrankheiten mit bestimmtem Eingriff, mit äußerst schweren CC oder Alter < 7 Jahre oder mit mäßig komplexem Eingriff, Alter < 16 Jahre	2,290		14,9	4	0,286	31	0,067	0,090			0,9756
K09C	O	Andere Prozeduren bei endokrinen, Ernährungs- und Stoffwechselkrankheiten mit mäßig komplexem Eingriff, Alter > 15 Jahre	1,184		5,9	1	0,562	15	0,065	0,079			0,8312
K09D	O	Andere Prozeduren bei endokrinen, Ernährungs- und Stoffwechselkrankheiten ohne mäßig komplexen Eingriff	0,782		3,8	1	0,280	10	0,058	0,065			0,8326
K14Z	O	Andere Eingriffe an der Nebenniere oder ausgedehnte Lymphadenektomie	1,656		5,8	1	0,283	14	0,069	0,084			0,9120
K15A	O	Strahlentherapie bei endokrinen, Ernährungs- und Stoffwechselkrankheiten, mehr als ein Belegungstag, mit hochkomplexer Radiojodtherapie	0,918		3,1			6	0,209	0,226		x	0,8681
K15B	O	Strahlentherapie bei endokrinen, Ernährungs- und Stoffwechselkrankheiten, mehr als ein Belegungstag, ohne hochkomplexe Radiojodtherapie	1,389		12,3	3	0,330	27	0,127	0,100		x	0,8438
K15C	O	Strahlentherapie bei endokrinen, Ernährungs- und Stoffwechselkrankheiten, mehr als ein Belegungstag, mit mäßig komplexer Radiojodtherapie bei bösartiger Neubildung oder mit bestimmter nuklearmedizinischer Therapie	0,722		3,3			6	0,216	0,166		x	1,1992
K15D	O	Strahlentherapie bei endokrinen, Ernährungs- und Stoffwechselkrankheiten, mehr als ein Belegungstag, mit mäßig komplexer Radiojodtherapie, außer bei bösartiger Neubildung, ohne bestimmte nuklearmedizinische Therapie	0,745		6,2			13	0,119	0,102		x	0,8560
K15E	O	Strahlentherapie bei endokrinen, Ernährungs- und Stoffwechselkrankheiten, mehr als ein Belegungstag, mit anderer Radiojodtherapie	0,452		3,2			7	0,142	0,108		x	0,9816
K25Z	O	Komplexbehandlung bei multiresistenten Erregern mit bestimmter OR-Prozedur bei endokrinen, Ernährungs- und Stoffwechselkrankheiten	2,588		25,3			43	0,055	0,076			0,9422

Fallpauschalen-Katalog und Pflegeerlöskatalog
Teil a) Bewertungsrelationen bei Versorgung durch Hauptabteilungen

DRG	Partition	Bezeichnung [6]	Bewertungsrelation bei Hauptabteilung	Bewertungsrelation bei Hauptabteilung und Beleghebamme	Mittlere Verweildauer [1]	Untere Grenzverweildauer: Erster Tag mit Abschlag [2], [5]	Untere Grenzverweildauer: Bewertungsrelation/Tag	Obere Grenzverweildauer: Erster Tag zus. Entgelt [3], [5]	Obere Grenzverweildauer: Bewertungsrelation/Tag	Externe Verlegung Abschlag/Tag (Bewertungsrelation)	Verlegungsfallpauschale	Ausnahme von Wiederaufnahme [4]	Pflegeerlös Bewertungsrelation/Tag
1	2	3	4	5	6	7	8	9	10	11	12	13	
K33Z	O	Mehrzeitige komplexe OR-Prozeduren bei endokrinen, Ernährungs- und Stoffwechselkrankheiten	4,829		22,1	6	0,352	40	0,167	0,107			1,1511
K38Z	O	Hämophagozytäre Erkrankungen	2,603		13,5	4	0,502	27	0,186	0,173			1,3497
K44Z	A	Geriatrische frührehabilitative Komplexbehandlung bei endokrinen, Ernährungs- und Stoffwechselkrankheiten	1,473		19,9	6	0,205	30	0,050	0,069			0,7975
K60A	M	Diabetes mellitus und schwere Ernährungsstörungen, Alter < 6 Jahre, mit multimodaler Komplexbehandlung bei Diabetes mellitus oder intensivmedizinischer Komplexbehandlung > 196 / 184 / - Aufwandspunkte	1,833		12,5	3	0,448	23	0,101	0,133			1,7536
K60B	M	Diabetes mellitus und schwere Ernährungsstörungen, Alter > 5 Jahre und Alter < 18 Jahre und multimodale Komplexbehandlung bei Diabetes mellitus, ohne intensivmedizinische Komplexbehandlung > 196 / 184 / - Aufwandspunkte	1,186		9,7	2	0,390	15	0,120	0,109			1,2808
K60C	M	Diabetes mellitus und schwere Ernährungsstörungen, Alter > 17 Jahre oder ohne multimodale Komplexbehandlung bei Diabetes mellitus oder schwerste Ernährungsstörungen oder äußerst schwere CC, mehr als ein Belegungstag	1,366		13,3	3	0,328	27	0,069	0,092			1,1028
K60D	M	Diabetes mellitus ohne äußerst schwere CC, Alter < 11 Jahre oder Alter < 16 Jahre mit schweren CC oder multiplen Komplikationen oder Ketoazidose oder Koma, ohne multimodale Komplexbehandlung bei Diabetes mellitus	0,444		3,8	1	0,248	8	0,080	0,091			1,4043
K60E	M	Diabetes mellitus mit schweren CC oder mit komplexer Diagnose, Alter > 15 Jahre, mehr als ein Belegungstag	0,766		8,8	2	0,249	16	0,059	0,076			0,6490
K60F	M	Diabetes mellitus, Alter > 10 Jahre, ein Belegungstag oder ohne äußerst schwere oder schwere CC oder ohne komplexe Diagnose	0,568		6,5	1	0,397	14	0,059	0,073			0,6453
K62A	M	Verschiedene Stoffwechselerkrankungen bei Para- / Tetrapleg. oder mit kompliz. Diagnose oder endoskopischer Einlage eines Magenballons oder Alter < 16 Jahre, mit äußerst schweren CC oder best. aufwendiger / hochaufw. Behandlung, mehr als ein Belegungstag	1,428		14,1	4	0,273	28	0,068	0,090			1,1691
K62B	M	Verschiedene Stoffwechselerkrankungen bei Para- / Tetrapleg. oder mit kompliz. Diagnose oder endoskop. Einlage eines Magenballons oder Alter < 16 Jahre, ein Belegungstag od. ohne äußerst schwere CC od. ohne best. aufwendige / hochaufwendige Behandlung	0,555		5,5	1	0,321	13	0,067	0,081			1,0951
K62C	M	Verschiedene Stoffwechselerkrankungen außer bei Para- / Tetraplegie, ohne kompliz. Diagnose, ohne endoskopische Einlage eines Magenballons, ohne äußerst schwere CC oder ein Belegungstag, ohne best. aufwendige / hochaufwendige Behandlung, Alter > 15 Jahre	0,486		5,2	1	0,298	12	0,062	0,074			0,8839
K63A	M	Angeborene Stoffwechselstörungen, mehr als ein Belegungstag, Alter < 6 Jahre oder mit komplexer Diagnose oder intensivmedizinischer Komplexbehandlung > 196 / 184 / - Aufwandspunkte	0,692		4,3			11	0,150	0,121			1,5858
K63B	M	Angeborene Stoffwechselstörungen, mehr als ein Belegungstag, Alter > 5 Jahre, ohne komplexe Diagnose, ohne intensivmedizinische Komplexbehandlung > 196 / 184 / - Aufwandspunkte	0,580		5,0			12	0,074	0,088			0,8312
K63C	M	Angeborene Stoffwechselstörungen, ein Belegungstag	0,198		1,0								1,2365
K64A	M	Endokrinopathien mit komplexer Diagnose und äußerst schweren CC oder intensivmedizinischer Komplexbehandlung > 196 / 184 / - Aufwandspunkte	1,870		12,5	3	0,459	26	0,146	0,136		x	1,4354
K64B	M	Endokrinopathien mit komplexer Diagnose oder äußerst schweren CC, Alter < 6 Jahre, ohne intensivmedizinische Komplexbehandlung > 196 / 184 / - Aufwandspunkte	1,275		7,0	1	0,613	14	0,175	0,153		x	2,0105
K64C	M	Endokrinopathien mit komplexer Diagnose oder äußerst schweren CC, Alter > 5 Jahre oder mit bestimmter komplexer Diagnose oder mit invasiver endokrinologischer Diagnostik oder Alter < 18 Jahre bei bösartiger Neubildung	0,749		7,0	1	0,485	17	0,072	0,091		x	0,9241
K64D	M	Endokrinopathien ohne komplexe Diagnose, ohne bestimmte Diagnose, ohne äußerst schwere CC, ohne invasive endokrinologische Diagnostik, Alter > 17 Jahre oder außer bei bösartiger Neubildung	0,493		4,8	1	0,282	11	0,069	0,081		x	0,7554
K77Z	M	Komplexbehandlung bei isolationspflichtigen Erregern bei endokrinen, Ernährungs- und Stoffwechselkrankheiten	1,956		20,8			34	0,064	0,087			1,0915

DRG	Partition	Bezeichnung [6]	Bewertungsrelation bei Hauptabteilung	Bewertungsrelation bei Hauptabteilung und Beleghebamme	Mittlere Verweildauer [1]	Untere Grenzverweildauer: Erster Tag mit Abschlag [2], [5]	Untere Grenzverweildauer: Bewertungsrelation/Tag	Obere Grenzverweildauer: Erster Tag zus. Entgelt [3], [5]	Obere Grenzverweildauer: Bewertungsrelation/Tag	Externe Verlegung Abschlag/Tag (Bewertungsrelation)	Verlegungsfallpauschale	Ausnahme von Wiederaufnahme [4]	Pflegeerlös Bewertungsrelation/Tag
1	2	3	4	5	6	7	8	9	10	11	12	13	
MDC 11 Krankheiten und Störungen der Harnorgane													
L02A	O	Operatives Einbringen eines Peritonealdialysekatheters, Alter < 10 Jahre oder Blasenrekonstruktion und kontinenter Pouch bei Neubildung mit Multiviszeraleingriff oder Verschluss einer Blasenekstrophie	4,492		18,4	5	0,346	30	0,079	0,107			1,4260
L02B	O	Operatives Einbringen eines Peritonealdialysekatheters, Alter > 9 Jahre mit akuter Niereninsuffizienz oder mit chronischer Niereninsuffizienz mit Dialyse	1,523		13,2	3	0,243	28	0,051	0,068			0,6963
L02C	O	Operatives Einbringen eines Peritonealdialysekatheters, Alter > 9 Jahre, ohne akute Niereninsuffizienz, ohne chronische Niereninsuffizienz mit Dialyse	0,801		4,2	1	0,170	9	0,057	0,066			0,7073
L03Z	O	Bestimmte Nieren-, Ureter- und große Harnblaseneingriffe bei Neubildung, Alter < 19 Jahre oder mit äußerst schweren CC oder bestimmter Kombinationseingriff, ohne großen Eingriff am Darm	3,885		17,7	5	0,313	32	0,160	0,100			1,0798
L04A	O	Bestimmte komplexe Nieren-, Ureter- und große Harnblaseneingriffe außer bei Neubildung, ohne äußerst schwere CC, ohne Kombinationseingriff oder bestimmte Harnblaseneingriffe oder Alter < 16 Jahre	1,956		8,3	2	0,230	17	0,058	0,074			0,8842
L04B	O	Andere Nieren-, Ureter- und große Harnblaseneingriffe außer bei Neubildung, ohne äußerst schwere CC, ohne Kombinationseingriff, ohne bestimmte Harnblaseneingriffe, Alter > 15 Jahre	1,512		6,7	1	0,272	15	0,057	0,071			0,7545
L06A	O	Bestimmte kleine Eingriffe an den Harnorganen mit äußerst schweren CC	2,295		16,2	4	0,314	33	0,068	0,091			1,0621
L06B	O	Kleine Eingriffe an den Harnorganen ohne äußerst schwere CC oder ohne bestimmte Prozeduren oder Alter < 16 Jahre	0,921		5,5	1	0,425	13	0,059	0,071			0,8033
L06C	O	Andere kleine Eingriffe an den Harnorganen, Alter > 15 Jahre	0,572		2,7	1	0,115	6	0,068	0,071			0,8777
L07Z	O	Andere Nieren-, Ureter-, Prostata- und große Harnblaseneingriffe bei Neubildung, Alter < 19 Jahre oder mit äußerst schweren CC oder anderer Kombinationseingriff oder bestimmte Zystektomien, ohne großen Eingriff am Darm	3,238		16,0	4	0,342	30	0,075	0,101			1,0780
L08Z	O	Komplexe Eingriffe an der Urethra	1,256		6,4	1	0,707	14	0,056	0,069			0,9328
L09A	O	And. Eingr. bei Erkr. der Harnorg. mit Anl. Dialyseshunt bei akut. Nierenins. od. bei chron. Nierenins. mit Dialyse od. auß. Anl. Dialyseshunt, m. Kalziphylaxie od. best. Laparotomie od. m. kompl. OR-Proz. od. kompl. Eingr., Alt. < 2 J. od. äuß. schw. CC	3,752		23,1	7	0,298	41	0,072	0,099			1,0380
L09B	O	Andere Eingriffe bei Erkrankungen der Harnorgane mit Anlage Dialyseshunt bei akuter Niereninsuffizienz od. bei chronischer Niereninsuff. mit Dialyse od. außer Anlage Dialyseshunt, m. Kalziphylaxie od. best. Laparotomie, Alter > 1 Jahr, ohne äuß. schw. CC	1,812		12,1	3	0,251	26	0,058	0,076			0,7770
L09C	O	Andere Eingriffe bei Erkrankungen der Harnorgane auß. Anlage Dialyseshunt, ohne Kalziphylaxie, ohne best. Laparotomie, ohne best. Eingriff an Präputium od. Nebenschilddrüse, Alter < 2 J. od. mit äuß. schw. CC, ohne kompl. OR-Proz., ohne kompl. Eingriff	2,428		18,9	5	0,335	36	0,074	0,101			1,0517
L09D	O	Andere Eingriffe bei Erkrankungen der Harnorgane ohne Anlage eines Dialyseshunts bei akuter Niereninsuffizienz od. bei chronischer Niereninsuffizienz mit Dialyse, ohne Kalziphylaxie, ohne best. Laparotomie, mit best. anderen Eingriff od. Alter < 18 Jahre	1,238		6,5	1	0,588	17	0,067	0,083			0,8032
L09E	O	Andere Eingriffe bei Erkrankungen der Harnorgane ohne Anlage eines Dialyseshunts bei akuter Niereninsuffizienz oder bei chron. Niereninsuff. mit Dialyse, ohne Kalziphylaxie, ohne best. Laparotomie, ohne bestimmten anderen Eingriff, Alter > 17 Jahre	0,777		3,2	1	0,184	8	0,059	0,064			0,7731
L10Z	O	Blasenrekonstruktion und kontinenter Pouch bei Neubildung ohne Multiviszeraleingriff oder Nieren-, Ureter- und große Harnblaseneingriffe bei Neubildung, Alter < 19 Jahre oder mit äußerst schweren CC oder Kombinationseingriff, mit großem Eingriff am Darm	4,730		21,7	6	0,325	37	0,074	0,100			0,9595
L11Z	O	Komplexe transurethrale, perkutan-transrenale und andere retroperitoneale Eingriffe mit extrakorporaler Stoßwellenlithotripsie (ESWL), ohne äußerst schwere CC	1,542		7,5	2	0,248	14	0,070	0,088			0,7445
L12A	O	Strahlentherapie bei Krankheiten und Störungen der Harnorgane, mehr als ein Belegungstag, Bestrahlungen an mindestens 9 Tagen	3,061		24,5	7	0,368	42	0,120	0,116		x	0,7512
L12B	O	Strahlentherapie bei Krankheiten und Störungen der Harnorgane, mehr als ein Belegungstag, Bestrahlungen an weniger als 9 Tagen	1,146		9,0	2	0,358	22	0,120	0,108		x	0,8328
L13A	O	Nieren-, Ureter- und große Harnblaseneingriffe bei Neubildung, Alter > 18 Jahre, ohne Kombinationseingriff, mit bestimmtem Eingriff mit CC oder mit komplexem Eingriff	2,354		10,4	2	0,321	20	0,065	0,084			0,8166
L13B	O	Nieren-, Ureter- und große Harnblaseneingriffe bei Neubildung, Alter > 18 Jahre, ohne Kombinationseingriff, ohne CC, ohne komplexen Eingriff, mit anderem Eingriff	1,860		7,3	1	0,338	13	0,064	0,081			0,8008
L13C	O	Nieren-, Ureter- und große Harnblaseneingriffe bei Neubildung, Alter > 18 Jahre, ohne Kombinationseingriff, ohne äußerst schwere CC, ohne bestimmten Eingriff oder ohne CC, ohne komplexen Eingriff, ohne anderen Eingriff	0,774		3,7	1	0,181	9	0,068	0,076			0,7390

Fallpauschalen-Katalog und Pflegeerlöskatalog
Teil a) Bewertungsrelationen bei Versorgung durch Hauptabteilungen

DRG	Partition	Bezeichnung [6]	Bewertungsrelation bei Hauptabteilung	Bewertungsrelation bei Hauptabteilung und Beleghebamme	Mittlere Verweildauer [1]	Untere Grenzverweildauer		Obere Grenzverweildauer		Externe Verlegung Abschlag/Tag (Bewertungsrelation)	Verlegungsfallpauschale	Ausnahme von Wiederaufnahme [4]	Pflegeerlös Bewertungsrelation/Tag
						Erster Tag mit Abschlag [2), 5)]	Bewertungsrelation/Tag	Erster Tag zus. Entgelt [3), 5)]	Bewertungsrelation/Tag				
1	2	3	4	5	6	7	8	9	10	11	12	13	
L16A	O	Implantation und Wechsel von Neurostimulatoren und Neurostimulationselektroden bei Krankheiten und Störungen der Harnorgane mit Implantation oder Wechsel eines Neurostimulators	0,990		2,8	1	0,124	6	0,063	0,066			0,7892
L16B	O	Implantation und Wechsel von Neurostimulatoren und Neurostimulationselektroden bei Krankheiten und Störungen der Harnorgane mit Implantation oder Wechsel eines permanenten Elektrodensystems	1,511		2,8	1	0,134	6	0,066	0,070			0,7244
L16C	O	Implantation und Wechsel von Neurostimulatoren und Neurostimulationselektroden bei Krankheiten und Störungen der Harnorgane mit Implantation oder Wechsel eines temporären Elektrodensystems	1,158		2,2	1	0,120	4	0,076	0,075			0,7146
L17A	O	Andere Eingriffe an der Urethra außer bei Para- / Tetraplegie, kleine Eingriffe an den Harnorganen, Alter < 16 Jahre	0,686		3,4	1	0,224	8	0,094	0,073			1,4139
L17B	O	Andere Eingriffe an der Urethra außer bei Para- / Tetraplegie, kleine Eingriffe an den Harnorganen, Alter > 15 Jahre	0,505		3,1	1	0,102	7	0,064	0,069			0,7780
L18A	O	Komplexe transurethrale, perkutan-transrenale und andere retroperitoneale Eingriffe mit äußerst schweren CC	2,461		17,2	5	0,286	33	0,070	0,094			1,0532
L18B	O	Komplexe transurethrale, perkutan-transrenale / andere retroperitoneale Eingriffe oh. ESWL, oh. äußerst schwere CC od. best. Eingriffe Niere od. transurethrale Eingriffe auß. Prostatares. u. kompl. Ureterorenoskop., b. Para-/Tetrapl., m. äuß. schw. CC	1,133		5,9	1	0,594	14	0,062	0,076			0,7485
L19Z	O	Transurethrale Eingriffe außer Prostataresektion und komplexe Ureterorenoskopien mit extrakorporaler Stoßwellenlithotripsie (ESWL), ohne äußerst schwere CC oder perkutane Thermoablation der Niere	0,963		4,2	1	0,276	9	0,092	0,106			0,7240
L20A	O	Transurethrale Eingriffe außer Prostataresektion und komplexe Ureterorenoskopien oder andere Eingriffe an der Urethra bei Para- / Tetraplegie oder mit ESWL bei Harnsteinen, mit äußerst schweren CC	1,590		12,2	3	0,266	25	0,061	0,081			0,9131
L20B	O	Transurethr. Eingr. auß. Prostatares. u. kompl. Ureterorenoskop. oh. ESWL, m. kompl. Eingriff od. and. Eingr. an der Urethra b. Para- / Tetraplegie od. m. ESWL b. Harnst., oh. äußerst schw. CC od. best. Steinentfernung od. Alter < 16 J. od. Alter > 89 J.	0,745		3,1	1	0,146	7	0,076	0,082			0,7960
L20C	O	Transurethrale Eingr. außer Prostatares. und kompl. Ureterorenoskop. ohne ESWL, ohne kompl. Eingriff od. andere Eingriffe an der Urethra außer bei Para- / Tetraplegie oder mit ESWL bei Harnsteinen, ohne äuß. schw. CC, Alter > 15 J. und Alter < 90 J.	0,575		3,3	1	0,123	7	0,064	0,070			0,7524
L33Z	O	Mehrzeitige komplexe OR-Prozeduren oder hochaufwendiges Implantat bei Krankheiten und Störungen der Harnorgane	6,874		28,8	9	0,337	47	0,185	0,113			1,2502
L36A	O	Intensivmedizinische Komplexbehandlung > 588 / 552 / 828 Aufwandspunkte bei Krankheiten und Störungen der Harnorgane	5,842		25,6	8	0,571	44	0,201		x	x	2,5058
L36B	O	Intensivmedizinische Komplexbehandlung > - / - / 552 Aufwandspunkte bei Krankheiten und Störungen der Harnorgane	4,906		28,0	8	0,505	46	0,114		x	x	2,1232
L37Z	O	Multiviszeraleingriff bei Krankheiten und Störungen der Harnorgane	3,909		17,5	5	0,302	31	0,073	0,098			1,0893
L38Z	O	Komplizierende Konstellation mit bestimmtem operativen Eingriff bei Krankheiten und Störungen der Harnorgane	5,640		27,0	8	0,405	45	0,137	0,130			1,3411
L40Z	A	Diagnostische Ureterorenoskopie	0,564		3,1	1	0,129	7	0,064	0,069			0,7701
L42A	A	Extrakorporale Stoßwellenlithotripsie (ESWL) bei Harnsteinen mit auxiliären Maßnahmen oder bei Para- / Tetraplegie	0,680		3,6	1	0,212	8	0,093	0,103			0,6794
L42B	A	Extrakorporale Stoßwellenlithotripsie (ESWL) bei Harnsteinen ohne auxiliäre Maßnahmen, außer bei Para- / Tetraplegie	0,553		2,9	1	0,199	6	0,111	0,118			0,7865
L44Z	A	Geriatrische frührehabilitative Komplexbehandlung bei Krankheiten und Störungen der Harnorgane	1,524		20,9	6	0,212	32	0,050	0,068			0,8276
L60A	M	Niereninsuffizienz, mehr als ein Belegungstag, mit intensivmedizinischer Komplexbehandlung > 392 / 368 / - Aufwandspunkte oder mit Dialyse und akutem Nierenversagen und äußerst schweren CC oder mit Dialyse und komplizierenden Faktoren, Alter < 16 Jahre	2,777		19,3	5	0,439	36	0,095	0,129		x	1,4616
L60B	M	Niereninsuffizienz, mehr als ein Belegungstag, mit Dialyse und komplizierenden Faktoren oder äußerst schweren CC, Alter > 15 Jahre	1,663		13,5	3	0,391	27	0,081	0,108		x	1,2264
L60C	M	Niereninsuffizienz, mehr als ein Belegungstag, mit Dialyse oder äußerst schweren CC oder Alter < 18 Jahre mit schweren CC oder mit intensivmedizinischer Komplexbehandlung > 196 / 184 / - Aufwandspunkte	1,122		9,8	2	0,344	22	0,073	0,095		x	1,0868
L60D	M	Niereninsuffizienz, mehr als ein Belegungstag, ohne Dialyse, ohne äußerst schwere CC, Alter > 17 Jahre oder ohne schwere CC, ohne intensivmedizinische Komplexbehandlung > 196 / 184 / - Aufwandspunkte	0,613		6,8	1	0,291	15	0,060	0,075		x	0,8252

DRG	Partition	Bezeichnung [6]	Bewertungsrelation bei Hauptabteilung	Bewertungsrelation bei Hauptabteilung und Beleghebamme	Mittlere Verweildauer [1]	Untere Grenzverweildauer: Erster Tag mit Abschlag [2), 5)]	Untere Grenzverweildauer: Bewertungsrelation/Tag	Obere Grenzverweildauer: Erster Tag zus. Entgelt [3), 5)]	Obere Grenzverweildauer: Bewertungsrelation/Tag	Externe Verlegung Abschlag/Tag (Bewertungsrelation)	Verlegungsfallpauschale	Ausnahme von Wiederaufnahme [4]	Pflegeerlös Bewertungsrelation/Tag
1	2	3	4	5	6	7	8	9	10	11	12	13	
L62A	M	Neubildungen der Harnorgane mit äußerst schweren CC oder Alter < 16 Jahre mit schweren CC	1,481		14,1	4	0,275	28	0,069	0,091		x	1,0791
L62B	M	Neubildungen der Harnorgane ohne äußerst schwere CC oder Alter < 16 Jahre ohne schwere CC	0,782		4,1	1	0,415	10	0,185	0,131		x	2,0920
L62C	M	Neubildungen der Harnorgane ohne äußerst schwere CC, Alter > 15 Jahre	0,465		4,7	1	0,231	12	0,064	0,076		x	0,8608
L63A	M	Infektionen der Harnorgane mit bestimmter hochaufwendiger Behandlung oder mit äußerst schweren CC, mit Komplexbehandlung bei isolationspflichtigen Erregern	1,694		15,8	4	0,327	31	0,072	0,097			1,2601
L63B	M	Infektionen der Harnorgane ohne bestimmte hochaufwendige Behandlung, mit best. aufwendiger Behandlung od. mit äußerst schweren CC, ohne Komplexbeh. bei isolationspfl. Erregern oder mit Komplexbeh. bei isolationspfl. Erregern, ohne äußerst schwere CC	1,096		12,0	3	0,261	23	0,061	0,080			1,0916
L63C	M	Infektionen der Harnorgane ohne äußerst schwere CC, ohne Komplexbehandlung bei isolationspflichtigen Erregern, ohne bestimmte aufwendige / hochaufwendige Behandl., Alter < 3 Jahre oder best. schwere Infektionen oder best. mäßig aufwendige Behandlung	0,531		5,2	1	0,339	11	0,070	0,084			1,2219
L63D	M	Infektionen der Harnorgane oh. äuß. schwere CC, oh. best. mäßig aufwendige / aufwendige / hochaufw. Behandl., oh. Komplexbeh. isolationspfl. Erreger, oh. best. schw. Infektionen, Alter > 2 J. und < 6 J. oder Alter < 18 J. mit schw. CC oder Alter > 89 J.	0,523		6,1	1	0,300	13	0,058	0,071			0,9986
L63E	M	Infektionen der Harnorgane ohne äußerst schwere CC, ohne best. mäßig aufw. / aufw. / hochaufw. Behandlung, ohne Komplexbeh. isolationspfl. Erreger, ohne best. schw. Infektionen, Alter > 5 und < 18 Jahre, ohne schwere CC od. Alter > 17 und < 90 Jahre	0,453		5,4	1	0,267	11	0,057	0,069			0,8061
L64A	M	Andere Erkrankungen der Harnorgane mit äußerst schweren oder schweren CC oder bestimmter Diagnose, mehr als ein Belegungstag oder Urethrozystoskopie, bei angeborener Fehlbildung oder Alter < 3 Jahre	0,523		2,7	1	0,065	6	0,084	0,088			1,3887
L64B	M	Andere Erkrankungen der Harnorgane mit äußerst schweren oder schweren CC oder bestimmter Diagnose, mehr als ein Belegungstag oder Urethrozystoskopie, außer bei angeborener Fehlbildung, Alter > 2 Jahre	0,484		3,7	1	0,125	9	0,064	0,072			0,7885
L64C	M	Andere Erkrankungen der Harnorgane ohne äußerst schwere oder schwere CC, ohne bestimmte Diagnose oder ein Belegungstag, bestimmte Eingriffe am Ureter, Alter < 16 Jahre	0,367		2,5	1	0,098	5	0,075	0,076			0,9751
L64D	M	Andere Erkrankungen der Harnorgane ohne äußerst schwere oder schwere CC, ohne bestimmte Diagnose oder ein Belegungstag, ohne bestimmte Eingriffe am Ureter, Alter > 15 Jahre	0,287		2,5	1	0,101	5	0,076	0,078			0,7741
L68A	M	Andere mäßig schwere Erkrankungen der Harnorgane, Alter < 16 Jahre	0,524		3,9	1	0,246	9	0,081	0,092			1,2211
L68B	M	Andere mäßig schwere Erkrankungen der Harnorgane, Alter > 15 Jahre	0,383		3,8	1	0,181	9	0,064	0,072			0,7768
L69A	M	Andere schwere Erkrankungen der Harnorgane, mehr als ein Belegungstag, Alter < 16 Jahre	0,758		6,6			15	0,110	0,096			1,2413
L69B	M	Andere schwere Erkrankungen der Harnorgane, mehr als ein Belegungstag, Alter > 15 Jahre	0,794		8,4	2	0,252	19	0,063	0,081			0,6775
L70A	M	Krankheiten und Störungen der Harnorgane, ein Belegungstag, Alter < 6 Jahre	0,248		1,0								1,8012
L70B	M	Krankheiten und Störungen der Harnorgane, ein Belegungstag, Alter > 5 Jahre	0,203		1,0								1,1421
L71Z	M	Niereninsuffizienz, ein Belegungstag mit Dialyse	0,316		1,0							x	2,0139
L72Z	M	Thrombotische Mikroangiopathie oder hämolytisch-urämisches Syndrom	2,011		11,5	3	0,497	25	0,173	0,159			1,2006
L73Z	M	Harnblasenlähmung, mehr als ein Belegungstag	0,685		6,3			15	0,070	0,086			1,0993
L74Z	M	Bestimmte Krankheiten und Störungen der Harnorgane bei Para- / Tetraplegie	0,562		5,6	1	0,291	12	0,063	0,077			1,1588

Fallpauschalen-Katalog und Pflegeerlöskatalog

Teil a) Bewertungsrelationen bei Versorgung durch Hauptabteilungen

DRG	Partition	Bezeichnung [6]	Bewertungsrelation bei Hauptabteilung	Bewertungsrelation bei Hauptabteilung und Beleghebamme	Mittlere Verweildauer [1]	Untere Grenzverweildauer: Erster Tag mit Abschlag [2, 5]	Untere Grenzverweildauer: Bewertungsrelation/Tag	Obere Grenzverweildauer: Erster Tag zus. Entgelt [3, 5]	Obere Grenzverweildauer: Bewertungsrelation/Tag	Externe Verlegung Abschlag/Tag (Bewertungsrelation)	Verlegungsfallpauschale	Ausnahme von Wiederaufnahme [4]	Pflegeerlös Bewertungsrelation/Tag
1	2	3	4	5	6	7	8	9	10	11	12	13	
MDC 12 Krankheiten und Störungen der männlichen Geschlechtsorgane													
M01A	O	Große Eingriffe an den Beckenorganen beim Mann mit äußerst schweren CC	3,713		15,9	4	0,357	31	0,079	0,106			1,0072
M01B	O	Große Eingriffe an den Beckenorganen beim Mann ohne äußerst schwere CC oder bestimmte Eingriffe an den Beckenorganen beim Mann mit äußerst schweren CC	2,384		7,7	2	0,254	13	0,069	0,088			0,7283
M02A	O	Transurethrale Prostataresektion oder bestimmte andere Operationen an der Prostata mit äußerst schweren CC	1,925		14,1	4	0,252	28	0,063	0,084			0,9619
M02B	O	Transurethrale Prostataresektion oder bestimmte andere Operationen an der Prostata ohne äußerst schwere CC	0,777		4,9	1	0,313	10	0,054	0,064			0,7081
M03A	O	Bestimmte Eingriffe am Penis, Alter < 6 Jahre oder aufwendige plastische Rekonstruktion des Penis, Alter < 18 Jahre oder totale Amputation des Penis oder Amputation des Penis mit bestimmter Lymphadenektomie	1,434		7,0	1	0,290	14	0,082	0,072			1,3390
M03B	O	Bestimmte Eingriffe am Penis, Alter > 5 J. oder aufwendige plastische Rekonstruktion des Penis, Alter > 17 J., ohne totale Amputation des Penis, ohne Amputation des Penis mit best. Lymphadenektomie, mit mäßig komplexen Eingriffen am Penis, Alter < 18 J.	1,166		5,1	1	0,218	11	0,086	0,072			1,3564
M03C	O	Mäßig komplexe Eingriffe am Penis, Alter > 17 Jahre, ohne bestimmte Eingriffe am Penis, ohne aufwendige plastische Rekonstruktion des Penis, ohne totale Amputation des Penis, ohne Amputation des Penis mit bestimmter Lymphadenektomie	1,034		4,5	1	0,175	10	0,054	0,064			0,7397
M04A	O	Eingriffe am Hoden oder bestimmte Eingriffe an Urethra und Prostata bei bösartiger Neubildung mit äußerst schweren CC oder bei Fournier-Gangrän oder bestimmte radikale Prostatovesikulektomien oder bestimmte Lymphadenektomie	2,090		8,6	2	0,274	19	0,067	0,085			0,8201
M04B	O	Eingriffe am Hoden mit bestimmtem Eingriff bei Orchitis mit Abszess oder bösartiger Neubildung oder bestimmte Eingriffe am Hoden oder bestimmte Eingriffe an Urethra und Prostata bei bösartiger Neubildung	0,891		3,8	1	0,185	9	0,075	0,085			0,7865
M04C	O	Eingriffe am Hoden mit mäßig komplexem Eingriff, Alter < 3 Jahre oder mit schweren CC oder beidseitigem Hodenhochstand, Alter < 14 Jahre	0,772		2,3	1	0,152	4	0,073	0,072			1,4978
M04D	O	Eingriffe am Hoden ohne äußerst schwere CC, ohne bestimmten Eingriff, ohne mäßig komplexen Eingriff oder Alter > 2 Jahre, ohne schwere CC oder ohne beidseitigen Hodenhochstand oder Alter > 13 Jahre	0,628		2,9	1	0,131	6	0,061	0,064			0,9156
M05A	O	Zirkumzision oder bestimmte andere Eingriffe am Penis oder bestimmte großflächige Ablationen der Haut	0,572		2,9	1	0,152	7	0,064	0,068			0,9369
M05B	O	Zirkumzision, andere Eingriffe am Penis oder großflächige Ablationen der Haut, ohne Zirkumzision, ohne bestimmte andere Eingriffe am Penis, ohne bestimmte großflächige Ablationen der Haut	0,432		2,3	1	0,122	4	0,068	0,067			0,8749
M06Z	O	Andere OR-Prozeduren an den männlichen Geschlechtsorganen oder Stanzbiopsie an der Prostata, ein Belegungstag	0,728		3,0	1	0,360	7	0,141	0,150			0,8696
M07Z	O	Brachytherapie bei Krankheiten und Störungen der männlichen Geschlechtsorgane, Implantation von > 10 Seeds	1,998		2,0	1	0,373	3	0,216	0,205		x	1,0789
M09A	O	OR-Prozeduren an den männlichen Geschlechtsorganen bei bösartiger Neubildung mit äußerst schweren CC oder bestimmte Eingriffe an den Beckenorganen beim Mann ohne äußerst schwere CC oder BNB des Penis	1,520		9,3	2	0,247	17	0,056	0,072			0,7372
M09B	O	OR-Prozeduren an den männlichen Geschlechtsorganen bei bösartiger Neubildung, ohne äußerst schwere CC, ohne BNB des Penis	0,964		4,8	1	0,586	11	0,065	0,077			0,7229
M10A	O	Strahlentherapie bei Krankheiten und Störungen der männlichen Geschlechtsorgane, mehr als ein Belegungstag, Bestrahlungen an mindestens 8 Tagen	3,043		22,6	7	0,368	39	0,130	0,125		x	0,8156
M10B	O	Radioligandentherapie mit Lutetium-177-PSMA-Liganden	1,565		2,5	1	0,811	5	0,448	0,459			1,4273
M10C	O	Strahlentherapie bei Krankheiten und Störungen der männlichen Geschlechtsorgane, mehr als ein Belegungstag, Bestrahlungen an weniger als 8 Tagen oder interstitielle Brachytherapie	1,124		4,8	1	0,154	15	0,090	0,107		x	0,8450
M11Z	O	Transurethrale Laserdestruktion und -resektion der Prostata	0,891		4,1	1	0,173	9	0,059	0,068			0,7444
M37Z	O	Große Eingriffe an Darm oder Harnblase bei Erkrankungen und Störungen der männlichen Geschlechtsorgane oder Eingriffe am Hoden bei Fournier-Gangrän mit äußerst schweren CC	4,066		19,8	6	0,298	37	0,074	0,100			1,1334
M38Z	O	Komplizierende Konstellation mit operativem Eingriff bei Krankheiten und Störungen der männlichen Geschlechtsorgane	4,160		22,1	6	0,452	39	0,161	0,137			1,2243
M60A	M	Bösartige Neubildungen der männlichen Geschlechtsorgane, mehr als ein Belegungstag, Alter < 11 Jahre oder mit äußerst schweren CC	1,490		13,7	4	0,278	28	0,071	0,094		x	1,0513

Teil a) Bewertungsrelationen bei Versorgung durch Hauptabteilungen

DRG	Partition	Bezeichnung [6]	Bewertungsrelation bei Hauptabteilung	Bewertungsrelation bei Hauptabteilung und Beleghebamme	Mittlere Verweildauer [1]	Untere Grenzverweildauer: Erster Tag mit Abschlag [2], [5]	Untere Grenzverweildauer: Bewertungsrelation/Tag	Obere Grenzverweildauer: Erster Tag zus. Entgelt [3], [5]	Obere Grenzverweildauer: Bewertungsrelation/Tag	Externe Verlegung Abschlag/Tag (Bewertungsrelation)	Verlegungsfallpauschale	Ausnahme von Wiederaufnahme [4]	Pflegeerlös Bewertungsrelation/Tag
1	2	3	4	5	6	7	8	9	10	11	12	13	
M60B	M	Bösartige Neubildungen der männlichen Geschlechtsorgane, ein Belegungstag oder Alter > 10 Jahre, ohne äußerst schwere CC	0,574		5,3	1	0,266	13	0,067	0,080		x	0,8321
M61Z	M	Benigne Prostatahyperplasie	0,426		3,4	1	0,027	8	0,067	0,073			0,8040
M62Z	M	Infektion / Entzündung der männlichen Geschlechtsorgane	0,393		4,5	1	0,144	9	0,055	0,065			0,7009
M64Z	M	Andere Krankheiten der männlichen Geschlechtsorgane und Sterilisation beim Mann	0,353		3,0	1	0,161	7	0,067	0,072			0,8611
MDC 13 Krankheiten und Störungen der weiblichen Geschlechtsorgane													
N01A	O	Beckeneviszeration bei der Frau und komplexe Vulvektomie oder bestimmte Lymphadenektomie mit äußerst schweren CC, ohne komplexen Eingriff, ohne komplizierende Konstellation, mit Multiviszeraleingriff	6,185		18,5	5	0,496	32	0,218	0,153			1,2871
N01B	O	Beckeneviszeration bei der Frau und komplexe Vulvektomie oder bestimmte Lymphadenektomie mit äußerst schweren CC, ohne komplexen Eingriff, ohne komplizierende Konstellation, ohne Multiviszeraleingriff	4,651		17,4	5	0,396	33	0,095	0,129			1,1597
N01C	O	Beckeneviszeration bei der Frau und komplexe Vulvektomie oder bestimmte Lymphadenektomie mit schweren CC	3,352		12,3	3	0,388	22	0,088	0,117			1,0351
N01D	O	Beckeneviszeration bei der Frau und komplexe Vulvektomie oder bestimmte Lymphadenektomie ohne äußerst schwere oder schwere CC	2,641		8,8	2	0,355	16	0,084	0,108			0,9506
N02A	O	Eingriffe an Uterus und Adnexen oder bestimmten Hernien und große operative Eingriffe an Vagina, Zervix und Vulva bei bösartiger Neubildung oder bestimmte Eingriffe am Darm oder Rekonstruktion von Vagina und Vulva, mit äußerst schweren CC	4,008		20,1	6	0,345	38	0,084	0,114			1,2145
N02B	O	Eingriffe an Uterus und Adnexen oder bestimmten Hernien und große operative Eingriffe an Vagina, Zervix und Vulva bei BNB oder bestimmte Eingriffe am Darm oder Rekonstruktion von Vagina und Vulva, ohne äußerst schwere CC, mit komplexem Eingriff	2,255		10,3	2	0,328	21	0,067	0,087			0,9411
N02C	O	Eingriffe an Uterus und Adnexen od. best. Hernien und große operative Eingriffe an Vagina, Zervix und Vulva bei BNB od. best. Eingriffe am Darm od. Rekonstruktion von Vagina und Vulva, ohne äuß. schw. CC, ohne kompl. Eingriff, mit mäßig kompl. Eingriff	1,640		7,5	1	1,049	16	0,067	0,085			0,8767
N02D	O	Eingriffe an Uterus und Adnexen oder bestimmten Hernien und große operative Eingriffe an Vagina, Zervix und Vulva bei bösartiger Neubildung, ohne äußerst schwere CC, ohne komplexen Eingriff, ohne mäßig komplexen Eingriff	1,204		4,4	1	0,537	10	0,077	0,090			0,7986
N04Z	O	Hysterektomie außer bei bösartiger Neubildung, mit äußerst schweren oder schweren CC oder mit komplexem Eingriff	1,883		9,1	2	0,271	20	0,063	0,081			0,9887
N05A	O	Ovariektomien und komplexe Eingriffe an den Tubae uterinae außer bei bösartiger Neubildung, mit äußerst schweren oder schweren CC	2,282		11,5	3	0,297	24	0,072	0,095			1,0812
N05B	O	Ovariektomien und komplexe Eingriffe an den Tubae uterinae außer bei bösartiger Neubildung, ohne äußerst schwere oder schwere CC, Alter > 15 Jahre	0,796		2,9	1	0,199	6	0,069	0,073			0,8833
N06Z	O	Komplexe rekonstruktive Eingriffe an den weiblichen Geschlechtsorganen oder bestimmte Embolisation an viszeralen und anderen abdominalen Gefäßen außer bei bösartiger Neubildung	1,069		4,5	1	0,198	9	0,061	0,071			0,7940
N07A	O	Andere Eingriffe an Uterus und Adnexen oder bestimmten Hernien außer bei bösartiger Neubildung, mit komplexer Diagnose oder bestimmte Eingriffe am Uterus oder kleine rekonstruktive Eingriffe an den weiblichen Geschlechtsorganen, mit bestimmtem Eingriff	0,862		3,5	1	0,224	7	0,063	0,070			0,8609
N07B	O	Andere Eingriffe an Uterus und Adnexen oder bestimmten Hernien außer bei bösartiger Neubildung, mit komplexer Diagnose oder bestimmte Eingriffe am Uterus oder kleine rekonstruktive Eingriffe an den weiblichen Geschlechtsorganen, ohne bestimmten Eingriff	0,665		4,1	1	0,158	8	0,054	0,062			0,7827
N08Z	O	Endoskopische Eingriffe an den weiblichen Geschlechtsorganen	0,841		3,2	1	0,224	7	0,066	0,072			0,9090
N09A	O	Brachytherapie bei Krankheiten und Störungen der weiblichen Geschlechtsorgane, ein Belegungstag	0,420		1,0							x	1,1575
N09B	O	Andere Eingriffe an Vagina, Zervix und Vulva, kleine Eingriffe an Blase, Uterus, Bauchwand und Peritoneum	0,579		2,8	1	0,162	6	0,074	0,078			1,0094
N10Z	O	Diagnostische Kürettage, Hysteroskopie, Sterilisation, Pertubation und kleine Eingriffe an Vagina und Vulva	0,522		2,7	1	0,156	6	0,077	0,080			1,0665
N11A	O	Andere OR-Prozeduren an den weiblichen Geschlechtsorganen mit bestimmtem Eingriff oder komplexer Diagnose mit äußerst schweren CC	2,351		17,9	5	0,290	36	0,068	0,092			1,0003
N11B	O	Andere OR-Prozeduren an den weiblichen Geschlechtsorganen, ohne bestimmten Eingriff, ohne komplexe Diagnose oder äußerst schwere CC	1,131		8,9	2	0,276	20	0,065	0,084			0,8256

Fallpauschalen-Katalog und Pflegeerlöskatalog
Teil a) Bewertungsrelationen bei Versorgung durch Hauptabteilungen

DRG	Partition	Bezeichnung [6]	Bewertungsrelation bei Hauptabteilung	Bewertungsrelation bei Hauptabteilung und Beleghebamme	Mittlere Verweildauer [1]	Untere Grenzverweildauer: Erster Tag mit Abschlag [2], [5]	Untere Grenzverweildauer: Bewertungsrelation/Tag	Obere Grenzverweildauer: Erster Tag zus. Entgelt [3], [5]	Obere Grenzverweildauer: Bewertungsrelation/Tag	Externe Verlegung Abschlag/Tag (Bewertungsrelation)	Verlegungsfallpauschale	Ausnahme von Wiederaufnahme [4]	Pflegeerlös Bewertungsrelation/Tag
1	2	3	4	5	6	7	8	9	10	11	12	13	
N13A	O	Große Eingriffe an Vagina, Zervix und Vulva auß. bei BNB oder kl. Eingriffe an Vagina/Douglasraum oder best. Eingriff an der Harnblase, Alter > 80 Jahre od. äuß. schw. od. schw. CC od. best. Embolisation an viszeralen und and. abdominalen Gefäßen bei BNB	1,282		7,6	2	0,267	18	0,073	0,093			0,9429
N13B	O	Große Eingr. an Vagina, Zervix u. Vulva auß. bei BNB od. kl. Eingriffe an Vagina/Douglasraum od. best. Eingr. an der Harnblase, Alter < 81 Jahre, ohne äuß. schw. od. schw. CC, mit aufwend. Eingr., ohne best. Embol. an visz. u. and. abdom. Gefäßen bei BNB	0,922		3,5	1	0,368	8	0,075	0,084			0,8347
N13C	O	Große Eingriffe an Vagina, Zervix und Vulva außer bei bösartiger Neubildung oder kleine Eingriffe an Vagina und Douglasraum oder bestimmter Eingriff an der Harnblase, Alter < 81 Jahre, ohne äußerst schwere oder schwere CC, ohne aufwendigen Eingriff	0,700		3,2	1	0,252	7	0,072	0,079			0,9979
N14Z	O	Hysterektomie auß. bei BNB m. Beckenbodenpl. od. Brachytherapie b. Krankh./Stör. weibl. Geschlechtsorg., > 1 BT, m. äuß. schw. CC od. Ovariektomie u. kompl. Eingriffe an den Tubae uterinae auß. bei BNB, ohne äuß. schwere od. schwere CC, Alter < 16 Jahre	1,257		5,0	1	0,210	9	0,059	0,070			0,7963
N15Z	O	Strahlentherapie bei Krankheiten und Störungen der weiblichen Geschlechtsorgane, Bestrahlungen an mindestens 9 Tagen	3,114		23,6	7	0,372	42	0,128	0,121		x	0,8125
N16A	O	Strahlentherapie bei Krankheiten und Störungen der weiblichen Geschlechtsorgane, mehr als ein Belegungstag, Bestrahlungen an mindestens 5 Tagen	1,211		7,9	2	0,380	16	0,144	0,128		x	0,7622
N16B	O	Strahlentherapie bei Krankheiten und Störungen der weiblichen Geschlechtsorgane, mehr als ein Belegungstag, Bestrahlungen an weniger als 5 Tagen oder Brachytherapie	0,612		3,4	1	0,275	9	0,163	0,126		x	0,8323
N21A	O	Hysterektomie außer bei bösartiger Neubildung, ohne äuß. schw. oder schw. CC, ohne komplexen Eingriff, ohne Beckenbodenplastik oder subtotale und andere Hysterektomie bei bösartiger Neubildung oder komplexe Myomenukleation, mit aufwendigem Eingriff	1,189		4,3	1	0,197	9	0,064	0,074			0,8098
N21B	O	Hysterektomie außer bei bösartiger Neubildung, ohne äuß. schw. oder schw. CC, ohne komplexen Eingriff, ohne Beckenbodenplastik oder subtotale und andere Hysterektomie bei bösartiger Neubildung oder komplexe Myomenukleation, ohne aufwendigen Eingriff	1,032		3,4	1	0,303	7	0,065	0,071			0,8536
N23Z	O	Andere rekonstruktive Eingriffe an den weiblichen Geschlechtsorganen oder andere Myomenukleation	1,064		3,5	1	0,318	7	0,063	0,070			0,8948
N25Z	O	Andere Eingriffe an Uterus und Adnexen oder bestimmten Hernien außer bei bösartiger Neubildung, ohne komplexe Diagnose oder andere kleine Eingriffe an den weiblichen Geschlechtsorganen	0,735		2,7	1	0,183	6	0,070	0,073			0,9703
N33Z	O	Mehrzeitige komplexe OR-Prozeduren bei Krankheiten und Störungen der weiblichen Geschlechtsorgane	8,579		28,6	9	0,434	47	0,226	0,146			1,3205
N34Z	O	Große Eingriffe an Darm oder Harnblase bei Krankheiten und Störungen der weiblichen Geschlechtsorgane	4,067		15,1	4	0,364	28	0,084	0,113			1,2045
N38Z	O	Komplizierende Konstellation mit best. op. Eingriff bei Krankheiten u. Störungen der weibl. Geschlechtsorg. od. Beckenevisz. bei der Frau u. radikale Vulvektomie od. best. Lymphadenekt. mit äuß. schw. CC, mit kompl. Eingriff od. kompliz. Konstellation	6,734		24,5	7	0,457	43	0,188	0,143			1,2522
N60A	M	Bösartige Neubildung der weiblichen Geschlechtsorgane, mehr als ein Belegungstag, Alter < 19 Jahre oder äußerst schwere CC	1,500		14,2	4	0,281	28	0,069	0,092		x	0,9914
N60B	M	Bösartige Neubildung der weiblichen Geschlechtsorgane, ein Belegungstag oder Alter > 18 Jahre, ohne äußerst schwere CC	0,550		5,2	1	0,317	13	0,068	0,082		x	0,9102
N61Z	M	Infektion und Entzündung der weiblichen Geschlechtsorgane	0,363		3,9	1	0,115	8	0,060	0,068			0,7576
N62A	M	Menstruationsstörungen und andere Erkrankungen der weiblichen Geschlechtsorgane mit komplexer Diagnose oder Alter < 16 Jahre	0,357		3,0	1	0,162	7	0,074	0,079			0,9266
N62B	M	Menstruationsstörungen und andere Erkrankungen der weiblichen Geschlechtsorgane ohne komplexe Diagnose, Alter > 15 Jahre	0,266		2,4	1	0,108	5	0,075	0,076			0,8551

DRG	Partition	Bezeichnung [6]	Bewertungsrelation bei Hauptabteilung	Bewertungsrelation bei Hauptabteilung und Beleghebamme	Mittlere Verweildauer [1]	Untere Grenzverweildauer: Erster Tag mit Abschlag [2], [5]	Untere Grenzverweildauer: Bewertungsrelation/Tag	Obere Grenzverweildauer: Erster Tag zus. Entgelt [3], [5]	Obere Grenzverweildauer: Bewertungsrelation/Tag	Externe Verlegung Abschlag/Tag (Bewertungsrelation)	Verlegungsfallpauschale	Ausnahme von Wiederaufnahme [4]	Pflegeerlös Bewertungsrelation/Tag
1	2	3	4	5	6	7	8	9	10	11	12	13	
MDC 14 Schwangerschaft, Geburt und Wochenbett													
O01A	O	Sekundäre Sectio caesarea mit mehreren komplizierenden Diagnosen, mit intrauteriner Therapie oder komplizierender Konstellation oder Mehrlingsschwangerschaft oder Sectio caesarea mit IntK > 196 / 184 / 184 Punkte	3,405	3,233	17,0	5	0,351	35	0,124		x	x	1,0287
O01B	O	Sectio caesarea, Schwangerschaftsd. bis 25 vollend. W. (SSW), mit mehreren komplizierenden Diagnosen., mit intrauteriner Therapie oder kompliz. Konstell. oder Mehrlingsschw. oder bis 33 SSW oder mit kompl. Diagnose, m. od. oh. kompliz. Diag. mit best. Eingriff b. Sectio od. äuß. schw. CC	2,332	2,100	18,5	5	0,222	37	0,072	0,068		x	0,7560
O01C	O	Sectio caesarea mit mehreren kompliz. Diag., Schwangerschaftsdauer 26 bis 33 SSW, oh. best. kompliz. Faktoren od. mit kompliz. Diag., bis 25 SSW od. mit Tamponade einer Blutung od. Thromboembolie in Gestationsperiode m. OR-Proz., oh. äuß. schw. CC	1,388	1,250	11,9	3	0,187	26	0,073	0,058		x	0,7228
O01D	O	Sekundäre Sectio caesarea m. mehrer. kompliz. Diagn., Schwangerschaftsdauer > 33 vollendete Wochen (SSW), oh. intraut. Ther., oh. kompliz. Konst., ohne Mehrlingsschw. od. bis 33 SSW od. m. kompl. Diag., mit od. ohne kompliz. Diag., oh. äuß. schw. CC	1,149	0,974	6,4	1	0,212	13	0,046	0,057		x	0,7052
O01E	O	Primäre Sectio caesarea ohne äuß. schwere CC, mit komplizierender oder komplexer Diagnose oder Schwangerschaftsdauer bis 33 vollendete Wochen (SSW) oder sekundäre Sectio caesarea, ohne komplexe Diagnose, Schwangerschaftsdauer > 33 vollendete Wochen	0,970	0,814	4,6	1	0,156	9	0,047	0,056		x	0,7082
O01F	O	Primäre Sectio caesarea ohne komplexe Diagnose, Schwangerschaftsdauer mehr als 33 vollendete Wochen (SSW)	0,769	0,688	3,6	1	0,124	7	0,051	0,057		x	0,7854
O02A	O	Vaginale Entbindung mit komplizierender OR-Prozedur, Schwangerschaftsdauer bis 33 vollendete Wochen oder mit intrauteriner Therapie oder komplizierende Konstellation oder bestimmtem Eingriff oder komplizierender Diagnose oder mit äußerst schweren CC	1,079	0,921	5,4	1	0,524	14	0,062	0,075		x	0,8932
O02B	O	Vaginale Entbindung mit komplizierender OR-Prozedur, Schwangerschaftsdauer mehr als 33 vollendete Wochen, ohne intrauterine Therapie, ohne komplizierende Konstellation, ohne bestimmten Eingriff, ohne komplizierende Diagnose, ohne äußerst schwere CC	0,816	0,641	3,8	1	0,260	8	0,051	0,058		x	0,7033
O03Z	O	Eingriffe bei Extrauteringravidität	0,716	0,715	2,7	1	0,164	6	0,070	0,074		x	0,8815
O04A	O	Stationäre Aufnahme nach Entbindung oder Abort mit OR-Prozedur oder bestimmtem Eingriff an der Mamma mit komplexem Eingriff	1,397	1,392	8,9	2	0,235	21	0,056	0,072		x	0,8421
O04B	O	Stationäre Aufnahme nach Entbindung oder Abort mit OR-Prozedur oder bestimmtem Eingriff an der Mamma, ohne komplexen Eingriff	0,631	0,621	4,1	1	0,234	9	0,059	0,068		x	0,8340
O04C	O	Stationäre Aufnahme nach Entbindung mit kleinem Eingriff an Uterus, Vagina, Perianalregion und Bauchwand oder Abort mit Dilatation und Kürettage, Aspirationskürettage oder Hysterotomie oder bestimmte Amnionpunktion	0,472	0,467	2,8	1	0,140	6	0,068	0,071		x	0,9341
O05A	O	Bestimmte OR-Prozeduren in der Schwangerschaft mit intrauterinem operativen Verschluss des offenen Rückens	2,548	2,510	7,3	1	0,340	13	0,065	0,082		x	0,7371
O05B	O	Cerclage und Muttermundverschluss oder komplexe OR-Prozedur oder bestimmte intrauterine Operation am Feten, mehr als ein Belegungstag	0,869	0,811	7,5	2	0,158	19	0,044	0,056		x	0,6830
O05C	O	Bestimmte OR-Prozeduren in der Schwangerschaft, ein Belegungstag oder ohne Cerclage, ohne Muttermundverschluss, ohne komplexe OR-Prozedur, ohne bestimmte intrauterine Operation am Feten, mit fetoskopischer Hochfrequenzablation von Gefäßen	0,828	0,798	4,2	1	0,390	9	0,065	0,075		x	0,7777
O05D	O	Bestimmte OR-Prozeduren in der Schwangerschaft, ein Belegungstag oder ohne Cerclage, Muttermundverschluss, komplexe OR-Prozedur und bestimmte intrauterine Operation am Feten, mit wenig aufwendigem Eingriff oder intrauterine Therapie des Feten	0,564	0,548	3,2	1	0,217	7	0,067	0,072		x	0,7406
O60A	M	Vaginale Entbindung mit mehreren komplizierenden Diagnosen, mindestens eine schwer, Schwangerschaftsdauer bis 33 vollendete Wochen oder mit komplizierender Konstellation	1,298	1,068	13,5	3	0,193	29	0,066	0,053		x	0,6708
O60B	M	Vaginale Entbindung mit mehr. kompliz. Diag., mind. eine schwer, > 33 vollend. SSW, ohne kompliz. Konstell. od. Tamp. einer Blutung od. Thromboemb. während der Gestationsp. oh. OR-Proz. od. schwere od. mäßig schwere kompliz. Diag. bis 33 vollend. SSW	0,734	0,557	4,6	1	0,276	10	0,047	0,055		x	0,6745
O60C	M	Vaginale Entbindung mit schwerer oder mäßig schwerer komplizierender Diagnose oder Schwangerschaftsdauer bis 33 vollendete Wochen	0,601	0,444	3,7	1	0,198	7	0,046	0,052		x	0,6562
O60D	M	Vaginale Entbindung ohne komplizierende Diagnose, Schwangerschaftsdauer mehr als 33 vollendete Wochen	0,502	0,369	3,0	1	0,146	6	0,049	0,052		x	0,6964
O61Z	M	Stationäre Aufnahme nach Entbindung oder Abort ohne OR-Prozedur, ohne bestimmten Eingriff an der Mamma	0,302	0,294	3,5	1	0,133	7	0,055	0,061		x	0,7471
O63Z	M	Abort ohne Dilatation und Kürettage, Aspirationskürettage oder Hysterotomie	0,254	0,249	2,4	1	0,100	5	0,067	0,068		x	0,8378

Fallpauschalen-Katalog und Pflegeerlöskatalog
Teil a) Bewertungsrelationen bei Versorgung durch Hauptabteilungen

DRG	Partition	Bezeichnung [6]	Bewertungsrelation bei Hauptabteilung	Bewertungsrelation bei Hauptabteilung und Beleghebamme	Mittlere Verweildauer [1]	Untere Grenzverweildauer: Erster Tag mit Abschlag [2], [5]	Untere Grenzverweildauer: Bewertungsrelation/Tag	Obere Grenzverweildauer: Erster Tag zus. Entgelt [3], [5]	Obere Grenzverweildauer: Bewertungsrelation/Tag	Externe Verlegung Abschlag/Tag (Bewertungsrelation)	Verlegungsfallpauschale	Ausnahme von Wiederaufnahme [4]	Pflegeerlös Bewertungsrelation/Tag
1	2	3	4	5	6	7	8	9	10	11	12	13	
O65A	M	Andere vorgeburtliche stationäre Aufnahme mit äußerst schweren oder schweren CC oder komplexer Diagnose oder komplizierendem Eingriff oder ein Belegungstag	0,402	0,369	4,4	1	0,233	10	0,050	0,058		x	0,7639
O65B	M	Andere vorgeburtliche stationäre Aufnahme ohne äußerst schwere oder schwere CC, ohne komplexe Diagnose, ohne komplizierenden Eingriff, mehr als ein Belegungstag	0,333	0,307	3,8			9	0,051	0,057		x	0,6674
MDC 15 Neugeborene													
P01Z	O	Neugeborenes, verstorben < 5 Tage nach Aufnahme mit signifikanter OR-Prozedur	1,721		2,5						x	x	5,1750
P02A	O	Kardiothorakale oder Gefäßeingriffe mit Beatmung > 480 Stunden oder bestimmte Eingriffe bei angeborener Fehlbildungen mit Beatmung > 899 Stunden	22,030		63,8	20	0,840	82	0,348		x	x	4,3470
P02B	O	Kardiothorakale oder Gefäßeingriffe bei Neugeborenen, Beatmung > 180 und < 481 Stunden oder bestimmte Eingriffe bei angeborenen Fehlbildungen, Beatmung > 180 und < 900 Stunden oder Eingriff bei univentrikulärem Herzen, Beatmung < 481 Stunden	11,443		31,9	10	0,717	50	0,260		x	x	3,4531
P02C	O	Kardiothorakale oder Gefäßeingriffe bei Neugeborenen ohne Eingriff bei univentrikulärem Herzen oder bestimmte Eingriffe bei angeborenen Fehlbildungen, ohne Beatmung > 180 Stunden	7,856		22,5	6	0,729	39	0,233	0,217		x	3,0372
P03A	O	Aufnahmegewicht 1000 - 1499 g, mehrere schwere Probleme mit signifikanter OR-Prozedur oder mehrzeitige komplexe OR-Prozeduren, mit Beatmung > 479 Stunden oder mehrere schwere Probleme ohne signifikante OR-Prozedur mit Beatmung > 599 Stunden	12,640		63,0	20	0,591	81	0,220		x	x	3,6859
P03B	O	Aufnahmegewicht 1000 - 1499 g mit sig. OR-Prozedur oder Beat. > 120 Std., oh. Beat. > 599 Std. oder oh. mehrere schwere Probleme, oh. Beat. > 479 Std. oder oh. mehrere schwere Probleme oder oh. sig. OR-Prozedur oder oh. mehrzeitige komplexe OR-Prozedur	8,196		47,8	15	0,505	66	0,172		x	x	3,0177
P04A	O	Aufnahmegewicht 1500 - 1999 g, mehrere schwere Probleme mit sig. OR-Prozedur oder mehrz. kompl. OR-Prozeduren, mit Beatmung > 240 Std. oder mehrere schwere Probleme mit Beatmung > 320 Std. oder temporärer Verschluss eines Bauchwanddefektes	12,373		52,7	17	0,641	71	0,232		x	x	3,5205
P04B	O	Aufnahmegew. 1500 - 1999 g, sig. OR-Proz. od. Beat. > 120 Std., oh. meh. schw. Probl. od. oh. Beat. > 320 Std., oh. mehrz. kompl. OR-Proz. od. oh. Beat. > 240 Std., oh. sig. OR-Proz. od. oh. Beat. > 240 Std., oh. temp. Verschluss BW-Defekt	5,416		32,8	10	0,481	51	0,163		x	x	2,8293
P05A	O	Aufnahmegewicht 2000 - 2499 g mit sig. OR-Prozedur oder Beatmung > 95 Stunden, mit mehreren schweren Problemen oder temporärem Verschluss eines Bauchwanddefektes, mit Beatmung > 275 Stunden oder mit mehrzeitigen komplexen OR-Prozeduren	12,297		51,2	16	0,687	69	0,234		x	x	3,5248
P05B	O	Aufnahmegewicht 2000 - 2499 g mit signifikanter OR-Prozedur oder Beatmung > 95 Stunden, mit mehreren schweren Problemen oder temporärem Verschluss eines Bauchwanddefektes, ohne Beatmung > 275 Stunden, ohne mehrzeitige komplexe OR-Prozeduren	4,813		23,6	7	0,527	42	0,193		x	x	2,8921
P05C	O	Aufnahmegewicht 2000 - 2499 g mit signifikanter OR-Prozedur oder Beatmung > 95 Stunden, ohne mehrere schwere Probleme, ohne mehrzeitige komplexe OR-Prozeduren, ohne temporären Verschluss eines Bauchwanddefektes	3,241		19,3	5	0,521	36	0,161	0,154		x	2,8627
P06A	O	Neugeborenes, Aufnahmegewicht > 2499 g, sig. OR-Proz. oder Beatmung > 95 Std., mehrere schwere Probleme mit sig. OR-Proz. oder mit Beatmung > 120 Std. oder best. aufwendige OR-Proz., mit Beatmung > 240 Std. oder mehrz. kompl. OR-Proz. oder Dialyse	8,610		32,0	10	0,685	50	0,246		x	x	3,6300
P06B	O	Neugeborenes, Aufnahmegewicht > 2499 g, sig. OR-Proz. od. Beatmung > 95 Std., mehrere schwere Probleme mit sig. OR-Proz. od. mit Beatmung > 120 Std. od. best. aufwendige OR-Proz., ohne Beatmung > 240 Std., ohne mehrz. kompl. OR-Proz., ohne Dialyse	4,072		17,0	5	0,561	32	0,202		x	x	2,9327
P06C	O	Neugeborenes, Aufnahmegewicht > 2499 g mit signifikanter OR-Prozedur oder Beatmung > 95 Stunden, ohne mehrere schwere Probleme oder ohne sig. OR-Prozedur oder ohne Beatmung > 120 Std., ohne bestimmte aufwendige OR-Prozeduren	2,646		12,4	3	0,588	25	0,190		x	x	2,8685
P60A	M	Neugeborenes, verstorben < 5 Tage nach Aufnahme ohne signifikante OR-Prozedur	0,473		1,4						x	x	3,2843
P60B	M	Neugeborenes, verlegt < 5 Tage nach Aufnahme ohne signifikante OR-Prozedur, zuverlegt oder Beatmung > 24 Stunden	0,412		1,9						x	x	2,9273
P60C	M	Neugeborenes, verlegt < 5 Tage nach Aufnahme ohne signifikante OR-Prozedur, nicht zuverlegt, ohne Beatmung > 24 Stunden (Mindestverweildauer 24 Stunden für das Krankenhaus, in dem die Geburt stattfindet)	0,198		2,0						x	x	1,0605
P61A	M	Neugeborenes, Aufnahmegewicht < 600 g mit signifikanter OR-Prozedur	29,688		118,0	38	0,724	136	0,258	0,237		x	4,2713
P61B	M	Neugeborenes, Aufnahmegewicht < 600 g ohne signifikante OR-Prozedur	21,577		100,4	32	0,648	118	0,246	0,211		x	4,0536
P61C	M	Neugeborenes, Aufnahmegewicht 600 - 749 g mit signifikanter OR-Prozedur	24,653		99,2	32	0,698	117	0,238	0,230		x	4,0571
P61D	M	Neugeborenes, Aufnahmegewicht 600 - 749 g ohne signifikante OR-Prozedur	19,013		87,0	28	0,649	105	0,226	0,214		x	3,9928
P61E	M	Neugeborenes, Aufnahmegewicht < 750 g, verstorben < 29 Tage nach Aufnahme	4,127		10,8			24	0,367		x	x	5,6288
P62A	M	Aufnahmegewicht 750 - 999 g mit signifikanter OR-Prozedur	22,808		96,9	31	0,670	115	0,249	0,219		x	4,0348

DRG	Partition	Bezeichnung [6]	Bewertungsrelation bei Hauptabteilung	Bewertungsrelation bei Hauptabteilung und Beleghebamme	Mittlere Verweildauer [1]	Untere Grenzverweildauer: Erster Tag mit Abschlag [2], [5]	Untere Grenzverweildauer: Bewertungsrelation/Tag	Obere Grenzverweildauer: Erster Tag zus. Entgelt [3], [5]	Obere Grenzverweildauer: Bewertungsrelation/Tag	Externe Verlegung Abschlag/Tag (Bewertungsrelation)	Verlegungsfallpauschale	Ausnahme von Wiederaufnahme [4]	Pflegeerlös Bewertungsrelation/Tag
1	2	3	4	5	6	7	8	9	10	11	12	13	
P62B	M	Aufnahmegewicht 750 - 874 g ohne signifikante OR-Prozedur	14,566		72,5	23	0,602	90	0,213	0,197		x	3,6369
P62C	M	Aufnahmegewicht 875 - 999 g ohne signifikante OR-Prozedur	12,666		64,7	21	0,570	83	0,204	0,191		x	3,6035
P62D	M	Aufnahmegewicht 750 - 999 g, verstorben < 29 Tage nach Aufnahme	4,240		12,5			24	0,333		x	x	5,5305
P63Z	M	Aufnahmegewicht 1000 - 1249 g ohne signifikante OR-Prozedur, ohne Beatmung > 120 Stunden	5,678		38,7	12	0,431	57	0,153	0,141		x	2,5349
P64Z	M	Aufnahmegewicht 1250 - 1499 g ohne signifikante OR-Prozedur, ohne Beatmung > 120 Stunden	4,277		31,3	9	0,423	49	0,135	0,131		x	2,3750
P65A	M	Aufnahmegewicht 1500 - 1999 g ohne signifikante OR-Prozedur, ohne Beatmung > 120 Stunden, mit mehreren schweren Problemen oder Beatmung > 95 Stunden	4,413		28,5	9	0,436	47	0,153	0,148		x	2,5375
P65B	M	Aufnahmegewicht 1500 - 1999 g ohne signifikante OR-Prozedur, ohne Beatmung > 95 Stunden, mit schwerem Problem	3,353		24,9	7	0,415	42	0,133	0,128		x	2,3174
P65C	M	Aufnahmegewicht 1500 - 1999 g ohne signifikante OR-Prozedur, ohne Beatmung > 120 Stunden, mit anderem Problem	2,053		17,5	5	0,338	32	0,116	0,110		x	2,0834
P65D	M	Aufnahmegewicht 1500 - 1999 g ohne signifikante OR-Prozedur, ohne Beatmung > 120 Stunden, ohne Problem	0,957		9,6	2	0,315	21	0,069	0,089		x	1,7514
P66A	M	Neugeborenes ohne sign. OR-Prozedur, ohne Beatmung > 95 Std., Aufnahmegew. 2000 - 2499 g mit mehr. schw. Probl. oder Krampfanfall mit best. diag. Maßnahmen oder Beatmung > 48 Std. od. Aufnahmegew. > 2499 g, m. mehr. schw. Probl., m. Hypothermiebehandlung	2,727		18,0	5	0,451	33	0,150	0,143		x	2,5515
P66B	M	Aufnahmegewicht 2000 - 2499 g ohne signifikante OR-Prozedur, ohne Beatmung > 95 Stunden, mit schwerem Problem, ohne Krampfanfall mit bestimmten diagnostischen Maßnahmen, ohne Beatmung > 48 Stunden	1,773		13,8	4	0,351	27	0,128	0,119		x	2,1702
P66C	M	Aufnahmegewicht 2000 - 2499 g ohne signifikante OR-Prozedur, ohne Beatmung > 95 Stunden, mit anderem Problem	1,108		10,0	2	0,365	21	0,110	0,100		x	1,9228
P66D	M	Aufnahmegewicht 2000 - 2499 g ohne signifikante OR-Prozedur, ohne Beatmung > 95 Stunden, ohne Problem	0,216		3,6	1	0,088	7	0,041	0,046		x	0,8318
P67A	M	Neugeborenes, Aufnahmegewicht > 2499 g ohne signifikante OR-Prozedur, ohne Beatmung > 95 Stunden, mit mehreren schweren Problemen oder mit Hypothermiebehandlung oder Krampfanfall mit bestimmten diagnostischen Maßnahmen oder Beatmung > 24 Stunden	1,491		9,4	2	0,491	20	0,157		x	x	2,5081
P67B	M	Neugeborenes, Aufnahmegew. > 2499 g mit schw. Prob., oh. Hypothermiebeh., oh. Krampfanfall mit best. diag. Maßnah., oh. Beatmung > 24 Std. od. mit anderem Prob., mehr als ein Belegungstag, neugeb. Mehrling od. mit bestimmter aufwendiger Prozedur	0,687		5,8	1	0,439	12	0,116	0,099		x	1,9132
P67C	M	Neugeborenes, Aufnahmegew. > 2499 g oh. sig. OR-Proz., oh. Beatmung > 95 Std., ohne schw. Prob., anderes Problem und mehr als ein Belegungstag oder nicht signifikante OR-Prozedur, ohne Mehrling, ohne bestimmte aufwendige Prozeduren	0,447		4,4	1	0,221	10	0,070	0,082		x	1,5214
P67D	M	Neugeborenes, Aufnahmegewicht > 1999 g ohne OR-Prozedur, ohne Beatmung > 95 Stunden, ohne schweres Problem, ohne anderes Problem oder ein Belegungstag, mit bestimmter Prozedur oder best. Diagnose beim Neugeborenen oder neugeborener Mehrling	0,244		4,0	1	0,032	8	0,042	0,048		x	0,7452
P67E	M	Neugeborener Einling, Aufnahmegewicht > 2499 g ohne OR-Prozedur, ohne Beatmung > 95 Stunden, ohne schweres Problem, ohne anderes Problem oder ein Belegungstag, ohne bestimmte Prozedur ohne bestimmte Diagnosen beim Neugeborenen	0,171		2,9	1	0,079	5	0,041	0,043		x	0,6270
MDC 16 Krankheiten des Blutes, der blutbildenden Organe und des Immunsystems													
Q01Z	O	Eingriffe an der Milz	2,171		9,7	2	0,391	20	0,084	0,109			1,1697
Q02A	O	Verschiedene OR-Prozeduren bei Krankheiten des Blutes, der blutbildenden Organe und des Immunsystems mit äußerst schweren CC	3,039		21,3	6	0,323	39	0,074	0,102			0,9921
Q02B	O	Verschiedene OR-Prozeduren bei Krankheiten des Blutes, der blutbildenden Organe und des Immunsystems ohne äußerst schwere CC, Alter < 6 Jahre oder bestimmte Exzisionen und Resektionen Mediastinum oder Thymus	1,564		5,8	1	0,366	12	0,126	0,108			1,3463
Q02C	O	Verschiedene OR-Prozeduren bei Krankheiten des Blutes, der blutbildenden Organe und des Immunsystems ohne äußerst schwere CC, Alter > 5 Jahre, ohne bestimmte Exzisionen und Resektionen Mediastinum oder Thymus	1,206		7,9	2	0,238	19	0,063	0,080			0,7604
Q03A	O	Kleine Eingriffe bei Krankheiten des Blutes, der blutbildenden Organe und des Immunsystems, Alter < 10 Jahre	0,958		4,9	1	0,280	12	0,115	0,095			1,3410
Q03B	O	Kleine Eingriffe bei Krankheiten des Blutes, der blutbildenden Organe und des Immunsystems, Alter > 9 Jahre	0,708		3,5	1	0,268	8	0,077	0,086			0,7160
Q60A	M	Erkrankungen des retikuloendothelialen Systems, des Immunsystems und Gerinnungsstörungen mit komplexer Diagnose oder äußerst schweren oder schweren CC, mit Milzverletzung oder Granulozytenstörung, Alter < 16 Jahre	1,113		7,3	1	0,529	16	0,144	0,127			1,5750

Fallpauschalen-Katalog und Pflegeerlöskatalog
Teil a) Bewertungsrelationen bei Versorgung durch Hauptabteilungen

DRG	Partition	Bezeichnung [6]	Bewertungsrelation bei Hauptabteilung	Bewertungsrelation bei Hauptabteilung und Beleghebamme	Mittlere Verweildauer [1]	Untere Grenzverweildauer: Erster Tag mit Abschlag [2], [5]	Untere Grenzverweildauer: Bewertungsrelation/Tag	Obere Grenzverweildauer: Erster Tag zus. Entgelt [3], [5]	Obere Grenzverweildauer: Bewertungsrelation/Tag	Externe Verlegung Abschlag/Tag (Bewertungsrelation)	Verlegungsfallpauschale	Ausnahme von Wiederaufnahme [4]	Pflegeerlös Bewertungsrelation/Tag
1	2	3	4	5	6	7	8	9	10	11	12	13	
Q60B	M	Erkrankungen des retikuloendothelialen Systems, des Immunsystems und Gerinnungsstörungen mit kompl. Diagnose oder äußerst schweren oder schweren CC, oh. Milzverletzung, oh. Granulozytenstörung, Alter < 1 Jahr oder Alter < 16 Jahre mit äußerst schweren CC	0,654		4,4	1	0,316	11	0,148	0,117			1,8909
Q60C	M	Erkrankungen des retikuloendothelialen Systems, des Immunsystems und Gerinnungsstörungen mit komplexer Diagnose oder äußerst schweren oder schweren CC, ohne Milzverletzung, ohne Granulozytenstörung oder Alter > 15 Jahre oder ohne äußerst schwere CC	0,620		5,9	1	0,386	14	0,071	0,086			0,8225
Q60D	M	Erkrankungen des retikuloendothelialen Systems, des Immunsystems und Gerinnungsstörungen ohne komplexe Diagnose, ohne äußerst schwere oder schwere CC	0,449		4,0	1	0,233	9	0,071	0,081			0,9102
Q61A	M	Andere Erkrankungen der Erythrozyten mit äußerst schweren CC	1,486		15,1	4	0,270	30	0,062	0,084			0,9490
Q61B	M	Andere Erkrankungen der Erythrozyten, ohne äußerst schwere CC	0,600		5,1	1	0,361	12	0,066	0,079			0,7355
Q62Z	M	Andere Anämie	0,822		6,7	1	0,605	16	0,079	0,099			0,9131
Q63A	M	Aplastische Anämie, Alter < 16 Jahre	1,000		5,1	1	0,739	14	0,182	0,153			1,8664
Q63B	M	Aplastische Anämie, Alter > 15 Jahre	0,822		7,2	1	0,565	18	0,076	0,096			0,8578
MDC 17 Hämatologische und solide Neubildungen													
R01A	O	Lymphom und Leukämie mit großen OR-Prozeduren, mit äußerst schweren CC, mit komplexer OR-Prozedur	4,801		25,2	7	0,413	43	0,153	0,126			1,2069
R01B	O	Lymphom und Leukämie mit großen OR-Prozeduren, mit äußerst schweren CC, ohne komplexe OR-Prozedur oder ohne äußerst schwere CC, mit aufwendigem Eingriff an der Wirbelsäule	3,414		15,7	4	0,349	31	0,129	0,104			0,8217
R01C	O	Lymphom und Leukämie mit großen OR-Prozeduren, ohne äußerst schwere CC, mit komplexer OR-Prozedur, ohne aufwendigen Eingriff an der Wirbelsäule	2,576		12,3	3	0,373	27	0,121	0,112			0,9949
R01D	O	Lymphom und Leukämie mit großen OR-Prozeduren, ohne äußerst schwere CC, ohne komplexe OR-Prozedur	1,412		6,6	1	0,371	16	0,079	0,098			0,7392
R02Z	O	Große OR-Prozeduren mit äußerst schweren CC, mit komplexer OR-Prozedur bei hämatologischen und soliden Neubildungen	4,732		20,7	6	0,393	39	0,179	0,127			1,2232
R03Z	O	Lymphom und Leukämie mit bestimmter OR-Prozedur, mit äußerst schweren CC oder mit bestimmter OR-Prozedur mit schweren CC oder mit anderen OR-Prozeduren mit äußerst schweren CC, Alter < 16 Jahre	3,589		22,3	6	0,405	40	0,127	0,122			0,9914
R04A	O	Andere hämatologische und solide Neubildungen mit bestimmter OR-Prozedur, mit äußerst schweren oder schweren CC	2,239		14,2	4	0,299	30	0,074	0,098			0,9073
R04B	O	Andere hämatologische und solide Neubildungen mit anderer OR-Prozedur, mit äußerst schweren oder schweren CC	1,318		9,8	2	0,353	24	0,076	0,098			0,6916
R05Z	O	Strahlentherapie bei hämatologischen und soliden Neubildungen, Bestrahlungen an mindestens 9 Tagen oder bei akuter myeloischer Leukämie, Alter < 19 Jahre oder mit äußerst schweren CC	4,557		31,6	10	0,398	50	0,139	0,134		x	0,9910
R06Z	O	Strahlentherapie bei hämatologischen und soliden Neubildungen, Bestrahlungen an mindestens 9 Tagen oder bei akuter myeloischer Leukämie, Alter > 18 Jahre, ohne äußerst schwere CC	2,820		21,6	6	0,393	39	0,127	0,121		x	0,7603
R07A	O	Strahlentherapie bei hämatologischen und soliden Neubildungen, außer bei akuter myeloischer Leukämie, Alter < 19 Jahre oder mit äußerst schweren CC oder Bestrahlungen an mindestens 7 Tagen	1,867		13,6	4	0,364	27	0,134	0,125		x	0,9622
R07B	O	Strahlentherapie bei hämatologischen und soliden Neubildungen, außer bei akuter myeloischer Leukämie, Alter > 18 Jahre, ohne äußerst schwere CC, Bestrahlungen an weniger als 7 Tagen	0,792		5,5	1	0,389	13	0,142	0,120		x	0,8033
R11A	O	Lymphom und Leukämie mit bestimmter OR-Prozedur, mit schweren CC oder mit anderen OR-Prozeduren, mit äußerst schweren CC, Alter > 15 Jahre	2,633		16,8	5	0,350	33	0,088	0,118			0,8744
R11B	O	Lymphom und Leukämie mit bestimmter OR-Prozedur, ohne äußerst schwere oder schwere CC oder mit anderen OR-Prozeduren, mit schweren CC	1,087		5,6	1	0,516	14	0,083	0,100			0,7162
R11C	O	Lymphom und Leukämie mit anderen OR-Prozeduren ohne äußerst schwere oder schwere CC	0,813		4,0	1	0,322	10	0,097	0,110			0,7596
R12A	O	Andere hämatologische und solide Neubildungen mit großen OR-Prozeduren, mit äußerst schweren CC oder komplexem Eingriff, ohne komplexe OR-Prozedur	3,360		14,5	4	0,356	30	0,131	0,115			1,0563
R12B	O	Andere hämatologische und solide Neubildungen mit großen OR-Prozeduren ohne äußerst schwere CC, ohne komplexen Eingriff, mit komplexer OR-Prozedur	1,983		7,6	2	0,269	16	0,167	0,094			0,8615
R12C	O	Andere hämatologische und solide Neubildungen mit großen OR-Prozeduren ohne äußerst schwere CC, ohne komplexen Eingriff, ohne komplexe OR-Prozedur	1,377		5,6	1	0,295	13	0,134	0,090			0,7934
R13A	O	Andere hämatologische und solide Neubildungen mit bestimmter OR-Prozedur, ohne äußerst schwere oder schwere CC, mit komplexer OR-Prozedur oder komplizierender Konstellation	1,208		5,1	1	0,293	11	0,146	0,097			0,7578

DRG	Partition	Bezeichnung [6]	Bewertungsrelation bei Hauptabteilung	Bewertungsrelation bei Hauptabteilung und Beleghebamme	Mittlere Verweildauer [1]	Untere Grenzverweildauer: Erster Tag mit Abschlag [2], [5]	Untere Grenzverweildauer: Bewertungsrelation/Tag	Obere Grenzverweildauer: Erster Tag zus. Entgelt [3], [5]	Obere Grenzverweildauer: Bewertungsrelation/Tag	Externe Verlegung Abschlag/Tag (Bewertungsrelation)	Verlegungsfallpauschale	Ausnahme von Wiederaufnahme [4]	Pflegeerlös Bewertungsrelation/Tag
1	2	3	4	5	6	7	8	9	10	11	12	13	
R13B	O	Andere hämatologische und solide Neubildungen mit bestimmter OR-Prozedur, ohne äußerst schwere oder schwere CC, ohne komplexe OR-Prozedur, ohne komplizierende Konstellation	1,008		4,3	1	0,461	10	0,134	0,089			0,7685
R14Z	O	Andere hämatologische und solide Neubildungen mit anderen OR-Prozeduren ohne äußerst schwere oder schwere CC oder Therapie mit offenen Nukliden bei hämatologischen und soliden Neubildungen, mehr als ein Belegungstag	0,719		3,2	1	0,268	7	0,094	0,102		x	0,7900
R16Z	O	Hochkomplexe Chemotherapie mit operativem Eingriff bei hämatologischen und soliden Neubildungen	5,851		32,2	10	0,461	50	0,163	0,153			1,1938
R60A	M	Akute myeloische Leukämie m. hochkomplexer Chemoth., Alter > 17 J. od. m. int. Chemoth. m. territoriale kompliz. Diagnose od. Dialyse od. Portimpl. u. Alter < 16 J. od. intensivmed. Komplexbeh. > 392 / 368 / - P. od. schwerste CC od. HLA-Typisierung, Alter < 16 J.	7,662		49,8	16	0,445	68	0,152	0,149		x	1,0339
R60B	M	Akute myeloische Leukämie mit intensiver Chemotherapie mit komplizierender Diagnose od. Dialyse od. Portimplantation und Alter < 16 J. od. intensivmed. Komplexbehandlung > 392 / 368 / - Aufwandspunkte od. schwerste CC, od. HLA-Typisierung, Alter > 15 J.	5,694		34,3	10	0,513	52	0,165	0,160		x	1,0970
R60C	M	Akute myel. Leukämie m. int. Chemo, äuß. schw. CC od. kompl. Diagnostik b. Leuk. od. Port od. m. mäß. kompl. Chemo m. best. kompliz. Fakt. od. m. äuß. schw. CC m. kompl. Diagnost. od. KomplBeh. isolat.pfl. Erreg. m. Dial. od. äuß. schw. od. schwerste CC	3,586		25,4	7	0,445	41	0,140	0,135		x	1,0378
R60D	M	Akute myeloische Leukämie mit intensiver Chemoth., ohne kompliz. Diagnose, ohne Dialyse, ohne Portimpl., oh. intensivmed. Komplexbeh. > 392 / 368 / - AufwP., oh. äuß. schwere CC, oh. kompl. Diagnostik b. Leukämie od. mit Dialyse od. äußerst schweren CC	1,975		13,7	4	0,391	28	0,143	0,133		x	1,0237
R60E	M	Akute myeloische Leukämie mit mäßig komplexer Chemotherapie, ohne komplizierende Diagnose, ohne Dialyse, ohne Portimplantation, ohne äußerst schwere CC oder mit lokaler Chemotherapie oder mit Komplexbehandlung bei multiresistenten Erregern	0,907		7,2	1	0,453	16	0,126	0,110		x	0,9420
R60F	M	Akute myeloische Leukämie ohne Chemotherapie, ohne Dialyse, ohne äußerst schwere CC, ohne Komplexbehandlung bei multiresistenten Erregern	0,854		6,5	1	0,421	15	0,091	0,112		x	0,8457
R61A	M	Lymphom und nicht akute Leukämie mit Sepsis oder bestimmter komplizierender Konstellation oder mit Agranulozytose, intrakranieller Metastase oder Portimplantation, mit äuß. schw. CC, Alter > 15 Jahre, mit hochkompl. Chemotherapie oder schwersten CC	4,034		25,6	8	0,430	44	0,151		x	x	1,1824
R61B	M	Lymphom und nicht akute Leukämie mit Sepsis oder anderer kompliz. Konstell. oder mit kompl. Diagnose oder Portimpl., mit äuß. schw. CC, Alter > 15 Jahre od. mit äuß. schw. CC od. Tumorlyse-Syndrom, mit kompl. Diagnostik bei Leukämie od. mit schwersten CC	2,372		17,3	5	0,379	33	0,132		x	x	0,9800
R61C	M	Lymphom und nicht akute Leukämie ohne Sepsis, ohne komplizierende Konstellation, mit Agranulozytose oder Portimplantation oder Komplexbehandlung bei isolationspflichtigen Erregern oder komplexer Diagnostik bei Leukämie, Alter < 16 J.	2,518		10,6	3	0,503	23	0,189	0,173		x	1,9680
R61D	M	Lymphom u. nicht akute Leukämie m. Agranuloz., Portimpl., Komplbeh. isolat.pfl. Erreger od. kompl. Diag. b. Leuk., > 15 J., m. intens. Chemo od. < 18 J. od. m. äuß. schw. CC od. Tumorlyse-Syndr. od. Blastenkr., ohne kompl. Diag. b. Leuk., ohne schw. CC	1,695		13,7	4	0,329	28	0,120	0,112		x	0,9836
R61E	M	Lymphom und nicht akute Leukämie ohne Sepsis, ohne komplizierende Konstellation, mit Agranulozytose od. Portimpl. od. Komplbeh. isolat.pflichtige Erreger od. komplexe Diagnostik b. Leukämie, ohne äußerst schw. CC, Alter > 17 J., ohne intensive Chemoth.	1,357		9,2	2	0,390	21	0,127	0,115		x	0,7573
R61F	M	Lymphom und nicht akute Leukämie ohne bestimmte kompliz. Faktoren, ohne äuß. schw. CC, mit kompl. Diagnose od. kompliz. Prozedur, Alter < 16 J. od. best. Lymphom mit best. Chemotherapie od. kompl. Diagnose od. andere Komplexbeh. isolat.pflichtige Erreger	1,003		7,2	1	0,492	15	0,138	0,121		x	1,2029
R61G	M	Lymphom und nicht akute Leukämie oh. best. kompliz. Faktoren, oh. äuß. schw. CC, Alter < 16 J. od. mit kompl. Diagnose od. kompliz. Prozedur, Alter > 15 J., oh. best. Lymphom m. best. Chemoth., oh. kompl. Diagnose, oh. and. Komplbeh. isolat.pfl. Erreger	1,037		7,6	2	0,333	17	0,132	0,117		x	0,7845
R61H	M	Lymphom und nicht akute Leukämie ohne bestimmte komplizierende Faktoren, ohne äußerst schwere CC, ohne komplexe Diagnose, ohne komplizierende Prozedur, Alter > 15 Jahre	0,535		4,6	1	0,261	12	0,079	0,093		x	0,8354
R62A	M	Andere hämatologische und solide Neubildungen mit kompliz. Diagnose oder Dialyse oder Portimplantation oder mit Knochenaffektionen oder bestimmten Metastasen oder äußerst schweren CC oder Alter < 1 Jahr, mit komplexer Diagnose oder kompliz. Konstellation	1,636		12,3	3	0,315	27	0,107	0,095		x	0,8230
R62B	M	Andere hämatologische und solide Neubildungen ohne kompliz. Diagnose, ohne Dialyse, ohne Portimplantation, mit Knochenaffektionen oder bestimmten Metastasen oder äußerst schweren CC oder Alter < 1 Jahr, ohne komplexe Diagnose, ohne kompliz. Konstellation	0,963		9,0	2	0,301	21	0,071	0,091		x	0,8788
R62C	M	Andere hämatologische und solide Neubildungen ohne komplizierende Diagnose, ohne Dialyse, ohne Portimplantation, ohne Knochenaffektionen, ohne bestimmte Metastasen, ohne äußerst schwere CC, Alter > 0 Jahre	0,579		4,9	1	0,251	13	0,071	0,085		x	0,7979

Fallpauschalen-Katalog und Pflegeerlöskatalog
Teil a) Bewertungsrelationen bei Versorgung durch Hauptabteilungen

DRG	Partition	Bezeichnung [6]	Bewertungsrelation bei Hauptabteilung	Bewertungsrelation bei Hauptabteilung und Beleghebamme	Mittlere Verweildauer [1]	Untere Grenzverweildauer: Erster Tag mit Abschlag [2], [5]	Untere Grenzverweildauer: Bewertungsrelation/Tag	Obere Grenzverweildauer: Erster Tag zus. Entgelt [3], [5]	Obere Grenzverweildauer: Bewertungsrelation/Tag	Externe Verlegung Abschlag/Tag (Bewertungsrelation)	Verlegungsfallpauschale	Ausnahme von Wiederaufnahme [4]	Pflegeerlös Bewertungsrelation/Tag
1	2	3	4	5	6	7	8	9	10	11	12	13	
R63A	M	Andere akute Leukämie oder bestimmtes Lymphom mit bestimmter hochkomplexer Chemotherapie, Alter > 17 Jahre	8,332		55,6	18	0,433	74	0,148	0,145		x	0,9870
R63B	M	Andere akute Leukämie oder bestimmtes Lymphom mit Chemotherapie, mit Dialyse oder Sepsis oder mit Agranulozytose oder Portimplantation, Alter < 16 Jahre oder schwerste CC oder mit anderer hochkomplexer Chemotherapie	6,030		28,6	9	0,548	47	0,203	0,185		x	1,7739
R63C	M	Andere akute Leukämie mit intensiver Chemotherapie, mit Dialyse od. Sepsis od. Agranulozytose od. Portimpl., mit äuß. schw. CC, ohne andere hochkompl. Chemoth. od. mit mäßig kompl. Chemoth. od. kompliz. Konstellation od. Alter < 16 J. mit int. Chemoth.	4,801		28,4	8	0,521	46	0,165	0,159		x	1,1293
R63D	M	Andere akute Leukämie mit komplizierender Konstellation oder mit mäßig komplexer Chemotherapie, mit Dialyse oder Sepsis oder mit Agranulozytose oder Portimplantation, mit intensiver Chemotherapie, Alter < 16 Jahre	3,156		18,5	5	0,486	35	0,158	0,150		x	1,4797
R63E	M	Andere akute Leukämie mit intensiver oder mäßig kompl. Chemoth., mit Dialyse oder Sepsis oder mit Agranulozytose oder Portimplantation oder mit lokaler Chemoth., mit Dialyse od. Sepsis od. mit Agranulozytose od. Portimplantation oder mit äuß. schw. CC	2,132		13,4	3	0,495	29	0,148	0,138		x	1,2301
R63F	M	Andere akute Leukämie mit intensiver Chemoth. oder mit mäßig kompl. oder lokaler Chemoth. mit schwersten CC oder mit mäßig kompl. Chemoth. mit äußerst schw. CC od. ohne Chemoth. mit Dialyse od. Sepsis od. Agranulozyt. od. Portimpl. od. äußerst schw. CC	1,812		11,5	3	0,441	24	0,153	0,141		x	1,4697
R63G	M	Andere akute Leukämie mit intensiver Chemotherapie, ohne Dialyse, ohne Sepsis, ohne Agranulozytose, ohne Portimplantation, ohne äußerst schwere CC	1,267		9,0	2	0,422	21	0,140	0,126		x	1,2030
R63H	M	Andere akute Leukämie ohne Dialyse, ohne Sepsis, ohne Agranulozytose, ohne Portimplantation, ohne äußerst schwere CC	0,716		4,7	1	0,356	11	0,150	0,124		x	1,4757
R65Z	M	Hämatologische und solide Neubildungen, ein Belegungstag	0,264		1,0							x	1,3063
R66Z	M	Akute myeloische Leukämie oder andere akute Leukämie oder bestimmtes Lymphom mit hochkomplexer Chemotherapie, Alter < 18 Jahre	10,180		49,5	16	0,558	68	0,192	0,188		x	2,1833
R77Z	M	Komplexbehandlung bei isolationspflichtigen Erregern bei bestimmten hämatologischen und soliden Neubildungen	4,170		29,4	9	0,403	47	0,096	0,133			1,1432
MDC 18A HIV													
S01Z	O	HIV-Krankheit mit OR-Prozedur	1,789		12,5	3	0,343	28	0,126	0,102		x	0,8570
S60Z	M	HIV-Krankheit, ein Belegungstag	0,254		1,0							x	1,1323
S62Z	M	Bösartige Neubildung bei HIV-Krankheit	1,236		9,6	2	0,400	24	0,149	0,113		x	0,8598
S63A	M	Infektion bei HIV-Krankheit mit komplexer Diagnose und äußerst schweren CC oder mit komplizierender Konstellation	3,646		25,3	7	0,442	43	0,140	0,134		x	1,1257
S63B	M	Infektion bei HIV-Krankheit ohne komplexe Diagnose oder ohne äußerst schwere CC, ohne komplizierende Konstellation	1,221		11,0	3	0,292	24	0,106	0,097		x	0,8435
S65A	M	Andere Erkrankungen bei HIV-Krankheit oder andere HIV-Krankheit mit Herzinfarkt oder bei chronisch ischämischer Herzkrankheit oder äußerst schweren CC	2,455		20,2	6	0,335	38	0,116	0,111		x	0,9011
S65B	M	Andere Erkrankungen bei HIV-Krankheit oder andere HIV-Krankheit ohne Herzinfarkt, außer bei chronisch ischämischer Herzkrankheit, ohne äußerst schwere CC	0,788		7,2	1	0,371	16	0,103	0,090		x	0,7285
MDC 18B Infektiöse und parasitäre Krankheiten													
T01A	O	OR-Prozedur bei infektiösen und parasitären Krankheiten mit bestimmter komplexer Prozedur oder komplizierender Konstellation, ohne intensivmedizinische Komplexbehandlung > 392 / 368 / 552 Aufwandspunkte	4,229		22,6	7	0,362	41	0,146		x		1,3331
T01B	O	OR-Prozedur bei inf. und parasitären Krankheiten ohne komplexe Prozedur, ohne kompl. Konstellation mit best. Eingr. bei best. Sepsis oder mit best. Prozedur oder bei Z. n. Organtranspl. mit äuß. schweren CC oder mit best. mäßig komplexem Eingriff	3,320		22,9	7	0,301	41	0,074	0,101			1,1617
T01C	O	OR-Proz. bei infekt./parasit. Krankh. oh. best. kompl. Proz., ohne kompliz. Konst., mit best. Eingr. bei best. Sepsis oder mit best. Prozedur oder bei Z. n. Organtranspl., oh. äuß. schw. CC, oh. best. mäßig kompl. Eingriff	2,192		17,1	5	0,268	33	0,066		x		0,9143
T01D	O	OR-Proz. bei infektiösen und parasitären Krankh. oh. best. kompl. Proz., ohne kompliz. Konstell., auß. bei Z. n. Organtranspl., ohne best. Eingriff bei best. Sepsis od. ohne äuß. schw. CC, oh. best. Prozedur, mit best. anderem oper. Eingriff	1,706		13,5	4	0,214	27	0,055	0,074			0,7857
T01E	O	OR-Proz. bei infektiösen und parasitären Krankh. ohne best. kompl. Prozedur, oh. kompliz. Konstell., auß. bei Z. n. Organ-Tx, ohne best. Eingriff bei best. Sepsis od. ohne äuß. schw. CC, oh. best. Prozedur, ohne. best. anderen operativen Eingriff	0,799		6,3	1	0,387	15	0,054	0,067			0,7284

DRG	Partition	Bezeichnung [6]	Bewertungsrelation bei Hauptabteilung	Bewertungsrelation bei Hauptabteilung und Beleghebamme	Mittlere Verweildauer [1]	Untere Grenzverweildauer		Obere Grenzverweildauer		Externe Verlegung Abschlag/Tag (Bewertungsrelation)	Verlegungsfallpauschale	Ausnahme von Wiederaufnahme [4]	Pflegeerlös Bewertungsrelation/Tag
						Erster Tag mit Abschlag [2], [5]	Bewertungsrelation/Tag	Erster Tag zus. Entgelt [3], [5]	Bewertungsrelation/Tag				
1	2	3	4	5	6	7	8	9	10	11	12	13	
T36Z	O	Intensivmedizinische Komplexbeh. > 588 / 552 / 552 Aufwandsp. bei infektiösen und parasitären Krankheiten oder OR-Prozedur bei inf. u. parasitären Krankh. mit best. komplexer Prozedur oder kompliz. Konstellation mit IntK > 392 / 368 / 552 Aufwandspunkte	5,183		21,7	6	0,681	40	0,220		x	x	2,7221
T44Z	A	Geriatrische frührehabilitative Komplexbehandlung bei infektiösen und parasitären Krankheiten	1,800		23,0			37	0,053	0,073			0,8745
T60A	M	Sepsis mit komplizierender Konstellation oder bei Zustand nach Organtransplantation, mit äußerst schweren CC oder intensivmedizinische Komplexbehandlung > 392 / 368 / - Aufwandspunkte	3,398		18,6	5	0,530	36	0,171	0,162			1,8329
T60B	M	Sepsis mit kompliz. Konst. od. b. Z.n. Organ-Tx, oh. äuß. schw. CC, oh. IntK > 392 / 368 / - Punkte od. oh. kompliz. Konst., auß. b. Z.n. Organ-Tx, m. kompl. Diag. od. äuß. schw. CC, Alt. < 18 J. od. m. Para- / Tetrapl. od. kompliz. ERCP od. schwerste CC	2,567		15,1	4	0,461	31	0,152	0,143			1,5520
T60C	M	Sepsis m. kompliz. Konst. od. b. Z.n. Organ-Tx, oh. äuß. schw. CC, oh. IntK > 392 / 368 / - Punkte od. oh. kompliz. Konst., auß. b. Z.n. Organ-Tx, m. kompl. Diag. od. äuß. schw. CC, Alt. > 17 J., oh. Para- / Tetrapl., oh. kompliz. ERCP, oh. schwerste CC	1,787		14,1	4	0,333	29	0,083	0,110			1,2777
T60D	M	Sepsis mit anderer komplizierender Konstellation, außer bei Zustand nach Organtransplantation, ohne komplexe Diagnose, ohne äußerst schwere CC, Alter < 10 Jahre oder mit intensivmedizinischer Komplexbehandlung > 196 / 184 / - Aufwandspunkte	1,528		10,7	3	0,368	22	0,097	0,126			1,6901
T60E	M	Sepsis ohne komplizierende Konstellation, außer bei Zustand nach Organtransplantation, ohne komplexe Diagnose, ohne äußerst schwere CC, Alter > 9 Jahre, ohne intensivmedizinische Komplexbehandlung > 196 / 184 / - Aufwandspunkte, mehr als ein Belegungstag	0,817		8,7	2	0,257	17	0,062	0,079			0,9579
T60F	M	Sepsis, verstorben < 5 Tage nach Aufnahme, ohne intensivmedizinische Komplexbehandlung > 196/ 184 / - Aufwandspunkte	0,399		1,6						x		2,0370
T60G	M	Sepsis ohne komplizierende Konstellation, außer bei Zustand nach Organtransplantation, ohne komplexe Diagnose, ohne äußerst schwere CC, Alter > 9 Jahre, ohne intensivmedizinische Komplexbehandlung > 196 / 184 / - Aufwandspunkte, ein Belegungstag	0,250		1,0								1,3201
T61Z	M	Postoperative und posttraumatische Infektionen	0,485		5,6	1	0,275	13	0,055	0,067			0,7349
T62A	M	Fieber unbekannter Ursache mit äußerst schweren oder schweren CC, Alter > 5 Jahre	0,810		8,3	2	0,259	18	0,065	0,083			0,8666
T62B	M	Fieber unbekannter Ursache ohne äußerst schwere oder schwere CC oder Alter < 6 Jahre	0,426		3,8	1	0,232	9	0,075	0,085			0,8269
T63A	M	Virale Erkrankung bei Zustand nach Organtransplantation oder mit intensivmedizinischer Komplexbehandlung > 196 / 184 / - Aufwandspunkte	1,193		9,6	2	0,387	23	0,127	0,109			1,0213
T63B	M	Schwere virale Erkrankung, außer bei Zustand nach Organtransplantation, ohne intensivmedizinische Komplexbehandlung > 196 / 184 / - Aufwandspunkte	0,807		8,6	2	0,254	18	0,062	0,080			0,7469
T63C	M	Mäßig schwere virale Erkrankung, außer bei Zustand nach Organtransplantation, ohne intensivmedizinische Komplexbehandlung > 196 / 184 / - Aufwandspunkte	0,425		4,4	1	0,222	10	0,067	0,078			0,8677
T63D	M	Andere virale Erkrankung, außer bei Zustand nach Organtransplantation ohne intensivmedizinische Komplexbehandlung > 196 / 184 / - Aufwandspunkte	0,358		3,2	1	0,170	7	0,076	0,083			0,9664
T64A	M	Andere infektiöse und parasitäre Krankheiten mit bestimmter komplexer Diagnose, Alter < 16 Jahre oder mit intensivmedizinischer Komplexbehandlung > 196 / 184 / - Aufwandspunkte	0,877		5,5	1	0,436	12	0,160	0,135			1,8324
T64B	M	Andere infektiöse und parasitäre Krankheiten mit komplexer Diagnose, Alter > 15 Jahre, mehr als ein Belegungstag, ohne intensivmedizinische Komplexbehandlung > 196 / 184 / - Aufwandspunkte	0,848		8,4	2	0,278	18	0,069	0,089			0,7520
T64C	M	Andere infektiöse und parasitäre Krankheiten mit komplexer Diagnose, Alter > 15 Jahre, ein Belegungstag oder ohne komplexe Diagnose, ohne intensivmedizinische Komplexbehandlung > 196 / 184 / - Aufwandspunkte	0,554		6,0	1	0,357	13	0,063	0,077			0,8457
T77Z	M	Komplexbehandlung bei isolationspflichtigen Erregern bei infektiösen und parasitären Krankheiten	1,377		14,0			27	0,066	0,088			1,1982
MDC 19 Psychische Krankheiten und Störungen													
U40Z	A	Geriatrische frührehabilitative Komplexbehandlung bei psychischen Krankheiten und Störungen	1,260		17,9			25	0,048	0,065			0,6872
U42B	A	Multimodale Schmerztherapie bei psychischen Krankheiten und Störungen, Alter > 18 Jahre, mindestens 14 Behandlungstage	1,252		16,8			21	0,056	0,069		x	0,4598
U42C	A	Multimodale Schmerztherapie bei psychischen Krankheiten und Störungen, Alter > 18 Jahre, weniger als 14 Behandlungstage	0,871		9,9			16	0,056	0,078		x	0,5233
U60A	M	Psychiatrische Behandlung, ein Belegungstag, Alter < 16 Jahre	0,241		1,0								1,6481
U60B	M	Psychiatrische Behandlung, ein Belegungstag, Alter > 15 Jahre	0,191		1,0								1,1185
U61Z	M	Schizophrene, wahnhafte und akut psychotische Störungen	0,517		4,7	1	0,252	11	0,075	0,088			1,0084
U63Z	M	Schwere affektive Störungen	0,499		5,5	1	0,240	13	0,062	0,074			0,7409

Fallpauschalen-Katalog und Pflegeerlöskatalog
Teil a) Bewertungsrelationen bei Versorgung durch Hauptabteilungen

DRG	Parti-tion	Bezeichnung [6]	Bewertungsrelation bei Hauptabteilung	Bewertungsrelation bei Hauptabteilung und Beleghebamme	Mittlere Verweil-dauer [1]	Untere Grenzverweildauer: Erster Tag mit Abschlag [2], [5]	Untere Grenzverweildauer: Bewertungs-relation/Tag	Obere Grenzverweildauer: Erster Tag zus. Entgelt [3], [5]	Obere Grenzverweildauer: Bewertungs-relation/Tag	Externe Verlegung Abschlag/Tag (Bewertungsrelation)	Verlegungs-fallpauschale	Ausnahme von Wieder-aufnahme [4]	Pflegeerlös Bewertungs-relation/Tag
1	2	3	4	5	6	7	8	9	10	11	12	13	
U64Z	M	Angststörungen oder andere affektive und somatoforme Störungen	0,511		4,4	1	0,246	10	0,078	0,091			0,7191
U66Z	M	Ess-, Zwangs- und Persönlichkeitsstörungen und akute psychische Reaktionen oder psychische Störungen in der Kindheit	0,511		4,7	1	0,244	12	0,073	0,086			1,0612
MDC 20 Alkohol- und Drogengebrauch und alkohol- und drogeninduzierte psychische Störungen													
V40Z	A	Qualifizierter Entzug	0,871		11,5	3	0,214	18	0,052	0,069			0,6692
V60A	M	Alkoholintoxikation und Alkoholentzug oder Störungen durch Alkoholmissbrauch und Alkoholabhängigkeit mit psychotischem Syndrom oder HIV-Krankheit	0,712		6,8	1	0,529	15	0,071	0,088			1,1120
V60B	M	Alkoholintoxikation und Alkoholentzug oder Störungen durch Alkoholmissbrauch und Alkoholabhängigkeit ohne psychotisches Syndrom, ohne HIV-Krankheit	0,364		3,9	1	0,225	8	0,063	0,072			0,8110
V61Z	M	Drogenintoxikation und -entzug	0,438		4,9	1	0,266	11	0,062	0,073			0,9539
V63Z	M	Störungen durch Opioidgebrauch und Opioidabhängigkeit	0,439		3,9	1	0,278	9	0,077	0,088			1,0727
V64Z	M	Störungen durch anderen Drogengebrauch und Medikamentenmissbrauch und andere Drogen- und Medikamentenabhängigkeit	0,412		2,7	1	0,251	6	0,106	0,110			1,3195
MDC 21A Polytrauma													
W01B	O	Polytrauma mit Beatmung > 72 Stunden oder komplexen Eingriffen oder IntK > 392 / 368 / 552 Aufwandspunkte, ohne Frührehabilitation, mit Beatmung > 263 Stunden oder mit komplexer Vakuumbehandlung oder mit IntK > 588 / 552 / - Aufwandspunkte	10,223		25,6	8	0,768	44	0,274		x		2,7691
W01C	O	Polytrauma mit Beatmung > 72 Stunden oder komplexen Eingriffen oder IntK > 392 / 368 / 552 Aufwandspunkte, ohne Frührehabilitation, ohne Beatmung > 263 Stunden, ohne komplexe Vakuumbehandlung, ohne IntK > 588 / 552 / - Aufwandspunkte	4,201		14,5	4	0,630	29	0,217		x		2,3830
W02A	O	Polytrauma mit anderen komplexen Eingriffen mit komplizierender Konstellation oder Eingriffen an mehreren Lokalisationen oder mit intensivmedizinischer Komplexbehandlung > 392 / 368 / - Aufwandspunkte	7,727		23,7	7	0,463	41	0,109		x		1,6122
W02B	O	Polytrauma mit anderen komplexen Eingriffen ohne komplizierende Konstellation, ohne Eingriffe an mehreren Lokalisationen, ohne intensivmedizinische Komplexbehandlung > 392 / 368 / - Aufwandspunkte	4,478		16,6	5	0,383	31	0,097	0,131			1,3975
W04A	O	Polytrauma mit anderen Eingriffen oder Beatmung > 24 Stunden, mit komplizierender Konstellation oder Eingriffen an mehreren Lokalisationen	5,378		18,2	5	0,486	34	0,112	0,152			1,6160
W04B	O	Polytrauma mit anderen Eingriffen oder Beatmung > 24 Stunden, ohne komplizierende Konstellation, ohne Eingriffe an mehreren Lokalisationen, mit bestimmten anderen Eingriffen oder Beatmung mehr als 24 Stunden	3,162		14,5	4	0,386	28	0,093	0,124			1,3133
W04C	O	Polytrauma mit anderen Eingriffen oder Beatmung > 24 Stunden, ohne komplizierende Konstellation, ohne Eingriffe an mehreren Lokalisationen, ohne bestimmte andere Eingriffe, ohne Beatmung > 24 Stunden	2,374		14,2	4	0,323	28	0,080	0,107			1,1636
W36Z	O	Intensivmedizinische Komplexbehandlung > 784 / 828 / 828 Aufwandspunkte bei Polytrauma oder Polytrauma mit Beatmung oder Kraniotomie mit endovaskulärer Implantation von Stent-Prothesen an der Aorta	12,181		27,9	8	0,978	46	0,316		x	x	3,3633
W60Z	M	Polytrauma, verstorben < 5 Tage nach Aufnahme, ohne komplizierende Konstellationen, ohne Beatmung > 24 Stunden, ohne komplexe oder bestimmte andere Eingriffe	0,536		1,2						x		1,3538
W61A	M	Polytrauma ohne signifikante Eingriffe mit komplizierender Diagnose oder mit intensivmedizinischer Komplexbehandlung > 196 / 184 / - Aufwandspunkte oder Alter < 12 Jahre	1,664		10,2	2	0,531	22	0,109	0,142			1,4436
W61B	M	Polytrauma ohne signifikante Eingriffe, ohne komplizierende Diagnose, ohne intensivmedizinische Komplexbehandlung > 196 / 184 / - Aufwandspunkte, Alter > 11 Jahre	1,175		9,3	2	0,377	19	0,085	0,110			1,0659
MDC 21B Verletzungen, Vergiftungen und toxische Wirkungen von Drogen und Medikamenten													
X01A	O	Rekonstruktive Operation bei Verletzungen mit komplizierender Konstellation oder freier Lappenplastik mit mikrovaskulärer Anastomosierung oder mit schweren Weichteilschäden oder komplexer OR-Prozedur oder best. komplexem Eingriff, mit äuß. schweren CC	4,261		26,2	8	0,267	44	0,064		x		1,0285
X01B	O	Rekonstruktive Operation bei Verletzungen ohne kompliz. Konstellation, ohne freie Lappenplastik mit mikrovask. Anastomosierung, mit schweren Weichteilschäden oder komplex. OR-Prozedur oder best. mäßig kompl. Eingriff oder äußerst schw. CC, mehr als 1 BT	1,716		12,0	3	0,217	26	0,051		x		0,7141
X01C	O	Rekonstruktive Operation bei Verletzungen ohne kompliz. Konstellation, ohne freie Lappenplastik mit mikrovask. Anastomosierung, ohne schwere Weichteilschäden, ohne kompl. OR-Prozedur, ohne best. mäßig kompl. Eingriff, ohne äuß. schw. CC, oder 1 BT	0,791		4,2	1	0,196	10	0,058	0,067			0,8121
X04Z	O	Andere Eingriffe bei Verletzungen der unteren Extremität	0,909		6,2	1	0,425	16	0,055	0,067			0,7496

DRG	Partition	Bezeichnung [6]	Bewertungsrelation bei Hauptabteilung	Bewertungsrelation bei Hauptabteilung und Beleghebamme	Mittlere Verweildauer [1]	Untere Grenzverweildauer: Erster Tag mit Abschlag [2], [5]	Untere Grenzverweildauer: Bewertungsrelation/Tag	Obere Grenzverweildauer: Erster Tag zus. Entgelt [3], [5]	Obere Grenzverweildauer: Bewertungsrelation/Tag	Externe Verlegung Abschlag/Tag (Bewertungsrelation)	Verlegungsfallpauschale	Ausnahme von Wiederaufnahme [4]	Pflegeerlös Bewertungsrelation/Tag
1	2	3	4	5	6	7	8	9	10	11	12	13	
X05A	O	Andere Eingriffe bei Verletzungen der Hand, mit komplexem Eingriff	0,825		3,9	1	0,325	9	0,060	0,069			0,7569
X05B	O	Andere Eingriffe bei Verletzungen der Hand, ohne komplexen Eingriff	0,568		3,1	1	0,157	7	0,063	0,069			0,8007
X06A	O	Andere Eingriffe bei anderen Verletzungen mit äußerst schweren CC	2,520		14,1	4	0,326	29	0,081	0,108			1,2815
X06B	O	Andere Eingriffe bei anderen Verletzungen ohne äußerst schwere CC, mit komplexer OR-Prozedur oder Alter > 65 Jahre mit bestimmtem Eingriff oder mit schweren CC	1,031		6,3	1	0,539	15	0,059	0,073			0,8350
X06C	O	Andere Eingriffe bei anderen Verletzungen ohne äußerst schwere oder schwere CC, ohne komplexe OR-Prozedur, Alter < 66 Jahre oder ohne bestimmten Eingriff	0,703		4,1	1	0,272	10	0,062	0,071			0,7834
X07A	O	Replantation bei traumatischer Amputation, mit Replantation mehr als einer Zehe oder mehr als eines Fingers	6,230		18,4	5	0,316	34	0,103	0,098			1,0919
X07B	O	Replantation bei traumatischer Amputation, mit Replantation eines Fingers oder einer Zehe	2,541		9,2	2	0,251	19	0,058	0,074			0,8028
X33Z	O	Mehrzeitige komplexe OR-Prozeduren bei Verletzungen, Vergiftungen und toxischen Wirkungen von Drogen und Medikamenten	5,429		25,7	8	0,347	44	0,179	0,117			1,5297
X60Z	M	Verletzungen und allergische Reaktionen	0,333		2,9	1	0,153	6	0,074	0,078			0,9804
X62Z	M	Vergiftungen / Toxische Wirkungen von Drogen, Medikamenten und anderen Substanzen oder Folgen einer medizinischen Behandlung oder bestimmte Erfrierungen und andere Traumata	0,427		3,8	1	0,240	9	0,069	0,077			1,0103
X64Z	M	Andere Krankheit verursacht durch Verletzung, Vergiftung oder toxische Wirkung	0,304		2,4	1	0,146	5	0,084	0,085			1,1031
MDC 22 Verbrennungen													
Y02A	O	Andere Verbrennungen mit Hauttransplantation oder anderen Eingriffen bei Sepsis oder mit kompliz. Konst., hochkomplexem Eingriff, vierzeitigen bestimmten OR-Prozeduren oder intensivmedizinischer Komplexbehandlung > 588 / 552 / 552 Aufwandspunkte	9,669		29,9	9	0,723	48	0,241	0,234			2,3253
Y02B	O	Andere Verbrenn. m. Haut-Tx. od. and. Eingr. auß. b. Sep., oh. kompliz. Konst., oh. hochkompl. Eingr., oh. vierz. best. OR-Proz., oh. IntK > 588 / 552 / 552 Aufwandsp., m. äuß. schw. CC, kompliz. Diagn., kompl. Proz., Dialyse od. Beatm. > 24 Std.	5,166		20,1	6	0,541	37	0,132	0,179			2,0806
Y02C	O	Andere Verbrenn. m. Haut-Tx. od. and. Eingr. oh. äuß. schw. CC, oh. kompliz. Diagn., oh. komplexe Proz., oh. Dialyse, oh. Beat. > 24 Std., oh. kompliz. Konst., oh. IntK > 588 / 552 / 552 Aufwandsp., oh. best. Spalthauttranspl., Alter < 18 J.	2,365		12,2	3	0,325	27	0,107	0,099			1,3782
Y02D	O	Andere Verbrenn. m. Hauttr. od. and. Eingr. oh. äuß. schw. CC, oh. kompliz. Diagn., oh. komplexe Proz., oh. Dialyse, oh. Beat. > 24 Std., oh. kompliz. Konst., oh. IntK > 588 / 552 / 552 Aufwandsp., oh. best. Spalthauttranspl., Alter > 17 J.	1,962		13,4	3	0,323	27	0,068	0,090			1,1695
Y03Z	O	Andere Verbrennungen mit anderen Eingriffen	0,919		5,5	1	0,578	13	0,074	0,090			1,3274
Y62Z	M	Andere Verbrennungen	0,455		4,7			12	0,063	0,074			1,1321
Y63Z	M	Verbrennungen, ein Belegungstag	0,186		1,0								1,4095
MDC 23 Faktoren, die den Gesundheitszustand beeinflussen, und andere Inanspruchnahme des Gesundheitswesens													
Z01A	O	OR-Prozeduren bei anderen Zuständen, die zur Inanspruchnahme des Gesundheitswesens führen mit komplexem Eingriff oder komplizierender Konstellation	2,139		12,4	3	0,329	27	0,074	0,098			1,1143
Z01B	O	OR-Prozeduren bei anderen Zuständen, die zur Inanspruchnahme des Gesundheitswesens führen ohne komplexen Eingriff, ohne komplizierende Konstellation, mit bestimmtem Eingriff	0,905		3,6	1	0,344	10	0,073	0,081			0,9204
Z01C	O	OR-Prozeduren bei anderen Zuständen, die zur Inanspruchnahme des Gesundheitswesens führen ohne komplexen Eingriff, ohne komplizierende Konstellation, ohne bestimmten Eingriff	0,497		4,5	1	0,233	11	0,062	0,072			0,7705
Z03Z	O	Nierenspende (Lebendspende)	2,437		7,9	2	0,321	13	0,122	0,108			1,2427
Z64A	M	Andere Faktoren, die den Gesundheitszustand beeinflussen, Nachbehandlung nach abgeschlossener Behandlung mit komplexer Radiojoddiagnostik oder invasiver kardiologischer Diagnostik bei Herz-/Herz-Lungen-Transplantation, Alter < 18 Jahre	0,792		2,3	1	0,400	4	0,239	0,240			1,2728
Z64B	M	Andere Faktoren, die den Gesundheitszustand beeinflussen, Nachbehandlung nach abgeschlossener Behandlung mit best. Radiojoddiagnostik, ohne invasive kardiologische Diagnostik bei Herz-/-Lungen-Tx oder Alter > 17 Jahre, mit bestimmtem Kontaktanlass	0,536		2,8	1	0,247	6	0,115	0,122			0,9930
Z64C	M	Andere Faktoren, die den Gesundheitszustand beeinflussen, Nachbehandl. nach abgeschl. Behandl. oh. Radiojoddiagnostik, oh. inv. kard. Diagn. b. Herz-/-Lungen-Tx od. Alter > 17 J., oh. best. Kontaktanlass od. allergolog. Provokationstestung bis 2 BT	0,295		2,6	1	0,099	5	0,076	0,078			0,9694
Z65Z	M	Beschwerden, Symptome, andere Anomalien und Nachbehandlung	0,456		4,3	1	0,264	10	0,070	0,081			0,8729
Z66Z	M	Vorbereitung zur Lebendspende	0,801		2,4	1	0,398	5	0,225	0,228			1,0812

Fallpauschalen-Katalog und Pflegeerlöskatalog

Teil a) Bewertungsrelationen bei Versorgung durch Hauptabteilungen

DRG	Partition	Bezeichnung [6]	Bewertungsrelation bei Hauptabteilung	Bewertungsrelation bei Hauptabteilung und Beleghebamme	Mittlere Verweildauer [1]	Untere Grenzverweildauer: Erster Tag mit Abschlag [2], [5]	Untere Grenzverweildauer: Bewertungsrelation/Tag	Obere Grenzverweildauer: Erster Tag zus. Entgelt [3], [5]	Obere Grenzverweildauer: Bewertungsrelation/Tag	Externe Verlegung Abschlag/Tag (Bewertungsrelation)	Verlegungsfallpauschale	Ausnahme von Wiederaufnahme [4]	Pflegeerlös Bewertungsrelation/Tag
1	2	3	4	5	6	7	8	9	10	11	12	13	
MDC 24 Sonstige DRGs													
801A	O	Ausgedehnte OR-Proz. oh. Bezug zur Hauptdiagnose mit bestimmter kompl. Konst. oder Strahlenth. oder endovaskulärer Impl. von Stent-Proth. an der Aorta oder intensivmediz. Komplexbehandlung > 392 / 368 / - Aufwandsp. od. Alter < 18 J. mit kompl. Faktoren	4,236		20,4	6	0,453	38	0,155	0,148		x	1,5237
801B	O	Ausgedehnte OR-Prozedur ohne Bezug zur Hauptdiagnose mit hochkomplexer OR-Prozedur oder mit komplizierender Konstellation, Alter > 17 Jahre oder ohne komplizierende Faktoren	3,334		20,0	6	0,316	38	0,077	0,105		x	1,0471
801C	O	Ausgedehnte OR-Proz. oh. Bezug zur Hauptdiag. mit komplexer OR-Proz. od. and. Eingriff an Kopf u. Wirbelsäule od. mit neurolog. Komplexbeh. des akuten Schlaganfalls od. Alter < 1 J. od. bei Para- / Tetraplegie od. Alter < 18 J. u. schw. od. äuß. schw. CC	2,811		19,3	5	0,312	36	0,068	0,092		x	1,0863
801D	O	Ausgedehnte OR-Prozedur ohne Bezug zur Hauptdiagnose mit bestimmter OR-Prozedur oder mit intensivmediz. Komplexbeh. > 196 / 184 / 368 Aufwandspunkte oder bestimmte nicht ausgedehnte OR-Prozedur mit neurolog. Komplexbehandlung des akuten Schlaganfalls	2,346		16,9	5	0,264	31	0,066	0,089		x	0,9473
801E	O	Ausgedehnte OR-Prozedur ohne Bezug zur Hauptdiagnose ohne komplizierende Konstellation, ohne hochkomplexe, komplexe oder bestimmte OR-Prozedur	1,844		15,7	4	0,267	28	0,059	0,080		x	0,8428
802A	O	Bestimmte nicht ausgedehnte OR-Prozedur ohne Bezug zur Hauptdiagnose oder andere nicht ausgedehnte OR-Prozedur mit intensivmedizinischer Komplexbehandlung > 196 / 184 / 368 Aufwandspunkte	1,903		15,3	4	0,294	29	0,067	0,090		x	0,8349
802B	O	Andere nicht ausgedehnte OR-Prozedur ohne Bezug zur Hauptdiagnose mit mäßig komplexer OR-Prozedur	1,723		15,2	4	0,264	29	0,061	0,081		x	0,8330
802C	O	Andere nicht ausgedehnte OR-Prozedur ohne Bezug zur Hauptdiagnose ohne mäßig komplexe OR-Prozedur	1,461		9,8	2	0,295	24	0,063	0,082		x	0,7825
802D	O	Wenig komplexe nicht ausgedehnte OR-Prozedur ohne Bezug zur Hauptdiagnose	0,914		7,1	1	0,516	20	0,063	0,079		x	0,8178
863Z	M	Neonatale Diagnose ohne Bezug zu Alter oder Gewicht	0,573		4,4	1	0,247	10	0,079	0,092		x	1,7418
Fehler-DRGs													
960Z	M	Nicht gruppierbar											
961Z	M	Unzulässige Hauptdiagnose											
962Z	M	Unzulässige Kodierung einer Sectio caesarea											

DRG	Partition	Bezeichnung [6]	Bewertungsrelation bei Belegoperateur	Bewertungsrelation bei Belegoperateur und Beleganästhesist	Bewertungsrelation bei Belegoperateur und Beleghebamme	Bewertungsrelation bei Belegoperateur, -anästhesist und -hebamme	Mittlere Verweildauer [1]	Untere Grenzverweildauer: Erster Tag mit Abschlag [2), 5)]	Untere Grenzverweildauer: Bewertungsrelation/Tag	Obere Grenzverweildauer: Erster Tag zus. Entgelt [3), 5)]	Obere Grenzverweildauer: Bewertungsrelation/Tag	Externe Verlegung Abschlag/Tag (Bewertungsrelation)	Verlegungsfallpauschale	Ausnahme von Wiederaufnahme [4]	Pflegeerlös Bewertungsrelation/Tag
1	2	3	4	5	6	7	8	9	10	11	12	13	14	15	16
Prä-MDC															
A13D	O	Beatmung > 95 Stunden mit komplexer OR-Prozedur, Alter > 5 Jahre oder mit IntK > - / 828 / - Punkte oder kompl. OR-Prozedur od. mit best. OR-Prozedur od. kompliz. Konst. od. mit IntK > 588 / 552 / 552 Punkte od. Alter < 16 Jahre bei bösartiger Neubildung	5,624	5,442			19,0	5	0,682	37	0,151		x	x	2,6225
A13E	O	Beatmung > 95 Stunden, ohne komplexe OR-Prozedur, mit bestimmter OR-Prozedur oder komplizierender Konstellation oder mit intensivmedizinischer Komplexbehandlung > 588 / 552 / 552 Aufwandspunkte und < 1177 / 829 / 1105 Aufwandspunkte od. Alter < 16 Jahre	4,658	4,579			18,8	5	0,677	36	0,151		x	x	2,7876
A13F	O	Beatmung > 95 Stunden, mit bestimmter OR-Prozedur oder kompliz. Konstellation, mit äußerst schweren CC, verstorben oder verlegt < 9 Tage oder ohne best. OR-Proz., ohne kompliz. Konst., Alter > 15 J., ohne kompliz. Diagnose od. Prozedur, mit äuß. schw. CC	3,287	3,268			12,5	3	0,757	26	0,170	0,224		x	3,0881
A13G	O	Beatmung > 95 Stunden, mit bestimmter OR-Prozedur oder kompliz. Konstellation, mit äußerst schweren CC, verstorben oder verlegt < 9 Tage oder ohne best. OR-Proz., ohne kompliz. Konst., Alter > 15 J., ohne kompliz. Diagnose od. Prozedur, mit äuß. schw. CC	3,133	3,107			15,8	4	0,584	32	0,129	0,174		x	2,6083
A13H	O	Beatmung > 95 Stunden mit bestimmter OR-Prozedur oder kompliz. Konstellation, ohne äußerst schwere CC, verstorben oder verlegt < 9 Tage oder ohne best. OR-Proz., ohne kompliz. Konst., Alter > 15 J., ohne kompliz. Diagnose oder Proz., ohne äuß. schw. CC	2,320	2,311			11,1	3	0,558	25	0,141	0,185		x	2,8862
A15C	O	Knochenmarktransplantation / Stammzelltransfusion, autogen, außer bei Plasmozytom, Alter > 17 Jahre, ohne bestimmte Entnahme oder bei Plasmozytom, mit bestimmter Entnahme oder intensivmedizinischer Komplexbehandlung > 392 / 368 / 368 Aufwandspunkte	5,537	5,536			23,3	7	0,502	35	0,202		x	x	1,2738
A15D	O	Knochenmarktransplantation / Stammzelltransfusion, autogen, bei Plasmozytom, ohne bestimmte Entnahme	3,722	3,722			19,2	5	0,390	27	0,162		x	x	1,1632
A42C	A	Stammzellentnahme bei Eigenspender ohne Chemotherapie, Alter > 15 Jahre, ohne schwerste CC, ohne Sepsis, ohne komplizierende Konstellation	0,735	0,734			4,9	1	0,428	11	0,131	0,109		x	0,8571
A60C	M	Versagen und Abstoßung eines Organtransplantates, mehr als ein Belegungstag, ohne Entfernung eines Organtransplantates, ohne komplexe OR-Prozedur, ohne äußerst schwere CC, ohne komplizierende Konstellation, Alter > 15 Jahre	0,525	0,518			6,0			16	0,083		x	x	0,7396
A60D	M	Versagen und Abstoßung eines Organtransplantates, ein Belegungstag	0,162	0,161			1,0							x	1,1579
MDC 01 Krankheiten und Störungen des Nervensystems															
B04C	O	Eingriffe an den extrakraniellen Gefäßen, ohne mehrzeitige Eingriffe, ohne beidseitige Eingriffe, ohne äußerst schwere CC	1,104	1,013			5,6	1	0,222	11	0,064		x		0,9666
B05Z	O	Dekompression bei Karpaltunnelsyndrom oder kleine Eingriffe an den Nerven	0,376	0,329			2,1	1	0,096	5	0,049	0,047			0,9115
B09Z	O	Andere Eingriffe am Schädel	0,887	0,805			4,5	1	0,399	11	0,059	0,068			0,8589
B15Z	O	Strahlentherapie bei Krankheiten und Störungen des Nervensystems, Bestrahlungen an mindestens 8 Tagen	2,043	2,040			18,6	5	0,334	34	0,107		x	x	0,8468
B16A	O	Strahlentherapie bei Krankheiten und Störungen des Nervensystems, mehr als ein Belegungstag, Bestrahlungen an mindestens 5 Tagen	1,107	1,106			9,5	2	0,363	21	0,115	0,104		x	0,8484
B16B	O	Strahlentherapie bei Krankheiten und Störungen des Nervensystems, mehr als ein Belegungstag, Bestrahlungen an weniger als 5 Tagen	0,646	0,644			4,9			13	0,091	0,108		x	0,9224
B17B	O	Eingriffe an peripheren Nerven, Hirnnerven und and. Teilen des Nervensystems oder Eingr. bei zerebr. Lähmung, Muskeldystr. od. Neurop., mit best. kompl. Eingr., Alter < 16 J. oder mit mäßig kompl. Eingr., Alter < 19 J. oder mit äuß. schw. oder schw. CC	1,447	1,365			9,5	2	0,293	23	0,100	0,084			1,0239
B17C	O	Eingriffe an peripheren Nerven, Hirnnerven und anderen Teilen des Nervensystems oder Eingriff bei zerebraler Lähmung, Muskeldystrophie oder Neuropathie, mit komplexem Eingriff	1,307	1,145			4,4	1	0,153	9	0,049	0,057			0,7889
B17D	O	Eingr. an periph. Nerven, Hirnnerven und and. Teilen des Nervensyst. oder Eingr. bei zerebr. Lähmung, Muskeldystr. od. Neurop., Alt. < 19 J. od. mit schw. CC, Alt. > 15 J., ohne mäßig kompl. Eingr. od. oh. schw. CC, Alt. > 18 J., mit mäßig kompl. Eingr.	0,808	0,732			3,6	1	0,293	11	0,066	0,074			0,7795
B17E	O	Eingriffe an peripheren Nerven, Hirnnerven und anderen Teilen des Nervensystems oder Eingriff bei zerebr. Lähmung, Muskeldystrophie od. Neuropathie, ohne kompl. Diagnose, ohne mäßig kompl. od. kompl. Eingr., ohne äuß. schw. oder schw. CC, Alter > 18 J.	0,571	0,501			2,7	1	0,152	6	0,050	0,053			0,8644

Fallpauschalen-Katalog und Pflegeerlöskatalog
Teil b) Bewertungsrelationen bei Versorgung durch Belegabteilungen

DRG	Partition	Bezeichnung [6]	Bewertungsrelation bei Belegoperateur	Bewertungsrelation bei Belegoperateur und Beleganästhesist	Bewertungsrelation bei Belegoperateur und Beleghebamme	Bewertungsrelation bei Belegoperateur, -anästhesist und -hebamme	Mittlere Verweildauer [1]	Untere Grenzverweildauer: Erster Tag mit Abschlag [2), 5)]	Untere Grenzverweildauer: Bewertungsrelation/Tag	Obere Grenzverweildauer: Erster Tag zus. Entgelt [3), 5)]	Obere Grenzverweildauer: Bewertungsrelation/Tag	Externe Verlegung Abschlag/Tag (Bewertungsrelation)	Verlegungsfallpauschale	Ausnahme von Wiederaufnahme [4]	Pflegeerlös Bewertungsrelation/Tag
1	2	3	4	5	6	7	8	9	10	11	12	13	14	15	16
B18A	O	Komplexe Eingriffe an Wirbelsäule und Rückenmark bei Krankheiten und Störungen des Nervensystems	3,523	3,315			19,6	6	0,285	38	0,071	0,097			1,1470
B18B	O	Bestimmte Eingriffe an Wirbelsäule und Rückenmark bei Krankheiten und Störungen des Nervensystems außer bei bösartiger Neubildung oder Revision eines Ventrikelshuntes oder operative Eingriffe bei nicht akuter Para- / Tetraplegie	1,891	1,749			10,4	2	0,281	23	0,057	0,074			0,9534
B18C	O	Andere Eingriffe an Wirbelsäule und Rückenmark bei Krankheiten und Störungen des Nervensystems außer bei bösartiger Neubildung	1,382	1,266			6,5	1	0,269	15	0,058	0,072			1,0124
B18D	O	Mäßig komplexe Eingriffe an Wirbelsäule und Rückenmark bei Krankheiten und Störungen des Nervensystems außer bei bösartiger Neubildung	1,164	1,060			7,6	2	0,164	19	0,045	0,057			0,8393
B19A	O	Implantation, Revision und Entfernung von Neurostimulatoren und Neurostimulationselektroden bei Krankheiten und Störungen des Nervensystems mit Implantation oder Wechsel eines Neurostimulators	1,091	1,033			3,0	1	0,070	7	0,040	0,043			0,8378
B19B	O	Implantation, Revision und Entfernung von Neurostimulatoren und Neurostimulationselektroden bei Krankheiten und Störungen des Nervensystems mit Implantation oder Wechsel eines permanenten oder temporären Elektrodensystems	1,324	1,265			2,8	1	0,190	7	0,043	0,045			0,8178
B19C	O	Implantation, Revision und Entfernung von Neurostimulatoren und Neurostimulationselektroden bei Krankheiten und Störungen des Nervensystems ohne Implantation oder Wechsel von Neurostimulatoren und Elektrodensystemen	0,687	0,624			3,0	1	0,243	7	0,048	0,051			0,8289
B20B	O	Kraniotomie oder große WS-Operation mit komplexer Prozedur, Alter > 17 Jahre oder ohne bestimmte komplexe Prozedur, mit komplizierenden Faktoren, Alter > 15 Jahre	2,462	2,287			10,9	3	0,314	21	0,160		x		1,2534
B20C	O	Kraniotomie oder große Wirbelsäulen-Operation, Alter < 3 J. oder intervent. Eingriff oder Alter < 18 J. mit großem intrakraniellen Eingriff oder mit kompl. Diagnose oder best. Eingriffe bei Trigeminusneuralgie, Alter < 16 J. od. bei bösartiger Neubildung	1,881	1,778			6,1	1	0,629	14	0,206		x		1,3260
B20D	O	Kraniotomie oder große WS-OP mit komplexer Prozedur oder ohne komplexe Prozedur, Alter > 2 Jahre, mit komplexer Diagnose oder bestimmtem Eingriff bei Trigeminusneuralgie oder mit bestimmter Prozedur oder bei bösartiger Neubildung	1,743	1,638			7,2	1	0,496	17	0,126		x		1,2251
B20E	O	Kraniotomie oder große Wirbelsäulen-Operation ohne komplexe Prozedur, Alter > 2 Jahre, ohne komplexe Diagnose, ohne bestimmten Eingriff bei Trigeminusneuralgie, ohne bestimmte Prozedur, außer bei bösartiger Neubildung	1,352	1,273			7,8	2	0,278	17	0,116		x		1,2001
B63Z	M	Demenz und andere chronische Störungen der Hirnfunktion	0,493	0,493			6,0	1	0,292	14	0,057	0,069			0,8680
B66D	M	Neubildungen des Nervensystems, ein Belegungstag oder ohne äußerst schwere CC, Alter > 15 Jahre	0,561	0,560			6,6	1	0,315	15	0,058	0,072		x	0,9602
B67B	M	Morbus Parkinson ohne äußerst schwere CC, ohne schwerste Beeinträchtigung	0,576	0,576			7,6	2	0,189	16	0,052	0,066			0,7867
B68D	M	Multiple Sklerose und zerebellare Ataxie, ein Belegungstag oder ohne äußerst schwere CC, Alter > 15 Jahre, ohne komplexe Diagnose	0,462	0,462			6,1	1	0,319	14	0,052	0,064			0,6682
B69D	M	Transitorische ischämische Attacke (TIA) und extrakranielle Gefäßverschlüsse ohne neurologische Komplexbehandlung des akuten Schlaganfalls, ohne andere neurologische Komplexbehandlung des akuten Schlaganfalls, ohne äußerst schwere CC	0,534	0,534			5,1	1	0,268	10	0,071	0,085			0,8529
B70E	M	Apoplexie ohne neurologische Komplexbehandlung des akuten Schlaganfalls, ohne andere neurol. Komplexbeh. des akuten Schlaganfalls, mehr als 72 Stunden, ohne komplexen zerebrovask. Vasospasmus, mit komplizierender Diagnose oder systemischer Thrombolyse	1,019	1,018			8,5	2	0,336	18	0,083	0,106			1,2728
B70F	M	Apoplexie ohne neurologische Komplexbehandlung des akuten Schlaganfalls, ohne andere neurologische Komplexbehandlung des akuten Schlaganfalls, ohne komplexen zerebrovaskulären Vasospasmus, ohne komplizierende Diagnose, ohne systemische Thrombolyse	0,698	0,698			8,3			16	0,058	0,074			0,8892
B70G	M	Apoplexie mit neurologischer Komplexbehandlung des akuten Schlaganfalls oder mit anderer neurologischer Komplexbehandlung des akuten Schlaganfalls, verstorben < 4 Tage nach Aufnahme	0,707	0,707			2,6						x		2,4591
B70H	M	Apoplexie ohne neurologische Komplexbehandlung des akuten Schlaganfalls, ohne andere neurologische Komplexbehandlung des akuten Schlaganfalls, verstorben < 4 Tage nach Aufnahme	0,559	0,557			2,4						x		2,4462
B70I	M	Apoplexie, ein Belegungstag	0,273	0,273			1,0								1,3516
B71D	M	Erkrankungen an Hirnnerven und peripheren Nerven ohne komplexe Diagnose, ohne Komplexbehandlung der Hand, ohne äußerst schwere oder schwere CC	0,461	0,460			5,3	1	0,237	11	0,060	0,072			0,6752

DRG	Partition	Bezeichnung [6]	Bewertungsrelation bei Belegoperateur	Bewertungsrelation bei Belegoperateur und Beleganästhesist	Bewertungsrelation bei Belegoperateur und Beleghebamme	Bewertungsrelation bei Belegoperateur, -anästhesist und -hebamme	Mittlere Verweildauer [1]	Untere Grenzverweildauer: Erster Tag mit Abschlag [2, 5]	Untere Grenzverweildauer: Bewertungsrelation/Tag	Obere Grenzverweildauer: Erster Tag zus. Entgelt [3, 5]	Obere Grenzverweildauer: Bewertungsrelation/Tag	Externe Verlegung Abschlag/Tag (Bewertungsrelation)	Verlegungsfallpauschale	Ausnahme von Wiederaufnahme [4]	Pflegeerlös Bewertungsrelation/Tag
1	2	3	4	5	6	7	8	9	10	11	12	13	14	15	16
B75Z	M	Fieberkrämpfe	0,349	0,349			2,8	1	0,163	6	0,086	0,090			1,3075
B76E	M	Anfälle, ein Belegungstag oder ohne komplexe Diagnostik und Therapie, ohne äußerst schwere oder schwere CC, ohne EEG, ohne bestimmte Diagnose, Alter > 5 Jahre, ohne komplexe Diagnose	0,426	0,426			3,9	1	0,229	9	0,075	0,086			1,0080
B77Z	M	Kopfschmerzen	0,369	0,369			3,1	1	0,172	7	0,081	0,088			0,7752
B78A	M	Intrakranielle Verletzung, Alter < 6 Jahre oder mit komplizierender Diagnose	0,773	0,770			6,2	1	0,467	15	0,086	0,105			1,3514
B78B	M	Intrakranielle Verletzung, Alter > 5 Jahre, ohne komplizierende Diagnose	0,601	0,599			5,4	1	0,347	13	0,077	0,092			1,1985
B79Z	M	Schädelfrakturen, Somnolenz, Sopor	0,465	0,464			3,7	1	0,248	8	0,086	0,097			1,3849
B80Z	M	Andere Kopfverletzungen	0,240	0,239			2,4	1	0,081	5	0,069	0,069			1,1061
B81B	M	Andere Erkrankungen des Nervensystems ohne komplexe Diagnose, ohne bestimmte aufwendige / hochaufwendige Behandlung	0,521	0,519			5,9	1	0,272	13	0,060	0,074			0,7840
B82Z	M	Andere Erkrankungen an peripheren Nerven	0,283	0,283			3,1	1	0,118	7	0,062	0,067			0,7000
B85C	M	Degenerative Krankheiten des Nervensystems ohne hochkomplexe Diagnose, ohne äußerst schwere oder schwere CC oder ein Belegungstag, mit komplexer Diagnose, zerebrale Lähmungen oder Delirium	0,526	0,525			6,0	1	0,334	14	0,060	0,074			0,9444
B85D	M	Degenerative Krankheiten des Nervensystems ohne hochkomplexe Diagnose, ohne äußerst schwere oder schwere CC oder ein Belegungstag, ohne komplexe Diagnose	0,450	0,448			4,4	1	0,267	11	0,070	0,081			0,8793
MDC 02 Krankheiten und Störungen des Auges															
C01A	O	Komplexer Eingriff bei penetrierenden Augenverletzungen oder bestimmte Orbitotomie	1,181	1,074			7,0	1	0,219	15	0,063	0,055			0,7673
C01B	O	Andere Eingriffe bei penetrierenden Augenverletzungen oder Amnionmembrantransplantation oder bestimmte Biopsie	0,618	0,584			4,9	1	0,317	13	0,044	0,053			0,8031
C03A	O	Eingriffe Retina m. PPV, m. ECCE od. b. BNB Auge, m. best. Eingr. Retina od. Entf. Augapf. m. Impl. od. Endopht. od. Eingr. Orbita b. BNB Auge od. best. Eingr. Retina od. ECCE od. kompl. Eingr. od. BNB, Alter < 16 od. Enukl. u. Eingr. Orbita auß. b. BNB	0,685	0,624			4,2	1	0,112	9	0,037	0,043			0,8088
C03B	O	Eingriffe an der Retina mit Pars-plana-Vitrektomie, mit extrakapsulärer Extraktion der Linse (ECCE) oder bestimmtem Eingriff an der Retina oder komplexem Eingriff am Auge oder bei bösartiger Neubildung des Auges, Alter > 15 Jahre	0,488	0,447			2,7	1	0,096	5	0,040	0,041			0,7428
C03C	O	Eingriffe an der Retina mit Pars-plana-Vitrektomie, ohne extrakapsuläre Extraktion der Linse (ECCE), ohne bestimmten Eingriff an der Retina, ohne komplexen Eingriff am Auge, außer bei bösartiger Neubildung des Auges	0,379	0,348			2,6	1	0,037	5	0,037	0,038			0,7800
C04A	O	Hornhauttransplantation mit extrakapsulärer Extraktion der Linse (ECCE) oder Amnionmembrantransplantation oder komplexem Eingriff oder Pars-plana-Vitrektomie oder Alter < 16 Jahre	1,336	1,285			5,1	1	0,162	12	0,125	0,053		x	0,7049
C04B	O	Hornhauttransplantation ohne extrakapsuläre Extraktion der Linse (ECCE), ohne Amnionmembrantransplantation, ohne komplexen Eingriff, ohne Pars-plana-Vitrektomie , Alter > 15 Jahre	1,027	1,000			4,9	1	0,120	7	0,155	0,041		x	0,7062
C05Z	O	Dakryozystorhinostomie	0,516	0,454			2,4	1	0,180	6	0,046	0,047			0,7783
C06Z	O	Komplexe Eingriffe bei Glaukom	0,402	0,379			4,2	1	0,101	8	0,033	0,039			0,6824
C07A	O	Andere Eingriffe bei Glaukom mit extrakapsulärer Extraktion der Linse (ECCE) oder komplexem Eingriff am Auge oder bestimmten Eingriffen bei Glaukom oder Alter < 6 Jahre	0,524	0,490			3,1	1	0,131	6	0,043	0,046			0,8217
C07B	O	Andere Eingriffe bei Glaukom ohne extrakapsuläre Extraktion der Linse (ECCE), ohne komplexen Eingriff am Auge, ohne bestimmte Eingriffe bei Glaukom, Alter > 5 Jahre	0,223	0,208			2,4	1	0,087	5	0,037	0,037			0,7354
C08A	O	Beidseitige extrakapsuläre Extraktion der Linse (ECCE) oder extrakapsuläre Extraktion der Linse oder bestimmte andere Eingriffe am Auge bei angeborener Fehlbildung der Linse	0,614	0,562			3,9	1	0,216	8	0,043	0,049			0,8716
C08B	O	Extrakapsuläre Extraktion der Linse (ECCE) ohne angeborene Fehlbildung der Linse oder bestimmte Eingriffe am Auge	0,283	0,266			2,4	1	0,040	4	0,038	0,038			0,9545
C10A	O	Eingriffe an den Augenmuskeln mit erhöhtem Aufwand	0,604	0,534			2,6	1	0,157	5	0,048	0,050			1,2623
C10B	O	Eingriffe an den Augenmuskeln ohne erhöhten Aufwand, mit komplexem Eingriff oder Alter < 6 Jahre	0,502	0,444			2,2	1	0,111	4	0,069	0,048			1,2708
C10C	O	Eingriffe an den Augenmuskeln ohne erhöhten Aufwand, ohne komplexen Eingriff, Alter > 5 Jahre	0,465	0,415			2,3	1	0,088	4	0,050	0,050			1,2015
C12Z	O	Andere Rekonstruktionen der Augenlider	0,554	0,507			2,9	1	0,258	7	0,047	0,051			0,7400

Fallpauschalen-Katalog und Pflegeerlöskatalog
Teil b) Bewertungsrelationen bei Versorgung durch Belegabteilungen

DRG	Partition	Bezeichnung [6]	Bewertungsrelation bei Belegoperateur	Bewertungsrelation bei Belegoperateur und Beleganästhesist	Bewertungsrelation bei Belegoperateur und Beleghebamme	Bewertungsrelation bei Belegoperateur, -anästhesist und -hebamme	Mittlere Verweildauer [1]	Untere Grenzverweildauer: Erster Tag mit Abschlag [2), 5)]	Untere Grenzverweildauer: Bewertungsrelation/Tag	Obere Grenzverweildauer: Erster Tag zus. Entgelt [3), 5)]	Obere Grenzverweildauer: Bewertungsrelation/Tag	Externe Verlegung Abschlag/Tag (Bewertungsrelation)	Verlegungsfallpauschale	Ausnahme von Wiederaufnahme [4]	Pflegeerlös Bewertungsrelation/Tag
1	2	3	4	5	6	7	8	9	10	11	12	13	14	15	16
C13Z	O	Eingriffe an Tränendrüse und Tränenwegen	0,375	0,341			2,3	1	0,128	6	0,047	0,047			0,8920
C14Z	O	Andere Eingriffe am Auge	0,358	0,339			3,1	1	0,127	7	0,048	0,052			0,8594
C15Z	O	Andere Eingriffe an der Retina	0,467	0,420			2,7	1	0,079	5	0,041	0,043			0,8014
C16Z	O	Aufwendige Eingriffe am Auge, Alter < 6 Jahre	0,650	0,583			3,2	1	0,117	7	0,073	0,055			1,4426
C20A	O	Eingriffe an Kornea, Sklera und Konjunktiva, Eingriffe am Augenlid oder verschiedene Eingriffe an der Linse, Alter < 16 Jahre oder beidseitige Eingriffe an Augen und Tränenwegen oder bei bösartiger Neubildung am Auge	0,543	0,490			2,9	1	0,200	7	0,079	0,059			1,0107
C20B	O	Eingriffe an Kornea, Sklera und Konjunktiva, Eingriffe am Augenlid oder verschiedene Eingriffe an der Linse, Alter > 15 Jahre, ohne beidseitige Eingriffe an Augen und Tränenwegen, außer bei bösartiger Neubildung am Auge	0,311	0,282			2,6	1	0,035	5	0,037	0,038			0,8323
C60Z	M	Akute und schwere Augeninfektionen	0,342	0,342			5,4	1	0,254	12	0,044	0,053			0,7485
C61Z	M	Neuro-ophthalmologische und vaskuläre Erkrankungen des Auges	0,406	0,405			3,9	1	0,237	9	0,071	0,081			0,6754
C62Z	M	Hyphäma und konservativ behandelte Augenverletzungen	0,226	0,225			2,9	1	0,098	7	0,051	0,055			0,8102
C63Z	M	Andere Erkrankungen des Auges oder Augenerkrankungen bei Diabetes mellitus	0,343	0,342			3,8	1	0,177	9	0,061	0,069			0,7838
C64Z	M	Glaukom, Katarakt und Erkrankungen des Augenlides	0,137	0,137			2,2	1	0,060	4	0,043	0,042			0,7927
MDC 03 Krankheiten und Störungen des Ohres, der Nase, des Mundes und des Halses															
D01B	O	Kochleaimplantation, unilateral	6,910	6,801			4,5	1	0,241	8	0,107	0,088			0,7973
D02A	O	Komplexe Resektionen mit Rekonstruktionen an Kopf und Hals mit komplexem Eingriff oder mit Kombinationseingriff mit äußerst schweren CC	5,045	4,622			20,1	6	0,315	36	0,209	0,105			1,3807
D02B	O	Komplexe Resektionen mit Rekonstruktionen an Kopf und Hals ohne komplexen Eingriff, ohne Kombinationseingriff mit äußerst schweren CC	3,749	3,400			17,0	5	0,267	31	0,151	0,089			1,1385
D03A	O	Operative Korrektur einer Lippen-Kiefer-Gaumen-Spalte oder bestimmte plastische Rekonstruktion am Kopf mit Hartgaumenplastik oder best. Knochen-Tx/-transposition an Kiefer- und Gesichtsschädelknochen oder Alter < 2 Jahre	1,206	1,078			4,2	1	0,184	9	0,087	0,070			1,5699
D03B	O	Operative Korrektur einer Lippen-Kiefer-Gaumen-Spalte oder bestimmte plastische Rekonstruktion am Kopf ohne Hartgaumenplastik oder best. Knochen-Tx/-transposition an Kiefer- und Gesichtsschädelknochen, Alter > 1 Jahr	0,981	0,859			3,9	1	0,137	9	0,049	0,056			0,9539
D04A	O	Bignathe Osteotomie und komplexe Eingriffe am Kiefer oder Rekonstruktion der Trachea oder plastische Rekonstruktion der Ohrmuschel mit mikrovaskulärem Lappen, mit komplexem Eingriff	1,821	1,633			4,8	1	0,230	9	0,184	0,079			0,9979
D04B	O	Bignathe Osteotomie und komplexe Eingriffe am Kiefer oder Rekonstruktion der Trachea oder plastische Rekonstruktion der Ohrmuschel mit mikrovaskulärem Lappen, ohne komplexen Eingriff	1,387	1,255			5,9	1	0,252	12	0,194	0,073			0,9495
D05A	O	Komplexe Parotidektomie	1,244	1,095			3,9	1	0,184	8	0,066	0,075			0,7794
D05B	O	Komplexe Eingriffe an den Speicheldrüsen außer komplexe Parotidektomien	0,585	0,515			3,0	1	0,080	6	0,037	0,040			0,7226
D06A	O	Kompl. Eingriffe an Nasennebenhöhlen, Mastoid, Mittelohr, Speicheldrüsen, Rachen, Alter < 6 J. od. Alter > 15 J., mit komplexer Prozedur oder Diagnose, mit Resektion des Felsenbeins od. mit intrakran. Eingriff bei BNB	1,163	1,045			6,0	1	0,242	13	0,057	0,069			1,1821
D06B	O	Andere Eingriffe an Nasennebenhöhlen, Mastoid, Mittelohr, Speicheldrüsen, Rachen, Alter > 5 J. u. Alter < 16 J. od. Alter > 15 J., mit kompl. Proz. oder Diag., ohne Resektion Felsenbein, ohne intrakran. Eingriff bei BNB	0,499	0,439			3,0	1	0,082	6	0,039	0,041			0,8302
D06C	O	Bestimmte Eingriffe an Nasennebenhöhlen, Mastoid, Mittelohr, Speicheldrüsen, Rachen, Alter > 15 Jahre, ohne komplexe Prozedur, ohne komplexe Diagnose	0,429	0,376			2,8	1	0,118	5	0,035	0,037			0,8156
D08B	O	Eingriffe an Mundhöhle und Mund bei bösartiger Neubildung ohne äußerst schwere CC	0,658	0,608			4,3	1	0,293	10	0,109	0,070			0,8152
D09Z	O	Tonsillektomie bei bösartiger Neubildung oder verschiedene Eingriffe an Ohr, Nase, Mund und Hals mit äußerst schweren CC	0,896	0,821			6,0	1	0,250	16	0,094	0,071			1,0444
D12A	O	Andere aufwendige Eingriffe an Ohr, Nase, Mund und Hals	1,026	0,934			4,5	1	0,453	13	0,073	0,086			0,9340
D12B	O	Andere Eingriffe an Ohr, Nase, Mund und Hals	0,386	0,336			3,2	1	0,097	6	0,031	0,033			0,8390

DRG	Partition	Bezeichnung [6]	Bewertungsrelation bei Belegoperateur	Bewertungsrelation bei Belegoperateur und Beleganästhesist	Bewertungsrelation bei Belegoperateur und Beleghebamme	Bewertungsrelation bei Belegoperateur, -anästhesist und -hebamme	Mittlere Verweildauer [1]	Untere Grenzverweildauer		Obere Grenzverweildauer		Externe Verlegung Abschlag/Tag (Bewertungsrelation)	Verlegungs-fallpauschale	Ausnahme von Wiederaufnahme [4]	Pflegeerlös Bewertungsrelation/Tag
								Erster Tag mit Abschlag [2), 5)]	Bewertungsrelation/Tag	Erster Tag zus. Entgelt [3), 5)]	Bewertungsrelation/Tag				
1	2	3	4	5	6	7	8	9	10	11	12	13	14	15	16
D13A	O	Kleine Eingriffe an Nase, Ohr, Mund und Hals mit komplizierender Diagnose oder Alter < 16 Jahre mit äußerst schweren CC oder Alter < 1 Jahr	0,755	0,679			4,0	1	0,329	10	0,071	0,081			1,0536
D13B	O	Kleine Eingriffe an Nase, Ohr, Mund und Hals ohne komplizierende Diagnose, Alter > 15 Jahre oder ohne äußerst schwere CC, Alter > 0 Jahre	0,387	0,353			2,7	1	0,075	6	0,052	0,054			1,3757
D15A	O	Tracheostomie mit äußerst schweren CC oder mit radikaler zervikaler Lymphadenektomie oder Implantation einer Kiefergelenkendoprothese	2,641	2,451			16,6	5	0,246	31	0,062		x		1,2324
D15B	O	Tracheostomie ohne äußerst schwere CC, ohne radikale zervikale Lymphadenektomie	1,700	1,593			13,9	4	0,215	26	0,054		x		1,0697
D16Z	O	Materialentfernung an Kiefer und Gesicht	0,566	0,493			2,4	1	0,113	5	0,050	0,050			0,8291
D19Z	O	Strahlentherapie bei Krankheiten und Störungen des Ohres, der Nase, des Mundes und des Halses, Bestrahlungen an mindestens 9 Tagen	2,428	2,422			20,8	6	0,334	39	0,112	0,107		x	0,7696
D20A	O	Strahlentherapie bei Krankheiten und Störungen des Ohres, der Nase, des Mundes und des Halses, Bestrahlungen an mindestens 5 Tagen	1,047	1,045			7,4			14	0,137	0,121		x	0,7922
D20B	O	Strahlentherapie bei Krankheiten und Störungen des Ohres, der Nase, des Mundes und des Halses, Bestrahlungen an weniger als 5 Tagen	0,549	0,547			3,8	1	0,262	10	0,138	0,109		x	0,8543
D22A	O	Eingriffe an Mundhöhle und Mund außer bei bösartiger Neubildung, mit Mundboden- oder Vestibulumplastik oder Eingriffe am Kopf	0,761	0,689			5,2	1	0,178	11	0,048	0,058			0,7991
D22B	O	Eingriffe an Mundhöhle und Mund außer bei bösartiger Neubildung, ohne Mundboden- oder Vestibulumplastik, ohne Eingriffe am Kopf	0,372	0,334			2,9	1	0,087	6	0,036	0,039			0,8383
D24A	O	Komplexe Hautplastiken und große Eingriffe an Kopf und Hals mit äußerst schweren CC oder mit Kombinationseingriff ohne äußerst schwere CC	3,452	3,161			18,0	5	0,282	33	0,066	0,089			1,1761
D24B	O	Komplexe Hautplastiken und große Eingriffe an Kopf und Hals ohne äußerst schwere CC, ohne Kombinationseingriff	1,782	1,596			6,9	1	0,334	15	0,068	0,085			0,8947
D25C	O	Mäßig komplexe Eingriffe an Kopf und Hals bei bösartiger Neubildung oder mit Eingriff an den oberen Atemwegen, ohne Laryngektopmie, ohne äußerst schw. CC, ohne Bestrahlungssim., Konstr. und Anpas. von Fix.-/Behandlungshilf. bei Strahlenth. mit op. Eingr.	1,498	1,355			6,9	1	0,319	15	0,139	0,080			0,8920
D25D	O	Mäßig komplexe Eingriffe an Kopf und Hals außer bei bösartiger Neubildung ohne äußerst schwere CC	0,502	0,449			4,2	1	0,109	9	0,036	0,042			0,8479
D28Z	O	Andere Eingriffe an Kopf und Hals mit komplexem Eingriff oder bei bösartiger Neubildung oder Rekonstruktion mit Gesichtsepithesen oder totale Auflagerungsplastik der Maxilla	0,522	0,457			2,9	1	0,076	6	0,102		x		0,8127
D29Z	O	Operationen am Kiefer und andere Eingriffe an Kopf und Hals außer bei bösartiger Neubildung	0,862	0,774			4,1	1	0,341	9	0,056	0,064			0,8148
D30A	O	Tonsillektomie außer bei BNB oder verschiedene Eingr. an Ohr, Nase, Mund und Hals ohne äuß. schw. CC, mit aufw. Eingr. oder Eingr. an Mundhöhle und Mund auß. bei BNB, Alter < 3 J. oder mit komplexer Diagnose oder Alter < 16 J. mit äuß. schw. od. schw. CC	0,453	0,399			2,7	1	0,036	5	0,037	0,039			0,8793
D30B	O	Tonsillektomie außer bei BNB oder versch. Eingriffe an Ohr, Nase, Mund und Hals ohne äußerst schwere CC, ohne aufwendigen Eingriff, ohne komplexe Diagnose, Alter > 15 oder ohne äußerst schwere oder schwere CC, Alter < 12 Jahre od. Alter > 11 J. bei BNB	0,353	0,322			4,0	1	0,108	8	0,033	0,037			0,8369
D30C	O	Kleine Eingriffe an Ohr, Nase, Mund und Hals, Alter > 11 Jahre	0,276	0,256			2,4	1	0,011	5	0,053	0,054			1,1891
D36Z	O	Sehr komplexe Eingriffe an den Nasennebenhöhlen	0,672	0,595			2,8	1	0,198	7	0,058	0,061			0,8499
D37A	O	Sehr komplexe Eingriffe an der Nase, Alter < 16 Jahre oder bei Gaumenspalte oder Spaltnase oder plastische Rekonstruktion der Nase mit Rippenknorpeltransplantation	1,252	1,088			3,8	1	0,140	8	0,052	0,059			0,8067
D37B	O	Sehr komplexe Eingriffe an der Nase, Alter > 15 Jahre, außer bei Gaumenspalte oder Spaltnase, ohne plastische Rekonstruktion der Nase mit Rippenknorpeltransplantation	0,490	0,429			2,6	1	0,084	5	0,036	0,037			0,8833
D38Z	O	Mäßig komplexe Eingriffe an Nase, Nasennebenhöhlen, Gesichtsschädelknochen	0,396	0,346			2,8	1	0,108	5	0,034	0,036			0,8499
D39Z	O	Andere Eingriffe an der Nase	0,401	0,361			2,7	1	0,122	6	0,052	0,054			0,8540
D40Z	A	Zahnextraktion und -wiederherstellung	0,446	0,406			2,5	1	0,085	5	0,053	0,054			1,0678
D60A	M	Bösartige Neubildungen an Ohr, Nase, Mund und Hals, mehr als ein Belegungstag, mit äußerst schweren oder schweren CC	0,959	0,950			10,7	3	0,221	23	0,083	0,076		x	1,0603

Fallpauschalen-Katalog und Pflegeerlöskatalog
Teil b) Bewertungsrelationen bei Versorgung durch Belegabteilungen

DRG	Partition	Bezeichnung [6]	Bewertungsrelation bei Belegoperateur	Bewertungsrelation bei Belegoperateur und Beleganästhesist	Bewertungsrelation bei Belegoperateur und Beleghebamme	Bewertungsrelation bei Belegoperateur, -anästhesist und -hebamme	Mittlere Verweildauer [1]	Untere Grenzverweildauer: Erster Tag mit Abschlag [2), 5)]	Untere Grenzverweildauer: Bewertungsrelation/Tag	Obere Grenzverweildauer: Erster Tag zus. Entgelt [3), 5)]	Obere Grenzverweildauer: Bewertungsrelation/Tag	Externe Verlegung Abschlag/Tag (Bewertungsrelation)	Verlegungsfallpauschale	Ausnahme von Wiederaufnahme [4)]	Pflegeerlös Bewertungsrelation/Tag
1	2	3	4	5	6	7	8	9	10	11	12	13	14	15	16
D60B	M	Bösartige Neubildungen an Ohr, Nase, Mund und Hals, ein Belegungstag oder ohne äußerst schwere oder schwere CC	0,478	0,452			3,8	1	0,173	9	0,062	0,070		x	0,8919
D61Z	M	Gleichgewichtsstörung, Hörverlust und Tinnitus	0,379	0,379			4,4	1	0,174	9	0,060	0,070			0,7033
D63B	M	Otitis media oder Infektionen der oberen Atemwege oder Blutung aus Nase und Rachen ohne äußerst schwere CC	0,184	0,182			3,0	1	0,087	6	0,041	0,043			0,9806
D64Z	M	Laryngotracheitis, Laryngospasmus und Epiglottitis	0,204	0,203			2,4	1	0,081	5	0,058	0,059			1,4276
D65Z	M	Andere Krankheiten an Ohr, Nase, Mund und Hals oder Verletzung und Deformität der Nase	0,332	0,319			3,5	1	0,097	8	0,053	0,059			0,8981
D67Z	M	Erkrankungen von Zähnen und Mundhöhle	0,338	0,325			3,5	1	0,103	8	0,053	0,059			0,9609
MDC 04 Krankheiten und Störungen der Atmungsorgane															
E02B	O	Andere OR-Prozeduren an den Atmungsorganen, Alter > 9 Jahre, mit mäßig aufwendigem Eingriff bei Krankheiten und Störungen der Atmungsorgane oder mehr als ein Belegungstag mit bestimmtem Eingriff an Larynx oder Trachea oder mit äußerst schweren CC	1,359	1,329			12,3	3	0,251	25	0,057	0,076			0,7990
E02C	O	Andere OR-Prozeduren an den Atmungsorganen, Alter > 9 J., mehr als 1 BT, ohne best. Eingr. an Larynx oder Trachea, ohne mäßig aufwend. Eingr., ohne äuß. schw. CC, mit best. endoskop. Lungenvolumenred. oder anderem mäßig kompl. Eingr. oder Alter < 18 J.	0,767	0,717			4,6	1	0,219	13	0,066	0,078			0,7841
E02D	O	Andere OR-Prozeduren an den Atmungsorganen, Alter > 17 Jahre, mehr als 1 BT, ohne bestimmten Eingriff an Larynx oder Trachea, ohne mäßig aufwendigen Eingriff, ohne äußerst schwere CC, ohne endoskop. Lungenvolumenred., ohne anderen mäßig kompl. Eingriff	0,690	0,674			4,9			13	0,070	0,083			0,6779
E02E	O	Andere OR-Prozeduren an den Atmungsorganen, Alter > 17 Jahre, ohne bestimmten Eingriff an Larynx oder Trachea, ohne mäßig aufwend. Eingriff, ohne äußerst schwere CC, ohne endoskop. Lungenvolumenred., ohne anderen mäßig kompl. Eingriff, ein Belegungstag	0,438	0,416			1,0								1,3422
E07Z	O	Aufwendige Eingriffe bei Schlafapnoesyndrom	0,683	0,616			3,9	1	0,141	8	0,051	0,058			0,7282
E08B	O	Strahlentherapie bei Krankheiten und Störungen der Atmungsorgane ohne operativen Eingriff oder Beatmung > 24 Stunden, mehr als ein Belegungstag, Bestrahlungen an mindestens 9 Tagen	2,702	2,694			22,4	6	0,372	40	0,117		x	x	0,7232
E08C	O	Strahlentherapie bei Krankheiten und Störungen der Atmungsorgane ohne operativen Eingriff od. Beatmung > 24 Stunden, mehr als ein Belegungstag, Bestrahlungen an mindestens 5 Tagen od. mindestens 10 Bestrahlungen od. zerebrale, stereotaktische Bestrahlung	1,352	1,348			11,8	3	0,327	26	0,111	0,102		x	0,7694
E08D	O	Strahlentherapie bei Krankheiten und Störungen der Atmungsorgane ohne operativen Eingr. oder Beatmung > 24 Stunden, mehr als ein Belegungstag, Bestrahlungen an weniger als 5 Tagen, weniger als 10 Bestrahlungen, ohne zerebrale, stereotaktische Bestrahlung	0,898	0,894			8,9	2	0,284	21	0,096		x	x	0,7696
E40C	A	Krankheiten und Störungen der Atmungsorgane mit Beatmung > 24 Stunden, mehr als 2 Belegungstage, mit komplexer Prozedur, ohne äußerst schwere CC, außer bei Para- / Tetraplegie	1,538	1,535			11,8	3	0,374	24	0,089	0,117		x	2,0966
E63B	M	Schlafapnoesyndrom oder Polysomnographie oder kardiorespiratorische Polygraphie bis 2 Belegungstage, Alter > 17 Jahre, ohne bestimmte invasive kardiologische Diagnostik	0,223	0,223			2,1	1	0,097	4	0,073	0,070			0,7070
E64A	M	Respiratorische Insuffizienz, mehr als ein Belegungstag, mit äußerst schweren CC oder Lungenembolie	0,597	0,597			6,4	1	0,375	14	0,062	0,077			0,8901
E64B	M	Respiratorische Insuffizienz, mehr als ein Belegungstag, ohne äußerst schwere CC, Alter < 16 Jahre	0,577	0,576			4,6			12	0,124	0,102			2,0202
E64C	M	Respiratorische Insuffizienz, mehr als ein Belegungstag, ohne äußerst schwere CC, Alter > 15 Jahre	0,482	0,481			6,4			14	0,051	0,063			0,9734
E64D	M	Respiratorische Insuffizienz, ein Belegungstag	0,174	0,173			1,0								1,2876
E65A	M	Chronisch-obstruktive Atemwegserkrankung od. best. Atemwegsinfektion mit äuß. schw. CC oder best. hochaufw. Beh. od. Bronchitis und Asthma bronchiale, mehr als ein BT, mit äuß. schw. oder schw. CC, Alter < 1 J., mit RS-Virus-Infektion	1,097	1,096			14,2	4	0,209	28	0,051	0,069			0,9982
E65B	M	Chronisch-obstruktive Atemwegserkrankung oder best. Atemwegsinfektion ohne äußerst schwere CC, mit komplizierender Diagnose oder mit FEV1 < 35% und mehr als ein Belegungstag oder Alter < 1 J. oder mit bestimmter mäßig aufwendiger / aufwendiger Behandlung	0,591	0,590			8,3	2	0,188	17	0,047	0,061			0,7882
E65C	M	Chronisch-obstruktive Atemwegserkrankung ohne äußerst schwere CC, ohne komplizierende Diagnose, ohne FEV1 < 35% oder ein Belegungstag oder Alter > 1 Jahr, ohne bestimmte mäßig aufwendige / aufwendige Behandlung	0,455	0,454			6,8	1	0,257	14	0,045	0,056			0,7358
E66A	M	Schweres Thoraxtrauma mit komplizierender Diagnose	0,489	0,488			5,6	1	0,237	13	0,060	0,073			0,9064

DRG	Partition	Bezeichnung [6]	Bewertungsrelation bei Belegoperateur	Bewertungsrelation bei Belegoperateur und Beleganästhesist	Bewertungsrelation bei Belegoperateur und Beleghebamme	Bewertungsrelation bei Belegoperateur, -anästhesist und -hebamme	Mittlere Verweildauer [1]	Untere Grenzverweildauer: Erster Tag mit Abschlag [2), 5)]	Untere Grenzverweildauer: Bewertungsrelation/Tag	Obere Grenzverweildauer: Erster Tag zus. Entgelt [3), 5)]	Obere Grenzverweildauer: Bewertungsrelation/Tag	Externe Verlegung Abschlag/Tag (Bewertungsrelation)	Verlegungsfallpauschale	Ausnahme von Wiederaufnahme [4)]	Pflegeerlös Bewertungsrelation/Tag
1	2	3	4	5	6	7	8	9	10	11	12	13	14	15	16
E66B	M	Schweres Thoraxtrauma ohne komplizierende Diagnose	0,367	0,367			4,7	1	0,147	10	0,054	0,063			0,8239
E69B	M	Bronchitis und Asthma bronchiale, mehr als 1 BT u. Alter > 55 J. od. mit äuß. schw. od. schw. CC, Alt. > 0 J. od. 1 BT od. oh. äuß. schw. od. schw. CC, Alt. < 1 J. od. flex. Bronchoskopie, Alt. < 16 J. od. best. mäßig aufw. Beh., m. RS-Virus-Infekt.	0,411	0,411			6,3	1	0,248	13	0,044	0,054			0,8187
E69C	M	Bronchitis und Asthma bronchiale, ein Belegungstag oder ohne äuß. schw. oder schw. CC oder Alter < 56 Jahre oder Beschwerden und Symptome der Atmung oder Störungen der Atmung mit Ursache in der Neonatalperiode, ohne bestimmte aufw./hochaufw. Behandlung	0,299	0,299			3,6	1	0,122	7	0,056	0,062			1,0646
E70Z	M	Keuchhusten und akute Bronchiolitis	0,307	0,307			4,1	1	0,151	9	0,052	0,059			1,5182
E71A	M	Neubildungen der Atmungsorgane, mehr als ein Belegungstag, mit äußerst schweren CC	1,221	1,217			14,8	4	0,231	29	0,055	0,073		x	0,9217
E71B	M	Neubildungen der Atmungsorgane, ein Belegungstag oder ohne äußerst schwere CC, mit Ösophagusprothese oder endoskopischer Stufenbiopsie oder endoskopischer Biopsie am Respirationstrakt mit Chemotherapie	0,949	0,945			8,8	2	0,273	19	0,065	0,084		x	0,6451
E71C	M	Neubildungen der Atmungsorgane, ein Belegungstag oder ohne äußerst schwere CC, ohne Ösophagusproth., ohne Stufenbiop., ohne Chemotherapie od. ohne endoskop. Biop. am Respir.-Trakt, mit Bronchoskop. mit starrem Instr. oder perkut. Biop. am Respir.-Trakt	0,577	0,573			4,9	1	0,251	13	0,070	0,083		x	0,6622
E71D	M	Neubildungen der Atmungsorgane, ein Belegungstag od. ohne äußerst schwere CC, ohne Ösophagusproth., ohne Stufenbiopsie, ohne Chemoth. od. ohne endoskop. Biop. am Respir.-Trakt, ohne Bronchoskopie mit starrem Instr., ohne perkut. Biopsie am Respir.-Trakt	0,443	0,441			5,7	1	0,219	13	0,051	0,062		x	0,8446
E73B	M	Pleuraerguss ohne äußerst schwere CC	0,436	0,434			4,7	1	0,277	12	0,059	0,070			0,7521
E74Z	M	Interstitielle Lungenerkrankung	0,529	0,528			6,2	1	0,296	15	0,054	0,066			0,7350
E75B	M	Andere Krankheiten der Atmungsorgane mit äußerst schweren CC, Alter > 15 Jahre	0,938	0,936			11,0	3	0,224	22	0,057	0,075			1,0871
E75C	M	Andere Krankheiten der Atmungsorgane ohne äußerst schwere CC oder Beschwerden und Symptome der Atmung mit komplexer Diagnose	0,427	0,423			5,3	1	0,209	12	0,051	0,061			0,8688
E76C	M	Tuberkulose bis 14 Belegungstag, Alter > 17 Jahre oder ohne äußerst schwere oder schwere CC oder Pneumothorax	0,585	0,583			6,4	1	0,364	14	0,061	0,075			0,9724
E78Z	M	Kontrolle oder Optimierung einer bestehenden häuslichen Beatmung, bis 2 Belegungstage	0,224	0,224			2,0	1	0,083	3	0,076	0,072			1,0596
E79A	M	Infektionen und Entzündungen der Atmungsorgane mit komplexer Diagnose oder äußerst schweren CC, mehr als ein Belegungstag oder mit äußerst schweren CC mit bestimmten Infektionen oder Entzündungen	0,895	0,894			12,3	3	0,214	24	0,049	0,065			0,9833
E79B	M	Infektionen und Entzündungen der Atmungsorgane ohne komplexe Diagnose, ohne äußerst schwere CC oder ein Belegungstag, bei Para- / Tetraplegie oder mit bestimmter mäßig aufwendiger Behandlung oder mit bestimmter Pneumonie, mehr als ein Belegungstag	0,572	0,572			7,5	1	0,279	16	0,052	0,066			1,1742
E79C	M	Infektionen und Entzündungen der Atmungsorgane ohne komp. Diagnose, ohne äußerst schwere CC od. ein Belegungstag, außer bei Para- / Tetraplegie, ohne best. mäßig aufwend. Behandlung	0,484	0,484			7,3	1	0,283	15	0,045	0,057			0,9119
MDC 05 Krankheiten und Störungen des Kreislaufsystems															
F01C	O	Implantation Kardioverter / Defibrillator (AICD), Dreikammer-Stimulation oder Defibrillator mit subkutaner Elektrode oder intrakardialer Pulsgenerator, ohne komplizierende Faktoren oder Impl. eines Drucksensors in die Pulmonalarterie	3,106	3,061			5,6	1	0,629	16	0,055	0,066			0,8912
F01D	O	Implantation Kardioverter / Defibrillator (AICD), Zwei- oder Einkammer-Stim. mit äußerst schweren CC oder Einkammer-Stim. mit zusätzlichem Herz- oder Gefäßeingriff oder mit IntK > 392 / 368 / - AP oder best. Sondenentfernung oder Alter < 18 Jahre	3,458	3,412			13,9	4	0,265	28	0,067	0,089			1,1635
F01E	O	Impl. Kardioverter / Defibrillator (AICD), Zweikammer-Stimulation od. aufwendige Sondenentfernung od. Aggregatwechsel S-ICD ohne Änderung der Sonde, ohne Impl. Drucksens. in Pulmonalarterie, ohne Impl. eines intrakardialen Pulsgenerators, Alter > 17 J.	2,412	2,374			6,0	1	0,494	14	0,054	0,066			0,8873
F01F	O	Impl. Kardioverter / Defibrillator (AICD), Einkammer-Stimulation, ohne zusätzl. Herz- od. Gefäßeingriff, ohne IntK > 392 / 368 / - P., ohne äuß. schw. CC, ohne aufw. Sondenentf., ohne Impl. Drucksens. in Pulmonalart., ohne Impl. Pulsgen., Alter > 17 J.	1,950	1,916			5,2	1	0,408	13	0,052	0,063			0,8639
F02A	O	Aggregatwechsel eines Kardioverters / Defibrillators (AICD), Zwei- oder Dreikammer-Stimulation	1,870	1,837			2,8	1	0,235	7	0,054	0,057			0,9362
F02B	O	Aggregatwechsel eines Kardioverters / Defibrillators (AICD), Einkammer-Stimulation	1,584	1,551			2,8	1	0,219	7	0,053	0,056			0,9165

Fallpauschalen-Katalog und Pflegeerlöskatalog

Teil b) Bewertungsrelationen bei Versorgung durch Belegabteilungen

DRG	Partition	Bezeichnung [6]	Bewertungsrelation bei Belegoperateur	Bewertungsrelation bei Belegoperateur und Beleganästhesist	Bewertungsrelation bei Belegoperateur und Beleghebamme	Bewertungsrelation bei Belegoperateur, -anästhesist und -hebamme	Mittlere Verweildauer [1]	Untere Grenzverweildauer: Erster Tag mit Abschlag [2], [5]	Untere Grenzverweildauer: Bewertungsrelation/Tag	Obere Grenzverweildauer: Erster Tag zus. Entgelt [3], [5]	Obere Grenzverweildauer: Bewertungsrelation/Tag	Externe Verlegung Abschlag/Tag (Bewertungsrelation)	Verlegungsfallpauschale	Ausnahme von Wiederaufnahme [4]	Pflegeerlös Bewertungsrelation/Tag
1	2	3	4	5	6	7	8	9	10	11	12	13	14	15	16
F08B	O	Rekonstruktive Gefäßeingriffe ohne komplizierende Konstellationen, ohne komplexe Vakuumbehandlung, ohne komplexen Aorteneingriff, mit komplexem Eingriff mit Mehretagen- oder Aorteneingriff oder Re-OP oder bestimmten Bypässen, mit äußerst schweren CC	4,341	4,058			23,8	7	0,283	42	0,066	0,091			1,0726
F08C	O	Rekonstruktive Gefäßeingriffe ohne kompl. Konst., ohne kompl. Vakuumbeh., ohne kompl. Aorteneingriff, mit kompl. Eingriff ohne Mehretagen- od. Aorteneingriff, ohne Reop., ohne bestimmten Bypass, mit äußerst schweren CC oder mit bestimmtem Aorteneingriff	3,469	3,250			20,0	6	0,247	38	0,060	0,082			0,9295
F08D	O	Rekonstruktive Gefäßeingriffe ohne kompl. Konst., ohne kompl. Aorteneingriff, mit kompl. Eingr. mit Mehretagen- oder Aorteneingriff oder Reop. oder best. Byp., ohne äuß. schw. CC, ohne best. Aorteneingriff oder bestimmter Bypass mit äußerst schweren CC	2,396	2,204			13,8	4	0,214	27	0,054	0,072			0,9029
F08E	O	Rekonstruktive Gefäßeingriffe ohne kompl. Konst., ohne kompl. Vakuumbeh., ohne kompl. Aorteneingriff, mit komplex. Eingriff, ohne Mehretagen- oder Aorteneingriff, ohne Reop., ohne bestimmten Bypass, ohne äußerst schwere CC, ohne bestimmten Aorteneingriff	1,946	1,790			10,4	2	0,246	22	0,050	0,065			0,7712
F08F	O	Rekonstruktive Gefäßeingriffe ohne komplizierende Konstellation, ohne komplexe Vakuumbehandlung, ohne komplexen Aorteneingriff, ohne komplexen Eingriff, ohne bestimmten Aorteneingriff, mit bestimmtem Eingriff	1,597	1,457			10,4	2	0,210	20	0,043	0,055			0,7158
F08G	O	Rekonstruktive Gefäßeingriffe ohne komplizierende Konstellation, ohne komplexe Vakuumbehandlung, ohne komplexen Aorteneingriff, ohne komplexen Eingriff, ohne bestimmten Aorteneingriff, ohne bestimmten Eingriff	1,392	1,260			7,5	1	0,245	14	0,046	0,058			0,7381
F12B	O	Implantation eines Herzschrittmachers, Dreikammersystem ohne äußerst schwere CC, ohne ablative Maßnahme, ohne PTCA oder Implantation eines Herzschrittmachers ohne aufwendige Sondenentfernung mit komplizierenden Faktoren	2,093	2,060			5,8	1	0,607	14	0,052	0,063			0,8672
F12C	O	Implantation eines Herzschrittmachers, Zweikammersystem, mit komplexem Eingriff oder Alter < 16 Jahre	2,142	2,109			8,9	2	0,259	19	0,061	0,078			1,1181
F12D	O	Implantation eines Herzschrittmachers, Zweikammersystem, ohne komplexen Eingriff, Alter > 15 Jahre, mit äußerst schweren CC oder isolierter offen chirurgischer Sondenimplantation oder aufwendiger Sondenentfernung oder mäßig komplexer PTCA	1,940	1,901			11,7	3	0,269	24	0,064	0,085			1,1627
F12E	O	Implantation eines Herzschrittmachers, Einkammersystem oder Impl. Ereignisrekorder, Alter > 15 Jahre, mit invasiver kardiologischer Diagnostik bei bestimmten Eingriffen	1,485	1,476			7,9	2	0,194	17	0,051	0,065			0,7924
F12F	O	Impl. HSM, Zweikammersys., oh. äuß. schwere CC, oh. isol. offen chir. Sondenimpl., oh. aufw. Sondenentf., oh. mäßig kompl. PTCA od. Impl. HSM, Einkammersys. od. Impl. Ereignisrekorder, oh. invasive kardiol. Diagnostik bei best. Eingriffen, Alter > 15 J.	1,032	1,010			4,4	1	0,325	12	0,065	0,076			0,9052
F13C	O	Amputation bei Kreislauferkrankungen an oberer Extremität und Zehen ohne äußerst schwere CC	1,082	1,028			13,5	4	0,155	26	0,040	0,053			0,7194
F14A	O	Komplexe oder mehrfache Gefäßeingriffe außer große rekonstruktive Eingriffe mit äußerst schweren CC	3,211	3,003			22,0	6	0,250	40	0,056	0,076			0,9239
F14B	O	Komplexe oder mehrfache Gefäßeingriffe außer große rekonstruktive Eingriffe, ohne äußerst schwere CC	1,775	1,644			10,8	3	0,202	23	0,052	0,069			0,7646
F17B	O	Wechsel eines Herzschrittmachers, Einkammer- oder Zweikammersystem, Alter > 15 Jahre	0,614	0,596			2,7	1	0,063	7	0,050	0,053			0,8866
F18C	O	Revision eines Herzschrittmachers oder Kardioverters / Defibrillators (AICD) ohne Aggregatwechsel, Alter > 15 Jahre, ohne äußerst schwere CC, ohne aufwendige Sondenentfernung, mit komplexem Eingriff, ohne intraluminale expandierende Extraktionshilfe	1,002	0,954			4,4	1	0,353	11	0,057	0,067			0,9280
F18D	O	Revision eines Herzschrittmachers oder Kardioverters / Defibrillators (AICD) ohne Aggregatwechsel, Alter > 15 Jahre, ohne äußerst schwere CC, ohne aufwendige Sondenentfernung, ohne komplexen Eingriff	0,525	0,498			3,3	1	0,294	8	0,053	0,058			0,9090
F19B	O	Andere transluminale Intervention an Herz, Aorta und Lungengefäßen ohne äußerst schwere CC	1,355	1,343			4,3	1	0,300	11	0,062	0,072			1,0801
F21A	O	Andere OR-Prozeduren bei Kreislauferkrankungen mit hochkomplexem Eingriff oder komplizierender Konstellation	3,963	3,687			29,4	9	0,222	47	0,053	0,073			0,9776
F21B	O	Andere OR-Prozeduren bei Kreislauferkrankungen ohne hochkomplexen Eingriff, mit komplexem Eingriff oder bestimmter komplizierender Konstellation	2,631	2,482			20,9	6	0,237	38	0,056	0,076			0,9654
F21C	O	Andere OR-Prozeduren bei Kreislauferkrankungen ohne komplexen Eingriff, mit mäßig komplexem Eingriff oder anderer komplizierender Konstellation oder IntK > 196 / 184 / 368 Punkte	1,371	1,296			16,7	5	0,151	33	0,038	0,051			0,7675

DRG	Partition	Bezeichnung [6]	Bewertungsrelation bei Belegoperateur	Bewertungsrelation bei Belegoperateur und Beleganästhesist	Bewertungsrelation bei Belegoperateur und Beleghebamme	Bewertungsrelation bei Belegoperateur, -anästhesist und -hebamme	Mittlere Verweildauer [1]	Untere Grenzverweildauer: Erster Tag mit Abschlag [2], [5]	Untere Grenzverweildauer: Bewertungsrelation/Tag	Obere Grenzverweildauer: Erster Tag zus. Entgelt [3], [5]	Obere Grenzverweildauer: Bewertungsrelation/Tag	Externe Verlegung Abschlag/Tag (Bewertungsrelation)	Verlegungsfallpauschale	Ausnahme von Wiederaufnahme [4]	Pflegeerlös Bewertungsrelation/Tag
1	2	3	4	5	6	7	8	9	10	11	12	13	14	15	16
F21D	O	Andere OR-Prozeduren bei Kreislauferkrankungen ohne komplexen Eingriff, ohne komplizierende Konstellationen, ohne IntK > 196 / 184 / 368 Punkte, ohne mäßig komplexen Eingriff, mit bestimmtem anderen Eingriff	0,944	0,905			11,1	3	0,173	24	0,044	0,057			0,8107
F21E	O	Andere OR-Prozeduren bei Kreislauferkrankungen ohne komplexen Eingriff, ohne komplizierende Konstellationen, ohne IntK > 196 / 184 / 368 Punkte, ohne mäßig komplexen Eingriff, ohne bestimmten anderen Eingriff	0,744	0,729			11,6	3	0,159	22	0,039	0,051			0,7139
F24A	O	Perkutane Koronarangioplastie mit komplexer Diagnose und hochkomplexer Intervention oder mit bestimmten Rekanalisationsverfahren, Alter > 15 Jahre, mit äußerst schweren CC	2,319	2,315			14,2	4	0,307	28	0,076	0,101			1,4134
F24B	O	Perkutane Koronarangioplastie mit komplexer Diagnose und hochkomplexer Intervention oder mit bestimmten Rekanalisationsverfahren, Alter > 15 Jahre, ohne äußerst schwere CC	1,173	1,172			4,7	1	0,472	11	0,077	0,090			1,0723
F27A	O	Verschiedene Eingriffe bei Diabetes mellitus mit Komplikationen, mit äußerst schweren CC oder Gefäßeingriff oder bestimmter Amputation oder komplexer Arthrodese des Fußes oder komplexem Hauteingriff	1,878	1,768			20,8	6	0,178	39	0,042	0,057			0,8179
F27B	O	Verschiedene Eingriffe bei Diabetes mellitus mit Komplikationen, ohne äußerst schwere CC, ohne Gefäßeingriff, ohne bestimmte Amputation, ohne komplexe Arthrodese des Fußes, ohne komplexen Hauteingriff, mit mäßig komplexem Eingriff	1,066	1,013			13,6	4	0,156	27	0,040	0,053			0,6858
F27C	O	Verschiedene Eingriffe bei Diabetes mellitus mit Komplikationen, ohne äußerst schwere CC, ohne Gefäßeingriff, ohne bestimmte Amputation, ohne komplexe Arthrodese des Fußes, ohne mäßig komplexen Eingriff, mit bestimmtem aufwendigen Eingriff	0,975	0,948			12,6	3	0,199	25	0,044	0,059			0,7813
F28A	O	Amputation mit zusätzlichem Gefäßeingriff oder mit Hauttransplantation, mit äußerst schweren oder schweren CC	2,930	2,749			24,8	7	0,222	43	0,050	0,069			0,8723
F28B	O	Amputation bei Kreislauferkrankungen außer an oberer Extremität und Zehen, ohne Gefäßeingriff, ohne Hauttransplantation, mit äußerst schweren oder schweren CC	1,610	1,523			19,7	6	0,164	37	0,041	0,056			0,8823
F28C	O	Amputation bei Kreislauferkrankungen außer an oberer Extremität und Zehen, ohne Gefäßeingriff, ohne äußerst schwere oder schwere CC	1,342	1,270			16,3	4	0,191	32	0,041	0,055			0,8235
F39A	O	Unterbindung und Stripping von Venen mit beidseitigem Eingriff oder bestimmter Diagnose oder äußerst schweren oder schweren CC	0,472	0,445			2,4	1	0,026	7	0,058	0,059			0,7804
F39B	O	Unterbindung und Stripping von Venen ohne beidseitigen Eingriff, ohne bestimmte Diagnose, ohne äußerst schwere oder schwere CC	0,431	0,401			2,0	1	0,026	3	0,068	0,065			1,0899
F41B	A	Invasive kardiologische Diagnostik bei akutem Myokardinfarkt ohne äußerst schwere CC	0,628	0,628			4,3	1	0,265	11	0,072	0,083			0,9655
F43C	A	Beatmung > 24 Stunden bei Krankheiten und Störungen des Kreislaufsystems, Alter > 15 ., ohne intensivmed. Komplexbehandlung > 392 / 368 / 552 Aufwandspunkte, ohne komplizierende Konstellation, ohne best. OR-Prozedur, ohne best. Impl. herzunterst. System	1,809	1,806			10,7	3	0,422	24	0,110	0,144		x	2,0726
F49D	A	Invasive kardiologische Diagnostik außer bei akutem Myokardinfarkt, ohne äußerst schwere CC, ohne IntK > 196 / 184 / 368 Aufwandspunkte, Alter > 17 Jahre, mit schweren CC, mehr als ein Belegungstag	1,244	1,244			13,4	3	0,249	26	0,052	0,069			0,8811
F49E	A	Invasive kardiologische Diagnostik außer bei akutem Myokardinfarkt, ohne IntK > 196 / 184 / 368 Aufwandspunkte, Alter > 17 Jahre, ohne schwere CC bei BT > 1, mit kardialem Mapping oder bestimmter komplexer Diagnose	0,824	0,822			4,5	1	0,305	11	0,066	0,077			0,8791
F49F	A	Invasive kardiologische Diagnostik außer bei akutem Myokardinfarkt, ohne äußerst schwere CC, ohne IntK > 196 / 184 / 368 Aufwandspunkte, Alter > 17 Jahre, ohne kardiales Mapping, ohne schwere CC bei BT > 1, ohne best. kompl. Diagnose, mit best. Eingr.	0,641	0,641			4,9	1	0,224	13	0,055	0,065			0,7306
F49G	A	Invasive kardiologische Diagnostik außer bei akutem Myokardinfarkt, ohne äußerst schwere CC, ohne IntK > 196 / 184 / 368 Aufwandspunkte, Alter > 17 Jahre, ohne kardiales Mapping, ohne schwere CC bei BT > 1, ohne komplexe Diagnose, ohne best. Eingriff	0,421	0,421			3,1	1	0,166	8	0,057	0,061			0,7410
F50A	O	Ablative Maßnahmen bei Herzrhythmusstörungen mit hochkomplexer Ablation im linken Vorhof, Ventrikel oder Pulmonalvenen oder Implantation eines Ereignisrekorders oder Alter < 16 Jahre	1,900	1,890			3,0	1	0,233	8	0,062	0,066			0,9308
F50B	O	Ablative Maßnahmen bei Herzrhythmusstörungen ohne hochkomplexe Ablation im linken Vorhof, Ventrikel oder Pulmonalvenen, ohne Implantation eines Ereignisrekorders, mit komplexer Ablation, Alter > 15 Jahre	1,313	1,310			3,1	1	0,159	8	0,055	0,059			0,8921

Fallpauschalen-Katalog und Pflegeerlöskatalog
Teil b) Bewertungsrelationen bei Versorgung durch Belegabteilungen

DRG	Partition	Bezeichnung [6]	Bewertungsrelation bei Belegoperateur	Bewertungsrelation bei Belegoperateur und Beleganästhesist	Bewertungsrelation bei Belegoperateur und Beleghebamme	Bewertungsrelation bei Belegoperateur, -anästhesist und -hebamme	Mittlere Verweildauer [1]	Untere Grenzverweildauer: Erster Tag mit Abschlag [2, 5]	Untere Grenzverweildauer: Bewertungsrelation/Tag	Obere Grenzverweildauer: Erster Tag zus. Entgelt [3, 5]	Obere Grenzverweildauer: Bewertungsrelation/Tag	Externe Verlegung Abschlag/Tag (Bewertungsrelation)	Verlegungsfallpauschale	Ausnahme von Wiederaufnahme [4]	Pflegeerlös Bewertungsrelation/Tag
1	2	3	4	5	6	7	8	9	10	11	12	13	14	15	16
F50C	O	Ablative Maßnahmen bei Herzrhythmusstörungen ohne hochkomplexe Ablation im linken Vorhof, Ventrikel oder Pulmonalvenen, ohne Implantation eines Ereignisrekorders, ohne komplexe Ablation, Alter > 15 Jahre	0,901	0,900			2,8	1	0,183	8	0,056	0,059			0,9480
F51B	O	Endovaskuläre Implantation von Stent-Prothesen an der Aorta, nicht thorakal, ohne bestimmte Aortenprothesenkombination	3,514	3,390			6,9	1	0,345	13	0,070	0,087			0,8880
F52A	O	Perkutane Koronarangioplastie mit komplexer Diagnose, mit äußerst schweren CC	2,180	2,175			15,3	4	0,328	30	0,075	0,101			1,3531
F52B	O	Perkutane Koronarangioplastie mit komplexer Diagnose, ohne äußerst schwere CC oder mit intrakoronarer Brachytherapie oder bestimmte Intervention	0,885	0,885			4,3	1	0,293	10	0,075	0,087			1,0419
F56A	O	Perkutane Koronarangioplastie mit bestimmter hochkomplexer Intervention, mit äußerst schweren CC	1,821	1,820			10,6	3	0,264	22	0,070	0,091			1,2054
F56B	O	Perkutane Koronarangioplastie mit hochkomplexer Intervention, ohne bestimmte hochkomplexe Intervention oder ohne äußerst schwere CC oder Kryoplastie	0,823	0,823			2,9	1	0,237	8	0,057	0,060			0,8524
F58A	O	Perkutane Koronarangioplastie mit äußerst schweren CC	1,486	1,484			11,0	3	0,245	22	0,062	0,082			1,0932
F58B	O	Perkutane Koronarangioplastie ohne äußerst schwere CC	0,612	0,611			2,7	1	0,178	7	0,059	0,061			0,8490
F59A	O	Mäßig komplexe Gefäßeingriffe mit äußerst schweren CC	2,487	2,398			18,1	5	0,292	35	0,068	0,092			0,9983
F59B	O	Mäßig komplexe Gefäßeingriffe mit aufwendiger Gefäßintervention, ohne äußerst schwere CC	1,658	1,638			3,7	1	0,476	10	0,193	0,218			0,8846
F59C	O	Mäßig komplexe Gefäßeingriffe ohne äußerst schwere CC, ohne aufwendige Gefäßintervention, mit aufwendigem Eingriff oder Mehrfacheingriff oder bestimmter Diagnose oder Alter < 16 Jahre, mehr als ein Belegungstag	1,368	1,287			7,0	1	0,349	15	0,070	0,087			0,8131
F59D	O	Mäßig komplexe Gefäßeingriffe ohne äußerst schwere CC, ohne aufwendige Gefäßintervention, mit bestimmtem Eingriff oder anderem Mehrfacheingriff, Alter > 15 Jahre oder ein Belegungstag oder mit pAVK mit Gangrän, mehr als ein Belegungstag	0,954	0,905			4,4	1	0,162	13	0,083	0,096			0,7973
F59E	O	Mäßig komplexe Gefäßeingriffe ohne äußerst schwere CC, ohne aufwend. Gefäßinterv., mit best. anderen Eingriff oder best. Mehrfacheingriff oder PTA, mehr als ein Belegungstag, ohne aufwendigen oder bestimmten Eingr., Alter > 15 Jahre oder ein Belegungstag	0,771	0,749			3,2	1	0,154	9	0,104	0,114			0,7964
F59F	O	Mäßig komplexe Gefäßeingriffe ohne äußerst schwere CC, ohne aufwendige Gefäßintervention, ohne aufwendigen, bestimmten oder bestimmten anderen Eingriff, ohne Mehrfacheingriff, Alter > 15 Jahre oder ein Belegungstag	0,587	0,573			2,3	1	0,129	6	0,120	0,120			0,8567
F60B	M	Akuter Myokardinfarkt ohne invasive kardiologische Diagnostik ohne äußerst schwere CC	0,460	0,459			5,9	1	0,299	13	0,054	0,066			0,9204
F61B	M	Infektiöse Endokarditis ohne komplizierende Diagnose, ohne komplizierende Konstellation	1,775	1,772			26,3	8	0,188	44	0,045	0,062			0,7787
F62B	M	Herzinsuff. und Schock mit äuß. schw. CC, mit Dialyse oder kompliz. Diag. od. mit best. hochaufw. Beh. od. ohne kompliz. Konst., ohne best. hochaufw. Beh., mehr als 1 BT bei best. akuten Nieren-vers. mit äuß. schw. CC od. Komplexbeh. des akut. Schlaganf.	1,454	1,453			18,4	5	0,231	34	0,053	0,072			1,0235
F62C	M	Herzinsuffizienz und Schock ohne äuß. schw. CC od. ohne Dialyse, ohne kompliz. Diagnose, ohne kompliz. Konst., ohne best. hochaufw. Beh., mehr als 1 Belegungstag, ohne best. akut. Nierenvers. od. ohne äuß. schw. CC, ohne Komplexbeh. des akut. Schlaganf.	0,511	0,511			7,8	2	0,165	16	0,045	0,056			0,7880
F62D	M	Herzinsuffizienz und Schock ohne äußerst schwere CC oder ohne Dialyse, ohne komplizierende Diagnose, ohne komplizierende Konstellation, ohne bestimmte hochaufwendige Behandlung, ein Belegungstag	0,168	0,168			1,0								1,2061
F63B	M	Venenthrombose ohne äußerst schwere CC	0,340	0,339			4,4	1	0,178	10	0,051	0,059			0,7281
F64Z	M	Hautulkus bei Kreislauferkrankungen	0,523	0,523			9,0	2	0,171	17	0,040	0,051			0,7280
F65B	M	Periphere Gefäßkrankheiten ohne komplexe Diagnose oder ohne äußerst schwere CC, ohne intensivmedizinische Komplexbehandlung > 196 / 184 / 184 Aufwandspunkte	0,457	0,456			6,6	1	0,204	14	0,046	0,058			0,7732
F66B	M	Koronararteriosklerose ohne äußerst schwere CC	0,321	0,321			3,8	1	0,166	10	0,058	0,065			0,6648
F67A	M	Hypertonie mit komplizierender Diagnose oder äußerst schweren oder schweren CC oder bestimmter hochaufwendiger / mäßig aufwendiger / aufwendiger Behandlung	0,642	0,642			8,8	2	0,205	19	0,049	0,063			0,8183
F67B	M	Hypertonie ohne komplizierende Diagnose, ohne äußerst schwere oder schwere CC, ohne bestimmte hochaufwendige / mäßig aufwendige / aufwendige Behandlung, Alter < 18 Jahre	0,310	0,310			3,4	1	0,144	7	0,063	0,070			1,1359

DRG	Partition	Bezeichnung [6]	Bewertungsrelation bei Belegoperateur	Bewertungsrelation bei Belegoperateur und Beleganästhesist	Bewertungsrelation bei Belegoperateur und Beleghebamme	Bewertungsrelation bei Belegoperateur, -anästhesist und -hebamme	Mittlere Verweildauer [1]	Untere Grenzverweildauer: Erster Tag mit Abschlag [2,5]	Untere Grenzverweildauer: Bewertungsrelation/Tag	Obere Grenzverweildauer: Erster Tag zus. Entgelt [3,5]	Obere Grenzverweildauer: Bewertungsrelation/Tag	Externe Verlegung Abschlag/Tag (Bewertungsrelation)	Verlegungsfallpauschale	Ausnahme von Wiederaufnahme [4]	Pflegeerlös Bewertungsrelation/Tag
1	2	3	4	5	6	7	8	9	10	11	12	13	14	15	16
F67C	M	Hypertonie ohne komplizierende Diagnose, ohne äußerst schwere oder schwere CC, ohne bestimmte hochaufwendige / mäßig aufwendige / aufwendige Behandlung, Alter > 17 Jahre	0,288	0,288			3,6	1	0,149	8	0,054	0,061			0,6436
F68B	M	Angeborene Herzkrankheit ohne intensivmedizinische Komplexbehandlung > 196 / - / - Aufwandspunkte, Alter > 5 Jahre und Alter < 16 Jahre, ohne äußerst schwere oder schwere CC oder Alter > 15 Jahre	0,364	0,359			3,0	1	0,171	7	0,077	0,083			1,0112
F69B	M	Herzklappenerkrankungen ohne äußerst schwere oder schwere CC	0,343	0,343			4,5	1	0,208	12	0,051	0,060			0,6979
F70B	M	Schwere Arrhythmie und Herzstillstand ohne äußerst schwere CC	0,434	0,433			4,6	1	0,295	11	0,064	0,075			0,9581
F71A	M	Nicht schwere kardiale Arrhythmie und Erregungsleitungsstörungen mit äußerst schweren CC, mehr als ein Belegungstag oder mit kathetergestützter elektrophysiologischer Untersuchung des Herzens oder bestimmter hochaufwendiger Behandlung	0,969	0,968			12,5	3	0,232	25	0,052	0,069			0,9962
F71B	M	Nicht schwere kardiale Arrhythmie und Erregungsleitungsstörungen ohne äußerst schwere CC oder ein Belegungstag, ohne kathetergestützte elektrophysiologische Untersuchung des Herzens, ohne bestimmte hochaufwendige Behandlung	0,294	0,293			3,4	1	0,158	8	0,058	0,064			0,7770
F72B	M	Angina pectoris ohne äußerst schwere CC	0,309	0,309			3,7	1	0,142	8	0,056	0,063			0,7032
F73A	M	Synkope und Kollaps, Alter < 14 Jahre, ein Belegungstag	0,162	0,162			1,0								1,5845
F73B	M	Synkope und Kollaps, Alter > 13 Jahre oder mehr als ein Belegungstag	0,336	0,336			3,6	1	0,180	8	0,063	0,071			0,7509
F74Z	M	Thoraxschmerz und sonstige und nicht näher bezeichnete Krankheiten des Kreislaufsystems	0,256	0,256			2,6	1	0,113	6	0,067	0,069			0,7484
F75C	M	Andere Krankheiten des Kreislaufsystems ohne äußerst schwere CC oder ein Belegungstag, Alter > 9 Jahre und Alter < 16 Jahre, ohne schwere CC oder Alter > 15	0,515	0,511			4,8	1	0,316	12	0,063	0,074			0,8064
F95A	O	Interventioneller Septumverschluss, Alter < 18 Jahre oder Vorhofohrverschluss	1,994	1,974			3,5	1	0,409	10	0,063	0,070			0,9771
F95B	O	Interventioneller Septumverschluss, Alter > 17 Jahre, ohne Vorhofohrverschluss	1,485	1,477			2,5	1	0,147	5	0,060	0,062			0,9707
MDC 06 Krankheiten und Störungen der Verdauungsorgane															
G02A	O	Bestimmte Eingriffe an den Verdauungsorganen bei angeb. Fehlbildung, Alter < 2 Jahre oder sehr komplexe Eingriffe an Dünn- und Dickdarm, Alter < 10 Jahre oder best. Eingriffe an Dünn- und Dickdarm mit kompliz. Diagnose, mit bestimmten kompliz. Faktoren	3,239	3,027			18,9	5	0,308	36	0,068	0,093			1,2455
G02B	O	Bestimmte komplexe Eingriffe an Dünn- und Dickdarm oder andere Eingriffe an den Verdauungsorganen bei angeb. Fehlbildung, Alter < 2 Jahre oder bestimmte Eingriffe an Dünn- und Dickdarm mit komplizierender Diagnose, ohne bestimmte komplizierende Faktoren	2,254	2,095			13,0	3	0,292	26	0,063	0,084			0,9702
G02C	O	Andere komplexe Eingriffe an Dünn- und Dickdarm oder andere Eingriffe an Dünn- und Dickdarm mit komplizierender Diagnose, ohne Eingriffe an den Verdauungsorganen bei angeborener Fehlbildung, Alter < 2 Jahre	1,903	1,765			12,4	3	0,249	25	0,056	0,074			0,9409
G03C	O	Große Eingriffe an Magen, Ösophagus und Duodenum oder bestimmte Eingriffe an Magen, Ösophagus und Duodenum mit komplexer Prozedur ohne hochkomplexen Eingriff, ohne intensivmedizinische Komplexbehandlung > - / 368 / - Aufwandspkt., ohne komplexen Eingriff	3,213	3,003			16,3	4	0,328	31	0,070	0,095			1,1356
G04Z	O	Adhäsiolyse am Peritoneum, Alter < 4 Jahre od. mit äuß. schw. od. schw. CC oder kleine Eingriffe an Dünn- und Dickdarm oder best. Eingriffe an abd. Gefäßen mit äuß. schw. CC oder Implantation eines Antireflux-Stimulationssystems od. best. Gastrektomie	2,844	2,671			19,5	5	0,289	36	0,062	0,085			1,1549
G07B	O	Appendekt. od. laparoskop. Adhäsiolyse bei Peritonitis mit äuß. schw. od. schw. CC od. kl. Eingriffe an Dünn- / Dickdarm, oh. äußerst schwere CC od. best. Anorektoplastik, Alt. > 2 Jahre u. Alter < 14 Jahre od. mit laparoskop. Adhäsiolyse od. Rektopexie	1,317	1,208			8,2	2	0,192	16	0,049	0,063			1,0116
G07C	O	Appendektomie bei Peritonitis mit äußerst schweren oder schweren CC oder kleine Eingriffe an Dünn- und Dickdarm ohne äußerst schwere CC oder bestimmte Anorektoplastik, Alter > 13 Jahre, ohne laparoskopische Adhäsiolyse, ohne Rektopexie	0,951	0,875			6,9	1	0,232	14	0,047	0,059			0,7578
G08B	O	Komplexe Rekonstruktion der Bauchwand, Alter > 0 Jahre, ohne äußerst schwere CC	0,857	0,771			3,9	1	0,344	9	0,044	0,050			0,7422
G09Z	O	Beidseitige Eingriffe bei Leisten- und Schenkelhernien, Alter > 55 Jahre oder komplexe Herniotomien oder Operation einer Hydrocele testis oder andere kleine Eingriffe an Dünn- und Dickdarm	0,713	0,629			2,6	1	0,128	6	0,049	0,051			0,9523
G11B	O	Pyloromyotomie oder Anoproktoplastik und Rekonstruktion von Anus und Sphinkter außer bei Analfissuren und Hämorrhoiden, Alter > 5 Jahre	0,416	0,396			5,1	1	0,132	10	0,036	0,043			0,7813

Fallpauschalen-Katalog und Pflegeerlöskatalog
Teil b) Bewertungsrelationen bei Versorgung durch Belegabteilungen

DRG	Partition	Bezeichnung [6]	Bewertungsrelation bei Belegoperateur	Bewertungsrelation bei Belegoperateur und Beleganästhesist	Bewertungsrelation bei Belegoperateur und Beleghebamme	Bewertungsrelation bei Belegoperateur, -anästhesist und -hebamme	Mittlere Verweildauer [1]	Untere Grenzverweildauer: Erster Tag mit Abschlag [2), 5)]	Untere Grenzverweildauer: Bewertungsrelation/Tag	Obere Grenzverweildauer: Erster Tag zus. Entgelt [3), 5)]	Obere Grenzverweildauer: Bewertungsrelation/Tag	Externe Verlegung Abschlag/Tag (Bewertungsrelation)	Verlegungsfallpauschale	Ausnahme von Wiederaufnahme [4]	Pflegeerlös Bewertungsrelation/Tag
1	2	3	4	5	6	7	8	9	10	11	12	13	14	15	16
G12B	O	Andere OR-Prozeduren an den Verdauungsorganen mit mäßig komplexer OR-Prozedur, mehr als ein Belegungstag, Alter > 15 Jahre	1,300	1,226			11,8	3	0,211	26	0,050	0,066			0,8469
G12C	O	Andere OR-Prozeduren an den Verdauungsorganen mit wenig komplexer OR-Prozedur, mehr als ein Belegungstag	1,166	1,086			7,2			18	0,046	0,058			0,7670
G12D	O	Andere OR-Prozeduren an den Verdauungsorganen ohne komplexe OR-Prozedur, ein Belegungstag oder ohne mäßig komplexe OR-Prozedur, mit bestimmtem Eingriff oder Alter < 14 Jahre oder bei bösartiger Neubildung der Verdauungsorgane	0,906	0,869			7,0	1	0,301	18	0,060	0,075			0,7848
G12E	O	Andere OR-Prozeduren an den Verdauungsorganen ohne komplexe OR-Prozedur, ein Belegungstag oder ohne mäßig komplexe OR-Prozedur, ohne bestimmten Eingriff, Alter > 13 Jahre, außer bei bösartiger Neubildung der Verdauungsorgane	0,659	0,606			4,3	1	0,212	11	0,051	0,059			0,8808
G13A	O	Implantation und Wechsel von Neurostimulatoren und Neurostimulationselektroden bei Krankheiten und Störungen der Verdauungsorgane ohne Implantation oder Wechsel eines permanenten Elektrodensystems	0,949	0,897			2,8	1	0,090	5	0,045	0,048			0,8391
G13B	O	Implantation und Wechsel von Neurostimulatoren und Neurostimulationselektroden bei Krankheiten und Störungen der Verdauungsorgane mit Implantation oder Wechsel eines permanenten Elektrodensystems	1,192	1,131			2,9	1	0,092	6	0,044	0,047			0,8047
G16B	O	Komplexe Rektumresektion od. andere Rektumres. mit best. Eingr. od. kompl. Diag. od. mehrz. Enterostomaanlage u. -rückverlagerung, ohne kompliz. Konstell. od. plast. Rekonstruktion m. myokut. Lappen od. IntK > 196/ 368/ - P. ohne endorekt. Vakuumtherapie	3,084	2,856			17,5	5	0,242	34	0,058	0,078			0,9918
G17A	O	Andere Rektumresektion ohne bestimmten Eingriff oder Implantation eines künstlichen Analsphinkters, bei bösartiger Neubildung oder Alter < 16 Jahre	2,535	2,344			12,9	3	0,266	24	0,058	0,077			0,9246
G17B	O	Andere Rektumresektion ohne bestimmten Eingriff oder Implantation eines künstlichen Analsphinkters, außer bei bösartiger Neubildung, Alter > 15 Jahre	1,997	1,838			10,7	3	0,192	21	0,050	0,066			0,9033
G18A	O	Best. Eingr. am Dünn-/Dickdarm od. Anlegen Stoma od. andere Eingr. am Darm m. äuß. schw. CC od. Leberkeilexz. m. hochkompl. Eingr. od. kompliz. Diag. od. m. sehr kompl. Eingr. od. aufw. Eingr. m. äuß. schw. CC, m. Komplexbeh. MRE od. m. endorekt. Vak.th.	2,977	2,765			17,1	5	0,250	33	0,061	0,083			1,0282
G18B	O	Bestimmte Eingriffe an Dünn-/ Dickdarm od. Anlegen Enterostoma od. andere Eingr. am Darm m. äußerst schweren CC od. Leberkeilexzision m. sehr komplexem Eingr. od. aufwendigem Eingr. m. äußerst schweren CC, oh. Komplexbeh. MRE, oh. endorektale Vakuumth.	1,939	1,796			11,9	3	0,226	23	0,053	0,070			0,8940
G18C	O	Bestimmte Eingriffe an Dünn- und Dickdarm ohne hochkomplexen oder sehr komplexen Eingriff, ohne aufwendigen Eingriff oder ohne äußerst schwere CC, ohne komplizierende Diagnose, mit komplexem Eingriff, ohne endorektale Vakuumtherapie	1,569	1,447			10,6	3	0,190	22	0,050	0,065			0,8687
G18D	O	Bestimmte Eingriffe an Dünn- und Dickdarm ohne komplexen Eingriff, ohne komplizierende Diagnose	1,020	0,936			5,8	1	0,211	14	0,051	0,062			0,8498
G19A	O	Andere Eingriffe an Magen, Ösophagus und Duodenum außer bei angeborener Fehlbildung oder Alter > 1 Jahr, mit komplizierender Konstellation oder bei bösartiger Neubildung oder Alter < 16 Jahre ohne bestimmte partielle Magenresektion	2,339	2,180			13,8	4	0,243	28	0,062	0,082			1,0617
G19B	O	Andere Eingriffe an Magen, Ösophagus und Duodenum außer bei angeborener Fehlbildung oder Alter > 1 Jahr, ohne komplizierende Konstellation, außer bei bösartiger Neubildung, Alter > 15 Jahre, mit komplexem Eingriff	1,641	1,532			9,4	2	0,257	20	0,057	0,074			1,0159
G19C	O	Andere Eingriffe an Magen, Ösophagus und Duodenum außer bei angeborener Fehlbildung oder Alter > 1 Jahr, ohne komplizierende Konstellation, außer bei bösartiger Neubildung, Alter > 15 Jahre, ohne komplexen Eingriff	1,105	1,000			4,6	1	0,165	11	0,050	0,059			0,7882
G21A	O	Komplexe Adhäsiolyse am Peritoneum, Alter > 3 J., ohne äußerst schw. oder schw. CC od. andere Eingriffe an Darm u. Enterostoma od. best. Eingriffe am Pharynx od. Verschluss Darmfistel m. äußerst schw. CC od. aufw. Eingriff am Darm, Alter < 16 J.	1,185	1,080			6,8	1	0,264	15	0,055	0,068			0,8490
G21B	O	Komplexe Adhäsiolyse am Peritoneum, Alter > 3 J., ohne äußerst schw. oder schw. CC od. andere Eingriffe an Darm u. Enterostoma od. best. Eingriffe am Pharynx od. Verschluss Darmfistel ohne äußerst schw. CC od. aufw. Eingr. am Darm, Alter > 15 J.	0,610	0,560			4,1	1	0,313	10	0,047	0,054			0,7450
G22A	O	Appendektomie oder laparoskopische Adhäsiolyse bei Peritonitis oder mit äußerst schweren oder schweren CC, Alter < 10 Jahre oder bei bösartiger Neubildung	1,126	1,040			7,4	1	0,280	15	0,053	0,067			1,1397

Fallpauschalen-Katalog und Pflegeerlöskatalog
Teil b) Bewertungsrelationen bei Versorgung durch Belegabteilungen

DRG	Partition	Bezeichnung [6]	Bewertungsrelation bei Belegoperateur	Bewertungsrelation bei Belegoperateur und Beleganästhesist	Bewertungsrelation bei Belegoperateur und Beleghebamme	Bewertungsrelation bei Belegoperateur, -anästhesist und -hebamme	Mittlere Verweildauer [1]	Untere Grenzverweildauer: Erster Tag mit Abschlag [2], [5]	Untere Grenzverweildauer: Bewertungsrelation/Tag	Obere Grenzverweildauer: Erster Tag zus. Entgelt [3], [5]	Obere Grenzverweildauer: Bewertungsrelation/Tag	Externe Verlegung Abschlag/Tag (Bewertungsrelation)	Verlegungsfallpauschale	Ausnahme von Wiederaufnahme [4]	Pflegeerlös Bewertungsrelation/Tag
1	2	3	4	5	6	7	8	9	10	11	12	13	14	15	16
G22B	O	Appendektomie oder laparoskopische Adhäsiolyse bei Peritonitis oder mit äußerst schweren oder schweren CC, Alter > 9 Jahre, mit laparoskopischer Adhäsiolyse oder Alter < 16 Jahre, außer bei bösartiger Neubildung	1,065	0,979			6,9	1	0,247	14	0,050	0,062			1,0009
G22C	O	Appendektomie oder laparoskopische Adhäsiolyse bei Peritonitis oder mit äußerst schweren oder schweren CC, Alter > 15 Jahre, außer bei bösartiger Neubildung	0,819	0,752			5,2	1	0,180	10	0,049	0,058			0,7133
G23A	O	Appendektomie oder laparoskopische Adhäsiolyse außer bei Peritonitis oder Exzision erkranktes Gewebe Dickdarm ohne äußerst schwere oder schwere CC, Alter < 10 Jahre oder bei bösartiger Neubildung	0,746	0,678			4,1	1	0,153	8	0,052	0,060			1,0835
G23B	O	Appendektomie oder laparoskopische Adhäsiolyse außer bei Peritonitis oder Exzision erkranktes Gewebe Dickdarm ohne äußerst schwere oder schwere CC, Alter > 9 Jahre, außer bei bösartiger Neubildung	0,639	0,580			3,3	1	0,123	7	0,052	0,057			0,7955
G24A	O	Eingriffe bei Hernien mit plastischer Rekonstruktion der Bauchwand	0,925	0,816			4,1	1	0,132	10	0,046	0,052			0,7509
G24B	O	Eingriffe bei Hernien ohne plastische Rekonstruktion der Bauchwand, mit beidseitigem oder komplexem Eingriff oder Alter < 14 Jahre mit äußerst schweren oder schweren CC	0,666	0,584			2,1	1	0,084	4	0,052	0,051			1,0541
G24C	O	Eingriffe bei Hernien ohne plastische Rekonstruktion der Bauchwand, ohne beidseitigen Eingriff, ohne komplexen Eingriff, Alter > 13 Jahre oder ohne äußerst schwere oder schwere CC	0,446	0,396			2,6	1	0,123	5	0,038	0,039			1,1641
G26A	O	Andere Eingriffe am Anus oder Anoproktoplastik und Rekonstruktion von Anus und Sphinkter bei Analfissuren und Hämorrhoiden, Alter < 16 Jahre oder bei bestimmter bösartiger Neubildung oder mit kleinem Eingriff am Rektum	0,532	0,485			3,3	1	0,202	8	0,052	0,057			0,9723
G26B	O	Andere Eingriffe am Anus oder Anoproktoplastik und Rekonstruktion von Anus und Sphinkter bei Analfissuren und Hämorrhoiden, Alter > 15 Jahre, außer bei bestimmter bösartiger Neubildung, ohne kleinen Eingriff am Rektum	0,288	0,265			2,7	1	0,077	6	0,038	0,039			0,8510
G27B	O	Strahlentherapie bei Krankheiten und Störungen der Verdauungsorgane, Bestrahlungen an mindestens 8 Tagen, ohne äußerst schwere CC	2,104	2,100			20,3	6	0,290	38	0,100	0,095		x	0,7537
G29A	O	Strahlentherapie bei Krankheiten und Störungen der Verdauungsorgane, mehr als ein Belegungstag, Bestrahlungen an mindestens 5 Tagen	0,867	0,865			6,5			13	0,131	0,114		x	0,7739
G29B	O	Strahlentherapie bei Krankheiten und Störungen der Verdauungsorgane, mehr als ein Belegungstag, Bestrahlungen an weniger als 5 Tagen	0,555	0,554			3,8			10	0,140	0,111		x	0,8685
G46B	A	Komplexe therapeutische Gastroskopie mit schw. CC od. and. Gastroskopie bei äuß. schw. CC, bei schw. Krankh. der Verd.organe, Alter > 14 J., mehr als 1 BT od. best. Gastroskopie, Alter < 15 J. od. mit kompliz. Faktoren od. ERCP mit and. endoskop. Eingr.	1,312	1,308			13,4	3	0,271	27	0,057	0,075			0,9714
G46C	A	Verschiedenartige komplexe und andere Gastroskopie, ohne komplexe therapeutische Gastroskopie bei schw. Krankheiten der Verdauungsorgane und äuß. schw. oder schw. CC, ohne bestimmte Gastroskopie mit kompliz. Faktoren, ohne ERCP mit and. endoskop. Eingr.	0,709	0,705			5,7	1	0,366	14	0,054	0,065			0,7425
G47B	A	Andere Gastroskopie oder bestimmte koloskopische Eingriffe, Alter > 15 Jahre, ohne endoskopische submukosale Dissektion am Dickdarm oder mehr als ein Belegungstag	0,566	0,564			5,1	1	0,298	13	0,056	0,067			0,6865
G48B	A	Koloskopie mit äußerst schweren oder schweren CC, komplizierendem Eingriff oder Alter < 15 Jahre oder mehrzeitige endoskopische Blutstillung, ohne schwere Darminfektion, außer bei bösartiger Neubildung oder ohne äußerst schwere CC	0,986	0,982			9,3	2	0,247	20	0,056	0,072			0,8709
G60A	M	Bösartige Neubildung der Verdauungsorgane, mehr als ein Belegungstag mit äußerst schweren CC oder bestimmte hochaufwendige Behandlung	0,991	0,987			12,5	3	0,232	26	0,052	0,069		x	0,9703
G60B	M	Bösartige Neubildung der Verdauungsorgane, ein Belegungstag oder ohne äußerst schwere CC, ohne bestimmte hochaufwendige Behandlung	0,330	0,328			4,1	1	0,105	10	0,052	0,059		x	0,8545
G64B	M	Entzündliche Darmerkrankung oder andere schwere Erkrankungen der Verdauungsorgane, ohne äußerst schwere CC, Alter > 15 Jahre oder ohne schwere CC	0,434	0,434			5,4	1	0,267	12	0,050	0,060			0,6757
G66Z	M	Abdominalschmerz oder mesenteriale Lymphadenitis, Alter > 55 Jahre und mit CC	0,438	0,438			5,6	1	0,249	12	0,049	0,060			0,7913
G67A	M	Ösophagitis, Gastroenteritis, gastrointestinale Blutung, Ulkuserkrankung und verschiedene Erkrankungen der Verdauungsorgane oder Obstruktion des Verdauungstraktes mit bestimmten komplizierenden Faktoren	0,453	0,452			5,5	1	0,237	13	0,050	0,061			0,8860

Fallpauschalen-Katalog und Pflegeerlöskatalog
Teil b) Bewertungsrelationen bei Versorgung durch Belegabteilungen

DRG	Partition	Bezeichnung [6]	Bewertungsrelation bei Belegoperateur	Bewertungsrelation bei Belegoperateur und Beleganästhesist	Bewertungsrelation bei Belegoperateur und Beleghebamme	Bewertungsrelation bei Belegoperateur, -anästhesist und -hebamme	Mittlere Verweildauer [1]	Untere Grenzverweildauer: Erster Tag mit Abschlag [2, 5]	Untere Grenzverweildauer: Bewertungsrelation/Tag	Obere Grenzverweildauer: Erster Tag zus. Entgelt [3, 5]	Obere Grenzverweildauer: Bewertungsrelation/Tag	Externe Verlegung Abschlag/Tag (Bewertungsrelation)	Verlegungsfallpauschale	Ausnahme von Wiederaufnahme [4]	Pflegeerlös Bewertungsrelation/Tag
1	2	3	4	5	6	7	8	9	10	11	12	13	14	15	16
G67B	M	Ösophagitis, Gastroenteritis, gastrointestinale Blutung, Ulkuserkrankung und verschiedene Erkrankungen der Verdauungsorgane oder Obstruktion des Verdauungstraktes mit anderen komplizierenden Faktoren oder mit äußerst schweren CC	0,190	0,190			2,3	1	0,060	5	0,036	0,036			0,8279
G67C	M	Ösophagitis, Gastroenteritis, gastrointestinale Blutung, Ulkuserkrankung und verschiedene Erkrankungen der Verdauungsorgane ohne bestimmte oder andere komplizierende Faktoren, ohne äußerst schwere CC	0,171	0,171			2,5	1	0,062	5	0,034	0,035			0,7915
G70B	M	Andere schwere Erkrankungen der Verdauungsorgane ohne äußerst schwere CC, Alter > 17 Jahre	0,502	0,501			6,1	1	0,270	13	0,050	0,061			0,7643
G71Z	M	Andere mäßig schwere Erkrankungen der Verdauungsorgane	0,242	0,242			2,3	1	0,074	4	0,038	0,038			0,7828
G72B	M	Andere leichte bis moderate Erkrankungen der Verdauungsorgane, Alter > 2 Jahre oder Abdominalschmerz oder mesenteriale Lymphadenitis, Alter > 2 Jahre und Alter < 56 Jahre oder ohne CC	0,246	0,245			2,6	1	0,097	5	0,059	0,061			0,8237
G73Z	M	Gastrointestinale Blutung oder Ulkuserkrankung mit äußerst schweren CC, mehr als ein Belegungstag	0,552	0,551			6,1			14	0,052	0,064			0,8472
G74Z	M	Hämorrhoiden oder andere wenig schwere Erkrankungen der Verdauungsorgane	0,298	0,296			3,0	1	0,132	7	0,054	0,057			0,7663
G77B	M	Andere Komplexbehandlung bei isolationspflichtigen Erregern bei Krankheiten und Störungen der Verdauungsorgane	0,792	0,792			11,8			19	0,045	0,059			1,0136
MDC 07 Krankheiten und Störungen an hepatobiliärem System und Pankreas															
H05Z	O	Laparotomie und mäßig komplexe Eingriffe an Gallenblase und Gallenwegen	1,791	1,661			12,5	3	0,239	26	0,054	0,071			0,9231
H06C	O	Andere OR-Prozeduren an hepatobiliärem System und Pankreas ohne bestimmten Eingriff und komplexe Diagnose, Dialyse, komplexe OR-Prozedur oder komplizierende Konstellation	0,814	0,800			6,0	1	0,339	16	0,082	0,100			0,7467
H07B	O	Cholezystektomie und wenig komplexe Eingriffe an Gallenblase, Gallenwegen, Leber ohne sehr komplexe Diagnose, ohne komplizierende Konstellation	1,215	1,118			7,5	1	0,294	18	0,055	0,069			0,8630
H08A	O	Laparoskopische Cholezystektomie mit komplexer Diagnose oder komplizierender Konstellation	1,304	1,221			9,1	2	0,211	19	0,049	0,063			0,7883
H08B	O	Laparoskopische Cholezystektomie ohne komplexe Diagnose, ohne komplizierende Konstellation, Alter < 12 Jahre oder mit laparoskopischer Steinentfernung	1,274	1,194			8,5	2	0,177	17	0,044	0,056			0,6940
H08C	O	Laparoskopische Cholezystektomie ohne komplexe Diagnose, ohne komplizierende Konstellation, Alter > 11 Jahre, ohne laparoskopische Steinentfernung	0,650	0,581			3,2	1	0,132	8	0,050	0,055			0,7536
H12C	O	Verschiedene Eingriffe am hepatobiliären System oder Eingriffe an abdominalen oder pelvinen Gefäßen ohne äußerst schwere CC, ohne komplexen Eingriff	1,092	1,044			9,8	2	0,237	22	0,051	0,066			0,7202
H40B	A	Endoskopische Eingriffe bei Ösophagusvarizenblutung ohne äußerst schwere CC	0,851	0,848			7,2	1	0,521	16	0,068	0,086			1,0038
H41C	A	Best. ERCP mit schw. CC od. kompl. Eingriff oder Alter < 16 J., oh. kompl. Proz. od. and. ERCP, oh. äuß. schw. od. schw. CC, oh.kompl. Eingriff, mit Radiofrequenzabl. und endoskop. Stentimpl. od. and. aufwend. ERCP / best. endoskop. Eingrif. m. best. BNB	1,121	1,116			10,1	2	0,236	22	0,049	0,064			0,7398
H41D	A	Andere aufwendige ERCP oh. best. ERCP, oh. äuß. schwere oder schwere CC, Alter > 15 Jahre, ohne kompl. Eingr., oh. Radiofrequenzabl. mit endoskop. Stentimpl. , ohne and. aufwend. ERCP / best. endoskop. Eingrif. m. best. BNB oder best. endoskop. Eingriffe	0,659	0,657			4,8	1	0,320	12	0,050	0,060			0,6765
H41E	A	Andere ERCP ohne bestimmte ERCP, ohne äußerst schwere oder schwere CC, Alter > 15 Jahre, ohne komplexen Eingriff, ohne Radiofrequenzablation mit endoskopischer Stentimplantation	0,447	0,446			3,6	1	0,203	10	0,057	0,064			0,6649
H60Z	M	Leberzirrhose und bestimmte nichtinfektiöse Hepatitiden mit äußerst schweren CC	1,252	1,252			14,2	4	0,236	28	0,058	0,078			0,9913
H61A	M	Bösartige Neubildung an hepatobiliärem System und Pankreas, mehr als ein Belegungstag, mit komplexer Diagnose, mit äußerst schweren CC oder Pfortaderthrombose	0,916	0,914			11,6	3	0,213	24	0,051	0,068		x	0,8856
H61B	M	Bösartige Neubildung an hepatobiliärem System und Pankreas, ein Belegungstag oder ohne komplexe Diagnose oder ohne äußerst schwere CC, ohne Pfortaderthrombose, Alter < 17 Jahre	0,514	0,510			3,0	1	0,249	6	0,166	0,125		x	1,8087
H61C	M	Bösartige Neubildung an hepatobiliärem System und Pankreas, ein Belegungstag oder ohne komplexe Diagnose oder ohne äußerst schwere CC, ohne Pfortaderthrombose, Alter > 16 Jahre	0,418	0,417			5,3	1	0,192	12	0,052	0,062		x	0,8256
H62B	M	Erkrankungen des Pankreas außer bösartige Neubildung, mit akuter Pankreatitis oder Leberzirrhose oder bestimmter nichtinfektiöser Hepatitis, Alter > 15 Jahre	0,476	0,475			6,6	1	0,275	15	0,047	0,058			0,7112
H62C	M	Erkrankungen des Pankreas außer bösartige Neubildung, ohne akute Pankreatitis, ohne Leberzirrhose, ohne bestimmte nichtinfektiöse Hepatitis, Alter > 15 Jahre	0,379	0,379			4,6	1	0,194	11	0,051	0,060			0,6834

DRG	Partition	Bezeichnung [6]	Bewertungsrelation bei Belegoperateur	Bewertungsrelation bei Belegoperateur und Beleganästhesist	Bewertungsrelation bei Belegoperateur und Beleghebamme	Bewertungsrelation bei Belegoperateur, -anästhesist und -hebamme	Mittlere Verweildauer [1]	Untere Grenzverweildauer: Erster Tag mit Abschlag [2], [5]	Untere Grenzverweildauer: Bewertungsrelation/Tag	Obere Grenzverweildauer: Erster Tag zus. Entgelt [3], [5]	Obere Grenzverweildauer: Bewertungsrelation/Tag	Externe Verlegung Abschlag/Tag (Bewertungsrelation)	Verlegungsfallpauschale	Ausnahme von Wiederaufnahme [4]	Pflegeerlös Bewertungsrelation/Tag
1	2	3	4	5	6	7	8	9	10	11	12	13	14	15	16
H63B	M	Erkrankungen der Leber außer bösartige Neubildung, Leberzirrhose und bestimmte nichtinfektiöse Hepatitiden, mehr als ein Belegungstag, mit komplexer Diagnose oder äußerst schweren oder schweren CC, Alter > 0 Jahre	0,737	0,736			8,5	2	0,226	18	0,056	0,071			0,7875
H63C	M	Erkrankungen der Leber außer bösartige Neubildung, Leberzirrhose und bestimmte nichtinfektiöse Hepatitiden, ein Belegungstag oder ohne komplexe Diagnose und ohne äußerst schwere oder schwere CC	0,428	0,426			5,0	1	0,224	11	0,055	0,065			0,6801
H64Z	M	Erkrankungen von Gallenblase und Gallenwegen	0,381	0,381			5,0	1	0,219	11	0,049	0,059			0,7520
MDC 08 Krankheiten und Störungen an Muskel-Skelett-System und Bindegewebe															
I01Z	O	Beidseitige Eingriffe oder mehrere große Eingriffe an Gelenken der unteren Extremität mit komplexer Diagnose	3,730	3,498			29,3	9	0,188	47	0,045	0,062			0,8353
I03A	O	Revision oder Ersatz des Hüftgelenkes mit kompl. Diagnose od. Arthrodese od. Alter < 16 Jahre oder beidseitige od. mehrere gr. Eingr. an Gelenken der unt. Extr. mit kompl. Eingriff, mit äuß. schw. CC oder mehrzeitigem Wechsel oder Eingr. an mehr. Lok.	4,998	4,721			36,9	11	0,235	55	0,053	0,074			1,0444
I03B	O	Revision oder Ersatz des Hüftgelenkes mit kompl. Diagnose od. Arthrodese od. Alter < 16 Jahre oder beidseitige od. mehrere gr. Eingr. an Gelenken der unt. Extr. mit kompl. Eingriff, ohne äuß. schw. CC, ohne mehrzeit. Wechsel, ohne Eingr. an mehr. Lok.	2,427	2,272			17,2	5	0,191	32	0,047	0,063			0,8291
I04Z	O	Implantation, Wechsel oder Entfernung einer Endoprothese am Kniegelenk mit komplizierender Diagnose oder Arthrodese oder Implantation einer Endoprothese nach vorheriger Explantation oder periprothetische Fraktur an der Schulter oder am Knie	2,641	2,486			14,5	4	0,215	28	0,052	0,069			0,8271
I05A	O	Revision oder Ersatz des Hüftgelenkes ohne komplizierende Diagnose, ohne Arthrodese, ohne komplexen Eingriff, mit äußerst schweren CC	2,864	2,745			21,0	6	0,265	38	0,062	0,084			1,1913
I05B	O	Implantation oder Wechsel einer inversen Endoprothese am Schultergelenk oder Implantation einer Sprunggelenkendoprothese	2,018	1,902			8,3	2	0,184	16	0,047	0,059			0,8143
I05C	O	Anderer großer Gelenkersatz ohne Implantation oder Wechsel einer inversen Endoprothese am Schultergelenk, ohne Implantation einer Sprunggelenkendoprothese	1,661	1,550			6,8	1	0,225	13	0,046	0,058			0,8012
I06C	O	Komplexe Eingriffe an Wirbelsäule, Kopf und Hals, Alter > 18 Jahre, ohne Para- / Tetraplegie oder ohne äußerst schwere CC, ohne BNB Knochen. mit bestimmtem Eingriff ohne schwere entzündliche Erkrankung oder ohne bestimmten Eingriff	4,017	3,781			15,0	4	0,255	28	0,059	0,080			1,0431
I08C	O	Andere Eingriffe an Hüftgelenk und Femur mit Einbringen von Abstandshaltern oder and. komplexen Eingriffen bei kompl. Diagnose od. äuß. schw. CC oder Ersatz des Hüftgelenkes mit Eingriff an oberer Extremität oder Wirbelsäule ohne best. kompliz. Faktoren	2,522	2,355			17,0	5	0,217	31	0,054	0,072			0,9935
I08D	O	Andere Eingriffe an Hüftgelenk und Femur mit komplexer Diagnose oder Prozedur oder äußerst schweren CC	2,006	1,876			11,9	3	0,261	26	0,061	0,081			1,0177
I08E	O	Andere Eingriffe an Hüftgelenk und Femur ohne komplexe Diagnose oder Prozedur, ohne äußerst schwere CC, mit bestimmten Eingriffen an Becken und Femur oder mit bestimmten komplizierenden Diagnosen	1,781	1,652			10,3	2	0,261	20	0,053	0,069			0,9177
I08F	O	Andere Eingriffe an Hüftgelenk und Femur ohne komplexe Diagnose oder Prozedur, ohne äußerst schwere CC, mehr als ein Belegungstag, mit bestimmten anderen Eingriffen an Hüftgelenk und Femur	1,205	1,120			7,7	2	0,194	16	0,053	0,067			0,9054
I08G	O	Andere Eingriffe an Hüftgelenk und Femur ohne komplexe Diagnose oder Prozedur, ohne äußerst schwere CC, mehr als ein Belegungstag, mit mäßig komplexem Eingriff	0,926	0,846			4,0	1	0,148	10	0,052	0,060			0,8253
I08H	O	Andere Eingriffe an Hüftgelenk und Femur, ein Belegungstag oder ohne mäßig komplexen Eingriff, mit bestimmtem anderen Eingriff oder Alter < 12 Jahre	0,751	0,677			3,6	1	0,163	9	0,052	0,058			0,9730
I08I	O	Andere Eingriffe an Hüftgelenk und Femur, ein Belegungstag oder ohne mäßig komplexen Eingriff, ohne bestimmten anderen Eingriff, Alter > 11 Jahre	0,551	0,492			3,0	1	0,140	8	0,053	0,057			0,9230
I09E	O	Bestimmte Eingriffe an der Wirbelsäule mit bestimmten expandierbaren Implantaten oder mehrzeitigen komplexen Eingriffen	4,599	4,291			19,8	6	0,214	35	0,053	0,072			0,8957
I09C	O	Bestimmte Eingriffe an der Wirbelsäule mit best. kompl. Faktoren, mit Wirbelkörperersatz oder komplexer Spondylodese oder andere mehrzeitige komplexe Eingriffe an der Wirbelsäule mit aufwendiger intensmed. Komplexbehandlung ab 185 Aufwandspunkten	4,054	3,792			18,4	5	0,257	33	0,059	0,080			1,0425

Fallpauschalen-Katalog und Pflegeerlöskatalog
Teil b) Bewertungsrelationen bei Versorgung durch Belegabteilungen

DRG	Partition	Bezeichnung[6]	Bewertungsrelation bei Belegoperateur	Bewertungsrelation bei Belegoperateur und Beleganästhesist	Bewertungsrelation bei Belegoperateur und Beleghebamme	Bewertungsrelation bei Belegoperateur, -anästhesist und -hebamme	Mittlere Verweildauer[1]	Untere Grenzverweildauer: Erster Tag mit Abschlag[2), 5)]	Untere Grenzverweildauer: Bewertungsrelation/Tag	Obere Grenzverweildauer: Erster Tag zus. Entgelt[3), 5)]	Obere Grenzverweildauer: Bewertungsrelation/Tag	Externe Verlegung Abschlag/Tag (Bewertungsrelation)	Verlegungsfallpauschale	Ausnahme von Wiederaufnahme[4]	Pflegeerlös Bewertungsrelation/Tag
1	2	3	4	5	6	7	8	9	10	11	12	13	14	15	16
I09D	O	Bestimmte Eingriffe an der Wirbelsäule mit best. kompl. Faktoren, bei Frakturen der Halswirbelsäule oder sek. bösartiger Neub. des Knochens oder mit anderen mehrz. kompl. Eingriffen ohne aufwendige intensmed. Komplexbehandlung ab 185 Aufwandspunkten	3,507	3,294			18,1	5	0,253	35	0,059	0,080			0,9590
I09E	O	Bestimmte Eingriffe an der Wirbelsäule und best. komplizierende Faktoren oder best. Eingriffe an der WS mit best. anderen kompl. Faktoren und Eingriffe ZNS oder transpleuraler Zugang BWS oder best. langstreckige Spondylodese/Osteosynthese oder Diszitis	2,948	2,762			11,7	3	0,226	25	0,054	0,071			0,8361
I09F	O	Best. Eingriffe WS, best. kompl. Faktoren od. Alter < 16 J., oh. bestimmte Eingriffe an der Wirbelsäule, oh. Diszitis oder Knöcherne Dekompression Spinalkanal >3 Segm oder Implantation eines wachstumslenkenden Schrauben-Band-Systems	2,323	2,173			9,5	2	0,233	21	0,052	0,067			0,7793
I09G	O	Best. Eingriffe an der Wirbelsäule m. best. anderen kompl. Faktoren od. m. anderen kompl. Faktoren u. Frakturen Halswirbelsäule oder BNB der Wirbelsäule mit Kyphoplastie, mit Radiofrequenzabl. od. langstreckige ventrale Osteosynthese der WS	2,042	1,887			7,7	2	0,177	16	0,048	0,061			0,7673
I09H	O	Best. Eingriffe an der Wirbelsäule m. best. anderen kompl. Faktoren od. mit anderen kompl. Faktoren, oh. Frakturen HWS, oh. BNB der Wirbelsäule od. oh. Kyphoplastie od. oh. Radiofrequenzabl., oh. langstreckige vent. Osteosynthese an der Wirbelsäule	1,521	1,414			6,5	1	0,243	16	0,052	0,065			0,7294
I09I	O	Bestimmte Eingriffe an der Wirbelsäule ohne komplizierende Faktoren	1,111	1,046			6,5	1	0,237	16	0,051	0,063			0,7102
I10A	O	Andere Eingriffe an der Wirbelsäule mit bestimmtem Eingriff an Rückenmark, Spinalkanal, Wirbelsäule, Rumpf mit äußerst schweren CC	3,332	3,157			19,9	6	0,249	37	0,061	0,083			1,0415
I10B	O	Andere Eingriffe WS m. best. kompl. Eingriffen od. Para- / Tetrapl. od. Wirbelfraktur m. best. Eingriffen oh. äuß. schw. CC od. best. andere Operationen WS m. äuß. schw. CC u. > 1 BT od. mäßig kompl. Eingriffe u. Diszitis od. Exzision spin. Tumorgewebe	1,433	1,304			6,8	1	0,243	17	0,050	0,062			0,7949
I10C	O	Andere Eingriffe an der Wirbelsäule bei Bandscheibeninfektion oder mit bestimmtem Eingriff an der Wirbelsäule	1,236	1,110			5,7	1	0,178	13	0,044	0,053			0,7203
I10D	O	Andere Eingriffe an der Wirbelsäule mit komplexem Eingriff an der Wirbelsäule ohne Bandscheibeninfektion, ohne Diszitis, ohne bestimmten anderen Eingriff an der Wirbelsäule	0,660	0,591			4,7	1	0,131	9	0,039	0,046			0,7087
I10E	O	Andere Eingriffe an der Wirbelsäule mit mäßig komplexem Eingriff, ohne komplexen Eingriff, ohne Diszitis, ohne Bandscheibeninfektion, mit bestimmtem kleinen Eingriff oder wenig komplexer Eingriff, mehr als 1 Belegungstag, Alter < 18 Jahre	0,559	0,489			4,3	1	0,104	8	0,033	0,039			0,6779
I10F	O	Andere Eingriffe an der Wirbelsäule ohne mäßig komplexen Eingriff an der Wirbelsäule mit bestimmtem kleinen Eingriff oder wenig komplexer Eingriff, mehr als ein Belegungstag, Alter > 17 Jahre	0,671	0,605			4,5	1	0,319	11	0,049	0,057			0,6949
I10G	O	Andere Eingriffe an der Wirbelsäule ohne mäßig komplexen Eingriff an der Wirbelsäule, ohne bestimmten kleinen Eingriff, ohne wenig komplexen Eingriff oder ein Belegungstag, mit anderem kleinen Eingriff	0,532	0,482			2,7	1	0,153	7	0,055	0,058			0,8005
I10H	O	Andere Eingriffe an der Wirbelsäule ohne mäßig komplexen Eingriff, ohne bestimmten kleinen Eingriff, ohne anderen kleinen Eingriff	0,426	0,375			2,5	1	0,189	6	0,047	0,048			0,8994
I11Z	O	Eingriffe zur Verlängerung einer Extremität	2,125	1,966			8,5	2	0,186	20	0,046	0,059			0,7863
I12A	O	Knochen- und Gelenkinfektion / -entzündung mit verschiedenen Eingriffen am Muskel-Skelett-System und Bindegewebe mit äußerst schweren CC	2,984	2,815			23,4	7	0,223	41	0,053	0,073			0,9863
I12B	O	Knochen- und Gelenkinfektion / -entzündung mit verschiedenen Eingriffen am Muskel-Skelett-System und Bindegewebe mit schweren CC, mit Revision des Kniegelenkes oder Osteomyelitis, Alter < 16 Jahre	1,773	1,656			16,6	5	0,174	31	0,044	0,059			0,7704
I12C	O	Knochen- und Gelenkinfektion / -entzündung mit verschiedenen Eingriffen am Muskel-Skelett-System und Bindegewebe mit schweren CC, ohne Revision des Kniegelenkes, ohne Osteomyelitis, Alter > 15 Jahre	1,007	0,925			8,2	2	0,175	21	0,045	0,057			0,6838
I13A	O	Bestimmte Eingriffe an den Extremitäten mit komplexem Mehrfacheingriff, mit komplizierendem Eingriff an Humerus und Tibia oder aufwendiger Osteosynthese	2,472	2,270			16,1	4	0,197	29	0,043	0,058			0,7322
I13B	O	Bestimmte Eingriffe an den Extremitäten mit best. Mehrfacheingriff oder kompliz. Diagnose oder bei Endoprothese der oberen Extremität oder mit Fixateur ext., mit best. BNB od. mit Einbringen von Abstandshalt od. Alter < 18 J. mit äuß. schw. od. schw. CC	2,126	1,953			13,5	4	0,165	25	0,043	0,057			0,7497

DRG	Partition	Bezeichnung [6]	Bewertungsrelation bei Belegoperateur	Bewertungsrelation bei Belegoperateur und Beleganästhesist	Bewertungsrelation bei Belegoperateur und Beleghebamme	Bewertungsrelation bei Belegoperateur, -anästhesist und -hebamme	Mittlere Verweildauer [1]	Untere Grenzverweildauer: Erster Tag mit Abschlag [2), 5)]	Untere Grenzverweildauer: Bewertungsrelation/Tag	Obere Grenzverweildauer: Erster Tag zus. Entgelt [3), 5)]	Obere Grenzverweildauer: Bewertungsrelation/Tag	Externe Verlegung Abschlag/Tag (Bewertungsrelation)	Verlegungsfallpauschale	Ausnahme von Wiederaufnahme [4]	Pflegeerlös Bewertungsrelation/Tag
1	2	3	4	5	6	7	8	9	10	11	12	13	14	15	16
I13C	O	Bestimmte Eingriffe an den Extremitäten mit best. Mehrfacheingr. od. kompliz Diag. od. bei Endopr. der oberen Extrem. od. m. Fix. ext., m. kompl. Eingr. od. schw. Weichteilsch., m. best. kompl. Osteot. od. BNB od. Alter < 18 J. m. äuß. schw. od. schw. CC	1,523	1,391			7,5	1	0,266	18	0,050	0,063			0,7778
I13D	O	Bestimmte Eingriffe an den Extremitäten mit bestimmtem anderen Mehrfacheingriff oder komplizierender Diagnose oder bei endoprothetischem Eingriff an der oberen Extremität oder mit Fixateur externe	1,313	1,204			8,8	2	0,174	18	0,042	0,053			0,6806
I13E	O	Bestimmte Eingriffe an den Extremitäten od. bei Endoproth. am Knie m. kompl. Eingr. od. schw. Weichteilsch. od. Pseudarthrose od. best. Osteotom. od. best. Eingr. Knieproth. od. Epiphyseodese od. bei BNB od. Alter > 17 J. od. ohne äuß. schw. od. schw. CC	1,069	0,972			5,1	1	0,426	13	0,050	0,059			0,7594
I13F	O	Bestimmte Eingriffe an den Extremitäten mit best. Eingriff an Unterschenkel und Humerus oder bei BNB oder kleiner Eingriff bei Knochen- und Gelenkinfektion oder Alter < 18 Jahre mit äußerst schweren oder schweren CC	0,805	0,724			4,1	1	0,264	10	0,048	0,055			0,7578
I13G	O	Bestimmte Eingriffe an den Extremitäten ohne best. Eingriff an Unterschenkel und Humerus, außer bei BNB, ohne kleinen Eingriff bei Knochen- und Gelenkinfektion oder Alter > 17 Jahre oder ohne äußerst schwere oder schwere CC	0,717	0,642			3,8	1	0,197	10	0,047	0,053			0,7769
I16A	O	Andere Eingriffe an der Schulter und bestimmte Eingriffe an der oberen Extremität mit bestimmtem Eingriff an Schulter, Oberarm und Ellenbogen	0,702	0,626			2,7	1	0,101	6	0,052	0,054			0,8487
I16B	O	Andere Eingriffe an der Schulter und bestimmte Eingriffe an der oberen Extremität ohne bestimmten Eingriff an Schulter, Oberarm und Ellenbogen, mit bestimmtem anderem Eingriff an Klavikula, Schulter und Ellenbogen	0,470	0,415			2,3	1	0,119	4	0,041	0,041			1,0076
I16C	O	Andere Eingriffe an der Schulter und bestimmte Eingriffe an der oberen Extremität ohne bestimmten Eingriff an Schulter, Oberarm und Ellenbogen, ohne bestimmten anderen Eingriff an Klavikula, Schulter und Oberarm	0,436	0,391			2,1	1	0,094	4	0,042	0,040			0,8675
I17A	O	Aufwendige Operationen am Gesichtsschädel oder Alter < 16 Jahre	1,317	1,182			5,6	1	0,246	14	0,062	0,075			0,9098
I17B	O	Operationen am Gesichtsschädel ohne aufwendige Operationen, Alter > 15 Jahre	0,792	0,714			4,3	1	0,172	9	0,056	0,065			0,7781
I18A	O	Wenig komplexe Eingriffe an Kniegelenk, Ellenbogengelenk und Unterarm, Alter < 16 Jahre oder mit mäßig komplexem Eingriff oder mit beidseitigem Eingriff am Kniegelenk	0,627	0,561			2,9	1	0,139	8	0,051	0,054			0,8239
I18B	O	Wenig komplexe Eingriffe an Kniegelenk, Ellenbogengelenk und Unterarm, Alter > 15 Jahre, ohne mäßig komplexen Eingriff, ohne beidseitigen Eingriff am Kniegelenk	0,351	0,309			2,3	1	0,085	4	0,039	0,039			1,0386
I19A	O	Implantation und Wechsel von Neurostimulatoren und Neurostimulationselektroden bei Krankheiten und Störungen an Muskel-Skelett-System und Bindegewebe ohne Implantation oder Wechsel eines permanenten Elektrodensystems	1,132	1,063			5,1	1	0,372	11	0,035	0,041			0,7110
I19B	O	Implantation und Wechsel von Neurostimulatoren und Neurostimulationselektroden bei Krankheiten und Störungen an Muskel-Skelett-System und Bindegewebe mit Implantation oder Wechsel eines permanenten Elektrodensystems	1,316	1,258			3,8	1	0,028	9	0,041	0,046			0,7683
I20A	O	Eingriffe am Fuß mit mehreren hochkomplexen Eingriffen oder Teilwechsel Endoprothese des unteren Sprunggelenks, mit hochkomplexem Eingriff und komplexer Diagnose oder bestimmter Arthrodese	1,652	1,506			9,4	2	0,191	21	0,042	0,055			0,7364
I20B	O	Eingriffe am Fuß mit mehreren komplexen Eingriffen oder hochkomplexem Eingriff oder Teilwechsel Endoprothese d. unteren Sprunggelenks oder bei Zerebralparese oder mit komplexem Eingriff und komplexer Diagnose oder mit Eingriff an Sehnen des Rückfußes	1,271	1,150			7,0	1	0,219	17	0,044	0,055			0,7010
I20C	O	Eingriffe am Fuß ohne mehrere komplexe Eingriffe, ohne hochkomplexen Eingriff, mit bestimmten komplizierenden Faktoren	0,925	0,836			6,2	1	0,493	16	0,040	0,050			0,7273
I20D	O	Eingriffe am Fuß ohne bestimmte komplizierende Faktoren, mit Knochentransplantation oder schwerem Weichteilschaden oder bestimmtem Eingriff am Fuß oder Implantation einer Vorfuß- oder Zehenendoprothese oder Kalkaneusfraktur	0,608	0,537			2,7	1	0,073	5	0,038	0,039			0,7901
I20E	O	Andere Eingriffe am Fuß oder chronische Polyarthritis oder Diabetes Mellitus mit Komplikationen oder Alter < 16 Jahre	0,541	0,477			2,7	1	0,075	6	0,038	0,040			0,8433
I20F	O	Eingriffe am Fuß ohne komplexe Eingriffe oder komplizierende Faktoren, Alter > 15 Jahre	0,422	0,368			2,4	1	0,124	5	0,039	0,039			0,8385

Fallpauschalen-Katalog und Pflegeerlöskatalog
Teil b) Bewertungsrelationen bei Versorgung durch Belegabteilungen

DRG	Partition	Bezeichnung[6]	Bewertungsrelation bei Belegoperateur	Bewertungsrelation bei Belegoperateur und Beleganästhesist	Bewertungsrelation bei Belegoperateur und Beleghebamme	Bewertungsrelation bei Belegoperateur, -anästhesist und -hebamme	Mittlere Verweildauer[1]	Untere Grenzverweildauer: Erster Tag mit Abschlag[2), 5)]	Untere Grenzverweildauer: Bewertungsrelation/Tag	Obere Grenzverweildauer: Erster Tag zus. Entgelt[3), 5)]	Obere Grenzverweildauer: Bewertungsrelation/Tag	Externe Verlegung Abschlag/Tag (Bewertungsrelation)	Verlegungsfallpauschale	Ausnahme von Wiederaufnahme[4]	Pflegeerlös Bewertungsrelation/Tag
1	2	3	4	5	6	7	8	9	10	11	12	13	14	15	16
I21Z	O	Lokale Exzision und Entfernung von Osteosynthesematerial an Hüftgelenk, Femur und Wirbelsäule oder komplexe Eingriffe an Ellenbogengelenk und Unterarm oder bestimmte Eingriffe an der Klavikula	0,693	0,619			2,9	1	0,141	7	0,051	0,055			0,8212
I22B	O	Gewebe- / Hauttransplantation, außer an der Hand, mit kleinflächiger Gewebetransplantation od. mit großflächiger Gewebetransplantation ohne kompliz. Konst., oh. Eingr. an mehreren Lokal., oh. schw. Weichteilschaden, oh. kompl. Gewebetranspl. m. schw. CC	2,357	2,184			22,4	6	0,193	40	0,042	0,058			0,8231
I23A	O	Andere kleine Eingriffe an Knochen und Weichteilen mit bestimmten kleinen Eingriffen am Knochen oder Alter < 18 Jahre mit äußerst schweren oder schweren CC	0,656	0,583			4,0	1	0,193	9	0,047	0,053			0,8904
I23B	O	Andere kleine Eingriffe an Knochen und Weichteilen mit bestimmten kleinen Eigriffen an Knochen und Weichteilen, Alter > 17 Jahre oder ohne äußerst schwere oder schwere CC	0,561	0,501			2,7	1	0,209	5	0,049	0,051			0,9038
I23C	O	Andere kleine Eingriffe an Knochen und Weichteilen ohne bestimmte kleine Eingriffe an Knochen und Weichteilen, Alter > 17 Jahre oder ohne äußerst schwere oder schwere CC	0,458	0,403			2,3	1	0,095	5	0,052	0,052			0,9441
I24A	O	Arthroskopie oder andere Eingriffe an den Extremitäten oder Eingriffe am Weichteilgewebe mit komplexem Eingriff oder Alter < 16 Jahre	0,532	0,469			2,5	1	0,134	7	0,056	0,057			1,0251
I24B	O	Arthroskopie oder andere Eingriffe an den Extremitäten oder Eingriffe am Weichteilgewebe ohne komplexen Eingriff, Alter > 15 Jahre	0,288	0,259			2,1	1	0,069	4	0,037	0,036			1,0125
I27B	O	Eingriffe am Weichteilgewebe oder kleinflächige Gewebe-Tx mit äußerst schweren CC oder bei BNB mit schweren CC oder mit kompliz. Faktoren, mit schweren CC oder bei BNB oder mit best. Eingr. am Weichteilgewebe, > 1 Belegungstag oder best. Eingriff	2,392	2,246			16,6	5	0,233	33	0,059	0,079			0,9894
I27C	O	Eingriffe am Weichteilgewebe oder kleinflächige Gewebetransplantationen mit schweren CC oder bei BNB oder mit bestimmtem Eingriff am Weichteilgewebe, mehr als ein Belegungstag oder bestimmter Eingriff ohne komplizierende Faktoren	1,038	0,955			7,5	2	0,185	18	0,052	0,065			0,8289
I27D	O	Bestimmte andere Eingriffe am Weichteilgewebe oder ein Belegungstag	0,615	0,542			3,0	1	0,087	7	0,040	0,043			0,7553
I27E	O	Bestimmte kleine Eingriffe am Weichteilgewebe oder ein Belegungstag	0,572	0,507			2,8	1	0,154	7	0,053	0,056			0,8178
I28C	O	Andere Eingriffe am Bindegewebe mit bestimmtem Eingriff an Knochen, Weichteilen oder Bindegewebe, mehr als 1 Belegungstag oder Alter < 10 Jahre	1,165	1,107			10,9	3	0,199	24	0,051	0,067			0,8054
I28D	O	Andere Eingriffe am Bindegewebe mit mäßig komplexem Eingriff am Bindegewebe, mehr als ein Belegungstag, Alter > 9 Jahre	0,884	0,858			8,3	2	0,210	17	0,053	0,068			0,6377
I28E	O	Andere Eingriffe am Bindegewebe, ohne bestimmte, mäßig komplexe und komplexe Eingriffe am Bindegewebe, Alter > 9 Jahre oder 1 BT	0,415	0,369			2,8	1	0,078	5	0,039	0,041			0,8243
I29A	O	Komplexe Eingriffe am Schultergelenk oder bestimmte Osteosynthesen an der Klavikula, bei komplizierender Diagnose oder Eingriff an mehreren Lokalisationen	1,027	0,920			3,5	1	0,325	10	0,053	0,059			0,7918
I29B	O	Komplexe Eingriffe am Schultergelenk oder best. Osteosynthesen an der Klavikula ohne kompliz. Diagnose, ohne Eingriff an mehreren Lokalisationen oder sonst. arthroskopische Rekonstruktion der Rotatorenmanschette mit bestimmten Eingriffen an der Schulter	0,650	0,578			2,6	1	0,075	5	0,040	0,041			0,9469
I29C	O	Sonstige arthroskopische Rekonstruktion der Rotatorenmanschette ohne bestimmte Eingriffe an der Schulter	0,583	0,519			2,4	1	0,139	5	0,041	0,041			0,8668
I30A	O	Arthroskopischer Eingriff am Hüftgelenk, Alter < 16 Jahre oder komplexe Eingriffe am Kniegelenk mit sehr komplexem Eingriff oder bestimmte komplexe Eingriffe am Kniegelenk, Alter < 18 Jahre, mit äußerst schweren oder schweren CC	1,014	0,917			3,3	1	0,126	9	0,053	0,059			0,7281
I30B	O	Arthroskopischer Eingriff am Hüftgelenk, Alter > 15 Jahre oder bestimmte komplexe Eingriffe am Kniegelenk, Alter > 17 Jahre oder ohne äußerst schwere oder schwere CC	0,666	0,601			2,3	1	0,196	4	0,037	0,036			0,8218
I30C	O	Komplexe Eingriffe am Kniegelenk ohne bestimmte komplexe Eingriffe am Kniegelenk, Alter > 17 Jahre oder ohne äußerst schwere oder schwere CC	0,605	0,547			2,9	1	0,155	6	0,052	0,055			0,8049
I31A	O	Mehrere komplexe Eingriffe an Ellenbogengelenk und Unterarm oder gelenkübergreifende Weichteildistraktion bei angeborenen Anomalien der Hand, mit aufwendigen Eingriffen am Unterarm	1,789	1,625			9,2	2	0,203	18	0,046	0,060			0,7307
I31B	O	Mehrere komplexe Eingriffe an Ellenbogengelenk und Unterarm oder gelenkübergreifende Weichteildistraktion bei angeborenen Anomalien der Hand oder bestimmte Eingriffe bei Mehrfragmentfraktur der Patella, mit bestimmten komplexen Eingriffen am Unterarm	1,130	1,020			4,9	1	0,356	13	0,051	0,060			0,7679

DRG	Parti-tion	Bezeichnung [6]	Bewertungsrelation bei Belegoperateur	Bewertungsrelation bei Belegoperateur und Beleganästhesist	Bewertungsrelation bei Belegoperateur und Beleghebamme	Bewertungsrelation bei Belegoperateur, -anästhesist und -hebamme	Mittlere Verweil-dauer [1]	Untere Grenzverweildauer: Erster Tag mit Abschlag [2, 5]	Untere Grenzverweildauer: Bewertungs-relation/Tag	Obere Grenzverweildauer: Erster Tag zus. Entgelt [3, 5]	Obere Grenzverweildauer: Bewertungs-relation/Tag	Externe Verlegung Abschlag/Tag (Bewertungsrelation)	Verlegungs-fallpauschale	Ausnahme von Wieder-aufnahme [4]	Pflegeerlös Bewertungs-relation/Tag
1	2	3	4	5	6	7	8	9	10	11	12	13	14	15	16
I31C	O	Mehrere komplexe Eingriffe an Ellenbogengelenk und Unterarm ohne gelenkübergreifende Weichteildistraktion bei angeborenen Anomalien der Hand, ohne bestimmte Eingriffe bei Mehrfragmentfraktur der Patella, ohne bestimmte komplexe Eingriffe am Unterarm	0,900	0,803			3,1	1	0,216	8	0,055	0,059			0,7820
I32C	O	Eingr. an Handgel. und Hand oh. mehrz. Eingr., oh. Komplexb. Hand, mit kompl. Eingr. od. bei angeb. Anomalie d. Hand od. Pseudarthr., Alter > 5 J. od. mit hochkompl. Eingr. bei angeb. Fehlb. d. Hand, Alter < 16 J. oder mit best. Eingr. od. kompl. Diagn.	1,123	1,000			5,1	1	0,158	14	0,044	0,052			0,7715
I32D	O	Eingriffe an Handgelenk und Hand mit komplexem Eingriff, ohne komplexe Diagnose oder ohne sehr komplexen Eingriff oder mit komplexer Diagnose oder mit bestimmtem oder beidseitigem Eingriff	0,761	0,671			2,7	1	0,200	7	0,053	0,056			0,7860
I32E	O	Bestimmte mäßig komplexe Eingriffe an Handgelenk und Hand, mehr als ein Belegungstag oder Mehrfacheingriff an 3 Strahlen oder Alter < 6 Jahre	0,584	0,513			2,3	1	0,145	6	0,054	0,054			0,7777
I32F	O	Eingriffe an Handgelenk und Hand ohne komplexe oder mäßig komplexe Eingriffe oder ohne bestimmtem mäßig komplexen Eingriff, Alter > 5 Jahre, ein Belegungstag	0,481	0,424			2,3	1	0,053	5	0,053	0,052			0,9445
I34Z	O	Geriatrische frührehabilitative Komplexbehandlung mit bestimmter OR-Prozedur bei Krankheiten und Störungen an Muskel-Skelett-System und Bindegewebe	2,143	2,050			24,0	7	0,177	36	0,041	0,057			0,8303
I36Z	O	Beidseitige oder kombinierte Implantation oder Wechsel einer Endoprothese an Hüft-, Kniegelenk und/oder an der oberen Extremität	2,289	2,150			10,3	2	0,226	18	0,046	0,060			0,8159
I39Z	O	Strahlentherapie bei Krankheiten und Störungen an Muskel-Skelett-System und Bindegewebe, Bestrahlungen an mindestens 8 Tagen	2,200	2,194			20,0	6	0,304	35	0,106		x	x	0,7981
I42A	A	Multimodale Schmerztherapie bei Krankheiten und Störungen an Muskel-Skelett-System und Bindegewebe, mind. 14 Tage	0,988	0,988			16,7			20	0,045	0,055		x	0,4239
I42B	A	Multimodale Schmerztherapie bei Krankheiten und Störungen an Muskel-Skelett-System und Bindegewebe, weniger als 14 Tage	0,650	0,648			9,1			15	0,045	0,063		x	0,4638
I43A	O	Implantation oder Wechsel bestimmter Endoprothesen am Knie- oder am Ellenbogengelenk oder Prothesenwechsel am Schulter- oder am Sprunggelenk oder Entfernung bestimmter Endoprothesen am Kniegelenk, mit äußerst schweren CC	4,372	4,140			28,5	8	0,224	46	0,050	0,068			0,9733
I43B	O	Implantation oder Wechsel bestimmter Endoprothesen am Knie- oder am Ellenbogengelenk oder Prothesenwechsel am Schulter- oder am Sprunggelenk oder Entfernung bestimmter Endoprothesen am Kniegelenk, ohne äußerst schwere CC	1,931	1,830			7,7	2	0,153	13	0,042	0,053			0,7431
I44A	O	Bestimmte Endoprotheseneingriffe am Kniegelenk mit äußerst schweren CC oder Korrektur einer Brustkorbdeformität	2,161	2,035			14,1	4	0,228	28	0,057	0,075			1,0198
I44B	O	Bestimmte Endoprotheseneingriffe am Kniegelenk ohne äußerst schwere CC, mit bestimmtem Wechsel von Endoprothesen oder Implantation einer patientenindividuell angefertigten Endoprothese am Kniegelenk ohne Defekt oder Deformität der Knochen	1,858	1,740			11,0	3	0,182	22	0,046	0,061			0,7614
I44C	O	Bestimmte Endoprotheseneingriffe am Kniegelenk ohne äußerst schwere CC, ohne bestimmten Wechsel von Endoprothesen oder Prothesenkomponenten, ohne Implantation einer patientenindividuell angefertigten Endoprothese am Kniegelenk	1,348	1,265			8,5	2	0,164	13	0,040	0,052			0,7489
I44D	O	Bestimmte Endoprotheseneingriffe am Kniegelenk oder Einbringen einer Entlastungsfeder am Kniegelenk	1,259	1,181			7,6	2	0,148	12	0,041	0,052			0,6831
I44E	O	Andere Endoprotheseneingriffe am Kniegelenk	1,116	1,035			8,4	2	0,184	15	0,046	0,059			0,7004
I45A	O	Implantation und Ersatz einer Bandscheibenendoprothese, mehr als ein Segment	2,135	2,013			4,0	1	0,148	9	0,052	0,059			0,7878
I45B	O	Implantation und Ersatz einer Bandscheibenendoprothese, weniger als 2 Segmente	1,499	1,393			3,8	1	0,146	9	0,054	0,061			0,7514
I46B	O	Prothesenwechsel am Hüftgelenk ohne äußerst schwere CC, ohne Eingriff an mehreren Lokalisationen, mit periprothetischer Fraktur	2,688	2,528			17,2	5	0,214	31	0,052	0,070			1,0059
I46C	O	Prothesenwechsel am Hüftgelenk ohne äußerst schwere CC, ohne Eingriff an mehreren Lokalisationen, ohne periprothetische Fraktur	2,037	1,890			10,9	3	0,193	22	0,049	0,065			0,8320
I47A	O	Revision oder Ersatz des Hüftgelenkes ohne komplizierende Diagnose, ohne Arthrodese, ohne äußerst schwere CC, Alter > 15 Jahre, mit komplizierendem Eingriff	1,840	1,710			11,0	3	0,186	21	0,047	0,062			0,8169
I47B	O	Revision oder Ersatz des Hüftgelenkes ohne best. kompliz. Faktoren, mit kompl. Diagnose an Becken/Oberschenkel, mit best. endoproth. oder gelenkplast. Eingr. od. m. Impl. od. Wechsel Radiuskopfproth. od. m. kompl. Erstimpl. od. m. Entf. Osteosynthesemat.	1,504	1,407			9,8	2	0,229	18	0,049	0,064			0,9021

Fallpauschalen-Katalog und Pflegeerlöskatalog

Teil b) Bewertungsrelationen bei Versorgung durch Belegabteilungen

DRG	Partition	Bezeichnung [6]	Bewertungsrelation bei Belegoperateur	Bewertungsrelation bei Belegoperateur und Beleganästhesist	Bewertungsrelation bei Belegoperateur und Beleghebamme	Bewertungsrelation bei Belegoperateur, -anästhesist und -hebamme	Mittlere Verweildauer [1]	Untere Grenzverweildauer: Erster Tag mit Abschlag [2, 5]	Untere Grenzverweildauer: Bewertungsrelation/Tag	Obere Grenzverweildauer: Erster Tag zus. Entgelt [3, 5]	Obere Grenzverweildauer: Bewertungsrelation/Tag	Externe Verlegung Abschlag/Tag (Bewertungsrelation)	Verlegungsfallpauschale	Ausnahme von Wiederaufnahme [4]	Pflegeerlös Bewertungsrelation/Tag
1	2	3	4	5	6	7	8	9	10	11	12	13	14	15	16
I47C	O	Revision oder Ersatz des Hüftgelenkes ohne best. kompliz. Faktoren, ohne komplexe Diagnose an Becken/OS, ohne best. endoproth. Eingriff, ohne gelenkpl. Eingriff am Hüftgelenk, ohne Impl. oder Wechsel einer Radiuskopfprothese, ohne Entf. Osteosynthesemat.	1,229	1,156			8,8	2	0,156	13	0,037	0,048			0,7472
I50A	O	Gewebe- / Haut-Transplantation außer an der Hand, ohne bestimmte komplizierende Faktoren, mit bestimmtem Eingriff oder bestimmter Vakuumbehandlung mit kontinuierlicher Sogbehandlung ab 8 Tagen	1,885	1,712			14,4	4	0,178	30	0,043	0,058			0,6853
I50B	O	Gewebe- / Haut-Transplantation außer an der Hand, ohne bestimmte komplizierende Faktoren, ohne bestimmten Eingriff, mit bestimmter Vakuumbehandlung oder Alter < 16 Jahre	1,222	1,106			11,0	3	0,150	22	0,038	0,050			0,6996
I50C	O	Gewebe- / Haut-Transplantation außer an der Hand, ohne bestimmte komplizierende Faktoren, ohne bestimmten Eingriff, ohne bestimmte Vakuumbehandlung, Alter > 15 Jahre	0,640	0,597			4,7	1	0,156	11	0,046	0,055			0,7303
I54A	O	Strahlentherapie bei Krankheiten und Störungen an Muskel-Skelett-System und Bindegewebe, bei bösartiger Neubildung, Bestrahlungen an mindestens 5 Tagen oder Alter < 18 Jahre	1,019	1,017			8,5	2	0,333	19	0,082	0,105		x	0,8569
I54B	O	Strahlentherapie bei Krankheiten und Störungen an Muskel-Skelett-System und Bindegewebe, bei bösartiger Neubildung, Bestrahlungen an weniger als 5 Tagen, Alter > 17 Jahre	0,702	0,700			5,7	1	0,344	15	0,121	0,103		x	0,8504
I59Z	O	Andere Eingriffe an den Extremitäten oder am Gesichtsschädel	0,558	0,494			2,4	1	0,107	6	0,057	0,058			1,0230
I64C	M	Osteomyelitis, Alter > 15 Jahre, ohne äußerst schwere oder schwere CC	0,459	0,456			6,7	1	0,286	15	0,046	0,057			0,6950
I65C	M	Bösartige Neubildung des Bindegewebes einschließlich pathologischer Fraktur, Alter > 16 Jahre, ohne äußerst schwere CC	0,500	0,497			5,3	1	0,262	12	0,063	0,076		x	0,7985
I66F	M	Frakturen an Becken und Schenkelhals, mehr als ein Belegungstag, ohne äußerst schwere CC, ohne intensivmedizinische Komplexbehandlung > 196 / 184 / - Aufwandspunkte	0,506	0,505			8,3	2	0,166	16	0,042	0,054			0,8110
I66G	M	Andere Erk. des Bindegewebes, mehr als ein Belegungstag, oh. Amyloidose, oh. best. Vaskulitiden, oh. best. syst. rheumat. Erk., oh. äußerst schwere CC, ohne intensivmed. Komplexbeh. > 196 / 184 / - Aufwandsp., oh. kinder-und jugendrheumat. Komplexbeh.	0,387	0,387			4,7	1	0,187	12	0,056	0,066			0,6012
I66H	M	Andere Erkrankungen des Bindegewebes oder Frakturen an Becken und Schenkelhals, ein Belegungstag, ohne bestimmte Biopsie am Herzen	0,145	0,144			1,0								1,0956
I68B	M	Nicht operativ behandelte Erkrankungen und Verletzungen im Wirbelsäulenbereich, mehr als 1 BT, mit äuß. schw. oder schw. CC od. bei Para- / Tetraplegie, mit kompl. Diagn. oder ohne äuß. schw. oder schw. CC, ohne Para- / Tetraplegie bei Diszitis	1,005	1,003			13,6	4	0,196	27	0,050	0,067			0,8987
I68C	M	Nicht operativ behandelte Erkrankungen und Verletzungen WS, > 1 BT od. and. Femurfraktur, bei Para- / Tetraplegie od. mit äuß. schw. CC od. schw. CC od, Alter > 65 J., oh. kompl. Diagn. od. Kreuzbeinfraktur od. best. mäßig aufw., aufw. od. hochaufw. Beh.	0,691	0,690			10,1	2	0,225	20	0,047	0,061			0,8239
I68D	M	Nicht operativ behandelte Erkrankungen und Verletzungen WS, mehr als ein Belegungstag oder andere Femurfraktur, außer bei Diszitis oder infektiöser Spondylopathie, ohne Kreuzbeinfraktur, ohne best. mäßig aufw., aufw. od. hochaufw. Beh.	0,266	0,266			5,3	1	0,128	10	0,034	0,041			0,6674
I68E	M	Nicht operativ behandelte Erkrankungen und Verletzungen im Wirbelsäulenbereich, ein Belegungstag oder Prellung am Oberschenkel	0,169	0,167			1,0								1,0343
I69A	M	Knochenkrankheiten und spez. Arthropathie mit bestimmter Arthropathie oder Muskel- / Sehnenerkrankung bei Para- /Tetraplegie	0,412	0,412			5,6	1	0,304	14	0,051	0,061			0,6005
I69B	M	Knochenkrankheiten und spez. Arthropathie ohne bestimmte Arthropathie, ohne Muskel- / Sehnenerkrankung bei Para- /Tetraplegie	0,410	0,409			6,2	1	0,245	14	0,045	0,055			0,6409
I71B	M	Muskel- und Sehnenerkrankungen außer bei Para- / Tetraplegie oder Verstauchung, Zerrung, Luxation an Hüftgelenk, Becken und Oberschenkel, ohne Zerebralparese, ohne Kontraktur	0,348	0,345			4,3	1	0,178	10	0,053	0,061			0,7284
I72Z	M	Entzündung von Sehnen, Muskeln und Schleimbeuteln mit äußerst schweren oder schweren CC oder Frakturen am Femurschaft	0,767	0,762			9,8	2	0,243	22	0,052	0,068			0,9696
I73Z	M	Nachbehandlung bei Erkrankungen des Bindegewebes	0,464	0,460			6,6	1	0,272	15	0,046	0,058			0,8026
I74A	M	Verletzungen an Unterarm, Handgelenk, Hand oder Fuß oder leichte bis moderate Verletzungen von Schulter, Arm, Ellenbogen, Knie, Bein und Sprunggelenk mit äußerst schweren oder schweren CC oder unspezifische Arthropathien	0,387	0,386			4,8	1	0,265	12	0,055	0,065			0,6652

DRG	Partition	Bezeichnung[6]	Bewertungsrelation bei Belegoperateur	Bewertungsrelation bei Belegoperateur und Beleganästhesist	Bewertungsrelation bei Belegoperateur und Beleghebamme	Bewertungsrelation bei Belegoperateur, -anästhesist und -hebamme	Mittlere Verweildauer[1]	Untere Grenzverweildauer: Erster Tag mit Abschlag[2), 5)]	Untere Grenzverweildauer: Bewertungsrelation/Tag	Obere Grenzverweildauer: Erster Tag zus. Entgelt[3), 5)]	Obere Grenzverweildauer: Bewertungsrelation/Tag	Externe Verlegung Abschlag/Tag (Bewertungsrelation)	Verlegungsfallpauschale	Ausnahme von Wiederaufnahme[4)]	Pflegeerlös Bewertungsrelation/Tag
1	2	3	4	5	6	7	8	9	10	11	12	13	14	15	16
I74B	M	Verletzungen an Unterarm, Handgelenk, Hand oder Fuß oder leichte bis moderate Verletzungen von Schulter, Arm, Ellenbogen, Knie, Bein und Sprunggelenk ohne äußerst schwere oder schwere CC, Alter < 10 Jahre	0,342	0,316			2,3	1	0,076	4	0,061	0,061			1,3713
I74C	M	Verletzungen an Unterarm, Handgelenk, Hand oder Fuß oder leichte bis moderate Verletzungen von Schulter, Arm, Ellenbogen, Knie, Bein und Sprunggelenk ohne äußerst schwere oder schwere CC, Alter > 9 Jahre	0,306	0,302			3,4	1	0,117	8	0,059	0,065			0,8278
I75B	M	Schwere Verletzungen von Schulter, Arm, Ellenbogen, Knie, Bein und Sprunggelenk ohne CC oder Entzündungen von Sehnen, Muskeln und Schleimbeuteln ohne äußerst schwere oder schwere CC	0,356	0,354			4,6	1	0,193	11	0,052	0,062			0,7664
I76A	M	Andere Erkrankungen des Bindegewebes mit komplizierender Diagnose oder äußerst schweren CC oder septische Arthritis mit äußerst schweren CC oder Alter < 16 Jahre	0,852	0,845			13,3	3	0,202	28	0,042	0,056			0,6926
I76B	M	Andere Erkrankungen des Bindegewebes ohne komplizierende Diagnose, ohne äußerst schwere CC oder septische Arthritis ohne äußerst schwere CC, Alter > 15 Jahre	0,399	0,391			4,5	1	0,188	11	0,055	0,064			0,8428
I77Z	M	Mäßig schwere Verletzungen von Schulter, Arm, Ellenbogen, Knie, Bein und Sprunggelenk	0,341	0,340			4,3	1	0,172	10	0,054	0,063			0,8033
I79Z	M	Fibromyalgie	0,552	0,552			8,9	2	0,181	16	0,043	0,055			0,4465
I98Z	O	Komplexe Vakuumbehandlung bei Krankheiten und Störungen an Muskel-Skelett-System und Bindegewebe	4,570	4,195			36,2	11	0,194	54	0,064	0,063			0,8791
MDC 09 Krankheiten und Störungen an Haut, Unterhaut und Mamma															
J01Z	O	Gewebetransplantation mit mikrovaskulärer Anastomosierung bei bösartiger Neubildung an Haut, Unterhaut und Mamma	2,525	2,252			7,5	2	0,221	14	0,062	0,078			0,8818
J02B	O	Hauttransplantation oder bestimmte Lappenplastik an der unteren Extr. bei Ulkus od. Infektion od. ausgedehnte Lymphadenekt. oder Gewebetransplant. mit mikrovask. Anastomose, mit äuß. schw. CC, oh. kompl. Eingr. od. oh. äuß. schw. CC, m. kompl. Eingr.	2,532	2,338			21,6	6	0,203	40	0,046	0,063			1,0231
J02C	O	Hauttransplantation oder bestimmte Lappenplastik an der unteren Extremität bei Ulkus oder Infektion oder ausgedehnte Lymphadenektomie, ohne äußerst schwere CC, ohne komplexen Eingriff	1,415	1,323			18,4	5	0,153	34	0,035	0,047			0,8495
J03Z	O	Eingriffe an der Haut der unteren Extremität bei Ulkus oder Infektion / Entzündung	0,731	0,693			10,3	2	0,179	21	0,036	0,047			0,7939
J04Z	O	Eingriffe an der Haut der unteren Extremität außer bei Ulkus oder Infektion / Entzündung	0,450	0,428			3,6	1	0,148	9	0,053	0,060			0,6956
J06Z	O	Mastektomie mit Prothesenimplantation und plastischer Operation bei bösartiger Neubildung oder komplexe Prothesenimplantation	1,361	1,246			5,2	1	0,267	11	0,072	0,086			0,7378
J07A	O	Kleine Eingr. an der Mamma m. best. Lymphkn.-Exz. od. äuß. schw. od. schw. CC b. BNB od. große Eingr. an der Mamma b. BNB oh. kompl. od. best. Eingr. an weibl. Geschl.-Org. b. BNB mit beids. Eingr. od. best. Eingr. Ovar/Plexus brachialis od. an Lymphgef.	1,144	1,046			3,7	1	0,289	8	0,109	0,123			0,7661
J07B	O	Kleine Eingriffe an der Mamma mit bestimmter Lymphknotenexzision oder äußerst schweren oder schweren CC bei BNB, ohne beidseitigen Eingriff, ohne Eingriff an Ovar od. Plexus brachialis, ohne Eingriff an Lymphgefäßen	0,865	0,793			3,0	1	0,218	7	0,110	0,118			0,7886
J08A	O	Bestimmte Hauttransplantation oder Debridement mit Eingriff an Kopf und Hals oder mit bestimmtem Eingriff an Haut und Unterhaut oder Eingriffe an der Haut der unteren Extremität bei Ulkus oder Infektion / Entzündung, mit äußerst schweren CC	2,137	2,013			19,5	5	0,235	37	0,051	0,069			0,9933
J08B	O	Bestimmte Hauttransplantation oder Debridement ohne Eingriff an Kopf und Hals, ohne bestimmten Eingriff an Haut und Unterhaut oder ohne äußerst schwere CC	0,862	0,810			8,4	2	0,176	18	0,044	0,056			0,6735
J09A	O	Eingriffe bei Sinus pilonidalis und perianal, Alter < 16 Jahre	0,455	0,404			2,7	1	0,129	6	0,051	0,053			1,1606
J09B	O	Eingriffe bei Sinus pilonidalis und perianal, Alter > 15 Jahre	0,280	0,256			2,6	1	0,073	6	0,038	0,039			0,8962
J10A	O	Plastische Operationen an Haut, Unterhaut und Mamma mit äußerst schweren oder schweren CC oder mit komplexem Eingriff	0,736	0,696			5,9	1	0,195	13	0,046	0,056			0,7097
J10B	O	Plastische Operationen an Haut, Unterhaut und Mamma ohne äußerst schwere oder schwere CC, ohne komplexen Eingriff	0,470	0,434			3,2	1	0,104	8	0,048	0,052			0,7013
J11A	O	Andere Eingriffe an Haut, Unterhaut und Mamma mit komplexem Eingriff bei komplizierender Diagnose oder bei Para- / Tetraplegie oder selektive Embolisation bei Hämangiom	0,918	0,884			9,7	2	0,231	21	0,050	0,065			0,8373

Fallpauschalen-Katalog und Pflegeerlöskatalog
Teil b) Bewertungsrelationen bei Versorgung durch Belegabteilungen

DRG	Partition	Bezeichnung [6]	Bewertungsrelation bei Belegoperateur	Bewertungsrelation bei Belegoperateur und Beleganästhesist	Bewertungsrelation bei Belegoperateur und Beleghebamme	Bewertungsrelation bei Belegoperateur, -anästhesist und -hebamme	Mittlere Verweildauer [1]	Untere Grenzverweildauer: Erster Tag mit Abschlag [2), 5)]	Untere Grenzverweildauer: Bewertungsrelation/Tag	Obere Grenzverweildauer: Erster Tag zus. Entgelt [3), 5)]	Obere Grenzverweildauer: Bewertungsrelation/Tag	Externe Verlegung Abschlag/Tag (Bewertungsrelation)	Verlegungsfallpauschale	Ausnahme von Wiederaufnahme [4]	Pflegeerlös Bewertungsrelation/Tag
1	2	3	4	5	6	7	8	9	10	11	12	13	14	15	16
J11B	O	Andere Eingriffe an Haut, Unterhaut und Mamma mit komplizierender Diagnose oder mit mäßig komplexer Prozedur oder Diagnose oder Alter < 18 Jahre mit äußerst schweren oder schweren CC oder mit bestimmtem Eingriff bei bösartiger Neubildung oder Pemphigoid	0,637	0,587			4,4	1	0,243	12	0,055	0,065			0,8086
J11C	O	Andere Eingriffe an Haut, Unterhaut und Mamma ohne kompliz. Diag., ohne mäßig kompl. Proz. od. Diagn., Alter > 17 J. od. ohne äuß. schw. oder schw. CC, mit best. Eingr. od. mit Hidradenitis suppurativa od. bei BNB/Pemphigoid od. mit kl. Eingr. an d. Haut	0,413	0,387			3,3	1	0,101	7	0,048	0,053			0,7624
J11D	O	Andere Eingriffe an Haut, Unterhaut und Mamma ohne kompliz. Diag., ohne mäßig kompl. Proz. od. Diag., Alter > 17 J. od. ohne äuß. schw. oder schw. CC, ohne best. Eingr., ohne Hidradenitis suppurativa, auß. b. BNB od. Pemphigoid, oh. kl. Eingr. an d. Haut	0,374	0,347			3,0	1	0,100	7	0,049	0,053			0,8221
J12Z	O	Komplexe beidseitige plastische Rekonstruktion der Mamma	3,422	3,040			9,7	2	0,277	17	0,060	0,078			0,8925
J14Z	O	Plastische Rekonstruktion der Mamma bei BNB mit aufwend. Rekonstr. oder beidseit. Mastektomie bei BNB oder Strahlenther. mit operat. Proz. bei Krankh. und Störungen an Haut, Unterhaut und Mamma, mit beidseit. Prothesenimpl. oder Impl. eines Hautexpanders	1,785	1,635			6,3	1	0,302	13	0,067	0,083			0,7529
J16A	O	Beidseitige Mastektomie bei bösartiger Neubildung	1,246	1,141			5,3	1	0,321	12	0,084	0,101			0,8156
J16B	O	Strahlentherapie mit operativer Prozedur bei Krankheiten und Störungen an Haut, Unterhaut und Mamma	1,223	1,151			4,8	1	0,355	11	0,152	0,125			0,8599
J17Z	O	Strahlentherapie bei Krankheiten und Störungen an Haut, Unterhaut und Mamma, Bestrahlungen an mindestens 9 Tagen	2,746	2,736			24,2	7	0,332	42	0,110	0,105		x	0,8653
J18A	O	Strahlentherapie bei Krankheiten und Störungen an Haut, Unterhaut und Mamma, mehr als ein Belegungstag, Bestrahlungen an mindestens 5 Tagen	1,666	1,659			14,7	4	0,324	31	0,110	0,103		x	0,8741
J18B	O	Strahlentherapie bei Krankheiten und Störungen an Haut, Unterhaut und Mamma, mehr als ein Belegungstag, Bestrahlungen an weniger als 5 Tagen	0,950	0,947			9,3	2	0,307	23	0,099	0,089		x	0,8935
J21Z	O	Andere Hauttransplantation oder Debridement mit Lymphknotenexzision oder schweren CC	0,952	0,891			7,9	2	0,192	20	0,051	0,065			0,7411
J22Z	O	Andere Hauttransplantation oder Debridement ohne komplexen Eingriff, ohne komplexe Diagnose, ohne äußerst schwere oder schwere CC oder mit Weichteildeckung oder Mehrfachtumoren der Haut oder Erysipel	0,493	0,464			3,8	1	0,233	10	0,046	0,052			0,6746
J23Z	O	Große Eingriffe an der Mamma bei bösartiger Neubildung ohne komplexen Eingriff, ohne bestimmten Eingriff an den weiblichen Geschlechtsorganen bei bösartiger Neubildung	0,966	0,881			4,5	1	0,387	10	0,074	0,087			0,7716
J24A	O	Eingriffe an der Mamma außer bei bösartiger Neubildung mit ausgedehntem Eingriff, mit Protheseimplantation oder bestimmter Mammareduktionsplastik	1,013	0,911			3,8	1	0,292	9	0,049	0,055			0,7633
J24B	O	Eingriffe an der Mamma außer bei bösartiger Neubildung mit ausgedehntem Eingriff, ohne Protheseimplantation, ohne bestimmte Mammareduktionsplastik	0,907	0,813			3,3	1	0,365	7	0,068	0,075			0,7504
J24C	O	Eingriffe an der Mamma außer bei bösartiger Neubildung ohne ausgedehnten Eingriff, mit komplexem Eingriff	0,719	0,636			3,3	1	0,217	7	0,055	0,061			0,8639
J24D	O	Eingriffe an der Mamma außer bei bösartiger Neubildung ohne ausgedehnten Eingriff, ohne komplexen Eingriff	0,518	0,465			2,6	1	0,124	5	0,067	0,069			1,0083
J25Z	O	Kleine Eingriffe an der Mamma bei bösartiger Neubildung ohne äußerst schwere oder schwere CC	0,622	0,563			2,8	1	0,172	6	0,079	0,083			0,8632
J61A	M	Schwere Erkrankungen der Haut, mehr als ein BT, Alter > 17 Jahre oder mit kompl. Diagn., mit äuß. schw. CC od. Hautulkus bei Para-/Tetraplegie od. hochkompl. Diagn. od. Epid. bullosa, Alter < 10 Jahre oder mit schwerer Erkr. der Haut, mit aufw. Behandl.	0,925	0,924			11,8	3	0,229	24	0,077	0,071			1,1432
J61B	M	Schwere Erkrankungen der Haut, mehr als ein Belegungstag, Alter > 17 Jahre, ohne äußerst schwere CC, ohne hochkomplexe Diagnose, mit schwerer Erkrankung der Haut, ohne aufwendige Behandlung	0,570	0,570			8,2	2	0,187	17	0,048	0,061			0,6153
J61C	M	Schwere Erkrankungen der Haut, mehr als ein Belegungstag, Alter < 18 Jahre, ohne hochkomplexe Diagnose oder mäßig schwere Hauterkrankungen, mehr als ein Belegungstag	0,368	0,368			5,5			12	0,045	0,055			0,7118
J62A	M	Bösartige Neubildungen der Mamma, mehr als ein Belegungstag, mit äußerst schweren CC	1,142	1,139			13,7	4	0,218	28	0,056	0,074		x	1,0433
J62B	M	Bösartige Neubildungen der Mamma, ein Belegungstag oder ohne äußerst schwere CC	0,494	0,493			5,9	1	0,295	14	0,056	0,069		x	0,9160
J64A	M	Infektion / Entzündung der Haut und Unterhaut oder Hautulkus mit äußerst schweren CC	1,153	1,151			15,0	4	0,222	29	0,052	0,069			1,0394

DRG	Partition	Bezeichnung [6]	Bewertungsrelation bei Belegoperateur	Bewertungsrelation bei Belegoperateur und Beleganästhesist	Bewertungsrelation bei Belegoperateur und Beleghebamme	Bewertungsrelation bei Belegoperateur, -anästhesist und -hebamme	Mittlere Verweildauer [1]	Untere Grenzverweildauer		Obere Grenzverweildauer		Externe Verlegung Abschlag/Tag (Bewertungsrelation)	Verlegungsfallpauschale	Ausnahme von Wiederaufnahme [4]	Pflegeerlös Bewertungsrelation/Tag
								Erster Tag mit Abschlag [2], [5]	Bewertungsrelation/Tag	Erster Tag zus. Entgelt [3], [5]	Bewertungsrelation/Tag				
1	2	3	4	5	6	7	8	9	10	11	12	13	14	15	16
J64B	M	Bestimmte Infektion / Entzündung der Haut und Unterhaut oder Hautulkus ohne äußerst schwere CC oder Alter < 6 Jahre	0,377	0,376			6,5	1	0,221	13	0,040	0,049			0,7193
J64C	M	Andere Infektion / Entzündung der Haut und Unterhaut, Alter > 5 Jahre	0,337	0,329			4,7	1	0,109	11	0,044	0,052			0,7579
J65A	M	Verletzung der Haut, Unterhaut und Mamma, mehr als 1 Belegungstag	0,295	0,292			3,5			8	0,056	0,062			0,8598
J65B	M	Verletzung der Haut, Unterhaut und Mamma, ein Belegungstag	0,167	0,166			1,0								1,2659
J67A	M	Bestimmte Erkrankungen der Mamma außer bösartige Neubildung oder moderate Hauterkrankungen	0,382	0,376			5,5	1	0,171	12	0,044	0,053			0,7239
J67B	M	Andere Erkrankungen der Mamma außer bösartige Neubildung oder leichte Hauterkrankungen	0,254	0,251			3,6	1	0,012	8	0,045	0,051			0,8395
J68A	M	Erkrankungen der Haut, ein Belegungstag, mit komplexer Diagnose oder Alter < 16 Jahre	0,157	0,155			1,0							x	1,3938
J68B	M	Erkrankungen der Haut, ein Belegungstag, ohne komplexe Diagnose, Alter > 15 Jahre	0,137	0,134			1,0								0,9773
MDC 10 Endokrine, Ernährungs- und Stoffwechselkrankheiten															
K06B	O	Eingriffe an Schilddrüse, Nebenschilddrüse und Ductus thyreoglossus ohne IntK > 392 / 368 / - Punkte, bei BNB oder mit äuß. schw. oder schw. CC oder Eingr. an der Schilddrüse außer kl. Eingr., mit Thyreoidektomie durch Sternotomie oder Alter < 16 Jahre	0,929	0,815			3,0	1	0,140	7	0,066	0,070			0,8832
K06C	O	Eingriffe an Schilddrüse, Nebenschilddrüse u. Ductus thyreoglossus ohne IntK > 392 / 368 / - Punkte, außer bei BNB, oh. äuß. schw. oder schw. CC, mit Eingr. an der Schilddrüse außer kl. Eingriffe, ohne Thyreoidektomie durch Sternotomie, Alter > 15 Jahre	0,804	0,704			3,1	1	0,029	6	0,056	0,061			0,8353
K06D	O	Kleine Eingriffe an Schilddrüse, Nebenschilddrüse und Ductus thyreoglossus ohne IntK > 392 / 368 / - Punkte, außer bei bösartiger Neubildung, ohne äußerst schwere oder schwere CC	0,671	0,591			2,9	1	0,038	5	0,056	0,059			0,8155
K07A	O	Andere Eingriffe bei Adipositas mit bestimmten größeren Eingriffen am Magen oder Darm	1,186	1,074			4,8	1	0,155	10	0,046	0,054			0,8151
K07B	O	Andere Eingriffe bei Adipositas ohne bestimmte größere Eingriffe am Magen oder Darm	0,952	0,872			3,5	1	0,127	7	0,051	0,057			1,0660
K09C	O	Andere Prozeduren bei endokrinen, Ernährungs- und Stoffwechselkrankheiten mit mäßig komplexem Eingriff, Alter > 15 Jahre	0,954	0,868			5,9	1	0,453	15	0,051	0,062			0,8312
K09D	O	Andere Prozeduren bei endokrinen, Ernährungs- und Stoffwechselkrankheiten ohne mäßig komplexen Eingriff	0,618	0,550			3,8	1	0,212	10	0,043	0,049			0,8326
K14Z	O	Andere Eingriffe an der Nebenniere oder ausgedehnte Lymphadenektomie	1,346	1,210			5,8	1	0,231	14	0,056	0,068			0,9120
K15A	O	Strahlentherapie bei endokrinen, Ernährungs- und Stoffwechselkrankheiten, mehr als ein Belegungstag, mit hochkomplexer Radiojodtherapie	0,805	0,804			2,9			5	0,199	0,212		x	0,8681
K15B	O	Strahlentherapie bei endokrinen, Ernährungs- und Stoffwechselkrankheiten, mehr als ein Belegungstag, ohne hochkomplexe Radiojodtherapie	1,175	1,168			12,3	3	0,280	27	0,110	0,084		x	0,8438
K15C	O	Strahlentherapie bei endokrinen, Ernährungs- und Stoffwechselkrankheiten, mehr als ein Belegungstag, mit mäßig komplexer Radiojodtherapie bei bösartiger Neubildung oder mit bestimmter nuklearmedizinischer Therapie	0,624	0,624			3,4			6	0,183	0,142		x	1,1992
K15D	O	Strahlentherapie bei endokrinen, Ernährungs- und Stoffwechselkrankheiten, mehr als ein Belegungstag, mit mäßig komplexer Radiojodtherapie, außer bei bösartiger Neubildung, ohne bestimmte nuklearmedizinische Therapie	0,506	0,506			5,0			12	0,100	0,084		x	0,8560
K15E	O	Strahlentherapie bei endokrinen, Ernährungs- und Stoffwechselkrankheiten, mehr als ein Belegungstag, mit anderer Radiojodtherapie	0,369	0,369			3,3			7	0,111	0,085		x	0,9816
K60E	M	Diabetes mellitus mit schweren CC oder mit komplexer Diagnose, Alter > 15 Jahre, mehr als ein Belegungstag	0,614	0,614			8,3	2	0,200	16	0,051	0,064			0,6490
K60F	M	Diabetes mellitus, Alter > 10 Jahre, ein Belegungstag oder ohne äußerst schwere oder schwere CC oder ohne komplexe Diagnose	0,432	0,431			6,1	1	0,295	13	0,048	0,059			0,6453
K62A	M	Verschiedene Stoffwechselerkrankungen bei Para- / Tetrapleg. oder mit kompliz. Diagnose oder endoskopischer Einlage eines Magenballons oder Alter < 16 Jahre, mit äußerst schweren CC oder best. aufwendiger / hochaufw. Behandlung, mehr als ein Belegungstag	1,204	1,202			14,1	4	0,231	28	0,057	0,077			1,1691
K62B	M	Verschiedene Stoffwechselerkrankungen bei Para- / Tetrapleg. oder mit kompliz. Diagnose oder endoskop. Einlage eines Magenballons oder Alter < 16 Jahre, ein Belegungstag od. ohne äußerst schwere CC od. ohne best. aufwendige / hochaufwendige Behandlung	0,449	0,447			5,7	1	0,255	14	0,052	0,063			1,0951

Fallpauschalen-Katalog und Pflegeerlöskatalog
Teil b) Bewertungsrelationen bei Versorgung durch Belegabteilungen

DRG	Partition	Bezeichnung [6]	Bewertungsrelation bei Belegoperateur	Bewertungsrelation bei Belegoperateur und Beleganästhesist	Bewertungsrelation bei Belegoperateur und Beleghebamme	Bewertungsrelation bei Belegoperateur, -anästhesist und -hebamme	Mittlere Verweildauer [1]	Untere Grenzverweildauer: Erster Tag mit Abschlag [2), 5)]	Untere Grenzverweildauer: Bewertungsrelation/Tag	Obere Grenzverweildauer: Erster Tag zus. Entgelt [3), 5)]	Obere Grenzverweildauer: Bewertungsrelation/Tag	Externe Verlegung Abschlag/Tag (Bewertungsrelation)	Verlegungsfallpauschale	Ausnahme von Wiederaufnahme [4]	Pflegeerlös Bewertungsrelation/Tag
1	2	3	4	5	6	7	8	9	10	11	12	13	14	15	16
K62C	M	Verschiedene Stoffwechselerkrankungen außer bei Para- / Tetraplegie, ohne kompliz. Diagnose, ohne endoskopische Einlage eines Magenballons, ohne äußerst schwere CC oder ein Belegungstag, ohne best. aufwendige / hochaufwendige Behandlung, Alter > 15 Jahre	0,409	0,408			5,7	1	0,223	12	0,048	0,058			0,8839
K63B	M	Angeborene Stoffwechselstörungen, mehr als ein Belegungstag, Alter > 5 Jahre, ohne komplexe Diagnose, ohne intensivmedizinische Komplexbehandlung > 196 / 184 / - Aufwandspunkte	0,470	0,466			5,0			12	0,061	0,072			0,8312
K63C	M	Angeborene Stoffwechselstörungen, ein Belegungstag	0,162	0,158			1,0								1,2365
K64C	M	Endokrinopathien mit komplexer Diagnose oder äußerst schweren CC, Alter > 5 Jahre oder mit bestimmter komplexer Diagnose oder mit invasiver endokrinologischer Diagnostik oder Alter < 18 Jahre bei bösartiger Neubildung	0,623	0,623			7,0	1	0,386	17	0,061	0,076		x	0,9241
K64D	M	Endokrinopathien ohne komplexe Diagnose, ohne bestimmte Diagnose, ohne äußerst schwere CC, ohne invasive endokrinologische Diagnostik, Alter > 17 Jahre oder außer bei bösartiger Neubildung	0,384	0,383			4,5	1	0,219	11	0,057	0,067		x	0,7554
MDC 11 Krankheiten und Störungen der Harnorgane															
L02B	O	Operatives Einbringen eines Peritonealdialysekatheters, Alter > 9 Jahre mit akuter Niereninsuffizienz oder mit chronischer Niereninsuffizienz mit Dialyse	1,207	1,134			13,2	3	0,185	28	0,039	0,052			0,6963
L02C	O	Operatives Einbringen eines Peritonealdialysekatheters, Alter > 9 Jahre, ohne akute Niereninsuffizienz, ohne chronische Niereninsuffizienz mit Dialyse	0,641	0,580			4,2	1	0,126	9	0,042	0,048			0,7073
L03Z	O	Bestimmte Nieren-, Ureter- und große Harnblaseneingriffe bei Neubildung, Alter < 19 Jahre oder mit äußerst schweren CC oder bestimmter Kombinationseingriff, ohne großen Eingriff am Darm	3,259	3,026			19,3	5	0,278	33	0,149	0,082			1,0798
L04A	O	Bestimmte komplexe Nieren-, Ureter- und große Harnblaseneingriffe außer bei Neubildung, ohne äußerst schwere CC, ohne Kombinationseingriff oder bestimmte Harnblaseneingriffe oder Alter < 16 Jahre	1,568	1,422			8,4	2	0,179	17	0,045	0,057			0,8842
L04B	O	Andere Nieren-, Ureter- und große Harnblaseneingriffe außer bei Neubildung, ohne äußerst schwere CC, ohne Kombinationseingriff, ohne bestimmte Harnblaseneingriffe, Alter > 15 Jahre	1,199	1,084			6,5	1	0,203	14	0,044	0,055			0,7545
L06A	O	Bestimmte kleine Eingriffe an den Harnorganen mit äußerst schweren CC	1,936	1,839			16,2	4	0,265	33	0,057	0,077			1,0621
L06B	O	Kleine Eingriffe an den Harnorganen ohne äußerst schwere CC oder ohne bestimmte Prozeduren oder Alter < 16 Jahre	0,558	0,510			5,4	1	0,144	12	0,038	0,045			0,8033
L06C	O	Andere kleine Eingriffe an den Harnorganen, Alter > 15 Jahre	0,480	0,441			2,8	1	0,079	6	0,053	0,056			0,8777
L07Z	O	Andere Nieren-, Ureter-, Prostata- und große Harnblaseneingriffe bei Neubildung, Alter < 19 Jahre oder mit äußerst schweren CC oder anderer Kombinationseingriff oder bestimmte Zystektomien, ohne großen Eingriff am Darm	2,729	2,538			16,9	5	0,251	31	0,062	0,084			1,0780
L08Z	O	Komplexe Eingriffe an der Urethra	0,923	0,825			5,2	1	0,527	13	0,043	0,052			0,9328
L09D	O	Andere Eingriffe bei Erkrankungen der Harnorgane ohne Anlage eines Dialyseshunts bei akuter Niereninsuffizienz od. bei chronischer Niereninsuffizienz mit Dialyse, ohne Kalziphylaxie, ohne best. Laparotomie, mit best. anderen Eingriff od. Alter < 18 Jahre	0,968	0,893			5,3	1	0,465	16	0,061	0,073			0,8032
L09E	O	Andere Eingriffe bei Erkrankungen der Harnorgane ohne Anlage eines Dialyseshunts bei akuter Niereninsuffizienz oder bei chron. Niereninsuff. mit Dialyse, ohne Kalziphylaxie, ohne best. Laparotomie, ohne bestimmten anderen Eingriff, Alter > 17 Jahre	0,632	0,560			3,6	1	0,142	8	0,042	0,047			0,7731
L10Z	O	Blasenrekonstruktion und kontinenter Pouch bei Neubildung ohne Multiviszeraleingriff oder Nieren-, Ureter- und große Harnblaseneingriffe bei Neubildung, Alter < 19 Jahre oder mit äußerst schweren CC oder Kombinationseingriff, mit großem Eingriff am Darm	3,873	3,596			21,7	6	0,277	37	0,063	0,085			0,9595
L12A	O	Strahlentherapie bei Krankheiten und Störungen der Harnorgane, mehr als ein Belegungstag, Bestrahlungen an mindestens 9 Tagen	2,606	2,596			24,5	7	0,315	42	0,103	0,099		x	0,7512
L12B	O	Strahlentherapie bei Krankheiten und Störungen der Harnorgane, mehr als ein Belegungstag, Bestrahlungen an weniger als 9 Tagen	0,980	0,972			9,0	2	0,307	22	0,102	0,092		x	0,8328
L13A	O	Nieren-, Ureter- und große Harnblaseneingriffe bei Neubildung, Alter > 18 Jahre, ohne Kombinationseingriff, mit bestimmtem Eingriff mit CC oder mit komplexem Eingriff	1,935	1,763			10,9	3	0,204	20	0,052	0,068			0,8166
L13B	O	Nieren-, Ureter- und große Harnblaseneingriffe bei Neubildung, Alter > 18 Jahre, ohne Kombinationseingriff, ohne CC, ohne komplexen Eingriff, mit anderem Eingriff	1,579	1,440			8,7	2	0,201	14	0,049	0,062			0,8008

DRG	Partition	Bezeichnung [6]	Bewertungsrelation bei Belegoperateur	Bewertungsrelation bei Belegoperateur und Beleganästhesist	Bewertungsrelation bei Belegoperateur und Beleghebamme	Bewertungsrelation bei Belegoperateur, -anästhesist und -hebamme	Mittlere Verweildauer [1]	Untere Grenzverweildauer: Erster Tag mit Abschlag [2], [5]	Untere Grenzverweildauer: Bewertungsrelation/Tag	Obere Grenzverweildauer: Erster Tag zus. Entgelt [3], [5]	Obere Grenzverweildauer: Bewertungsrelation/Tag	Externe Verlegung Abschlag/Tag (Bewertungsrelation)	Verlegungsfallpauschale	Ausnahme von Wiederaufnahme [4]	Pflegeerlös Bewertungsrelation/Tag
1	2	3	4	5	6	7	8	9	10	11	12	13	14	15	16
L13C	O	Nieren-, Ureter- und große Harnblaseneingriffe bei Neubildung, Alter > 18 Jahre, ohne Kombinationseingriff, ohne äußerst schwere CC, ohne bestimmten Eingriff oder ohne CC, ohne komplexen Eingriff, ohne anderen Eingriff	0,632	0,575			3,5	1	0,140	8	0,056	0,062			0,7390
L16A	O	Implantation und Wechsel von Neurostimulatoren und Neurostimulationselektroden bei Krankheiten und Störungen der Harnorgane mit Implantation oder Wechsel eines Neurostimulators	0,891	0,838			2,8	1	0,098	6	0,049	0,051			0,7892
L16B	O	Implantation und Wechsel von Neurostimulatoren und Neurostimulationselektroden bei Krankheiten und Störungen der Harnorgane mit Implantation oder Wechsel eines permanenten Elektrodensystems	1,386	1,323			2,8	1	0,106	6	0,053	0,056			0,7244
L16C	O	Implantation und Wechsel von Neurostimulatoren und Neurostimulationselektroden bei Krankheiten und Störungen der Harnorgane mit Implantation oder Wechsel eines temporären Elektrodensystems	1,094	1,065			2,2	1	0,095	4	0,061	0,060			0,7146
L17A	O	Andere Eingriffe an der Urethra außer bei Para- / Tetraplegie, kleine Eingriffe an den Harnorganen, Alter < 16 Jahre	0,527	0,466			3,4	1	0,149	8	0,066	0,051			1,4139
L17B	O	Andere Eingriffe an der Urethra außer bei Para- / Tetraplegie, kleine Eingriffe an den Harnorganen, Alter > 15 Jahre	0,322	0,294			2,7	1	0,110	5	0,043	0,045			0,8220
L18A	O	Komplexe transurethrale, perkutan-transrenale und andere retroperitoneale Eingriffe mit äußerst schweren CC	2,075	1,984			17,2	5	0,243	33	0,059	0,080			1,0532
L18B	O	Komplexe transurethrale, perkutan-transrenale / andere retroperitoneale Eingriffe oh. ESWL, oh. äußerst schwere CC od. best. Eingriffe Niere od. transurethrale Eingriffe auß. Prostatares. u. kompl. Ureterorenoskop., b. Para-/Tetrapl., m. äuß. schw. CC	0,921	0,841			5,5	1	0,482	13	0,052	0,063			0,7485
L19Z	O	Transurethrale Eingriffe außer Prostataresektion und komplexe Ureterorenoskopien mit extrakorporaler Stoßwellenlithotripsie (ESWL), ohne äußerst schwere CC oder perkutane Thermoablation der Niere	0,804	0,741			3,7	1	0,226	9	0,085	0,096			0,7240
L20A	O	Transurethrale Eingriffe außer Prostataresektion und komplexe Ureterorenoskopien oder andere Eingriffe an der Urethra bei Para- / Tetraplegie oder mit ESWL bei Harnsteinen, mit äußerst schweren CC	1,352	1,281			13,0	3	0,226	26	0,049	0,065			0,9131
L20B	O	Transurethr. Eingr. auß. Prostatares. u. kompl. Ureterorenoskop. oh. ESWL, m. kompl. Eingriff od. and. Eingr. an der Urethra b. Para- / Tetraplegie od. m. ESWL b. Harnst., oh. äußerst schw. CC od. best. Steinentfernung od. Alter < 16 J. od. Alter > 89 J.	0,523	0,476			3,0	1	0,127	6	0,052	0,056			0,8829
L20C	O	Transurethrale Eingr. außer Prostatares. und kompl. Ureterorenoskop. ohne ESWL, ohne kompl. Eingriff od. andere Eingriffe an der Urethra außer bei Para- / Tetraplegie oder mit ESWL bei Harnsteinen, ohne äuß. schw. CC, Alter > 15 J. und Alter < 90 J.	0,365	0,328			3,0	1	0,076	6	0,039	0,042			0,8355
L37Z	O	Multiviszeraleingriff bei Krankheiten und Störungen der Harnorgane	3,214	2,967			17,5	5	0,260	31	0,062	0,084			1,0893
L40Z	A	Diagnostische Ureterorenoskopie	0,474	0,434			3,3	1	0,095	7	0,049	0,054			0,7701
L42A	A	Extrakorporale Stoßwellenlithotripsie (ESWL) bei Harnsteinen mit auxiliären Maßnahmen oder bei Para- / Tetraplegie	0,555	0,520			3,0	1	0,163	7	0,090	0,096			0,6794
L42B	A	Extrakorporale Stoßwellenlithotripsie (ESWL) bei Harnsteinen ohne auxiliäre Maßnahmen, außer bei Para- / Tetraplegie	0,450	0,442			2,3	1	0,161	5	0,116	0,116			0,7865
L60A	M	Niereninsuffizienz, mehr als ein Belegungstag, mit intensivmedizinischer Komplexbehandlung > 392 / 368 / - Aufwandspunkte oder mit Dialyse und akutem Nierenversagen und äußerst schweren CC oder mit Dialyse und komplizierenden Faktoren, Alter < 16 Jahre	2,473	2,462			19,3	5	0,393	36	0,086	0,116		x	1,4616
L60B	M	Niereninsuffizienz, mehr als ein Belegungstag, mit Dialyse und komplizierenden Faktoren oder äußerst schweren CC, Alter > 15 Jahre	1,440	1,431			13,5	3	0,340	27	0,071	0,094		x	1,2264
L60C	M	Niereninsuffizienz, mehr als ein Belegungstag, mit Dialyse oder äußerst schweren CC oder Alter < 18 Jahre mit schweren CC oder mit intensivmedizinischer Komplexbehandlung > 196 / 184 / - Aufwandspunkte	0,975	0,969			10,8	3	0,225	23	0,059	0,077		x	1,0868
L60D	M	Niereninsuffizienz, mehr als ein Belegungstag, ohne Dialyse, ohne äußerst schwere CC, Alter > 17 Jahre oder ohne schwere CC, ohne intensivmedizinische Komplexbehandlung > 196 / 184 / - Aufwandspunkte	0,490	0,488			6,8	1	0,233	15	0,048	0,060		x	0,8252
L62A	M	Neubildungen der Harnorgane mit äußerst schweren CC oder Alter < 16 Jahre mit schweren CC	1,193	1,185			14,1	4	0,223	28	0,055	0,074		x	1,0791
L62B	M	Neubildungen der Harnorgane ohne äußerst schwere CC oder Alter < 16 Jahre ohne schwere CC	0,619	0,591			4,1	1	0,319	10	0,148	0,102		x	2,0920

Fallpauschalen-Katalog und Pflegeerlöskatalog
Teil b) Bewertungsrelationen bei Versorgung durch Belegabteilungen

DRG	Partition	Bezeichnung [6]	Bewertungsrelation bei Belegoperateur	Bewertungsrelation bei Belegoperateur und Beleganästhesist	Bewertungsrelation bei Belegoperateur und Beleghebamme	Bewertungsrelation bei Belegoperateur, -anästhesist und -hebamme	Mittlere Verweildauer [1]	Untere Grenzverweildauer: Erster Tag mit Abschlag [2, 5]	Untere Grenzverweildauer: Bewertungsrelation/Tag	Obere Grenzverweildauer: Erster Tag zus. Entgelt [3, 5]	Obere Grenzverweildauer: Bewertungsrelation/Tag	Externe Verlegung Abschlag/Tag (Bewertungsrelation)	Verlegungsfallpauschale	Ausnahme von Wiederaufnahme [4]	Pflegeerlös Bewertungsrelation/Tag
1	2	3	4	5	6	7	8	9	10	11	12	13	14	15	16
L62C	M	Neubildungen der Harnorgane ohne äußerst schwere CC, Alter > 15 Jahre	0,362	0,360			4,4	1	0,174	12	0,054	0,062		x	0,8608
L63B	M	Infektionen der Harnorgane ohne bestimmte hochaufwendige Behandlung, mit best. aufwendiger Behandlung od. mit äußerst schweren CC, ohne Komplexbeh. bei isolationspfl. Erregern oder mit Komplexbeh. bei isolationspfl. Erregern, ohne äußerst schwere CC	0,899	0,896			12,2	3	0,215	24	0,049	0,065			1,0916
L63C	M	Infektionen der Harnorgane ohne äußerst schwere CC, ohne Komplexbehandlung bei isolationspflichtigen Erregern, ohne bestimmte aufwendige / hochaufwendige Behandl., Alter < 3 Jahre oder best. schwere Infektionen oder best. mäßig aufwendige Behandlung	0,401	0,400			5,5	1	0,233	11	0,051	0,061			1,2219
L63D	M	Infektionen der Harnorgane oh. äuß. schwere CC, oh. best. mäßig aufwendige / aufwendige / hochaufw. Behandl., oh. Komplexbeh. isolationspfl. Erreger, oh. best. schw. Infektionen, Alter > 2 J. und < 6 J. oder Alter < 18 J. mit schw. CC oder Alter > 89 J.	0,382	0,381			5,4	1	0,211	12	0,048	0,057			0,9986
L63E	M	Infektionen der Harnorgane ohne äußerst schwere CC, ohne best. mäßig aufw. / aufw. / hochaufw. Behandlung, ohne Komplexbeh. isolationspfl. Erreger, ohne best. schw. Infektionen, Alter > 5 und < 18 Jahre, ohne schwere CC od. Alter > 17 und < 90 Jahre	0,226	0,226			3,9	1	0,111	8	0,040	0,046			0,8202
L64A	M	Andere Erkrankungen der Harnorgane mit äußerst schweren oder schweren CC oder bestimmter Diagnose, mehr als ein Belegungstag oder Urethrozystoskopie, bei angeborener Fehlbildung oder Alter < 3 Jahre	0,420	0,388			2,7	1	0,048	6	0,067	0,070			1,3887
L64B	M	Andere Erkrankungen der Harnorgane mit äußerst schweren oder schweren CC oder bestimmter Diagnose, mehr als ein Belegungstag oder Urethrozystoskopie, außer bei angeborener Fehlbildung, Alter > 2 Jahre	0,296	0,282			3,3	1	0,084	7	0,042	0,046			0,8855
L64C	M	Andere Erkrankungen der Harnorgane ohne äußerst schwere oder schwere CC, ohne bestimmte Diagnose oder ein Belegungstag, bestimmte Eingriffe am Ureter, Alter < 16 Jahre	0,298	0,283			2,6	1	0,071	5	0,056	0,058			0,9751
L64D	M	Andere Erkrankungen der Harnorgane ohne äußerst schwere oder schwere CC, ohne bestimmte Diagnose oder ein Belegungstag, ohne bestimmte Eingriffe am Ureter, Alter > 15 Jahre	0,188	0,187			2,3	1	0,060	5	0,055	0,054			0,7741
L68B	M	Andere mäßig schwere Erkrankungen der Harnorgane, Alter > 15 Jahre	0,292	0,288			3,5	1	0,138	9	0,053	0,059			0,7768
L69B	M	Andere schwere Erkrankungen der Harnorgane, mehr als ein Belegungstag, Alter > 15 Jahre	0,641	0,639			8,4	2	0,204	19	0,051	0,065			0,6775
L70B	M	Krankheiten und Störungen der Harnorgane, ein Belegungstag, Alter > 5 Jahre	0,173	0,171			1,0								1,1421
L74Z	M	Bestimmte Krankheiten und Störungen der Harnorgane bei Para- / Tetraplegie	0,429	0,421			4,8	1	0,223	12	0,056	0,066			1,1588
MDC 12 Krankheiten und Störungen der männlichen Geschlechtsorgane															
M01A	O	Große Eingriffe an den Beckenorganen beim Mann mit äußerst schweren CC	3,118	2,909			15,9	4	0,310	31	0,068	0,092			1,0072
M01B	O	Große Eingriffe an den Beckenorganen beim Mann ohne äußerst schwere CC oder bestimmte Eingriffe an den Beckenorganen beim Mann mit äußerst schweren CC	1,707	1,558			10,6	3	0,187	17	0,050	0,065			0,7283
M02A	O	Transurethrale Prostataresektion oder bestimmte andere Operationen an der Prostata mit äußerst schweren CC	1,564	1,466			12,6	3	0,251	26	0,056	0,074			0,9619
M02B	O	Transurethrale Prostataresektion oder bestimmte andere Operationen an der Prostata ohne äußerst schwere CC	0,514	0,462			4,6	1	0,116	9	0,035	0,042			0,7750
M03A	O	Bestimmte Eingriffe am Penis, Alter < 6 Jahre oder aufwendige plastische Rekonstruktion des Penis, Alter < 18 Jahre oder totale Amputation des Penis oder Amputation des Penis mit bestimmter Lymphadenektomie	1,064	0,943			7,0	1	0,199	14	0,057	0,050			1,3390
M03B	O	Bestimmte Eingriffe am Penis, Alter > 5 J. oder aufwendige plastische Rekonstruktion des Penis, Alter > 17 J., ohne totale Amputation des Penis, ohne Amputation des Penis mit best. Lymphadenektomie, mit mäßig komplexen Eingriffen am Penis, Alter < 18 J.	0,836	0,731			4,2	1	0,129	10	0,062	0,050			1,3564
M03C	O	Mäßig komplexe Eingriffe am Penis, Alter > 17 Jahre, ohne bestimmte Eingriffe am Penis, ohne aufwendige plastische Rekonstruktion des Penis, ohne totale Amputation des Penis, ohne Amputation des Penis mit bestimmter Lymphadenektomie	0,801	0,714			3,8	1	0,120	9	0,044	0,050			0,7397
M04A	O	Eingriffe am Hoden oder bestimmte Eingriffe an Urethra und Prostata bei bösartiger Neubildung mit äußerst schweren CC oder bei Fournier-Gangrän oder bestimmte radikale Prostatovesikulektomien oder bestimmte Lymphadenektomie	1,761	1,613			10,0	2	0,237	20	0,050	0,065			0,8201
M04B	O	Eingriffe am Hoden mit bestimmtem Eingriff bei Orchitis mit Abszess oder bösartiger Neubildung oder bestimmte Eingriffe am Hoden oder bestimmte Eingriffe an Urethra und Prostata bei bösartiger Neubildung	0,725	0,656			3,6	1	0,145	9	0,065	0,072			0,7865

DRG	Partition	Bezeichnung [6]	Bewertungsrelation bei Belegoperateur	Bewertungsrelation bei Belegoperateur und Beleganästhesist	Bewertungsrelation bei Belegoperateur und Beleghebamme	Bewertungsrelation bei Belegoperateur, -anästhesist und -hebamme	Mittlere Verweildauer [1]	Untere Grenzverweildauer: Erster Tag mit Abschlag [2), 5)]	Untere Grenzverweildauer: Bewertungsrelation/Tag	Obere Grenzverweildauer: Erster Tag zus. Entgelt [3), 5)]	Obere Grenzverweildauer: Bewertungsrelation/Tag	Externe Verlegung Abschlag/Tag (Bewertungsrelation)	Verlegungsfallpauschale	Ausnahme von Wiederaufnahme [4]	Pflegeerlös Bewertungsrelation/Tag
1	2	3	4	5	6	7	8	9	10	11	12	13	14	15	16
M04C	O	Eingriffe am Hoden mit mäßig komplexem Eingriff, Alter < 3 Jahre oder mit schweren CC oder beidseitigem Hodenhochstand, Alter < 14 Jahre	0,587	0,501			2,3	1	0,100	4	0,049	0,049			1,4978
M04D	O	Eingriffe am Hoden ohne äußerst schwere CC, ohne bestimmten Eingriff, ohne mäßig komplexen Eingriff oder Alter > 2 Jahre, ohne schwere CC oder ohne beidseitigen Hodenhochstand oder Alter > 13 Jahre	0,368	0,322			2,5	1	0,058	5	0,039	0,039			0,8454
M05A	O	Zirkumzision oder bestimmte andere Eingriffe am Penis oder bestimmte großflächige Ablationen der Haut	0,466	0,419			3,1	1	0,118	7	0,048	0,052			0,9369
M05B	O	Zirkumzision, andere Eingriffe am Penis oder großflächige Ablationen der Haut, ohne Zirkumzision, ohne bestimmte andere Eingriffe am Penis, ohne bestimmte großflächige Ablationen der Haut	0,335	0,298			2,3	1	0,082	4	0,049	0,048			0,8749
M06Z	O	Andere OR-Prozeduren an den männlichen Geschlechtsorganen oder Stanzbiopsie an der Prostata, ein Belegungstag	0,673	0,656			3,5	1	0,340	7	0,114	0,126			0,8696
M07Z	O	Brachytherapie bei Krankheiten und Störungen der männlichen Geschlechtsorgane, Implantation von > 10 Seeds	1,789	1,720			2,0	1	0,205	3	0,190	0,181		x	1,0789
M09A	O	OR-Prozeduren an den männlichen Geschlechtsorganen bei bösartiger Neubildung mit äußerst schweren CC oder bestimmte Eingriffe an den Beckenorganen beim Mann ohne äußerst schwere CC oder BNB des Penis	1,227	1,125			9,6	2	0,201	17	0,044	0,057			0,7372
M09B	O	OR-Prozeduren an den männlichen Geschlechtsorganen bei bösartiger Neubildung, ohne äußerst schwere CC, ohne BNB des Penis	0,818	0,749			5,1	1	0,482	11	0,051	0,061			0,7229
M10A	O	Strahlentherapie bei Krankheiten und Störungen der männlichen Geschlechtsorgane, mehr als ein Belegungstag, Bestrahlungen an mindestens 8 Tagen	2,602	2,591			22,6	7	0,316	39	0,112	0,107		x	0,8156
M10B	O	Radioligandentherapie mit Lutetium-177-PSMA-Liganden	1,481	1,481			2,5	1	0,769	5	0,431	0,440			1,4273
M10C	O	Strahlentherapie bei Krankheiten und Störungen der männlichen Geschlechtsorgane, mehr als ein Belegungstag, Bestrahlungen an weniger als 8 Tagen oder interstitielle Brachytherapie	0,918	0,877			4,8	1	0,130	15	0,074	0,088		x	0,8450
M11Z	O	Transurethrale Laserdestruktion und -resektion der Prostata	0,775	0,701			4,7	1	0,150	9	0,044	0,052			0,7444
M60A	M	Bösartige Neubildungen der männlichen Geschlechtsorgane, mehr als ein Belegungstag, Alter < 11 Jahre oder mit äußerst schweren CC	1,220	1,212			13,7	4	0,228	28	0,058	0,078		x	1,0513
M60B	M	Bösartige Neubildungen der männlichen Geschlechtsorgane, ein Belegungstag oder Alter > 10 Jahre, ohne äußerst schwere CC	0,311	0,299			3,7	1	0,107	8	0,041	0,046		x	0,8321
M61Z	M	Benigne Prostatahyperplasie	0,341	0,327			3,4			8	0,053	0,058			0,8040
M62Z	M	Infektion / Entzündung der männlichen Geschlechtsorgane	0,259	0,256			4,8	1	0,122	10	0,036	0,042			0,7009
M64Z	M	Andere Krankheiten der männlichen Geschlechtsorgane und Sterilisation beim Mann	0,282	0,273			3,2	1	0,121	7	0,050	0,054			0,8611
MDC 13 Krankheiten und Störungen der weiblichen Geschlechtsorgane															
N01C	O	Beckeneviszeration bei der Frau und komplexe Vulvektomie oder bestimmte Lymphadenektomie mit schweren CC	2,703	2,485			12,3	3	0,334	22	0,076	0,100			1,0351
N01D	O	Beckeneviszeration bei der Frau und komplexe Vulvektomie oder bestimmte Lymphadenektomie ohne äußerst schwere oder schwere CC	2,082	1,895			8,1	2	0,290	16	0,075	0,095			0,9506
N02B	O	Eingriffe an Uterus und Adnexen oder bestimmten Hernien und große operative Eingriffe an Vagina, Zervix und Vulva bei BNB oder bestimmte Eingriffe am Darm oder Rekonstruktion von Vagina und Vulva, ohne äußerst schwere CC, mit komplexem Eingriff	1,789	1,638			10,3	2	0,267	21	0,054	0,071			0,9411
N02C	O	Eingriffe an Uterus und Adnexen od. best. Hernien und große operative Eingriffe an Vagina, Zervix und Vulva bei BNB od. best. Eingriffe am Darm od. Rekonstruktion von Vagina und Vulva, ohne äuß. schw. CC, ohne kompl. Eingriff, mit mäßig kompl. Eingriff	1,267	1,150			6,4	1	0,808	15	0,060	0,074			0,8767
N02D	O	Eingriffe an Uterus und Adnexen oder bestimmten Hernien und große operative Eingriffe an Vagina, Zervix und Vulva bei bösartiger Neubildung, ohne äußerst schwere CC, ohne komplexen Eingriff, ohne mäßig komplexen Eingriff	0,951	0,860			4,1	1	0,402	9	0,066	0,075			0,7986
N04Z	O	Hysterektomie außer bei bösartiger Neubildung, mit äußerst schweren oder schweren CC oder mit komplexem Eingriff	1,425	1,295			7,4	1	0,296	18	0,056	0,070			0,9887
N05A	O	Ovariektomien und komplexe Eingriffe an den Tubae uterinae außer bei bösartiger Neubildung, mit äußerst schweren oder schweren CC	1,837	1,696			11,5	3	0,245	24	0,060	0,079			1,0812

Fallpauschalen-Katalog und Pflegeerlöskatalog
Teil b) Bewertungsrelationen bei Versorgung durch Belegabteilungen

DRG	Partition	Bezeichnung [6]	Bewertungsrelation bei Belegoperateur	Bewertungsrelation bei Belegoperateur und Beleganästhesist	Bewertungsrelation bei Belegoperateur und Beleghebamme	Bewertungsrelation bei Belegoperateur, -anästhesist und -hebamme	Mittlere Verweildauer [1]	Untere Grenzverweildauer: Erster Tag mit Abschlag [2), 5)]	Untere Grenzverweildauer: Bewertungsrelation/Tag	Obere Grenzverweildauer: Erster Tag zus. Entgelt [3), 5)]	Obere Grenzverweildauer: Bewertungsrelation/Tag	Externe Verlegung Abschlag/Tag (Bewertungsrelation)	Verlegungsfallpauschale	Ausnahme von Wiederaufnahme [4]	Pflegeerlös Bewertungsrelation/Tag
1	2	3	4	5	6	7	8	9	10	11	12	13	14	15	16
N05B	O	Ovariektomien und komplexe Eingriffe an den Tubae uterinae außer bei bösartiger Neubildung, ohne äußerst schwere oder schwere CC, Alter > 15 Jahre	0,641	0,573			3,0	1	0,150	6	0,053	0,057			0,8833
N06Z	O	Komplexe rekonstruktive Eingriffe an den weiblichen Geschlechtsorganen oder bestimmte Embolisation an viszeralen und anderen abdominalen Gefäßen außer bei bösartiger Neubildung	0,854	0,778			4,7	1	0,153	9	0,046	0,054			0,7940
N07A	O	Andere Eingriffe an Uterus und Adnexen oder bestimmten Hernien außer bei bösartiger Neubildung, mit komplexer Diagnose oder bestimmte Eingriffe am Uterus oder kleine rekonstruktive Eingriffe an den weiblichen Geschlechtsorganen, mit bestimmtem Eingriff	0,550	0,500			4,4	1	0,106	9	0,033	0,039			0,7400
N07B	O	Andere Eingriffe an Uterus und Adnexen oder bestimmten Hernien außer bei bösartiger Neubildung, mit komplexer Diagnose oder bestimmte Eingriffe am Uterus oder kleine rekonstruktive Eingriffe an den weiblichen Geschlechtsorganen, ohne bestimmten Eingriff	0,508	0,456			4,3	1	0,119	9	0,039	0,045			0,7827
N08Z	O	Endoskopische Eingriffe an den weiblichen Geschlechtsorganen	0,666	0,596			3,1	1	0,168	7	0,052	0,056			0,9090
N09B	O	Andere Eingriffe an Vagina, Zervix und Vulva, kleine Eingriffe an Blase, Uterus, Bauchwand und Peritoneum	0,470	0,427			2,8	1	0,128	6	0,059	0,062			1,0094
N10Z	O	Diagnostische Kürettage, Hysteroskopie, Sterilisation, Pertubation und kleine Eingriffe an Vagina und Vulva	0,415	0,378			2,5	1	0,121	6	0,062	0,064			1,0665
N11B	O	Andere OR-Prozeduren an den weiblichen Geschlechtsorganen, ohne bestimmten Eingriff, ohne komplexe Diagnose oder äußerst schwere CC	0,910	0,871			8,9	2	0,224	20	0,053	0,068			0,8256
N13A	O	Große Eingriffe an Vagina, Zervix und Vulva auß. bei BNB oder kl. Eingriffe an Vagina/Douglasraum oder best. Eingriff an der Harnblase, Alter > 80 Jahre od. äuß. schw. od. schw. CC od. best. Embolisation an viszeralen und and. abdominalen Gefäßen bei BNB	1,071	1,005			7,6	2	0,225	18	0,062	0,078			0,9429
N13B	O	Große Eingr. an Vagina, Zervix u. Vulva auß. bei BNB od. kl. Eingriffe an Vagina/Douglasraum od. best. Eingr. an der Harnblase, Alter < 81 Jahre, ohne äuß. schw. od. schw. CC, mit aufwend. Eingr., ohne best. Embol. an visz. u. and. abdom. Gefäßen bei BNB	0,745	0,670			3,5	1	0,285	8	0,061	0,068			0,8347
N13C	O	Große Eingriffe an Vagina, Zervix und Vulva außer bei bösartiger Neubildung oder kleine Eingriffe an Vagina und Douglasraum oder bestimmter Eingriff an der Harnblase, Alter < 81 Jahre, ohne äußerst schwere oder schwere CC, ohne aufwendigen Eingriff	0,567	0,510			3,2	1	0,196	7	0,058	0,063			0,9979
N14Z	O	Hysterektomie auß. bei BNB m. Beckenbodenpl. od. Brachytherapie b. Krankh./Stör. weibl. Geschlechtsorg., > 1 BT, m. äuß. schw. CC od. Ovariektomie u. kompl. Eingriffe an den Tubae uterinae auß. bei BNB, ohne äuß. schwere od. schwere CC, Alter < 16 Jahre	0,698	0,625			6,3	1	0,129	12	0,029	0,036			0,7963
N15Z	O	Strahlentherapie bei Krankheiten und Störungen der weiblichen Geschlechtsorgane, Bestrahlungen an mindestens 9 Tagen	2,644	2,633			23,6	7	0,316	42	0,109	0,103		x	0,8125
N16A	O	Strahlentherapie bei Krankheiten und Störungen der weiblichen Geschlechtsorgane, mehr als ein Belegungstag, Bestrahlungen an mindestens 5 Tagen	1,032	1,025			7,9	2	0,324	16	0,123	0,109		x	0,7622
N16B	O	Strahlentherapie bei Krankheiten und Störungen der weiblichen Geschlechtsorgane, mehr als ein Belegungstag, Bestrahlungen an weniger als 5 Tagen oder Brachytherapie	0,530	0,517			3,4	1	0,238	9	0,140	0,108		x	0,8323
N21A	O	Hysterektomie außer bei bösartiger Neubildung, ohne äuß. schw. oder schw. CC, ohne komplexen Eingriff, ohne Beckenbodenplastik oder subtotale und andere Hysterektomie bei bösartiger Neubildung oder komplexe Myomenukleation, mit aufwendigem Eingriff	0,749	0,676			5,9	1	0,133	10	0,032	0,039			0,6571
N21B	O	Hysterektomie außer bei bösartiger Neubildung, ohne äuß. schw. oder schw. CC, ohne komplexen Eingriff, ohne Beckenbodenplastik oder subtotale und andere Hysterektomie bei bösartiger Neubildung oder komplexe Myomenukleation, ohne aufwendigen Eingriff	0,827	0,739			3,6	1	0,225	7	0,047	0,053			0,8536
N23Z	O	Andere rekonstruktive Eingriffe an den weiblichen Geschlechtsorganen oder andere Myomenukleation	0,861	0,771			3,8	1	0,233	7	0,047	0,053			0,8948
N25Z	O	Andere Eingriffe an Uterus und Adnexen oder bestimmten Hernien außer bei bösartiger Neubildung, ohne komplexe Diagnose oder andere kleine Eingriffe an den weiblichen Geschlechtsorganen	0,487	0,439			2,8	1	0,107	5	0,043	0,046			0,9703
N34Z	O	Große Eingriffe an Darm oder Harnblase bei Krankheiten und Störungen der weiblichen Geschlechtsorgane	3,274	3,024			15,1	4	0,315	28	0,073	0,098			1,2045
N60A	M	Bösartige Neubildung der weiblichen Geschlechtsorgane, mehr als ein Belegungstag, Alter < 19 Jahre oder äußerst schwere CC	1,210	1,203			14,2	4	0,227	28	0,056	0,075		x	0,9914
N60B	M	Bösartige Neubildung der weiblichen Geschlechtsorgane, ein Belegungstag oder Alter > 18 Jahre, ohne äußerst schwere CC	0,446	0,442			5,4	1	0,243	13	0,054	0,065		x	0,9102

DRG	Partition	Bezeichnung [6]	Bewertungsrelation bei Belegoperateur	Bewertungsrelation bei Belegoperateur und Beleganästhesist	Bewertungsrelation bei Belegoperateur und Beleghebamme	Bewertungsrelation bei Belegoperateur, -anästhesist und -hebamme	Mittlere Verweildauer [1]	Untere Grenzverweildauer: Erster Tag mit Abschlag [2, 5]	Untere Grenzverweildauer: Bewertungsrelation/Tag	Obere Grenzverweildauer: Erster Tag zus. Entgelt [3, 5]	Obere Grenzverweildauer: Bewertungsrelation/Tag	Externe Verlegung Abschlag/Tag (Bewertungsrelation)	Verlegungsfallpauschale	Ausnahme von Wiederaufnahme [4]	Pflegeerlös Bewertungsrelation/Tag
1	2	3	4	5	6	7	8	9	10	11	12	13	14	15	16
N61Z	M	Infektion und Entzündung der weiblichen Geschlechtsorgane	0,275	0,271			3,9	1	0,073	8	0,046	0,052			0,7576
N62A	M	Menstruationsstörungen und andere Erkrankungen der weiblichen Geschlechtsorgane mit komplexer Diagnose oder Alter < 16 Jahre	0,282	0,277			3,1	1	0,123	7	0,056	0,060			0,9266
N62B	M	Menstruationsstörungen und andere Erkrankungen der weiblichen Geschlechtsorgane ohne komplexe Diagnose, Alter > 15 Jahre	0,208	0,208			2,5	1	0,078	5	0,056	0,057			0,8551
MDC 14 Schwangerschaft, Geburt und Wochenbett															
O01B	O	Sectio caesarea, Schwangerschaftsd. bis 25 vollend. W. (SSW), m. mehr. kompliz. Diag., m. intraut. Ther. od. kompliz. Konstell. od. Mehrlingsschw. od. bis 33 SSW od. m. kompl. Diag., m. od. oh. kompliz. Diag. m. best. Eingriff b. Sectio od. äuß. schw. CC	1,880	1,802	1,648	1,570	18,5	5	0,179	37	0,058	0,055		x	0,7560
O01C	O	Sectio caesarea mit mehreren kompliz. Diag., Schwangerschaftsdauer 26 bis 33 SSW, oh. best. kompliz. Faktoren od. mit kompliz. Diag., bis 25 SSW od. mit Tamponade einer Blutung od. Thromboembolie in Gestationsperiode m. OR-Proz., oh. äuß. schw. CC	1,098	1,045	0,960	0,908	11,9	3	0,145	26	0,059	0,045		x	0,7228
O01D	O	Sekundäre Sectio caesarea m. mehrer. kompliz. Diagn., Schwangerschaftsdauer > 33 vollendete Wochen (SSW), oh. intraut. Ther., oh. kompliz. Konst., ohne Mehrlingsschw. od. bis 33 SSW od. m. kompl. Diag., mit od. ohne kompliz. Diag., oh. äuß. schw. CC	0,908	0,853	0,733	0,678	6,3	1	0,159	13	0,035	0,044		x	0,7052
O01E	O	Primäre Sectio caesarea ohne äuß. schwere CC, mit komplizierender oder komplexer Diagnose oder Schwangerschaftsdauer bis 33 vollendete Wochen (SSW) oder sekundäre Sectio caesarea, ohne komplexe Diagnose, Schwangerschaftsdauer > 33 vollendete Wochen	0,670	0,630	0,517	0,476	5,3	1	0,117	9	0,031	0,037		x	0,7002
O01F	O	Primäre Sectio caesarea ohne komplexe Diagnose, Schwangerschaftsdauer mehr als 33 vollendete Wochen (SSW)	0,576	0,532	0,496	0,452	4,8	1	0,104	8	0,031	0,036		x	0,6873
O02A	O	Vaginale Entbindung mit komplizierender OR-Prozedur, Schwangerschaftsdauer bis 33 vollendete Wochen oder mit intrauteriner Therapie oder komplizierende Konstellation oder bestimmtem Eingriff oder komplizierender Diagnose oder mit äußerst schweren CC	0,893	0,847	0,735	0,689	5,4	1	0,428	14	0,051	0,062		x	0,8932
O02B	O	Vaginale Entbindung mit komplizierender OR-Prozedur, Schwangerschaftsdauer mehr als 33 vollendete Wochen, ohne intrauterine Therapie, ohne komplizierende Konstellation, ohne bestimmten Eingriff, ohne komplizierende Diagnose, ohne äußerst schwere CC	0,654	0,623	0,478	0,448	3,9	1	0,197	8	0,039	0,044		x	0,7033
O03Z	O	Eingriffe bei Extrauteringravidität	0,582	0,523	0,581	0,521	2,9	1	0,125	6	0,054	0,057		x	0,8815
O04A	O	Stationäre Aufnahme nach Entbindung oder Abort mit OR-Prozedur oder bestimmtem Eingriff an der Mamma mit komplexem Eingriff	1,110	1,017	1,104	1,012	8,9	2	0,188	21	0,044	0,057		x	0,8421
O04B	O	Stationäre Aufnahme nach Entbindung oder Abort mit OR-Prozedur oder bestimmtem Eingriff an der Mamma, ohne komplexen Eingriff	0,516	0,475	0,506	0,465	4,4	1	0,176	10	0,045	0,052		x	0,8340
O04C	O	Stationäre Aufnahme nach Entbindung mit kleinem Eingriff an Uterus, Vagina, Perianalregion und Bauchwand oder Abort mit Dilatation und Kürettage, Aspirationskürettage oder Hysterotomie oder bestimmte Amnionpunktion	0,368	0,336	0,363	0,330	2,6	1	0,105	6	0,054	0,055		x	0,9341
O05B	O	Cerclage und Muttermundverschluss oder komplexe OR-Prozedur oder bestimmte intrauterine Operation am Feten, mehr als ein Belegungstag	0,668	0,626	0,610	0,568	7,3	1	0,173	18	0,033	0,042		x	0,6830
O05C	O	Bestimmte OR-Prozeduren in der Schwangerschaft, ein Belegungstag oder ohne Cerclage, ohne Muttermundverschluss, ohne komplexe OR-Prozedur, ohne bestimmte intrauterine Operation am Feten, mit fetoskopischer Hochfrequenzablation von Gefäßen	0,665	0,613	0,635	0,584	4,2	1	0,312	9	0,051	0,058		x	0,7777
O05D	O	Bestimmte OR-Prozeduren in der Schwangerschaft, ein Belegungstag oder ohne Cerclage, Muttermundverschluss, komplexe OR-Prozedur und bestimmte intrauterine Operation am Feten, mit wenig aufwendigem Eingriff oder intrauterine Therapie des Feten	0,460	0,426	0,444	0,409	3,2	1	0,168	7	0,053	0,057		x	0,7406
O60B	M	Vaginale Entbindung mit mehr. kompliz. Diag., mind. eine schwer, > 33 vollend. SSW, ohne kompliz. Konstell. od. Tamp. einer Blutung od. Thromboemb. während der Gestationsp. oh. OR-Proz. od. schwere od. mäßig schwere kompliz. Diag. bis 33 vollend. SSW	0,575	0,563	0,398	0,385	4,4	1	0,199	10	0,036	0,041		x	0,6745
O60C	M	Vaginale Entbindung mit schwerer oder mäßig schwerer komplizierender Diagnose oder Schwangerschaftsdauer bis 33 vollendete Wochen	0,412	0,412	0,257	0,257	3,8	1	0,090	7	0,033	0,037		x	0,6562
O60D	M	Vaginale Entbindung ohne komplizierende Diagnose, Schwangerschaftsdauer mehr als 33 vollendete Wochen	0,363	0,363	0,232	0,232	3,3	1	0,033	6	0,034	0,037		x	0,6405
O61Z	M	Stationäre Aufnahme nach Entbindung oder Abort ohne OR-Prozedur, ohne bestimmten Eingriff an der Mamma	0,232	0,231	0,224	0,223	3,6	1	0,093	7	0,040	0,045		x	0,7471

Fallpauschalen-Katalog und Pflegeerlöskatalog
Teil b) Bewertungsrelationen bei Versorgung durch Belegabteilungen

DRG	Parti-tion	Bezeichnung [6]	Bewertungsrelation bei Belegoperateur	Bewertungsrelation bei Belegoperateur und Beleganästhesist	Bewertungsrelation bei Belegoperateur und Beleghebamme	Bewertungsrelation bei Belegoperateur, -anästhesist und -hebamme	Mittlere Verweil-dauer [1]	Untere Grenzverweildauer: Erster Tag mit Abschlag [2, 5]	Untere Grenzverweildauer: Bewertungs-relation/Tag	Obere Grenzverweildauer: Erster Tag zus. Entgelt [3, 5]	Obere Grenzverweildauer: Bewertungs-relation/Tag	Externe Verlegung Abschlag/Tag (Bewertungsrelation)	Verlegungs-fallpauschale	Ausnahme von Wieder-aufnahme [4]	Pflegeerlös Bewertungs-relation/Tag
1	2	3	4	5	6	7	8	9	10	11	12	13	14	15	16
O63Z	M	Abort ohne Dilatation und Kürettage, Aspirationskürettage oder Hysterotomie	0,193	0,192	0,188	0,187	2,4	1	0,070	5	0,052	0,052		x	0,8378
O65A	M	Andere vorgeburtliche stationäre Aufnahme mit äußerst schweren oder schweren CC oder komplexer Diagnose oder komplizierendem Eingriff oder ein Belegungstag	0,314	0,312	0,281	0,279	4,5	1	0,175	10	0,038	0,044		x	0,8688
O65B	M	Andere vorgeburtliche stationäre Aufnahme ohne äußerst schwere oder schwere CC, ohne komplexe Diagnose, ohne komplizierenden Eingriff, mehr als ein Belegungstag	0,190	0,190	0,190	0,190	3,7			9	0,035	0,039		x	0,6674
MDC 15 Neugeborene															
P60C	M	Neugeborenes, verlegt < 5 Tage nach Aufnahme ohne signifikante OR-Prozedur, nicht zuverlegt, ohne Beatmung > 24 Stunden (Mindestverweildauer 24 Stunden für das Krankenhaus, in dem die Geburt stattfindet)	0,163	0,163			1,9						x	x	1,0605
P66C	M	Aufnahmegewicht 2000 - 2499 g ohne signifikante OR-Prozedur, ohne Beatmung > 95 Stunden, mit anderem Problem	0,969	0,968			10,0	2	0,319	21	0,096	0,087		x	1,9228
P66D	M	Aufnahmegewicht 2000 - 2499 g ohne signifikante OR-Prozedur, ohne Beatmung > 95 Stunden, ohne Problem	0,166	0,166			3,8	1	0,061	8	0,030	0,034		x	0,8318
P67B	M	Neugeborenes, Aufnahmegew. > 2499 g mit schw. Prob., oh. Hypothermiebeh., oh. Krampfanfall mit best. diag. Maßnah., oh. Beatmung > 24 Std. od. mit anderem Prob., mehr als ein Belegungstag, neugeb. Mehrling od. mit bestimmter aufwendiger Prozedur	0,560	0,558			4,7	1	0,382	11	0,117	0,096		x	1,9132
P67C	M	Neugeborenes, Aufnahmegew. > 2499 g oh. sig. OR-Proz., oh. Beatmung > 95 Std., ohne schw. Prob., anderes Problem und mehr als ein Belegungstag oder nicht signifikante OR-Prozedur, ohne Mehrling, ohne bestimmte aufwendige Prozeduren	0,207	0,207			4,6	1	0,102	8	0,031	0,037		x	1,5214
P67D	M	Neugeborenes, Aufnahmegewicht > 1999 g ohne OR-Prozedur, ohne Beatmung > 95 Stunden, ohne schweres Problem, ohne anderes Problem oder ein Belegungstag, mit bestimmter Prozedur oder best. Diagnose beim Neugeborenen oder neugeborener Mehrling	0,200	0,200			4,5	1	0,008	8	0,030	0,036		x	0,7452
P67E	M	Neugeborener Einling, Aufnahmegewicht > 2499 g ohne OR-Prozedur, ohne Beatmung > 95 Stunden, ohne schweres Problem, ohne anderes Problem oder ein Belegungstag, ohne bestimmte Prozedur ohne bestimmte Diagnosen beim Neugeborenen	0,121	0,121			3,4	1	0,076	7	0,024	0,027		x	0,5437
MDC 16 Krankheiten des Blutes, der blutbildenden Organe und des Immunsystems															
Q02C	O	Verschiedene OR-Prozeduren bei Krankheiten des Blutes, der blutbildenden Organe und des Immunsystems ohne äußerst schwere CC, Alter > 5 Jahre, ohne bestimmte Exzisionen und Resektionen Mediastinum oder Thymus	0,928	0,866			6,4	1	0,263	17	0,058	0,071			0,7604
Q03B	O	Kleine Eingriffe bei Krankheiten des Blutes, der blutbildenden Organe und des Immunsystems, Alter > 9 Jahre	0,556	0,514			2,9	1	0,214	8	0,073	0,077			0,7160
Q60C	M	Erkrankungen des retikuloendothelialen Systems, des Immunsystems und Gerinnungsstörungen mit komplexer Diagnose oder äußerst schweren oder schweren CC, ohne Milzverletzung, ohne Granulozytenstörung oder Alter > 15 Jahre oder ohne äußerst schwere CC	0,519	0,517			6,4	1	0,299	15	0,055	0,067			0,8225
Q60D	M	Erkrankungen des retikuloendothelialen Systems, des Immunsystems und Gerinnungsstörungen ohne komplexe Diagnose, ohne äußerst schwere oder schwere CC	0,354	0,350			4,1	1	0,166	9	0,054	0,063			0,9102
Q61A	M	Andere Erkrankungen der Erythrozyten mit äußerst schweren CC	1,218	1,216			15,1	4	0,223	30	0,052	0,069			0,9490
Q61B	M	Andere Erkrankungen der Erythrozyten, ohne äußerst schwere CC	0,466	0,466			4,7	1	0,274	11	0,056	0,066			0,7355
Q62Z	M	Andere Anämie	0,674	0,673			6,7	1	0,489	16	0,066	0,082			0,9131
Q63B	M	Aplastische Anämie, Alter > 15 Jahre	0,682	0,682			7,2	1	0,455	18	0,064	0,080			0,8578

DRG	Partition	Bezeichnung[6]	Bewertungsrelation bei Belegoperateur	Bewertungsrelation bei Belegoperateur und Beleganästhesist	Bewertungsrelation bei Belegoperateur und Beleghebamme	Bewertungsrelation bei Belegoperateur, -anästhesist und -hebamme	Mittlere Verweildauer[1]	Untere Grenzverweildauer		Obere Grenzverweildauer		Externe Verlegung Abschlag/Tag (Bewertungsrelation)	Verlegungsfallpauschale	Ausnahme von Wiederaufnahme[4]	Pflegeerlös Bewertungsrelation/Tag
								Erster Tag mit Abschlag[2), 5)]	Bewertungsrelation/Tag	Erster Tag zus. Entgelt[3), 5)]	Bewertungsrelation/Tag				
1	2	3	4	5	6	7	8	9	10	11	12	13	14	15	16
MDC 17 Hämatologische und solide Neubildungen															
R01D	O	Lymphom und Leukämie mit großen OR-Prozeduren, ohne äußerst schwere CC, ohne komplexe OR-Prozedur	1,109	1,024			5,3	1	0,284	15	0,074	0,089			0,7392
R04A	O	Andere hämatologische und solide Neubildungen mit bestimmter OR-Prozedur, mit äußerst schweren oder schweren CC	1,838	1,747			14,2	4	0,248	30	0,061	0,082			0,9073
R04B	O	Andere hämatologische und solide Neubildungen mit anderer OR-Prozedur, mit äußerst schweren oder schweren CC	1,091	1,067			9,8	2	0,295	24	0,063	0,082			0,6916
R06Z	O	Strahlentherapie bei hämatologischen und soliden Neubildungen, Bestrahlungen an mindestens 9 Tagen oder bei akuter myeloischer Leukämie, Alter > 18 Jahre, ohne äußerst schwere CC	2,362	2,358			21,6	6	0,330	39	0,107	0,102		x	0,7603
R07A	O	Strahlentherapie bei hämatologischen und soliden Neubildungen, außer bei akuter myeloischer Leukämie, Alter < 19 Jahre oder mit äußerst schweren CC oder Bestrahlungen an mindestens 7 Tagen	1,585	1,582			13,6	4	0,310	27	0,114	0,106		x	0,9622
R07B	O	Strahlentherapie bei hämatologischen und soliden Neubildungen, außer bei akuter myeloischer Leukämie, Alter > 18 Jahre, ohne äußerst schwere CC, Bestrahlungen an weniger als 7 Tagen	0,678	0,678			5,5	1	0,334	13	0,122	0,103		x	0,8033
R11A	O	Lymphom und Leukämie mit bestimmter OR-Prozedur, mit schweren CC oder mit anderen OR-Prozeduren, mit äußerst schweren CC, Alter > 15 Jahre	2,226	2,165			16,8	5	0,298	33	0,074	0,100			0,8744
R11B	O	Lymphom und Leukämie mit bestimmter OR-Prozedur, ohne äußerst schwere oder schwere CC oder mit anderen OR-Prozeduren, mit schweren CC	0,872	0,812			4,6	1	0,425	13	0,080	0,094			0,7162
R11C	O	Lymphom und Leukämie mit anderen OR-Prozeduren ohne äußerst schwere oder schwere CC	0,686	0,650			4,0	1	0,264	10	0,083	0,095			0,7596
R12B	O	Andere hämatologische und solide Neubildungen mit großen OR-Prozeduren ohne äußerst schwere CC, ohne komplexen Eingriff, mit komplexer OR-Prozedur	1,601	1,454			7,6	2	0,224	16	0,149	0,078			0,8615
R12C	O	Andere hämatologische und solide Neubildungen mit großen OR-Prozeduren ohne äußerst schwere CC, ohne komplexen Eingriff, ohne komplexe OR-Prozedur	1,110	1,005			5,6	1	0,241	13	0,115	0,073			0,7934
R13A	O	Andere hämatologische und solide Neubildungen mit bestimmter OR-Prozedur, ohne äußerst schwere oder schwere CC, mit komplexer OR-Prozedur oder komplizierender Konstellation	0,982	0,898			5,1	1	0,240	11	0,125	0,079			0,7578
R13B	O	Andere hämatologische und solide Neubildungen mit bestimmter OR-Prozedur, ohne äußerst schwere oder schwere CC, ohne komplexe OR-Prozedur, ohne komplizierende Konstellation	0,779	0,705			3,5	1	0,353	9	0,098	0,079			0,7685
R14Z	O	Andere hämatologische und solide Neubildungen mit anderen OR-Prozeduren ohne äußerst schwere oder schwere CC oder Therapie mit offenen Nukliden bei hämatologischen und soliden Neubildungen, mehr als ein Belegungstag	0,575	0,536			2,8	1	0,213	7	0,087	0,092		x	0,7900
R60D	M	Akute myeloische Leukämie mit intensiver Chemoth., ohne kompliz. Diagnose, ohne Dialyse, ohne Portimpl., oh. intensivmed. Komplexbeh. > 392 / 368 / - AufwP., oh. äuß. schwere CC, oh. kompl. Diagnostik b. Leukämie od. mit Dialyse od. äußerst schweren CC	1,673	1,672			13,7	4	0,333	28	0,122	0,113		x	1,0237
R60E	M	Akute myeloische Leukämie mit mäßig komplexer Chemotherapie, ohne komplizierende Diagnose, ohne Dialyse, ohne Portimplantation, ohne äußerst schwere CC oder mit lokaler Chemotherapie oder mit Komplexbehandlung bei multiresistenten Erregern	0,747	0,747			7,2	1	0,375	16	0,104	0,091		x	0,9420
R60F	M	Akute myeloische Leukämie ohne Chemotherapie, ohne Dialyse, ohne äußerst schwere CC, ohne Komplexbehandlung bei multiresistenten Erregern	0,721	0,720			6,8	1	0,357	15	0,073	0,091		x	0,8457
R61A	M	Lymphom und nicht akute Leukämie mit Sepsis oder bestimmter komplizierender Konstellation oder mit Agranulozytose, intrakranieller Metastase oder Portimplantation, mit äuß. schw. CC, Alter > 15 Jahre, mit hochkompl. Chemotherapie oder schwersten CC	3,477	3,461			25,6	8	0,373	44	0,131		x	x	1,1824
R61B	M	Lymphom und nicht akute Leukämie mit Sepsis oder anderer kompliz. Konstell. oder mit kompl. Diagnose oder Portimpl., mit äuß. schw. CC, Alter > 15 Jahre od. mit äuß. schw. CC od. Tumorlyse-Syndrom, mit kompl. Diagnostik bei Leukämie od. mit schwersten CC	1,999	1,990			17,3	5	0,321	33	0,111		x	x	0,9800
R61C	M	Lymphom und nicht akute Leukämie ohne Sepsis, ohne komplizierende Konstellation, mit Agranulozytose oder Portimplantation oder Komplexbehandlung bei isolationspflichtigen Erregern oder komplexer Diagnostik bei Leukämie, Alter < 16 J.	2,067	1,996			10,6	3	0,414	23	0,156	0,143		x	1,9680
R61D	M	Lymphom u. nicht akute Leukämie m. Agranuloz., Portimpl., Komplbeh. isolat.pfl. Erreger od. kompl. Diag. b. Leuk., > 15 J., m. intens. Chemo od. < 18 J. od. m. äuß. schw. CC od. Tumorlyse-Syndr. od. Blastenkr., ohne kompl. Diag. b. Leuk., ohne schw. CC	1,414	1,411			13,7	4	0,276	28	0,101	0,094		x	0,9836

Fallpauschalen-Katalog und Pflegeerlöskatalog
Teil b) Bewertungsrelationen bei Versorgung durch Belegabteilungen

DRG	Partition	Bezeichnung[6]	Bewertungsrelation bei Belegoperateur	Bewertungsrelation bei Belegoperateur und Beleganästhesist	Bewertungsrelation bei Belegoperateur und Beleghebamme	Bewertungsrelation bei Belegoperateur, -anästhesist und -hebamme	Mittlere Verweildauer[1]	Untere Grenzverweildauer: Erster Tag mit Abschlag[2), 5)]	Untere Grenzverweildauer: Bewertungsrelation/Tag	Obere Grenzverweildauer: Erster Tag zus. Entgelt[3), 5)]	Obere Grenzverweildauer: Bewertungsrelation/Tag	Externe Verlegung Abschlag/Tag (Bewertungsrelation)	Verlegungsfallpauschale	Ausnahme von Wiederaufnahme[4]	Pflegeerlös Bewertungsrelation/Tag
1	2	3	4	5	6	7	8	9	10	11	12	13	14	15	16
R61E	M	Lymphom und nicht akute Leukämie ohne Sepsis, ohne komplizierende Konstellation, mit Agranulozytose od. Portimpl. od. Komplbeh. isolat.pflichtige Erreger od. komplexe Diagnostik b. Leukämie, ohne äußerst schw. CC, Alter > 17 J., ohne intensive Chemoth.	1,086	1,068			8,0	2	0,312	20	0,117	0,104		x	0,7573
R61F	M	Lymphom und nicht akute Leukämie ohne bestimmte kompliz. Faktoren, ohne äuß. schw. CC, mit kompl. Diagnose od. kompliz. Prozedur, Alter < 16 J. od. best. Lymphom mit best. Chemotherapie od. kompl. Diagnose od. andere Komplexbeh. isolat.pflichtige Erreger	0,809	0,806			7,2	1	0,399	15	0,111	0,097		x	1,2029
R61G	M	Lymphom und nicht akute Leukämie oh. best. kompliz. Faktoren, oh. äuß. schw. CC, Alter < 16 J. od. mit kompl. Diagnose od. kompliz. Prozedur, Alter > 15 J., oh. best. Lymphom m. best. Chemoth., oh. kompl. Diagnose, oh. and. Komplbeh. isolat.pfl. Erreger	0,871	0,869			7,6	2	0,282	17	0,111	0,098		x	0,7845
R61H	M	Lymphom und nicht akute Leukämie ohne bestimmte komplizierende Faktoren, ohne äußerst schwere CC, ohne komplexe Diagnose, ohne komplizierende Prozedur, Alter > 15 Jahre	0,472	0,471			5,5	1	0,231	12	0,059	0,072		x	0,8354
R62A	M	Andere hämatologische und solide Neubildungen mit kompliz. Diagnose oder Dialyse oder Portimplantation oder mit Knochenaffektionen oder bestimmten Metastasen oder äußerst schweren CC oder Alter < 1 Jahr, mit komplexer Diagnose oder kompliz. Konstellation	1,330	1,293			12,3	3	0,257	27	0,088	0,077		x	0,8230
R62B	M	Andere hämatologische und solide Neubildungen ohne kompliz. Diagnose, ohne Dialyse, ohne Portimplantation, mit Knochenaffektionen oder bestimmten Metastasen oder äußerst schweren CC oder Alter < 1 Jahr, ohne komplexe Diagnose, ohne kompliz. Konstellation	0,783	0,782			9,0	2	0,247	21	0,058	0,074		x	0,8788
R62C	M	Andere hämatologische und solide Neubildungen ohne komplizierende Diagnose, ohne Dialyse, ohne Portimplantation, ohne Knochenaffektionen, ohne bestimmte Metastasen, ohne äußerst schwere CC, Alter > 0 Jahre	0,430	0,426			4,0	1	0,186	12	0,065	0,075		x	0,7979
R65Z	M	Hämatologische und solide Neubildungen, ein Belegungstag	0,223	0,221			1,0							x	1,3063
MDC 18B Infektiöse und parasitäre Krankheiten															
T01B	O	OR-Prozedur bei inf. und parasitären Krankheiten ohne komplexe Prozedur, ohne kompl. Konstellation mit best. Eingr. bei best. Sepsis oder mit best. Prozedur oder bei Z. n. Organtranspl. mit äuß. schweren CC oder mit best. mäßig komplexem Eingriff	2,814	2,692			22,9	7	0,257	41	0,063	0,086			1,1617
T01C	O	OR-Proz. bei infekt./parasit. Krankh. oh. best. kompl. Proz., ohne kompliz. Konst., mit best. Eingr. bei best. Sepsis oder mit best. Prozedur oder bei Z. n. Organtranspl., oh. äuß. schw. CC, oh. best. mäßig kompl. Eingriff	1,802	1,734			17,1	5	0,220	33	0,054		x		0,9143
T01D	O	OR-Proz. bei infektiösen und parasitären Krankh. oh. best. kompl. Proz., ohne kompliz. Konstell., auß. bei Z. n. Organtranspl., ohne best. Eingriff bei best. Sepsis od. ohne äuß. schw. CC, oh. best. Prozedur, mit best. anderem oper. Eingriff	1,322	1,230			12,1	3	0,198	25	0,046	0,061			0,7857
T01E	O	OR-Proz. bei infektiösen und parasitären Krankh. ohne best. kompl. Prozedur, oh. kompliz. Konstell., auß. bei Z. n. Organ-Tx, ohne best. Eingriff bei best. Sepsis od. ohne äuß. schw. CC, oh. best. Prozedur, ohne. best. anderen operativen Eingriff	0,633	0,584			6,2	1	0,290	15	0,042	0,052			0,7284
T60C	M	Sepsis m. kompliz. Konst. od. b. Z.n. Organ-Tx, oh. äuß. schw. CC, oh. IntK > 392 / 368 / - Punkte od. oh. kompliz. Konst., auß. b. Z.n. Organ-Tx, m. kompl. Diag. od. äuß. schw. CC, Alt. > 17 J., oh. Para- / Tetrapl., oh. kompliz. ERCP, oh. schwerste CC	1,553	1,544			14,1	4	0,291	29	0,072	0,097			1,2777
T60D	M	Sepsis mit anderer komplizierender Konstellation, außer bei Zustand nach Organtransplantation, ohne komplexe Diagnose, ohne äußerst schwere CC, Alter < 10 Jahre oder mit intensivmedizinischer Komplexbehandlung > 196 / 184 / - Aufwandspunkte	1,350	1,346			10,7	3	0,327	22	0,086	0,112			1,6901
T60E	M	Sepsis ohne komplizierende Konstellation, außer bei Zustand nach Organtransplantation, ohne komplexe Diagnose, ohne äußerst schwere CC, Alter > 9 Jahre, ohne intensivmedizinische Komplexbehandlung > 196 / 184 / - Aufwandspunkte, mehr als ein Belegungstag	0,657	0,654			8,3	2	0,207	17	0,052	0,067			0,9579
T60F	M	Sepsis, verstorben < 5 Tage nach Aufnahme, ohne intensivmedizinische Komplexbehandlung > 196/ 184 / - Aufwandspunkte	0,377	0,375			1,6						x		2,0370
T60G	M	Sepsis ohne komplizierende Konstellation, außer bei Zustand nach Organtransplantation, ohne komplexe Diagnose, ohne äußerst schwere CC, Alter > 9 Jahre, ohne intensivmedizinische Komplexbehandlung > 196 / 184 / - Aufwandspunkte, ein Belegungstag	0,238	0,238			1,0								1,3201
T61Z	M	Postoperative und posttraumatische Infektionen	0,383	0,377			6,0	1	0,195	13	0,041	0,050			0,7349
T62A	M	Fieber unbekannter Ursache mit äußerst schweren oder schweren CC, Alter > 5 Jahre	0,661	0,659			8,3	2	0,212	18	0,054	0,068			0,8666
T62B	M	Fieber unbekannter Ursache ohne äußerst schwere oder schwere CC oder Alter < 6 Jahre	0,369	0,369			4,5	1	0,176	10	0,055	0,064			0,8269

DRG	Partition	Bezeichnung [6]	Bewertungsrelation bei Belegoperateur	Bewertungsrelation bei Belegoperateur und Beleganästhesist	Bewertungsrelation bei Belegoperateur und Beleghebamme	Bewertungsrelation bei Belegoperateur, -anästhesist und -hebamme	Mittlere Verweildauer [1]	Untere Grenzverweildauer: Erster Tag mit Abschlag [2], [5]	Untere Grenzverweildauer: Bewertungsrelation/Tag	Obere Grenzverweildauer: Erster Tag zus. Entgelt [3], [5]	Obere Grenzverweildauer: Bewertungsrelation/Tag	Externe Verlegung Abschlag/Tag (Bewertungsrelation)	Verlegungsfallpauschale	Ausnahme von Wiederaufnahme [4]	Pflegeerlös Bewertungsrelation/Tag
1	2	3	4	5	6	7	8	9	10	11	12	13	14	15	16
T63B	M	Schwere virale Erkrankung, außer bei Zustand nach Organtransplantation, ohne intensivmedizinische Komplexbehandlung > 196 / 184 / - Aufwandspunkte	0,639	0,639			8,6	2	0,203	18	0,049	0,063			0,7469
T63C	M	Mäßig schwere virale Erkrankung, außer bei Zustand nach Organtransplantation, ohne intensivmedizinische Komplexbehandlung > 196 / 184 / - Aufwandspunkte	0,335	0,335			4,6	1	0,154	10	0,050	0,058			0,8677
T63D	M	Andere virale Erkrankung, außer bei Zustand nach Organtransplantation ohne intensivmedizinische Komplexbehandlung > 196 / 184 / - Aufwandspunkte	0,302	0,301			3,8	1	0,119	8	0,054	0,062			0,9664
T64B	M	Andere infektiöse und parasitäre Krankheiten mit komplexer Diagnose, Alter > 15 Jahre, mehr als ein Belegungstag, ohne intensivmedizinische Komplexbehandlung > 196 / 184 / - Aufwandspunkte	0,673	0,672			8,4	2	0,221	18	0,055	0,071			0,7520
T64C	M	Andere infektiöse und parasitäre Krankheiten mit komplexer Diagnose, Alter > 15 Jahre, ein Belegungstag oder ohne komplexe Diagnose, ohne intensivmedizinische Komplexbehandlung > 196 / 184 / - Aufwandspunkte	0,460	0,460			6,5	1	0,268	14	0,048	0,060			0,8457
MDC 19 Psychische Krankheiten und Störungen															
U60E	M	Psychiatrische Behandlung, ein Belegungstag, Alter > 15 Jahre	0,170	0,169			1,0								1,1185
U63Z	M	Schwere affektive Störungen	0,443	0,443			6,5	1	0,215	14	0,046	0,057			0,7409
U64Z	M	Angststörungen oder andere affektive und somatoforme Störungen	0,443	0,443			5,0	1	0,214	11	0,060	0,071			0,7191
U66Z	M	Ess-, Zwangs- und Persönlichkeitsstörungen und akute psychische Reaktionen oder psychische Störungen in der Kindheit	0,407	0,403			4,7	1	0,194	12	0,058	0,068			1,0612
MDC 20 Alkohol- und Drogengebrauch und alkohol- und drogeninduzierte psychische Störungen															
V60A	M	Alkoholintoxikation und Alkoholentzug oder Störungen durch Alkoholmissbrauch und Alkoholabhängigkeit mit psychotischem Syndrom oder HIV-Krankheit	0,612	0,612			6,8	1	0,438	15	0,061	0,077			1,1120
V60B	M	Alkoholintoxikation und Alkoholentzug oder Störungen durch Alkoholmissbrauch und Alkoholabhängigkeit ohne psychotisches Syndrom, ohne HIV-Krankheit	0,320	0,320			4,7	1	0,178	9	0,046	0,055			0,8110
V64Z	M	Störungen durch anderen Drogengebrauch und Medikamentenmissbrauch und andere Drogen- und Medikamentenabhängigkeit	0,369	0,368			2,7	1	0,216	6	0,094	0,098			1,3195
MDC 21B Verletzungen, Vergiftungen und toxische Wirkungen von Drogen und Medikamenten															
X01B	O	Rekonstruktive Operation bei Verletzungen ohne kompliz. Konstellation, ohne freie Lappenplastik mit mikrovask. Anastomosierung, mit schweren Weichteilschäden oder komplex. OR-Prozedur oder best. mäßig kompl. Eingriff oder äußerst schw. CC, mehr als 1 BT	1,315	1,191			10,6	3	0,155	25	0,041		x		0,7141
X01C	O	Rekonstruktive Operation bei Verletzungen ohne kompliz. Konstellation, ohne freie Lappenplastik mit mikrovask. Anastomosierung, ohne schwere Weichteilschäden, ohne kompl. OR-Prozedur, ohne best. mäßig kompl. Eingriff, ohne äuß. schw. CC, oder 1 BT	0,632	0,568			4,2	1	0,140	10	0,045	0,052			0,8121
X04Z	O	Andere Eingriffe bei Verletzungen der unteren Extremität	0,731	0,667			6,2	1	0,331	16	0,042	0,052			0,7496
X05A	O	Andere Eingriffe bei Verletzungen der Hand, mit komplexem Eingriff	0,664	0,592			3,9	1	0,245	9	0,047	0,054			0,7569
X05B	O	Andere Eingriffe bei Verletzungen der Hand, ohne komplexen Eingriff	0,457	0,415			3,1	1	0,118	7	0,050	0,054			0,8007
X06B	O	Andere Eingriffe bei anderen Verletzungen ohne äußerst schwere CC, mit komplexer OR-Prozedur oder Alter > 65 Jahre mit bestimmtem Eingriff oder mit schweren CC	0,826	0,758			6,0	1	0,419	15	0,048	0,059			0,8350
X06C	O	Andere Eingriffe bei anderen Verletzungen ohne äußerst schwere oder schwere CC, ohne komplexe OR-Prozedur, Alter < 66 Jahre oder ohne bestimmten Eingriff	0,537	0,485			3,4	1	0,201	9	0,052	0,058			0,7834
X60Z	M	Verletzungen und allergische Reaktionen	0,274	0,270			3,1	1	0,111	7	0,056	0,060			0,9804
X62Z	M	Vergiftungen / Toxische Wirkungen von Drogen, Medikamenten und anderen Substanzen oder Folgen einer medizinischen Behandlung oder bestimmte Erfrierungen und andere Traumata	0,331	0,326			3,4	1	0,182	8	0,059	0,065			1,0103
X64Z	M	Andere Krankheit verursacht durch Verletzung, Vergiftung oder toxische Wirkung	0,242	0,241			2,4	1	0,106	5	0,068	0,068			1,1031
MDC 22 Verbrennungen															
Y03Z	O	Andere Verbrennungen mit anderen Eingriffen	0,765	0,721			5,5	1	0,466	13	0,062	0,074			1,3274
Y62Z	M	Andere Verbrennungen	0,359	0,356			4,7			12	0,050	0,058			1,1321
Y63Z	M	Verbrennungen, ein Belegungstag	0,154	0,151			1,0								1,4095

Fallpauschalen-Katalog und Pflegeerlöskatalog
Teil b) Bewertungsrelationen bei Versorgung durch Belegabteilungen

DRG	Partition	Bezeichnung [6]	Bewertungsrelation bei Belegoperateur	Bewertungsrelation bei Belegoperateur und Beleganästhesist	Bewertungsrelation bei Belegoperateur und Beleghebamme	Bewertungsrelation bei Belegoperateur, -anästhesist und -hebamme	Mittlere Verweildauer [1]	Untere Grenzverweildauer: Erster Tag mit Abschlag [2], [5]	Untere Grenzverweildauer: Bewertungsrelation/Tag	Obere Grenzverweildauer: Erster Tag zus. Entgelt [3], [5]	Obere Grenzverweildauer: Bewertungsrelation/Tag	Externe Verlegung Abschlag/Tag (Bewertungsrelation)	Verlegungsfallpauschale	Ausnahme von Wiederaufnahme [4]	Pflegeerlös Bewertungsrelation/Tag
1	2	3	4	5	6	7	8	9	10	11	12	13	14	15	16
MDC 23 Faktoren, die den Gesundheitszustand beeinflussen, und andere Inanspruchnahme des Gesundheitswesens															
Z01B	O	OR-Prozeduren bei anderen Zuständen, die zur Inanspruchnahme des Gesundheitswesens führen ohne komplexen Eingriff, ohne komplizierende Konstellation, mit bestimmtem Eingriff	0,738	0,669			3,6	1	0,280	10	0,060	0,067			0,9204
Z01C	O	OR-Prozeduren bei anderen Zuständen, die zur Inanspruchnahme des Gesundheitswesens führen ohne komplexen Eingriff, ohne komplizierende Konstellation, ohne bestimmten Eingriff	0,395	0,383			4,5	1	0,179	11	0,048	0,056			0,7705
Z64A	M	Andere Faktoren, die den Gesundheitszustand beeinflussen, Nachbehandlung nach abgeschlossener Behandlung mit komplexer Radiojoddiagnostik oder invasiver kardiologischer Diagnostik bei Herz-/Herz-Lungen-Transplantation, Alter < 18 Jahre	0,699	0,699			2,1	1	0,355	4	0,232	0,226			1,2728
Z64B	M	Andere Faktoren, die den Gesundheitszustand beeinflussen, Nachbehandlung nach abgeschlossener Behandlung mit best. Radiojoddiagnostik, ohne invasive kardiologische Diagnostik bei Herz-/-Lungen-Tx oder Alter > 17 Jahre, mit bestimmtem Kontaktanlass	0,465	0,462			2,8	1	0,211	6	0,102	0,107			0,9930
Z64C	M	Andere Faktoren, die den Gesundheitszustand beeinflussen, Nachbehandl. nach abgeschl. Behandl. oh. Radiojoddiagnostik, oh. inv. kard. Diagn. b. Herz-/-Lungen-Tx od. Alter > 17 J., oh. best. Kontaktanlass od. allergolog. Provokationstestung bis 2 BT	0,224	0,223			2,5	1	0,073	5	0,060	0,061			0,9694
Z65Z	M	Beschwerden, Symptome, andere Anomalien und Nachbehandlung	0,365	0,364			4,3	1	0,199	10	0,056	0,065			0,8729
MDC 24 Sonstige DRGs															
801B	O	Ausgedehnte OR-Prozedur ohne Bezug zur Hauptdiagnose mit hochkomplexer OR-Prozedur oder mit komplizierender Konstellation, Alter > 17 Jahre oder ohne komplizierende Faktoren	2,811	2,686			20,0	6	0,270	38	0,066	0,090		x	1,0471
801C	O	Ausgedehnte OR-Proz. oh. Bezug zur Hauptdiag. mit komplexer OR-Proz. od. and. Eingriff an Kopf u. Wirbelsäule od. mit neurolog. Komplexbeh. des akuten Schlaganfalls od. Alter < 1 J. od. bei Para- / Tetraplegie od. Alter < 18 J. u. schw. od. äuß. schw. CC	2,346	2,249			19,3	5	0,261	36	0,057	0,077		x	1,0863
801D	O	Ausgedehnte OR-Prozedur ohne Bezug zur Hauptdiagnose mit bestimmter OR-Prozedur oder mit intensivmediz. Komplexbeh. > 196 / 184 / 368 Aufwandspunkte oder bestimmte nicht ausgedehnte OR-Prozedur mit neurolog. Komplexbehandlung des akuten Schlaganfalls	1,928	1,857			15,9	4	0,258	31	0,057	0,076		x	0,9473
801E	O	Ausgedehnte OR-Prozedur ohne Bezug zur Hauptdiagnose ohne komplizierende Konstellation, ohne hochkomplexe, komplexe oder bestimmte OR-Prozedur	1,517	1,491			15,7	4	0,218	28	0,049	0,065		x	0,8428
802A	O	Bestimmte nicht ausgedehnte OR-Prozedur ohne Bezug zur Hauptdiagnose oder andere nicht ausgedehnte OR-Prozedur mit intensivmedizinischer Komplexbehandlung > 196 / 184 / 368 Aufwandspunkte	1,574	1,531			15,3	4	0,244	29	0,056	0,075		x	0,8349
802B	O	Andere nicht ausgedehnte OR-Prozedur ohne Bezug zur Hauptdiagnose mit mäßig komplexer OR-Prozedur	1,406	1,358			15,2	4	0,215	29	0,049	0,066		x	0,8330
802C	O	Andere nicht ausgedehnte OR-Prozedur ohne Bezug zur Hauptdiagnose ohne mäßig komplexe OR-Prozedur	1,196	1,132			9,8	2	0,238	24	0,051	0,066		x	0,7825
802D	O	Wenig komplexe nicht ausgedehnte OR-Prozedur ohne Bezug zur Hauptdiagnose	0,734	0,695			7,1	1	0,397	20	0,050	0,063		x	0,8178
Fehler-DRGs															
960Z	M	Nicht gruppierbar													
961Z	M	Unzulässige Hauptdiagnose													
962Z	M	Unzulässige Kodierung einer Sectio caesarea													

DRG	Partition	Bezeichnung	Bewertungsrelation	Mittlere Verweildauer [1]	Untere Grenzverweildauer		Obere Grenzverweildauer		Pflegeerlös Bewertungsrelation/Tag
					Erster Tag mit Abschlag [2), 5)]	Bewertungsrelation/Tag	Erster Tag zus. Entgelt [3), 5)]	Bewertungsrelation/Tag	
1	2	3	4	5	6	7	8	9	10
MDC 11 Krankheiten und Störungen der Harnorgane									
L90B	M	Niereninsuffizienz, teilstationär, Alter > 14 Jahre mit Peritonealdialyse	0,068	1,0					0,6980
L90C	M	Niereninsuffizienz, teilstationär, Alter > 14 Jahre ohne Peritonealdialyse	0,057	1,0					0,5745

Fallpauschalen-Katalog und Pflegeerlöskatalog

Teil d) Bewertungsrelationen mit gezielter Absenkung in Abhängigkeit der Median-Fallzahl bei Versorgung durch Hauptabteilungen

DRG	Partition	Bezeichnung [6]	Bewertungsrelation bei Hauptabteilung	Bewertungsrelation bei Hauptabteilung und Beleghebamme	Mittlere Verweildauer [1]	Untere Grenzverweildauer		Obere Grenzverweildauer		Externe Verlegung Abschlag/Tag (Bewertungsrelation)	Verlegungsfallpauschale	Ausnahme von Wiederaufnahme [4]	Median-Fallzahl	Pflegeerlös Bewertungsrelation/Tag
						Erster Tag mit Abschlag [2), 5)]	Bewertungsrelation/Tag	Erster Tag zus. Entgelt [3), 5)]	Bewertungsrelation/Tag					
1	2	3	4	5	6	7	8	9	10	11	12	13	14	15
MDC 08 Krankheiten und Störungen an Muskel-Skelett-System und Bindegewebe														
I68D	M	Nicht operativ behandelte Erkrankungen und Verletzungen WS, mehr als ein Belegungstag oder andere Femurfraktur, außer bei Diszitis oder infektiöser Spondylopathie, ohne Kreuzbeinfraktur, ohne best. mäßig aufw., aufw. od. hochaufw. Beh.	0,411		4,2	1	0,220	10	0,069	0,079			156	0,6674
I68E	M	Nicht operativ behandelte Erkrankungen und Verletzungen im Wirbelsäulenbereich, ein Belegungstag oder Prellung am Oberschenkel	0,185		1,0								40	1,0343

Fallpauschalen-Katalog und Pflegeerlöskatalog

Teil e) Bewertungsrelationen mit gezielter Absenkung in Abhängigkeit der Median-Fallzahl bei Versorgung durch Belegabteilungen

DRG	Partition	Bezeichnung [6]	Bewertungsrelation bei Belegoperateur	Bewertungsrelation bei Belegoperateur und Beleganästhesist	Bewertungsrelation bei Belegoperateur und Beleghebamme	Bewertungsrelation bei Belegoperateur, -anästhesist und -hebamme	Mittlere Verweildauer [1]	Untere Grenzverweildauer: Erster Tag mit Abschlag [2), 5)]	Untere Grenzverweildauer: Bewertungsrelation/Tag	Obere Grenzverweildauer: Erster Tag zus. Entgelt [3), 5)]	Obere Grenzverweildauer: Bewertungsrelation/Tag	Externe Verlegung Abschlag/Tag (Bewertungsrelation)	Verlegungsfallpauschale	Ausnahme von Wiederaufnahme [4]	Median-Fallzahl	Pflegeerlös Bewertungsrelation/Tag
1	2	3	4	5	6	7	8	9	10	11	12	13	14	15	16	17
MDC 08 Krankheiten und Störungen an Muskel-Skelett-System und Bindegewebe																
I68D	M	Nicht operativ behandelte Erkrankungen und Verletzungen WS, mehr als ein Belegungstag oder andere Femurfraktur, außer bei Diszitis oder infektiöser Spondylopathie, ohne Kreuzbeinfraktur, ohne best. mäßig aufw., aufw. od. hochaufw. Beh.	0,246	0,246			5,3	1	0,128	10	0,034	0,041			156	0,6674
I68E	M	Nicht operativ behandelte Erkrankungen und Verletzungen im Wirbelsäulenbereich, ein Belegungstag oder Prellung am Oberschenkel	0,155	0,152			1,0								40	1,0343

Zusatzentgelte-Katalog [1)]
- Liste -

ZE	Bezeichnung	Betrag
1	2	3
ZE01.01 [2)]	Hämodialyse, intermittierend, Alter > 14 Jahre	157,24 €
ZE01.02 [2)]	Hämodialyse, intermittierend, Alter < 15 Jahre	356,58 €
ZE02 [2)]	Hämodiafiltration, intermittierend	164,93 €
ZE09	Vollimplantierbare Medikamentenpumpe mit programmierbarem variablen Tagesprofil	9.420,60 €
ZE10	Künstlicher Blasenschließmuskel	3.370,92 €
ZE11	Wirbelkörperersatz	siehe Anlage 5
ZE17	Gabe von Gemcitabin, parenteral	siehe Anlage 5
ZE19	Gabe von Irinotecan, parenteral	siehe Anlage 5
ZE30 [3)]	Gabe von Prothrombinkomplex, parenteral	siehe Anlage 5
ZE36	Plasmapherese	siehe Anlage 5
ZE37	Extrakorporale Photopherese	1.253,24 €
ZE44	Gabe von Topotecan, parenteral	siehe Anlage 5
ZE47	Gabe von Antithrombin III, parenteral	siehe Anlage 5
ZE48	Gabe von Aldesleukin, parenteral	siehe Anlage 5
ZE50	Gabe von Cetuximab, parenteral	siehe Anlage 5
ZE51	Gabe von Human-Immunglobulin, spezifisch gegen Hepatitis-B-surface-Antigen, parenteral	siehe Anlage 5
ZE52	Gabe von Liposomalem Doxorubicin, parenteral	siehe Anlage 5
ZE56	Vollimplantierbare Medikamentenpumpe mit konstanter Flussrate	3.488,13 €
ZE58	Hydraulische Penisprothesen	5.937,54 €
ZE60	Palliativmedizinische Komplexbehandlung	siehe Anlage 5
ZE61	LDL-Apherese	1.015,62 €
ZE62 [2)]	Hämofiltration, intermittierend	220,27 €
ZE63	Gabe von Paclitaxel, parenteral	siehe Anlage 5
ZE64	Gabe von Human-Immunglobulin, spezifisch gegen Zytomegalie-Virus, parenteral	siehe Anlage 5
ZE67	Gabe von Human-Immunglobulin, spezifisch gegen Varicella-Zoster-Virus, parenteral	siehe Anlage 5
ZE70	Gabe von C1-Esteraseinhibitor, parenteral	siehe Anlage 5
ZE72	Gabe von Pegyliertem liposomalen Doxorubicin, parenteral	siehe Anlage 5
ZE78	Gabe von Temozolomid, oral	siehe Anlage 5
ZE80	Gabe von Docetaxel, parenteral	siehe Anlage 5
ZE93	Gabe von Human-Immunglobulin, polyvalent, parenteral	siehe Anlage 5
ZE96	Gabe von Carmustin, Implantat, intrathekal	siehe Anlage 5
ZE97	Gabe von Natalizumab, parenteral	siehe Anlage 5
ZE98	Gabe von Palivizumab, parenteral	siehe Anlage 5
ZE100	Implantation eines endobronchialen Klappensystems	siehe Anlage 5
ZE101	Medikamente-freisetzende Koronarstents	siehe Anlage 5
ZE105	Selektive Embolisation mit Metallspiralen (Coils) an Kopf, Hals (intra- und extrakraniell) und spinalen Gefäßen oder mit großlumigem Gefäßverschlusskörper	siehe Anlage 5
ZE106	Selektive Embolisation mit Metallspiralen (Coils), andere Lokalisationen	siehe Anlage 5
ZE107	Gabe von Erythrozytenkonzentraten	siehe Anlage 5
ZE108	Gabe von patientenbezogenen Thrombozytenkonzentraten	siehe Anlage 5
ZE110	Gabe von Liposomalem Amphotericin B, parenteral	siehe Anlage 5
ZE113	Gabe von Itraconazol, parenteral	siehe Anlage 5
ZE116	Gabe von Panitumumab, parenteral	siehe Anlage 5
ZE117	Gabe von Trabectedin, parenteral	siehe Anlage 5
ZE119 [2)]	Hämofiltration, kontinuierlich	siehe Anlage 5
ZE120 [2)]	Hämodialyse, kontinuierlich, venovenös, pumpengetrieben (CVVHD)	siehe Anlage 5
ZE121 [2)]	Hämodiafiltration, kontinuierlich	siehe Anlage 5
ZE122 [2)]	Peritonealdialyse, intermittierend, maschinell unterstützt (IPD)	204,32 €
ZE123 [2)]	Peritonealdialyse, kontinuierlich, nicht maschinell unterstützt (CAPD)	siehe Anlage 5
ZE125	Implantation oder Wechsel eines interspinösen Spreizers	siehe Anlage 5
ZE126	Autogene / Autologe matrixinduzierte Chondrozytentransplantation	4.122,06 €
ZE128	Gabe von Micafungin, parenteral	siehe Anlage 5
ZE132	Implantation eines Wachstumsstents	siehe Anlage 5
ZE133	Perkutan-transluminale Fremdkörperentfernung und Thrombektomie an intrakraniellen Gefäßen unter Verwendung eines Mikrodrahtretriever-Systems	siehe Anlage 5
ZE135	Gabe von Vinflunin, parenteral	siehe Anlage 5
ZE136	Medikamente-freisetzende Ballons an Koronargefäßen	siehe Anlage 5

Zusatzentgelte-Katalog [1)]
- Liste -

ZE	Bezeichnung	Betrag
1	2	3
ZE137	Medikamente-freisetzende Ballons an anderen Gefäßen	siehe Anlage 5
ZE138	Neurostimulatoren zur Rückenmarkstimulation oder zur Stimulation des peripheren Nervensystems, Einkanalstimulator, mit Sondenimplantation	7.085,57 €
ZE139	Neurostimulatoren zur Rückenmarkstimulation oder zur Stimulation des peripheren Nervensystems, Einkanalstimulator, ohne Sondenimplantation	5.365,43 €
ZE140	Neurostimulatoren zur Rückenmarkstimulation oder zur Stimulation des peripheren Nervensystems, Mehrkanalstimulator, nicht wiederaufladbar, mit Sondenimplantation	11.364,97 €
ZE141	Neurostimulatoren zur Rückenmarkstimulation oder zur Stimulation des peripheren Nervensystems, Mehrkanalstimulator, nicht wiederaufladbar, ohne Sondenimplantation	9.932,26 €
ZE143	Gabe von Plerixafor, parenteral	siehe Anlage 5
ZE144	Gabe von Romiplostim, parenteral	siehe Anlage 5
ZE145	Spezialisierte stationäre palliativmedizinische Komplexbehandlung	siehe Anlage 5
ZE146	Gabe von Thrombozytenkonzentraten	siehe Anlage 5
ZE147	Gabe von Apherese-Thrombozytenkonzentraten	siehe Anlage 5
ZE151	Gabe von Abatacept, intravenös	siehe Anlage 5
ZE152	Perkutan-transluminale Fremdkörperentfernung und Thrombektomie an intrakraniellen Gefäßen unter Verwendung eines Stentretriever-Systems	siehe Anlage 5
ZE153	Zügeloperation mit alloplastischem Material, adjustierbar	126,25 €
ZE154	Gabe von Eculizumab, parenteral	siehe Anlage 5
ZE156	Gabe von Decitabin, parenteral	siehe Anlage 5
ZE157	Gabe von Tocilizumab, intravenös	siehe Anlage 5
ZE158	Vagusnervstimulationssysteme, mit Sondenimplantation	11.126,56 €
ZE159	Vagusnervstimulationssysteme, ohne Sondenimplantation	8.935,16 €
ZE161	Radiofrequenzablation Ösophagus	1.439,31 €
ZE162 [4)]	Erhöhter Pflegeaufwand bei pflegebedürftigen Patienten (DRG-Tabelle 1)	15,12 €
ZE163 [5)]	Erhöhter Pflegeaufwand bei pflegebedürftigen Patienten (DRG-Tabelle 2)	31,30 €
ZE164	Gabe von pathogeninaktivierten Thrombozytenkonzentraten	siehe Anlage 5
ZE165	Gabe von pathogeninaktivierten Apherese-Thrombozytenkonzentraten	siehe Anlage 5
ZE168	Gabe von Ipilimumab, parenteral	siehe Anlage 5
ZE169	Adjustierbare Harnkontinenztherapien	2.673,90 €
ZE170	Suspensionsoperation bei Harninkontinenz des Mannes	1.677,12 €

Fußnoten:

1) Die jeweiligen Definitionen (OPS-Kodes und -Texte) sowie die fehlenden differenzierten €-Beträge sind in Anlage 5 aufgeführt.

2) Eine zusätzliche Abrechnung ist im Zusammenhang mit einer Fallpauschale der Basis-DRG L60 oder L71 oder der DRG L90B oder L90C und dem nach Anlage 3b krankenhausindividuell zu vereinbarenden Entgelt L90A nicht möglich.

3) Bei der Behandlung von Blutern mit Blutgerinnungsfaktoren erfolgt die Abrechnung der Gabe von Prothrombinkomplex über das ZE2021-97 nach Anlage 4 bzw. 6, die gleichzeitige Abrechnung des ZE30 ist ausgeschlossen.

4) Das Zusatzentgelt ist ab einer Mindestverweildauer von 5 Belegungstagen und nur in Verbindung mit einer der in Anhang 1 Tabelle 1 genannten DRG-Fallpauschale abrechenbar.

5) Das Zusatzentgelt ist ab einer Mindestverweildauer von 5 Belegungstagen und nur in Verbindung mit einer der in Anhang 1 Tabelle 2 genannten DRG-Fallpauschale abrechenbar.

Nicht mit dem Fallpauschalen-Katalog vergütete vollstationäre Leistungen und Pflegeerlöskatalog

Für die nachfolgend aufgeführten Leistungen sind krankenhausindividuelle Entgelte nach § 6 Abs. 1 Satz 1 des Krankenhausentgelt-gesetzes zu vereinbaren, soweit diese als Krankenhausleistung erbracht werden dürfen.

Nach § 7 Abs. 4 ist für diese Fallpauschalen die nach § 6 Abs. 1 KHEntgG bisher krankenhausindividuell vereinbarte Entgelthöhe bis zum Beginn des Wirksamwerdens der neuen Budgetvereinbarung weiter zu erheben.

DRG	Partition	Bezeichnung [6)]	Pflegeerlös Bewertungsrelation/Tag
1	2	3	4
Prä-MDC			
A04A	O	Knochenmarktransplantation / Stammzelltransfusion, allogen, mit zweiter Knochenmarktransplantation / Stammzelltransfusion im selben Aufenthalt	1,0000
A15A	O	Knochenmarktransplantation / Stammzelltransfusion, autogen, mit zweiter Knochenmarktransplantation / Stammzelltransfusion im selben Aufenthalt	1,0000
A16A	O	Transplantation von Darm oder Pankreas	1,0000
A16B	O	Injektion von Pankreasgewebe	1,0000
A22Z	O	Korrektureingriff bei Doppelfehlbildung	1,0000
A43Z	A	Frührehabilitation bei Wachkoma und Locked-in-Syndrom	1,5183
MDC 01 Krankheiten und Störungen des Nervensystems			
B11Z	O	Frührehabilitation mit bestimmter OR-Prozedur	1,4424
B13Z	O	Epilepsiechirurgie mit invasivem präoperativen Video-EEG	1,0000
B43Z	A	Frührehabilitation bei Krankheiten und Störungen des Nervensystems, mehr als 27 Tage	1,4369
B46Z	A	Sozial- und neuropädiatrische und pädiatrisch-psychosomatische Therapie bei Krankheiten und Störungen des Nervensystems	1,3437
B49Z	A	Multimodale Komplexbehandlung bei Morbus Parkinson	0,7689
B61B	M	Bestimmte akute Erkrankungen und Verletzungen des Rückenmarks ohne komplexen Eingriff oder mehr als 13 Belegungstage oder nicht wegverlegt	1,5167
B76A	M	Anfälle, mehr als ein Belegungstag, mit komplexer Diagnostik und Therapie	1,1735
MDC 03 Krankheiten und Störungen des Ohres, der Nase, des Mundes und des Halses			
D01A	O	Kochleaimplantation, bilateral	1,0607
D23Z	O	Implantation eines aktiven mechanischen Hörimplantates	0,7320
MDC 04 Krankheiten und Störungen der Atmungsorgane			
E37Z	O	Längerer stationärer Aufenthalt vor Transplantation bei hoher Dringlichkeitsstufe bei Krankheiten und Störungen der Atmungsorgane	1,0000
E41Z	A	Frührehabilitation bei Krankheiten und Störungen der Atmungsorgane	0,8899
E76A	M	Tuberkulose, mehr als 14 Belegungstage	0,6991
MDC 05 Krankheiten und Störungen des Kreislaufsystems			
F29Z	O	Frührehabilitation bei Krankheiten und Störungen des Kreislaufsystems, mit bestimmter OR-Prozedur, außer kardiothorakale Eingriffe	1,0000
F37Z	O	Längerer stationärer Aufenthalt vor Transplantation bei hoher Dringlichkeitsstufe bei Krankheiten und Störungen des Kreislaufsystems	0,6439
F45Z	A	Frührehabilitation bei Krankheiten und Störungen des Kreislaufsystems	0,6991
F96Z	O	Stammzelltransfusion bei Krankheiten und Störungen des Kreislaufsystems	1,0000
MDC 06 Krankheiten und Störungen der Verdauungsorgane			
G51Z	A	Frührehabilitation bei Krankheiten und Störungen der Verdauungsorgane	1,0138
MDC 07 Krankheiten und Störungen an hepatobiliärem System und Pankreas			
H37Z	O	Längerer stationärer Aufenthalt vor Transplantation bei hoher Dringlichkeitsstufe bei Krankheiten und Störungen an hepatobiliärem System und Pankreas	1,0000
MDC 08 Krankheiten und Störungen an Muskel-Skelett-System und Bindegewebe			
I40Z	A	Frührehabilitation bei Krankheiten und Störungen an Muskel-Skelett-System und Bindegewebe	0,7139
I96Z	O	Frührehabilitation mit bestimmter OR-Prozedur bei Krankheiten und Störungen an Muskel-Skelett-System und Bindegewebe, mehr als 20 Tage	0,9451

Nicht mit dem Fallpauschalen-Katalog vergütete vollstationäre Leistungen und Pflegeerlöskatalog

Für die nachfolgend aufgeführten Leistungen sind krankenhausindividuelle Entgelte nach § 6 Abs. 1 Satz 1 des Krankenhausentgelt-gesetzes zu vereinbaren, soweit diese als Krankenhausleistung erbracht werden dürfen.

Nach § 7 Abs. 4 ist für diese Fallpauschalen die nach § 6 Abs. 1 KHEntgG bisher krankenhausindividuell vereinbarte Entgelthöhe bis zum Beginn des Wirksamwerdens der neuen Budgetvereinbarung weiter zu erheben.

DRG	Parti-tion	Bezeichnung [6)]	Pflegeerlös Bewertungs-relation/Tag
1	2	3	4
MDC 10 Endokrine, Ernährungs- und Stoffwechselkrankheiten			
K01Z	O	Verschiedene Eingriffe bei Diabetes mellitus mit Komplikationen, mit Frührehabilitation oder geriatrischer frührehabilitativer Komplexbehandlung	0,8997
K43Z	A	Frührehabilitation bei endokrinen, Ernährungs- und Stoffwechselkrankheiten	0,8218
MDC 19 Psychische Krankheiten und Störungen			
U01Z	O	Genitalorganumwandelnde Operation	0,7208
U41Z	A	Sozial- und neuropädiatrische und pädiatrisch-psychosomatische Therapie bei psychischen Krankheiten und Störungen	1,0001
U42A	A	Multimodale Schmerztherapie bei psychischen Krankheiten und Störungen, Alter < 19 Jahre	1,0000
U43Z	A	Psychosomatische Therapie, Alter < 18 Jahre	0,9510
MDC 21A Polytrauma			
W01A	O	Polytrauma mit Beatmung > 72 Stunden oder komplexen Eingriffen oder intensivmedizinische Komplexbehandlung > 392 / 368 / 552 Aufwandspunkte, mit Frührehabilitation	1,7688
W05Z	O	Frührehabilitation bei Polytrauma mit OR-Prozedur	0,9315
W40Z	A	Frührehabilitation bei Polytrauma	1,2102
MDC 22 Verbrennungen			
Y01Z	O	Operative Eingriffe bei schweren Verbrennungen oder Beatmung > 95 Stunden bei Verbrennungen oder intensivmedizinische Komplexbehandlung > 1176 / 1104 / 1104 Aufwandspunkte bei Verbrennungen	4,4837
Y61Z	M	Schwere Verbrennungen	1,0000
MDC 23 Faktoren, die den Gesundheitszustand beeinflussen, und andere Inanspruchnahme des Gesundheitswesens			
Z02Z	O	Leberspende (Lebendspende)	1,0336
Z04Z	O	Lungenspende (Lebendspende)	1,0000
Z41Z	A	Knochenmarkentnahme bei Eigenspender	1,0000
Z42Z	A	Stammzellentnahme bei Fremdspender	0,9992
Z43Z	A	Knochenmarkentnahme bei Fremdspender	1,6157

Nicht mit dem Fallpauschalen-Katalog vergütete teilstationäre Leistungen und Pflegeerlöskatalog

Für die nachfolgend aufgeführten Leistungen sind krankenhausindividuelle Entgelte nach § 6 Abs. 1 Satz 1 des Krankenhausentgeltgesetzes zu vereinbaren, soweit diese als Krankenhausleistung erbracht werden dürfen.

Nach § 7 Abs. 4 ist für diese Fallpauschalen die nach § 6 Abs. 1 KHEntgG bisher krankenhausindividuell vereinbarte Entgelthöhe bis zum Beginn des Wirksamwerdens der neuen Budgetvereinbarung weiter zu erheben.

DRG	Partition	Bezeichnung	Pflegeerlös Bewertungsrelation/Tag
1	2	3	4
Prä-MDC			
A90A	A	Teilstationäre geriatrische Komplexbehandlung, umfassende Behandlung	0,2603
A90B	A	Teilstationäre geriatrische Komplexbehandlung, Basisbehandlung	0,2603
MDC 11 Krankheiten und Störungen der Harnorgane			
L90A	M	Niereninsuffizienz, teilstationär, Alter < 15 Jahre	0,5000
MDC 25 Teilstationäre pädiatrische Diagnostik und Behandlung			
740Z	A	Bestimmte radiologische Diagnostik in Sedierung oder Anästhesie, Alter < 18 Jahre, teilstationär	0,5000
741Z	A	Bestimmte endoskopische Diagnostik in Sedierung oder Anästhesie, Alter < 18 Jahre, teilstationär	0,5000
742Z	A	Knochenmark-Biopsie oder Liquordiagnostik in Sedierung oder Anästhesie, Alter < 18 Jahre, teilstationär	0,5000
743Z	A	Bougierung des Ösophagus in Sedierung oder Anästhesie, Alter < 18 Jahre, teilstationär	0,5000
744Z	A	Dilatation des Anus in Sedierung oder Anästhesie, Alter < 18 Jahre, teilstationär	0,5000
745Z	A	Dilatation der Vagina in Sedierung oder Anästhesie, Alter < 18 Jahre, teilstationär	0,5000
746Z	A	Augenuntersuchung in Sedierung oder Anästhesie, Alter < 18 Jahre, teilstationär	0,5000
747Z	A	Testung oder Nachprogrammierung kardialer Systeme, Alter < 18 Jahre, teilstationär	0,5000
748Z	A	Bestimmte Behandlung ohne Sedierung oder Anästhesie, Alter < 18 Jahre, teilstationär	0,5000
749Z	A	Beobachtung bei Vergiftung, Alter < 10 Jahre, teilstationär	0,5000

Zusatzentgelte-Katalog [1)]
- Liste -

Für die nachfolgend aufgeführten Leistungen sind krankenhausindividuelle Entgelte nach § 6 Abs. 1 Satz 1 des Krankenhausentgeltgesetzes zu vereinbaren, soweit diese als Krankenhausleistungen erbracht werden dürfen.

Zusatzentgelt	Bezeichnung
1	2
ZE2021-01 [4)]	Beckenimplantate
ZE2021-02 [4)]	Links- und rechtsventrikuläre Herzassistenzsysteme („Kunstherz")
ZE2021-03 [4)]	ECMO und PECLA
ZE2021-04 [4)]	Individuell nach CAD gefertigte Rekonstruktionsimplantate im Gesichts- und Schädelbereich
ZE2021-05 [4)]	Distraktion am Gesichtsschädel
ZE2021-07 [4)]	Andere implantierbare Medikamentenpumpen
ZE2021-08 [3), 4)]	Sonstige Dialyse
ZE2021-09 [4)]	Hämoperfusion
ZE2021-10 [4)]	Leberersatztherapie
ZE2021-13 [4)]	Immunadsorption
ZE2021-15 [4)]	Zellapherese
ZE2021-16 [4)]	Isolierte Extremitätenperfusion
ZE2021-17 [4)]	Retransplantation von Organen während desselben stationären Aufenthaltes
ZE2021-18 [4)]	Zwerchfellschrittmacher
ZE2021-22 [4)]	IABP
ZE2021-24 [4)]	Andere Penisprothesen
ZE2021-25 [4)]	Modulare Endoprothesen
ZE2021-26 [4)]	Anthroposophisch-medizinische Komplexbehandlung
ZE2021-33 [2), 4)]	Gabe von Sargramostim, parenteral
ZE2021-34 [4)]	Gabe von Granulozytenkonzentraten
ZE2021-35 [4)]	Fremdbezug von hämatopoetischen Stammzellen
ZE2021-36 [4)]	Versorgung von Schwerstbehinderten
ZE2021-40 [4)]	Naturheilkundliche Komplexbehandlung
ZE2021-41 [4), 5)]	Multimodal-nichtoperative Komplexbehandlung des Bewegungssystems
ZE2021-44 [4)]	Stammzellboost nach erfolgter Transplantation von hämatopoetischen Stammzellen, nach In-vitro-Aufbereitung
ZE2021-45 [4)]	Komplexe Diagnostik bei hämatologischen und onkologischen Erkrankungen bei Kindern und Jugendlichen
ZE2021-46 [2), 4)]	Gabe von Anti-Human-T-Lymphozyten-Immunglobulin, parenteral
ZE2021-49 [4)]	Hypertherme intraperitoneale Chemotherapie (HIPEC) in Kombination mit Peritonektomie und ggf. mit Multiviszeralresektion oder hypertherme intrathorakale Chemotherapie (HITOC) in Kombination mit Pleurektomie und ggf. mit Tumorreduktion
ZE2021-50 [4)]	Implantation einer (Hybrid)-Prothese an der Aorta
ZE2021-54 [4)]	Selbstexpandierende Prothesen am Gastrointestinaltrakt
ZE2021-56 [4)]	Gabe von Bosentan, oral
ZE2021-57 [4)]	Gabe von Jod-131-MIBG (Metajodobenzylguanidin), parenteral
ZE2021-58 [4)]	Gabe von Alpha-1-Proteinaseninhibitor human, parenteral
ZE2021-59 [4)]	Gabe von Interferon alfa-2a (nicht pegylierte Form), parenteral
ZE2021-60 [4)]	Gabe von Interferon alfa-2b (nicht pegylierte Form), parenteral
ZE2021-61 [4)]	Neurostimulatoren zur Hirn- oder Rückenmarkstimulation oder zur Stimulation des peripheren Nervensystems, Mehrkanalstimulator, wiederaufladbar
ZE2021-62 [4)]	Mikroaxial-Blutpumpe
ZE2021-63 [4)]	Gabe von Dibotermin alfa, Implantation am Knochen
ZE2021-64 [2), 4)]	Gabe von Eptotermin alfa, Implantation am Knochen
ZE2021-65 [4)]	Selektive intravaskuläre Radionuklidtherapie [SIRT] mit Yttrium-90- oder Rhenium-188- oder Holmium-166-markierten Mikrosphären
ZE2021-66 [4)]	Enzymersatztherapie bei lysosomalen Speicherkrankheiten
ZE2021-67 [4)]	Implantation einer Stent-Prothese an der Aorta, perkutan-transluminal
ZE2021-69 [4)]	Gabe von Hämin, parenteral
ZE2021-70 [4)]	Radioimmuntherapie mit 90Y-Ibritumomab-Tiuxetan, parenteral

Zusatzentgelte-Katalog [1)]
- Liste -

Für die nachfolgend aufgeführten Leistungen sind krankenhausindividuelle Entgelte nach § 6 Abs. 1 Satz 1 des Krankenhausentgeltgesetzes zu vereinbaren, soweit diese als Krankenhausleistungen erbracht werden dürfen.

Zusatzentgelt	Bezeichnung
1	2
ZE2021-71 [4)]	Radiorezeptortherapie mit DOTA-konjugierten Somatostatinanaloga
ZE2021-72 [4)]	Distraktionsmarknagel, motorisiert
ZE2021-74 [4)]	Gabe von Sunitinib, oral
ZE2021-75 [4)]	Gabe von Sorafenib, oral
ZE2021-77 [4)]	Gabe von Lenalidomid, oral
ZE2021-79 [4)]	Gabe von Nelarabin, parenteral
ZE2021-80 [2), 4)]	Gabe von Amphotericin-B-Lipidkomplex, parenteral
ZE2021-82 [3), 4)]	Peritonealdialyse, kontinuierlich, maschinell unterstützt (APD)
ZE2021-84 [4)]	Gabe von Ambrisentan, oral
ZE2021-85 [4)]	Gabe von Temsirolimus, parenteral
ZE2021-86 [4)]	Andere Neurostimulatoren und Neuroprothesen
ZE2021-88 [4)]	Komplexe neuropädiatrische Diagnostik mit weiteren Maßnahmen
ZE2021-91 [4)]	Gabe von Dasatinib, oral
ZE2021-97 [4), 6)]	Behandlung von Blutern mit Blutgerinnungsfaktoren
ZE2021-99 [4)]	Fremdbezug von Donor-Lymphozyten
ZE2021-101 [4)]	Gabe von Mifamurtid, parenteral
ZE2021-103 [4)]	Gabe von Rituximab, subkutan
ZE2021-104 [4)]	Gabe von Trastuzumab, subkutan
ZE2021-106 [4)]	Gabe von Abatacept, subkutan
ZE2021-107 [4)]	Medikamente-freisetzende bioresorbierbare Koronarstents
ZE2021-108 [4)]	Implantation einer Irisprothese
ZE2021-109 [3), 4)]	Dialyse mit High-Cut-off-Dialysemembran
ZE2021-110 [4)]	Gabe von Tocilizumab, subkutan
ZE2021-111 [4)]	Gabe von Paclitaxel, als an Albumin gebundene Nanopartikel, parenteral
ZE2021-112 [4)]	Gabe von Abirateron, oral
ZE2021-113 [4)]	Gabe von Cabazitaxel, parenteral
ZE2021-115 [4)]	Molekulares Monitoring der Resttumorlast [MRD]: Molekulargenetische Identifikation und Herstellung von patientenspezifischen Markern
ZE2021-116 [4)]	Molekulares Monitoring der Resttumorlast [MRD]: Patientenspezifische molekulargenetische Quantifizierung
ZE2021-117 [4)]	Chemosaturations-Therapie mittels perkutaner Leberperfusion
ZE2021-118 [4)]	Neurostimulatoren zur Hirnstimulation, Einkanalstimulator
ZE2021-119 [4)]	Distraktionsmarknagel, nicht motorisiert
ZE2021-120 [4)]	Gabe von Pemetrexed, parenteral
ZE2021-121 [4)]	Gabe von Etanercept, parenteral
ZE2021-122 [4)]	Gabe von Imatinib, oral
ZE2021-123 [4)]	Gabe von Caspofungin, parenteral
ZE2021-124 [4)]	Gabe von Voriconazol, oral
ZE2021-125 [4)]	Gabe von Voriconazol, parenteral
ZE2021-127 [4)]	Gabe von L-Asparaginase aus Erwinia chrysanthemi [Erwinase], parenteral
ZE2021-128 [4)]	Gabe von nicht pegylierter Asparaginase, parenteral
ZE2021-129 [4)]	Gabe von pegylierter Asparaginase, parenteral
ZE2021-130 [4)]	Gabe von Belimumab, parenteral
ZE2021-131 [4)]	Gabe von Defibrotid, parenteral
ZE2021-132 [4)]	Gabe von Thiotepa, parenteral
ZE2021-133 [4)]	Spezialisierte palliativmedizinische Komplexbehandlung durch einen internen Palliativdienst
ZE2021-134 [4)]	Spezialisierte palliativmedizinische Komplexbehandlung durch einen externen Palliativdienst
ZE2021-135 [4)]	Basisdiagnostik bei unklarem Symptomkomplex bei Neugeborenen und Säuglingen mit weiteren Maßnahmen
ZE2021-136 [4)]	Einlegen von endobronchialen Nitinolspiralen

Zusatzentgelte-Katalog [1)]
- Liste -

Für die nachfolgend aufgeführten Leistungen sind krankenhausindividuelle Entgelte nach § 6 Abs. 1 Satz 1 des Krankenhausentgeltgesetzes zu vereinbaren, soweit diese als Krankenhausleistungen erbracht werden dürfen.

Zusatzentgelt	Bezeichnung
1	2
ZE2021-137 [4), 6), 7)]	Gabe von rekombinantem aktiviertem Faktor VII
ZE2021-138 [4), 6), 8)]	Gabe von Fibrinogenkonzentrat
ZE2021-139 [4), 6), 9)]	Gabe von Blutgerinnungsfaktoren
ZE2021-140 [4)]	Gabe von Brentuximab Vedotin, parenteral
ZE2021-141 [4)]	Gabe von Enzalutamid, oral
ZE2021-142 [4)]	Gabe von Aflibercept, intravenös
ZE2021-143 [4)]	Gabe von Eltrombopag, oral
ZE2021-144 [4)]	Gabe von Obinutuzumab, parenteral
ZE2021-145 [4)]	Gabe von Ibrutinib, oral
ZE2021-146 [4)]	Gabe von Ramucirumab, parenteral
ZE2021-147 [4)]	Gabe von Bortezomib, parenteral
ZE2021-148 [4)]	Gabe von Adalimumab, parenteral
ZE2021-149 [4)]	Gabe von Infliximab, parenteral
ZE2021-150 [4)]	Gabe von Busulfan, parenteral
ZE2021-151 [4)]	Gabe von Rituximab, intravenös
ZE2021-152 [4)]	Mehrdimensionale pädiatrische Diagnostik
ZE2021-153 [4)]	Gabe von Trastuzumab, intravenös
ZE2021-154 [4)]	Gabe von Anidulafungin, parenteral
ZE2021-155 [2), 4)]	Gabe von Palifermin, parenteral
ZE2021-156 [4)]	Gabe von Posaconazol, parenteral
ZE2021-157 [4)]	Gabe von Pixantron, parenteral
ZE2021-158 [4)]	Gabe von Pertuzumab, parenteral
ZE2021-159 [4)]	Gabe von Blinatumomab, parenteral
ZE2021-160 [4)]	Gabe von Pembrolizumab, parenteral
ZE2021-161 [4)]	Gabe von Nivolumab, parenteral
ZE2021-162 [4)]	Gabe von Carfilzomib, parenteral
ZE2021-163 [4)]	Gabe von Macitentan, oral
ZE2021-164 [4)]	Gabe von Riociguat, oral
ZE2021-165 [4)]	Gabe von Nusinersen, intrathekal
ZE2021-166 [4)]	Gabe von Isavuconazol, parenteral
ZE2021-167 [4)]	Gabe von Isavuconazol, oral
ZE2021-168 [4)]	Gabe von Daratumumab, parenteral
ZE2021-169 [4)]	Gabe von Liposomalem Irinotecan, parenteral
ZE2021-170 [10)]	Gabe von Bevacizumab, parenteral
ZE2021-171 [11)]	Gabe von Clofarabin, parenteral
ZE2021-172 [12)]	Gabe von Posaconazol, oral, Suspension
ZE2021-173 [13)]	Gabe von Posaconazol, oral, Tabletten
ZE2021-174 [2), 14)]	Gabe von Liposomalem Cytarabin, intrathekal
ZE2021-175 [15), 20)]	Gabe von Filgrastim, parenteral
ZE2021-176 [16), 20)]	Gabe von Lenograstim, parenteral
ZE2021-177 [17), 20)]	Gabe von Pegfilgrastim, parenteral
ZE2021-178 [18), 20)]	Gabe von Lipegfilgrastim, parenteral
ZE2021-179 [2), 19)]	Gabe von Ofatumumab, parenteral
ZE2021-180 [21)]	Gabe von Azacytidin, parenteral
ZE2021-181 [4)]	Gabe von Ustekinumab, parenteral
ZE2021-182 [4)]	Gabe von Vedolizumab, parenteral
ZE2021-183 [4)]	Gabe von Elotuzumab, parenteral
ZE2021-184 [4)]	Gabe von Atezolizumab, parenteral
ZE2021-185 [4)]	Gabe von Ocrelizumab, parenteral

Zusatzentgelte-Katalog [1)]
- Liste -

Für die nachfolgend aufgeführten Leistungen sind krankenhausindividuelle Entgelte nach § 6 Abs. 1 Satz 1 des Krankenhausentgeltgesetzes zu vereinbaren, soweit diese als Krankenhausleistungen erbracht werden dürfen.

Zusatzentgelt	Bezeichnung
1	2
ZE2021-186 [4)]	Gabe von Venetoclax, oral
ZE2021-187 [4)]	Neurostimulatoren zur Hypoglossusnerv-Stimulation
ZE2021-188 [22)]	Patientenindividuell hergestellte Stent-Prothesen an der Aorta, ohne Öffnung
ZE2021-189 [22)]	Stent-Prothesen an der Aorta, mit Öffnung
ZE2021-190	Längerfristige Beatmungsentwöhnung

Fußnoten:

1) Die jeweiligen Definitionen (OPS-Kodes und -Texte) sind in Anlage 6 aufgeführt.

2) Das Zulassungsrecht bleibt von der Katalogaufnahme unberührt. Die Kostenträger entscheiden im Einzelfall, ob die Kosten dieser Medikamente übernommen werden.

3) Eine zusätzliche Abrechnung ist im Zusammenhang mit einer Fallpauschale der Basis-DRG L60 oder L71 oder der DRG L90B oder L90C und dem nach Anlage 3b krankenhausindividuell zu vereinbarenden Entgelt L90A nicht möglich.

4) Nach § 5 Abs. 2 Satz 3 FPV 2021 ist für diese Zusatzentgelte das bisher krankenhausindividuell vereinbarte Entgelt der Höhe nach bis zum Beginn des Wirksamwerdens der neuen Budgetvereinbarung weiter zu erheben. Dies gilt auch, sofern eine Anpassung der entsprechenden OPS-Kodes erfolgt sein sollte.

5) Die Bewertung des Zusatzentgeltes mittels einer Differenzkostenbetrachtung hat in Abhängigkeit der abzurechnenden DRG-Fallpauschalen zu erfolgen.

6) Die jeweils zugehörigen ICD-Kodes und -Texte sind in Anlage 7 aufgeführt.

7) Für das Jahr 2021 gilt ein Schwellenwert in der Höhe von 20.000 € für den im Rahmen der Behandlung des Patienten für Blutgerinnungsfaktoren angefallenen Betrag. Ab Überschreitung dieses Schwellenwertes ist der gesamte für die Behandlung des Patienten mit Blutgerinnungsfaktoren angefallene Betrag abzurechnen.

8) Für das Jahr 2021 gilt ein Schwellenwert in der Höhe von 2.500 € für den im Rahmen der Behandlung des Patienten für Blutgerinnungsfaktoren angefallenen Betrag. Ab Überschreitung dieses Schwellenwertes ist der gesamte für die Behandlung des Patienten mit Blutgerinnungsfaktoren angefallene Betrag abzurechnen.

9) Für das Jahr 2021 gilt ein Schwellenwert in der Höhe von 6.000 € für die Summe der im Rahmen der Behandlung des Patienten für Blutgerinnungsfaktoren angefallenen Beträge. Ab Überschreitung dieses Schwellenwertes ist der gesamte für die Behandlung des Patienten mit Blutgerinnungsfaktoren angefallene Betrag abzurechnen.

10) Nach § 5 Abs. 2 Satz 3 FPV 2021 ist für dieses Zusatzentgelt das bisher krankenhausindividuell vereinbarte Entgelt der Höhe nach bis zum Beginn des Wirksamwerdens der Budgetvereinbarung 2021 weiter zu erheben. Bei fehlender Budgetvereinbarung 2020 ist für dieses Zusatzentgelt das bewertete Zusatzentgelt ZE74 in Höhe von 70 Prozent der im DRG-Katalog 2019 bewerteten Höhe bis zum Beginn des Wirksamwerdens der Budgetvereinbarung 2020 weiter zu erheben. Dies gilt auch, sofern eine Anpassung der entsprechenden OPS-Kodes erfolgt sein sollte.

11) Nach § 5 Abs. 2 Satz 3 FPV 2021 ist für dieses Zusatzentgelt das bisher krankenhausindividuell vereinbarte Entgelt der Höhe nach bis zum Beginn des Wirksamwerdens der Budgetvereinbarung 2021 weiter zu erheben. Bei fehlender Budgetvereinbarung 2020 ist für dieses Zusatzentgelt das bewertete Zusatzentgelt ZE142 in Höhe von 70 Prozent der im DRG-Katalog 2019 bewerteten Höhe bis zum Beginn des Wirksamwerdens der Budgetvereinbarung 2020 weiter zu erheben. Dies gilt auch, sofern eine Anpassung der entsprechenden OPS-Kodes erfolgt sein sollte.

12) Nach § 5 Abs. 2 Satz 3 FPV 2021 ist für dieses Zusatzentgelt das bisher krankenhausindividuell vereinbarte Entgelt der Höhe nach bis zum Beginn des Wirksamwerdens der Budgetvereinbarung 2021 weiter zu erheben. Bei fehlender Budgetvereinbarung 2020 ist für dieses Zusatzentgelt das bewertete Zusatzentgelt ZE150 in Höhe von 70 Prozent der im DRG-Katalog 2019 bewerteten Höhe bis zum Beginn des Wirksamwerdens der Budgetvereinbarung 2020 weiter zu erheben. Dies gilt auch, sofern eine Anpassung der entsprechenden OPS-Kodes erfolgt sein sollte.

13) Nach § 5 Abs. 2 Satz 3 FPV 2021 ist für dieses Zusatzentgelt das bisher krankenhausindividuell vereinbarte Entgelt der Höhe nach bis zum Beginn des Wirksamwerdens der Budgetvereinbarung 2021 weiter zu erheben. Bei fehlender Budgetvereinbarung 2020 ist für dieses Zusatzentgelt das bewertete Zusatzentgelt ZE166 in Höhe von 70 Prozent der im DRG-Katalog 2019 bewerteten Höhe bis zum Beginn des Wirksamwerdens der Budgetvereinbarung 2020 weiter zu erheben. Dies gilt auch, sofern eine Anpassung der entsprechenden OPS-Kodes erfolgt sein sollte.

Fußnoten (Fortsetzung):

14) Nach § 5 Abs. 2 Satz 3 FPV 2021 ist für dieses Zusatzentgelt das bisher krankenhausindividuell vereinbarte Entgelt der Höhe nach bis zum Beginn des Wirksamwerdens der Budgetvereinbarung 2021 weiter zu erheben. Bei fehlender Budgetvereinbarung 2020 ist für dieses Zusatzentgelt das bewertete Zusatzentgelt ZE75 in Höhe von 70 Prozent der im DRG-Katalog 2019 bewerteten Höhe bis zum Beginn des Wirksamwerdens der Budgetvereinbarung 2020 weiter zu erheben. Dies gilt auch, sofern eine Anpassung der entsprechenden OPS-Kodes erfolgt sein sollte.

15) Nach § 5 Abs. 2 Satz 3 FPV 2021 ist für dieses Zusatzentgelt das bisher krankenhausindividuell vereinbarte Entgelt der Höhe nach bis zum Beginn des Wirksamwerdens der Budgetvereinbarung 2021 weiter zu erheben. Bei fehlender Budgetvereinbarung 2020 ist für dieses Zusatzentgelt das bewertete Zusatzentgelt ZE40 in Höhe von 70 Prozent der im DRG-Katalog 2019 bewerteten Höhe bis zum Beginn des Wirksamwerdens der Budgetvereinbarung 2020 weiter zu erheben. Dies gilt auch, sofern eine Anpassung der entsprechenden OPS-Kodes erfolgt sein sollte.

16) Nach § 5 Abs. 2 Satz 3 FPV 2021 ist für dieses Zusatzentgelt das bisher krankenhausindividuell vereinbarte Entgelt der Höhe nach bis zum Beginn des Wirksamwerdens der Budgetvereinbarung 2021 weiter zu erheben. Bei fehlender Budgetvereinbarung 2020 ist für dieses Zusatzentgelt das bewertete Zusatzentgelt ZE42 in Höhe von 70 Prozent der im DRG-Katalog 2019 bewerteten Höhe bis zum Beginn des Wirksamwerdens der Budgetvereinbarung 2020 weiter zu erheben. Dies gilt auch, sofern eine Anpassung der entsprechenden OPS-Kodes erfolgt sein sollte.

17) Nach § 5 Abs. 2 Satz 3 FPV 2021 ist für dieses Zusatzentgelt das bisher krankenhausindividuell vereinbarte Entgelt der Höhe nach bis zum Beginn des Wirksamwerdens der Budgetvereinbarung 2021 weiter zu erheben. Bei fehlender Budgetvereinbarung 2020 ist für dieses Zusatzentgelt das bewertete Zusatzentgelt ZE71 in Höhe von 70 Prozent der im DRG-Katalog 2019 bewerteten Höhe bis zum Beginn des Wirksamwerdens der Budgetvereinbarung 2020 weiter zu erheben. Dies gilt auch, sofern eine Anpassung der entsprechenden OPS-Kodes erfolgt sein sollte.

18) Nach § 5 Abs. 2 Satz 3 FPV 2021 ist für dieses Zusatzentgelt das bisher krankenhausindividuell vereinbarte Entgelt der Höhe nach bis zum Beginn des Wirksamwerdens der Budgetvereinbarung 2021 weiter zu erheben. Bei fehlender Budgetvereinbarung 2020 ist für dieses Zusatzentgelt das bewertete Zusatzentgelt ZE160 in Höhe von 70 Prozent der im DRG-Katalog 2019 bewerteten Höhe bis zum Beginn des Wirksamwerdens der Budgetvereinbarung 2020 weiter zu erheben. Dies gilt auch, sofern eine Anpassung der entsprechenden OPS-Kodes erfolgt sein sollte.

19) Nach § 5 Abs. 2 Satz 3 FPV 2021 ist für dieses Zusatzentgelt das bisher krankenhausindividuell vereinbarte Entgelt der Höhe nach bis zum Beginn des Wirksamwerdens der Budgetvereinbarung 2021 weiter zu erheben. Bei fehlender Budgetvereinbarung 2020 ist für dieses Zusatzentgelt das bewertete Zusatzentgelt ZE155 in Höhe von 70 Prozent der im DRG-Katalog 2019 bewerteten Höhe bis zum Beginn des Wirksamwerdens der Budgetvereinbarung 2020 weiter zu erheben. Dies gilt auch, sofern eine Anpassung der entsprechenden OPS-Kodes erfolgt sein sollte.

20) Bei der Vereinbarung der Entgelthöhen für die Zusatzentgelte für Granulozyten-Kolonie-stimulierende Faktoren wird in analoger Umsetzung der bisherigen Bewertung empfohlen, die Verhandlungen zu den Entgelthöhen auf Basis der krankenhausindividuellen Kostensituation zu führen und bei der finalen Vereinbarung die Entgelthöhe der Zusatzentgelte für Pegfilgrastim (ZE2021-177) bzw. Lipegfilgrastim (ZE2021-178) um einen Betrag zu reduzieren, der in etwa dem dreifachen Wert der Kosten einer typischen Tagesdosis Filgrastim (ZE2021-175) bzw. Lenograstim (ZE2021-176) entspricht.

21) Nach § 5 Abs. 2 Satz 3 FPV 2021 ist für dieses Zusatzentgelt das bisherige bewertete Zusatzentgelt ZE124 aus 2020 bis zum Beginn des Wirksamwerdens der neuen Budgetvereinbarung der Höhe nach weiter zu erheben. Dies gilt auch, sofern eine Anpassung der entsprechenden OPS-Kodes erfolgt sein sollte.

22) Nach § 5 Abs. 2 Satz 3 FPV 2021 ist für dieses Zusatzentgelt das bisher krankenhausindividuell vereinbarte Entgelt für ZE2020-53 der Höhe nach bis zum Beginn des Wirksamwerdens der neuen Budgetvereinbarung weiter zu erheben. Dies gilt auch, sofern eine Anpassung der entsprechenden OPS-Kodes erfolgt sein sollte.

Zusatzentgelte-Katalog
- Definition und differenzierte Beträge -

ZE	Bezeichnung	ZE_D	OPS Version 2021		Betrag
			OPS-Kode	OPS-Text	
1	2	3	4	5	6
ZE01.01 [1]	Hämodialyse, intermittierend, Alter > 14 Jahre		8-854.2	Hämodialyse: Intermittierend, Antikoagulation mit Heparin oder ohne Antikoagulation	siehe Anlage 2
			8-854.3	Hämodialyse: Intermittierend, Antikoagulation mit sonstigen Substanzen	
			8-854.4	Hämodialyse: Verlängert intermittierend, Antikoagulation mit Heparin oder ohne	
			8-854.5	Hämodialyse: Verlängert intermittierend, Antikoagulation mit sonstigen Substanzen	
ZE01.02 [1]	Hämodialyse, intermittierend, Alter < 15 Jahre		8-854.2	Hämodialyse: Intermittierend, Antikoagulation mit Heparin oder ohne Antikoagulation	siehe Anlage 2
			8-854.3	Hämodialyse: Intermittierend, Antikoagulation mit sonstigen Substanzen	
			8-854.4	Hämodialyse: Verlängert intermittierend, Antikoagulation mit Heparin oder ohne	
			8-854.5	Hämodialyse: Verlängert intermittierend, Antikoagulation mit sonstigen Substanzen	
ZE02 [1]	Hämodiafiltration, intermittierend		8-855.3	Hämodiafiltration: Intermittierend, Antikoagulation mit Heparin oder ohne Antikoagulation	siehe Anlage 2
			8-855.4	Hämodiafiltration: Intermittierend, Antikoagulation mit sonstigen Substanzen	
			8-855.5	Hämodiafiltration: Verlängert intermittierend, Antikoagulation mit Heparin oder ohne	
			8-855.6	Hämodiafiltration: Verlängert intermittierend, Antikoagulation mit sonstigen Substanzen	
ZE09	Vollimplantierbare Medikamentenpumpe mit programmierbarem variablen Tagesprofil		5-028.11	Funktionelle Eingriffe an Schädel, Gehirn und Hirnhäuten: Implantation oder Wechsel einer Medikamentenpumpe zur intraventrikulären Infusion: Vollimplantierbare Medikamentenpumpe mit programmierbarem variablen Tagesprofil	siehe Anlage 2
			5-038.41	Operationen am spinalen Liquorsystem: Implantation oder Wechsel einer Medikamentenpumpe zur intrathekalen und/oder epiduralen Infusion: Vollimplantierbare Medikamentenpumpe mit programmierbarem	
ZE10	Künstlicher Blasenschließmuskel		5-597.0*	Eingriffe bei artifiziellem Harnblasensphinkter: Implantation	siehe Anlage 2
			5-597.30	Eingriffe bei artifiziellem Harnblasensphinkter: Wechsel: Vollständig, bulbär, 1 Cuff	
			5-597.31	Eingriffe bei artifiziellem Harnblasensphinkter: Wechsel: Vollständig, bulbär, 2 Cuffs	
			5-597.32	Eingriffe bei artifiziellem Harnblasensphinkter: Wechsel: Vollständig, am Blasenhals	
ZE11	Wirbelkörperersatz			Wirbelkörperersatz und komplexe Rekonstruktion der Wirbelsäule: Wirbelkörperersatz durch Implantat	
		ZE11.01	5-837.00	1 Wirbelkörper	832,87 €
		ZE11.02	5-837.01	2 Wirbelkörper	1.448,82 €
		ZE11.03	5-837.02	3 Wirbelkörper	2.064,77 €
		ZE11.04	5-837.04	4 Wirbelkörper	2.680,72 €
		ZE11.05	5-837.05	5 oder mehr Wirbelkörper	3.296,67 €
ZE17	Gabe von Gemcitabin, parenteral			Applikation von Medikamenten, Liste 1: Gemcitabin, parenteral	
		ZE17.10	6-001.19	19,0 g bis unter 22,0 g	209,13 €
		ZE17.11	6-001.1a	22,0 g bis unter 25,0 g	240,50 €
		ZE17.12	6-001.1b	25,0 g bis unter 28,0 g	271,87 €
		ZE17.13	6-001.1c	28,0 g bis unter 31,0 g	303,24 €
		ZE17.14	6-001.1d	31,0 g bis unter 34,0 g	334,61 €
		ZE17.15	6-001.1e	34,0 g oder mehr	365,98 €

Zusatzentgelte-Katalog
- Definition und differenzierte Beträge -

ZE	Bezeichnung	ZE_D	OPS Version 2021		Betrag
			OPS-Kode	OPS-Text	
1	2	3	4	5	6
ZE19	Gabe von Irinotecan, parenteral			Applikation von Medikamenten, Liste 1: Irinotecan, parenteral	
		ZE19.14	6-001.3d	2.000 mg bis unter 2.200 mg	146,32 €
		ZE19.15	6-001.3e	2.200 mg bis unter 2.400 mg	160,48 €
		ZE19.16	6-001.3f	2.400 mg bis unter 2.600 mg	174,64 €
		ZE19.17	6-001.3g	2.600 mg bis unter 2.800 mg	188,80 €
		ZE19.18	6-001.3h	2.800 mg bis unter 3.000 mg	202,96 €
		ZE19.19	6-001.3j	3.000 mg oder mehr	217,12 €
ZE30 [8)]	Gabe von Prothrombinkomplex, parenteral			Transfusion von Plasma und anderen Plasmabestandteilen und gentechnisch hergestellten Plasmaproteinen: Prothrombinkomplex	
		ZE30.02	8-812.53	3.500 IE bis unter 4.500 IE	868,28 €
		ZE30.03	8-812.54	4.500 IE bis unter 5.500 IE	1.103,45 €
		ZE30.04	8-812.55	5.500 IE bis unter 6.500 IE	1.331,75 €
		ZE30.05	8-812.56	6.500 IE bis unter 7.500 IE	1.560,05 €
		ZE30.06	8-812.57	7.500 IE bis unter 8.500 IE	1.788,35 €
		ZE30.07	8-812.58	8.500 IE bis unter 9.500 IE	2.016,12 €
		ZE30.08	8-812.59	9.500 IE bis unter 10.500 IE	2.241,42 €
		ZE30.09	8-812.5a	10.500 IE bis unter 15.500 IE	2.777,65 €
		ZE30.10	8-812.5b	15.500 IE bis unter 20.500 IE	3.919,15 €
		ZE30.11	8-812.5c	20.500 IE bis unter 25.500 IE	5.060,65 €
		ZE30.12	8-812.5d	25.500 IE bis unter 30.500 IE	6.202,15 €
		ZE30.13		Siehe weitere Differenzierung ZE30.14 - ZE30.23	
		ZE30.14	8-812.5f	30.500 IE bis unter 40.500 IE	7.533,90 €
		ZE30.15	8-812.5g	40.500 IE bis unter 50.500 IE	9.816,90 €
		ZE30.16	8-812.5h	50.500 IE bis unter 60.500 IE	12.099,90 €
		ZE30.17	8-812.5j	60.500 IE bis unter 80.500 IE	14.953,65 €
		ZE30.18	8-812.5k	80.500 IE bis unter 100.500 IE	19.519,65 €
		ZE30.19	8-812.5m	100.500 IE bis unter 120.500 IE	24.085,65 €
		ZE30.20	8-812.5n	120.500 IE bis unter 140.500 IE	28.651,65 €
		ZE30.21	8-812.5p	140.500 IE bis unter 160.500 IE	33.217,65 €
		ZE30.22	8-812.5q	160.500 IE bis unter 200.500 IE	38.925,15 €
		ZE30.23	8-812.5r	200.500 IE oder mehr	48.057,15 €
ZE36	Plasmapherese			Therapeutische Plasmapherese	
		ZE36.01	8-820.00	1 Plasmapherese	1.099,79 €
			8-820.10	1 Plasmapherese	
			8-820.20	1 Plasmapherese	
			8-826.*0	1 Doppelfiltrationsplasmapherese	
		ZE36.02	8-820.01	2 Plasmapheresen	2.199,58 €
			8-820.11	2 Plasmapheresen	
			8-820.21	2 Plasmapheresen	
			8-826.*1	2 Doppelfiltrationsplasmapheresen	
		ZE36.03	8-820.02	3 Plasmapheresen	3.299,37 €
			8-820.12	3 Plasmapheresen	
			8-820.22	3 Plasmapheresen	
			8-826.*2	3 Doppelfiltrationsplasmapheresen	
		ZE36.04	8-820.03	4 Plasmapheresen	4.399,16 €
			8-820.13	4 Plasmapheresen	
			8-820.23	4 Plasmapheresen	
			8-826.*3	4 Doppelfiltrationsplasmapheresen	
		ZE36.05	8-820.04	5 Plasmapheresen	5.498,95 €
			8-820.14	5 Plasmapheresen	
			8-820.24	5 Plasmapheresen	
			8-826.*4	5 Doppelfiltrationsplasmapheresen	
		ZE36.06	8-820.08	6 Plasmapheresen	6.598,74 €
			8-820.18	6 Plasmapheresen	
			8-820.25	6 Plasmapheresen	
			8-826.*5	6 Doppelfiltrationsplasmapheresen	

Zusatzentgelte-Katalog
- Definition und differenzierte Beträge -

ZE	Bezeichnung	ZE_D	OPS Version 2021		Betrag
			OPS-Kode	OPS-Text	
1	2	3	4	5	6
		ZE36.07	8-820.09	7 Plasmapheresen	7.698,53 €
			8-820.19	7 Plasmapheresen	
			8-820.26	7 Plasmapheresen	
			8-826.*6	7 Doppelfiltrationsplasmapheresen	
		ZE36.08	8-820.0a	8 Plasmapheresen	8.798,32 €
			8-820.1a	8 Plasmapheresen	
			8-820.27	8 Plasmapheresen	
			8-826.*7	8 Doppelfiltrationsplasmapheresen	
		ZE36.09	8-820.0b	9 Plasmapheresen	9.898,11 €
			8-820.1b	9 Plasmapheresen	
			8-820.28	9 Plasmapheresen	
			8-826.*8	9 Doppelfiltrationsplasmapheresen	
		ZE36.10	8-820.0c	10 Plasmapheresen	10.997,90 €
			8-820.1c	10 Plasmapheresen	
			8-820.29	10 Plasmapheresen	
			8-826.*9	10 Doppelfiltrationsplasmapheresen	
		ZE36.11	8-820.0d	11 Plasmapheresen	12.097,69 €
			8-820.1d	11 Plasmapheresen	
			8-820.2a	11 Plasmapheresen	
			8-826.*a	11 Doppelfiltrationsplasmapheresen	
		ZE36.12	8-820.0e	12 Plasmapheresen	13.197,48 €
			8-820.1e	12 Plasmapheresen	
			8-820.2b	12 Plasmapheresen	
			8-826.*b	12 Doppelfiltrationsplasmapheresen	
		ZE36.13	8-820.0f	13 Plasmapheresen	14.297,27 €
			8-820.1f	13 Plasmapheresen	
			8-820.2c	13 Plasmapheresen	
			8-826.*c	13 Doppelfiltrationsplasmapheresen	
		ZE36.14	8-820.0g	14 Plasmapheresen	15.397,06 €
			8-820.1g	14 Plasmapheresen	
			8-820.2d	14 Plasmapheresen	
			8-826.*d	14 Doppelfiltrationsplasmapheresen	
		ZE36.15	8-820.0h	15 Plasmapheresen	16.496,85 €
			8-820.1h	15 Plasmapheresen	
			8-820.2e	15 Plasmapheresen	
			8-826.*e	15 Doppelfiltrationsplasmapheresen	
		ZE36.16	8-820.0j	16 bis 17 Plasmapheresen	18.146,54 €
			8-820.1j	16 bis 17 Plasmapheresen	
			8-820.2f	16 bis 17 Plasmapheresen	
			8-826.*f	16 bis 17 Doppelfiltrationsplasmapheresen	
		ZE36.17	8-820.0k	18 bis 19 Plasmapheresen	20.346,12 €
			8-820.1k	18 bis 19 Plasmapheresen	
			8-820.2g	18 bis 19 Plasmapheresen	
			8-826.*g	18 bis 19 Doppelfiltrationsplasmapheresen	
		ZE36.18	8-820.0m	20 bis 21 Plasmapheresen	22.545,70 €
			8-820.1m	20 bis 21 Plasmapheresen	
			8-820.2h	20 bis 21 Plasmapheresen	
			8-826.*h	20 bis 21 Doppelfiltrationsplasmapheresen	
		ZE36.19	8-820.0n	22 bis 23 Plasmapheresen	24.745,28 €
			8-820.1n	22 bis 23 Plasmapheresen	
			8-820.2j	22 bis 23 Plasmapheresen	
			8-826.*j	22 bis 23 Doppelfiltrationsplasmapheresen	
		ZE36.20	8-820.0p	24 bis 25 Plasmapheresen	26.944,86 €
			8-820.1p	24 bis 25 Plasmapheresen	
			8-820.2k	24 bis 25 Plasmapheresen	
			8-826.*k	24 bis 25 Doppelfiltrationsplasmapheresen	

Zusatzentgelte-Katalog
- Definition und differenzierte Beträge -

ZE	Bezeichnung	ZE_D	OPS Version 2021		Betrag
			OPS-Kode	OPS-Text	
1	2	3	4	5	6
		ZE36.21	8-820.0q	26 bis 28 Plasmapheresen	29.694,33 €
			8-820.1q	26 bis 28 Plasmapheresen	
			8-820.2m	26 bis 28 Plasmapheresen	
			8-826.*m	26 bis 28 Doppelfiltrationsplasmapheresen	
		ZE36.22	8-820.0r	29 bis 31 Plasmapheresen	32.993,70 €
			8-820.1r	29 bis 31 Plasmapheresen	
			8-820.2n	29 bis 31 Plasmapheresen	
			8-826.*n	29 bis 31 Doppelfiltrationsplasmapheresen	
		ZE36.23	8-820.0s	32 bis 34 Plasmapheresen	36.293,07 €
			8-820.1s	32 bis 34 Plasmapheresen	
			8-820.2p	32 bis 34 Plasmapheresen	
			8-826.*p	32 bis 34 Doppelfiltrationsplasmapheresen	
		ZE36.24	8-820.0t	35 bis 39 Plasmapheresen	40.692,23 €
			8-820.1t	35 bis 39 Plasmapheresen	
			8-820.2q	35 bis 39 Plasmapheresen	
			8-826.*q	35 bis 39 Doppelfiltrationsplasmapheresen	
		ZE36.25	8-820.0u	40 bis 44 Plasmapheresen	46.191,18 €
			8-820.1u	40 bis 44 Plasmapheresen	
			8-820.2r	40 bis 44 Plasmapheresen	
			8-826.*r	40 bis 44 Doppelfiltrationsplasmapheresen	
		ZE36.26	8-820.0v	45 bis 49 Plasmapheresen	51.690,13 €
			8-820.1v	45 bis 49 Plasmapheresen	
			8-820.2s	45 bis 49 Plasmapheresen	
			8-826.*s	45 bis 49 Doppelfiltrationsplasmapheresen	
		ZE36.27	8-820.0w	50 oder mehr Plasmapheresen	57.189,08 €
			8-820.1w	50 oder mehr Plasmapheresen	
			8-820.2t	50 oder mehr Plasmapheresen	
			8-826.*t	50 oder mehr Doppelfiltrationsplasmapheresen	
ZE37	Extrakorporale Photopherese		8-824	Photopherese	siehe Anlage 2
ZE44	Gabe von Topotecan, parenteral			Applikation von Medikamenten, Liste 2: Topotecan, parenteral	
		ZE44.01	6-002.4c	30,0 mg bis unter 40,0 mg	93,26 €
		ZE44.02	6-002.4d	40,0 mg bis unter 50,0 mg	121,24 €
		ZE44.03	6-002.4e	50,0 mg bis unter 60,0 mg	149,22 €
		ZE44.04	6-002.4f	60,0 mg bis unter 70,0 mg	177,20 €
		ZE44.05	6-002.4g	70,0 mg oder mehr	205,18 €
ZE47	Gabe von Antithrombin III, parenteral			Transfusion von Plasmabestandteilen und gentechnisch hergestellten Plasmaproteinen: Antithrombin III	
		ZE47.01[6)]	8-810.g1	2.000 IE bis unter 3.500 IE	148,75 €
		ZE47.02[6)]	8-810.g2	3.500 IE bis unter 5.000 IE	238,00 €
		ZE47.03[6)]	8-810.g3	5.000 IE bis unter 7.000 IE	337,17 €
		ZE47.04	8-810.g4	7.000 IE bis unter 10.000 IE	476,00 €
		ZE47.05	8-810.g5	10.000 IE bis unter 15.000 IE	694,17 €
		ZE47.06	8-810.g6	15.000 IE bis unter 20.000 IE	991,67 €
		ZE47.07	8-810.g7	20.000 IE bis unter 25.000 IE	1.289,17 €
		ZE47.08	8-810.g8	25.000 IE bis unter 30.000 IE	1.586,67 €
		ZE47.09	8-810.ga	30.000 IE bis unter 40.000 IE	1.983,33 €
		ZE47.10	8-810.gb	40.000 IE bis unter 50.000 IE	2.578,33 €
		ZE47.11	8-810.gc	50.000 IE bis unter 60.000 IE	3.173,33 €
		ZE47.12	8-810.gd	60.000 IE bis unter 70.000 IE	3.768,33 €
		ZE47.13	8-810.ge	70.000 IE bis unter 90.000 IE	4.561,67 €
		ZE47.14	8-810.gf	90.000 IE bis unter 110.000 IE	5.751,67 €
		ZE47.15	8-810.gg	110.000 IE bis unter 130.000 IE	6.941,67 €
		ZE47.16	8-810.gh	130.000 IE bis unter 150.000 IE	8.131,67 €
		ZE47.17	8-810.gj	150.000 IE oder mehr	9.321,67 €

Zusatzentgelte-Katalog
- Definition und differenzierte Beträge -

ZE	Bezeichnung	ZE_D	OPS Version 2021		Betrag
			OPS-Kode	OPS-Text	
1	2	3	4	5	6
ZE48	Gabe von Aldesleukin, parenteral			Applikation von Medikamenten, Liste 1: Aldesleukin, parenteral	
		ZE48.01	6-001.80	45 Mio. IE bis unter 65 Mio. IE	1.032,53 €
		ZE48.02	6-001.81	65 Mio. IE bis unter 85 Mio. IE	1.432,22 €
		ZE48.03	6-001.82	85 Mio. IE bis unter 105 Mio. IE	1.831,90 €
		ZE48.04	6-001.83	105 Mio. IE bis unter 125 Mio. IE	2.231,59 €
		ZE48.05	6-001.84	125 Mio. IE bis unter 145 Mio. IE	2.631,28 €
		ZE48.06	6-001.85	145 Mio. IE bis unter 165 Mio. IE	3.030,97 €
		ZE48.07	6-001.86	165 Mio. IE bis unter 185 Mio. IE	3.430,66 €
		ZE48.08	6-001.87	185 Mio. IE bis unter 205 Mio. IE	3.830,34 €
		ZE48.09	6-001.88	205 Mio. IE bis unter 245 Mio. IE	4.363,26 €
		ZE48.10	6-001.89	245 Mio. IE bis unter 285 Mio. IE	5.162,64 €
		ZE48.11	6-001.8a	285 Mio. IE bis unter 325 Mio. IE	5.962,01 €
		ZE48.12	6-001.8b	325 Mio. IE bis unter 365 Mio. IE	6.761,39 €
		ZE48.13	6-001.8c	365 Mio. IE bis unter 405 Mio. IE	7.560,76 €
		ZE48.14	6-001.8d	405 Mio. IE bis unter 445 Mio. IE	8.360,14 €
		ZE48.15	6-001.8e	445 Mio. IE bis unter 485 Mio. IE	9.159,52 €
		ZE48.16	6-001.8f	485 Mio. IE bis unter 525 Mio. IE	9.958,89 €
		ZE48.17	6-001.8g	525 Mio. IE bis unter 565 Mio. IE	10.758,27 €
		ZE48.18	6-001.8h	565 Mio. IE bis unter 625 Mio. IE	11.690,87 €
		ZE48.19	6-001.8j	625 Mio. IE bis unter 685 Mio. IE	12.889,94 €
		ZE48.20	6-001.8k	685 Mio. IE bis unter 745 Mio. IE	14.089,00 €
		ZE48.21	6-001.8m	745 Mio. IE bis unter 805 Mio. IE	15.288,07 €
		ZE48.22	6-001.8n	805 Mio. IE oder mehr	16.487,13 €
ZE50	Gabe von Cetuximab, parenteral			Applikation von Medikamenten, Liste 1: Cetuximab, parenteral	
		ZE50.01	6-001.a0	250 mg bis unter 350 mg	721,82 €
		ZE50.02	6-001.a1	350 mg bis unter 450 mg	976,58 €
		ZE50.03	6-001.a2	450 mg bis unter 550 mg	1.231,34 €
		ZE50.04	6-001.a3	550 mg bis unter 650 mg	1.486,10 €
		ZE50.05	6-001.a4	650 mg bis unter 750 mg	1.740,86 €
		ZE50.06	6-001.a5	750 mg bis unter 850 mg	1.995,62 €
		ZE50.07	6-001.a6	850 mg bis unter 1.050 mg	2.335,30 €
		ZE50.08	6-001.a7	1.050 mg bis unter 1.250 mg	2.844,82 €
		ZE50.09	6-001.a8	1.250 mg bis unter 1.450 mg	3.354,34 €
		ZE50.10	6-001.a9	1.450 mg bis unter 1.650 mg	3.863,86 €
		ZE50.11	6-001.aa	1.650 mg bis unter 1.850 mg	4.373,38 €
		ZE50.12	6-001.ab	1.850 mg bis unter 2.150 mg	4.967,82 €
		ZE50.13	6-001.ac	2.150 mg bis unter 2.450 mg	5.732,10 €
		ZE50.14	6-001.ad	2.450 mg bis unter 2.750 mg	6.496,38 €
		ZE50.15	6-001.ae	2.750 mg bis unter 3.050 mg	7.260,66 €
		ZE50.16	6-001.af	3.050 mg bis unter 3.350 mg	8.024,94 €
		ZE50.17		Siehe weitere Differenzierung ZE50.18 - ZE50.20	
		ZE50.18	6-001.ah	3.350 mg bis unter 3.950 mg	9.043,98 €
		ZE50.19	6-001.aj	3.950 mg bis unter 4.550 mg	10.572,54 €
		ZE50.20	6-001.ak	4.550 mg oder mehr	12.101,10 €
ZE51	Gabe von Human-Immunglobulin, spezifisch gegen Hepatitis-B-surface-Antigen, parenteral			Transfusion von Plasmabestandteilen und gentechnisch hergestellten Plasmaproteinen: Human-Immunglobulin, spezifisch gegen Hepatitis-B-surface-Antigen [HBsAg]	
		ZE51.01	8-810.q0	2.000 IE bis unter 4.000 IE	1.669,40 €
		ZE51.02	8-810.q1	4.000 IE bis unter 6.000 IE	3.338,80 €
		ZE51.03	8-810.q2	6.000 IE bis unter 8.000 IE	5.008,20 €
		ZE51.04	8-810.q3	8.000 IE bis unter 10.000 IE	6.677,60 €
		ZE51.05	8-810.q4	10.000 IE bis unter 12.000 IE	8.347,00 €
		ZE51.06	8-810.q5	12.000 IE bis unter 14.000 IE	10.016,40 €
		ZE51.07	8-810.q6	14.000 IE bis unter 16.000 IE	11.685,80 €
		ZE51.08	8-810.q7	16.000 IE bis unter 18.000 IE	13.355,20 €
		ZE51.09	8-810.q8	18.000 IE bis unter 20.000 IE	15.024,60 €

Zusatzentgelte-Katalog
- Definition und differenzierte Beträge -

ZE	Bezeichnung	ZE_D	OPS Version 2021		Betrag
			OPS-Kode	OPS-Text	
1	2	3	4	5	6
		ZE51.10	8-810.q9	20.000 IE bis unter 22.000 IE	16.694,00 €
		ZE51.11	8-810.qa	22.000 IE bis unter 24.000 IE	18.363,40 €
		ZE51.12	8-810.qb	24.000 IE bis unter 28.000 IE	20.032,80 €
		ZE51.13	8-810.qc	28.000 IE bis unter 32.000 IE	23.371,60 €
		ZE51.14	8-810.qd	32.000 IE bis unter 36.000 IE	26.710,40 €
		ZE51.15	8-810.qe	36.000 IE bis unter 40.000 IE	30.049,20 €
		ZE51.16	8-810.qf	40.000 IE bis unter 46.000 IE	33.388,00 €
		ZE51.17	8-810.qg	46.000 IE bis unter 52.000 IE	38.396,20 €
		ZE51.18	8-810.qh	52.000 IE bis unter 58.000 IE	43.404,40 €
		ZE51.19	8-810.qj	58.000 IE bis unter 64.000 IE	48.412,60 €
		ZE51.20		Siehe weitere Differenzierung ZE51.21 bis ZE51.25	
		ZE51.21	8-810.qm	64.000 IE bis unter 76.000 IE	53.420,80 €
		ZE51.22	8-810.qn	76.000 IE bis unter 88.000 IE	63.437,20 €
		ZE51.23	8-810.qp	88.000 IE bis unter 100.000 IE	73.453,60 €
		ZE51.24	8-810.qq	100.000 IE bis unter 112.000 IE	83.470,00 €
		ZE51.25	8-810.qr	112.000 IE oder mehr	93.486,40 €
ZE52	Gabe von Liposomalem Doxorubicin, parenteral			Applikation von Medikamenten, Liste 1: Liposomales Doxorubicin, parenteral	
		ZE52.01[6)]	6-001.b0	10 mg bis unter 20 mg	285,05 €
		ZE52.02[6)]	6-001.b1	20 mg bis unter 30 mg	498,83 €
		ZE52.03	6-001.b2	30 mg bis unter 40 mg	712,62 €
		ZE52.04	6-001.b3	40 mg bis unter 50 mg	921,63 €
		ZE52.05	6-001.b4	50 mg bis unter 60 mg	1.115,11 €
		ZE52.06	6-001.b5	60 mg bis unter 70 mg	1.353,98 €
		ZE52.07	6-001.b6	70 mg bis unter 80 mg	1.567,76 €
		ZE52.08	6-001.b7	80 mg bis unter 90 mg	1.781,55 €
		ZE52.09	6-001.b8	90 mg bis unter 100 mg	1.995,34 €
		ZE52.10	6-001.b9	100 mg bis unter 110 mg	2.209,12 €
		ZE52.11	6-001.ba	110 mg bis unter 120 mg	2.422,91 €
		ZE52.12	6-001.bb	120 mg bis unter 140 mg	2.707,96 €
		ZE52.13	6-001.bc	140 mg bis unter 160 mg	3.135,53 €
		ZE52.14	6-001.bd	160 mg bis unter 180 mg	3.563,10 €
		ZE52.15	6-001.be	180 mg bis unter 200 mg	3.990,67 €
		ZE52.16	6-001.bf	200 mg bis unter 220 mg	4.418,24 €
		ZE52.17	6-001.bg	220 mg bis unter 240 mg	4.845,82 €
		ZE52.18	6-001.bh	240 mg bis unter 260 mg	5.273,39 €
		ZE52.19	6-001.bj	260 mg bis unter 280 mg	5.700,96 €
		ZE52.20	6-001.bk	280 mg bis unter 300 mg	6.128,53 €
		ZE52.21	6-001.bm	300 mg bis unter 320 mg	6.556,10 €
		ZE52.22	6-001.bn	320 mg oder mehr	6.983,68 €
ZE56	Vollimplantierbare Medikamentenpumpe mit konstanter Flussrate		5-028.10	Funktionelle Eingriffe an Schädel, Gehirn und Hirnhäuten: Implantation oder Wechsel einer Medikamentenpumpe zur intraventrikulären Infusion: Vollimplantierbare Medikamentenpumpe mit konstanter Flussrate	siehe Anlage 2
			5-038.40	Operationen am spinalen Liquorsystem: Implantation oder Wechsel einer Medikamentenpumpe zur intrathekalen und/oder epiduralen Infusion: Vollimplantierbare Medikamentenpumpe mit konstanter Flussrate	

Zusatzentgelte-Katalog
- Definition und differenzierte Beträge -

ZE	Bezeichnung	ZE_D	OPS Version 2021		Betrag
			OPS-Kode	OPS-Text	
1	2	3	4	5	6
ZE58	Hydraulische Penisprothesen		5-649.51	Andere Operationen am Penis: Implantation einer Penisprothese: Hydraulische Prothese	siehe Anlage 2
			5-649.a1	Andere Operationen am Penis: Wechsel einer semirigiden Penisprothese: In eine hydraulische Prothese	
			5-649.b1	Andere Operationen am Penis: Wechsel einer hydraulischen Penisprothese: Vollständig, in eine hydraulische Prothese	
ZE60	Palliativmedizinische Komplexbehandlung	ZE60.01	8-982.1	Palliativmedizinische Komplexbehandlung: Mindestens 7 bis höchstens 13 Behandlungstage	771,42 €
		ZE60.02	8-982.2	Palliativmedizinische Komplexbehandlung: Mindestens 14 bis höchstens 20 Behandlungstage	975,16 €
		ZE60.03	8-982.3	Palliativmedizinische Komplexbehandlung: Mindestens 21 Behandlungstage	1.102,16 €
ZE61	LDL-Apherese		8-822	LDL-Apherese	siehe Anlage 2
ZE62 [1)]	Hämofiltration, intermittierend		8-853.3	Hämofiltration: Intermittierend, Antikoagulation mit Heparin oder ohne Antikoagulation	siehe Anlage 2
			8-853.4	Hämofiltration: Intermittierend, Antikoagulation mit sonstigen Substanzen	
			8-853.5	Hämofiltration: Verlängert intermittierend, Antikoagulation mit Heparin oder ohne Antikoagulation	
			8-853.6	Hämofiltration: Verlängert intermittierend, Antikoagulation mit sonstigen Substanzen	
ZE63	Gabe von Paclitaxel, parenteral			Applikation von Medikamenten, Liste 1: Paclitaxel, parenteral	
		ZE63.08	6-001.f7	1.320 mg bis unter 1.500 mg	113,02 €
		ZE63.09	6-001.f8	1.500 mg bis unter 1.680 mg	127,76 €
		ZE63.10	6-001.f9	1.680 mg bis unter 1.860 mg	142,51 €
		ZE63.11	6-001.fa	1.860 mg bis unter 2.040 mg	157,25 €
		ZE63.12	6-001.fb	2.040 mg bis unter 2.220 mg	171,99 €
		ZE63.13	6-001.fc	2.220 mg bis unter 2.400 mg	186,73 €
		ZE63.14	6-001.fd	2.400 mg oder mehr	201,47 €
ZE64	Gabe von Human-Immunglobulin, spezifisch gegen Zytomegalie-Virus, parenteral			Transfusion von Plasmabestandteilen und gentechnisch hergestellten Plasmaproteinen: Human-Immunglobulin, spezifisch gegen Zytomegalie-Virus [CMV]	
		ZE64.01[4)]	8-810.s0	1,0 g bis unter 2,0 g	357,70 €
		ZE64.02[4)]	8-810.s1	2,0 g bis unter 3,0 g	625,98 €
		ZE64.03[4)]	8-810.s2	3,0 g bis unter 5,0 g	983,69 €
		ZE64.04	8-810.s3	5,0 g bis unter 7,5 g	1.341,39 €
		ZE64.05	8-810.s4	7,5 g bis unter 10,0 g	2.012,08 €
		ZE64.06	8-810.s5	10,0 g bis unter 12,5 g	2.682,78 €
		ZE64.07	8-810.s6	12,5 g bis unter 15,0 g	3.353,47 €
		ZE64.08	8-810.s7	15,0 g bis unter 20,0 g	4.024,17 €
		ZE64.09	8-810.s8	20,0 g bis unter 25,0 g	5.365,56 €
		ZE64.10	8-810.s9	25,0 g bis unter 30,0 g	6.706,95 €
		ZE64.11	8-810.sa	30,0 g bis unter 35,0 g	8.048,34 €
		ZE64.12	8-810.sb	35,0 g bis unter 40,0 g	9.389,73 €
		ZE64.13	8-810.sc	40,0 g bis unter 45,0 g	10.731,12 €
		ZE64.14	8-810.sd	45,0 g bis unter 50,0 g	12.072,51 €
		ZE64.15		Siehe weitere Differenzierung ZE64.16 bis ZE64.24	
		ZE64.16	8-810.sf	50,0 g bis unter 60,0 g	13.413,90 €
		ZE64.17	8-810.sg	60,0 g bis unter 70,0 g	16.096,67 €
		ZE64.18	8-810.sh	70,0 g bis unter 80,0 g	18.779,45 €
		ZE64.19	8-810.sj	80,0 g bis unter 90,0 g	21.462,23 €
		ZE64.20	8-810.sk	90,0 g bis unter 100,0 g	24.145,01 €
		ZE64.21	8-810.sm	100,0 g bis unter 120,0 g	26.827,79 €
		ZE64.22	8-810.sn	120,0 g bis unter 140,0 g	32.193,35 €

Zusatzentgelte-Katalog
- Definition und differenzierte Beträge -

ZE	Bezeichnung	ZE_D	OPS Version 2021		Betrag
			OPS-Kode	OPS-Text	
1	2	3	4	5	6
		ZE64.23	8-810.sp	140,0 g bis unter 160,0 g	37.558,91 €
		ZE64.24	8-810.sq	160,0 g oder mehr	42.924,46 €
ZE67	Gabe von Human-Immunglobulin, spezifisch gegen Varicella-Zoster-Virus, parenteral			Transfusion von Plasmabestandteilen und gentechnisch hergestellten Plasmaproteinen: Human-Immunglobulin, spezifisch gegen Varicella-Zoster-Virus [VZV]	
		ZE67.01[6)]	8-810.t0	250 IE bis unter 500 IE	340,07 €
		ZE67.02[6)]	8-810.t1	500 IE bis unter 750 IE	595,12 €
		ZE67.03[6)]	8-810.t2	750 IE bis unter 1.000 IE	850,17 €
		ZE67.04	8-810.t3	1.000 IE bis unter 1.500 IE	1.020,20 €
		ZE67.05	8-810.t4	1.500 IE bis unter 2.000 IE	1.530,30 €
		ZE67.06	8-810.t5	2.000 IE bis unter 2.500 IE	2.040,40 €
		ZE67.07	8-810.t6	2.500 IE bis unter 3.000 IE	2.550,50 €
		ZE67.08	8-810.t7	3.000 IE bis unter 3.500 IE	3.060,60 €
		ZE67.09	8-810.t8	3.500 IE bis unter 4.000 IE	3.570,70 €
		ZE67.10	8-810.t9	4.000 IE bis unter 5.000 IE	4.080,80 €
		ZE67.11	8-810.ta	5.000 IE bis unter 6.000 IE	5.101,00 €
		ZE67.12	8-810.tb	6.000 IE bis unter 7.000 IE	6.121,20 €
		ZE67.13	8-810.tc	7.000 IE bis unter 8.000 IE	7.141,40 €
		ZE67.14	8-810.td	8.000 IE oder mehr	8.161,60 €
ZE70	Gabe von C1-Esteraseinhibitor, parenteral			Transfusion von Plasmabestandteilen und gentechnisch hergestellten Plasmaproteinen: C1-Esteraseinhibitor	
		ZE70.01	8-810.h3	500 Einheiten bis unter 1.000 Einheiten	797,95 €
		ZE70.02	8-810.h4	1.000 Einheiten bis unter 1.500 Einheiten	1.595,90 €
		ZE70.03	8-810.h5	1.500 Einheiten bis unter 2.000 Einheiten	2.393,85 €
		ZE70.04	8-810.h6	2.000 Einheiten bis unter 2.500 Einheiten	3.191,80 €
		ZE70.05	8-810.h7	2.500 Einheiten bis unter 3.000 Einheiten	3.989,75 €
		ZE70.06	8-810.h8	3.000 Einheiten bis unter 4.000 Einheiten	5.186,68 €
		ZE70.07	8-810.h9	4.000 Einheiten bis unter 5.000 Einheiten	6.782,58 €
		ZE70.08	8-810.ha	5.000 Einheiten bis unter 6.000 Einheiten	8.378,48 €
		ZE70.09	8-810.hb	6.000 Einheiten bis unter 7.000 Einheiten	9.974,38 €
		ZE70.10	8-810.hc	7.000 Einheiten bis unter 9.000 Einheiten	12.235,23 €
		ZE70.11	8-810.hd	9.000 Einheiten bis unter 11.000 Einheiten	15.427,03 €
		ZE70.12	8-810.he	11.000 oder mehr Einheiten	18.618,83 €
ZE72	Gabe von Pegyliertem liposomalen Doxorubicin, parenteral			Applikation von Medikamenten, Liste 2: Pegyliertes liposomales Doxorubicin, parenteral	
		ZE72.01[6)]	6-002.80	10 mg bis unter 20 mg	379,67 €
		ZE72.02[6)]	6-002.81	20 mg bis unter 30 mg	664,43 €
		ZE72.03	6-002.82	30 mg bis unter 40 mg	949,18 €
		ZE72.04	6-002.83	40 mg bis unter 50 mg	1.233,94 €
		ZE72.05	6-002.84	50 mg bis unter 60 mg	1.518,69 €
		ZE72.06	6-002.85	60 mg bis unter 70 mg	1.803,45 €
		ZE72.07	6-002.86	70 mg bis unter 80 mg	2.088,20 €
		ZE72.08	6-002.87	80 mg bis unter 90 mg	2.359,20 €
		ZE72.09	6-002.88	90 mg bis unter 100 mg	2.650,21 €
		ZE72.10	6-002.89	100 mg bis unter 110 mg	2.942,47 €
		ZE72.11	6-002.8a	110 mg bis unter 120 mg	3.227,22 €
		ZE72.12	6-002.8b	120 mg bis unter 140 mg	3.606,90 €
		ZE72.13	6-002.8c	140 mg bis unter 160 mg	4.176,41 €
		ZE72.14	6-002.8d	160 mg bis unter 180 mg	4.745,92 €
		ZE72.15	6-002.8e	180 mg bis unter 200 mg	5.315,43 €
		ZE72.16	6-002.8f	200 mg bis unter 220 mg	5.884,94 €
		ZE72.17	6-002.8g	220 mg bis unter 240 mg	6.454,45 €
		ZE72.18	6-002.8h	240 mg oder mehr	7.023,96 €

Zusatzentgelte-Katalog
- Definition und differenzierte Beträge -

ZE	Bezeichnung	ZE_D	OPS Version 2021		Betrag
			OPS-Kode	OPS-Text	
1	2	3	4	5	6
ZE78	Gabe von Temozolomid, oral			Applikation von Medikamenten, Liste 2: Temozolomid, oral	
		ZE78.01[4)]	6-002.e0	200 mg bis unter 350 mg	31,00 €
		ZE78.02[4)]	6-002.e1	350 mg bis unter 500 mg	49,60 €
		ZE78.03[4)]	6-002.e2	500 mg bis unter 750 mg	72,33 €
		ZE78.04[4)]	6-002.e3	750 mg bis unter 1.000 mg	103,33 €
		ZE78.05	6-002.e4	1.000 mg bis unter 1.250 mg	134,33 €
		ZE78.06	6-002.e5	1.250 mg bis unter 1.500 mg	165,33 €
		ZE78.07	6-002.e6	1.500 mg bis unter 1.750 mg	196,33 €
		ZE78.08	6-002.e7	1.750 mg bis unter 2.000 mg	227,33 €
		ZE78.09	6-002.e8	2.000 mg bis unter 2.250 mg	258,33 €
		ZE78.10	6-002.e9	2.250 mg bis unter 2.500 mg	289,33 €
		ZE78.11	6-002.ea	2.500 mg bis unter 2.750 mg	320,33 €
		ZE78.12	6-002.eb	2.750 mg bis unter 3.000 mg	351,33 €
		ZE78.13	6-002.ec	3.000 mg bis unter 3.500 mg	392,67 €
		ZE78.14	6-002.ed	3.500 mg bis unter 4.000 mg	454,33 €
		ZE78.15	6-002.ee	4.000 mg bis unter 4.500 mg	516,67 €
		ZE78.16	6-002.ef	4.500 mg bis unter 5.000 mg	578,67 €
		ZE78.17	6-002.eg	5.000 mg bis unter 5.500 mg	640,67 €
		ZE78.18	6-002.eh	5.500 mg bis unter 6.000 mg	702,67 €
		ZE78.19	6-002.ej	6.000 mg bis unter 7.000 mg	785,33 €
		ZE78.20	6-002.ek	7.000 mg oder mehr	909,33 €
ZE80	Gabe von Docetaxel, parenteral			Applikation von Medikamenten, Liste 2: Docetaxel, parenteral	
		ZE80.13	6-002.hc	720 mg bis unter 840 mg	123,80 €
		ZE80.14	6-002.hd	840 mg bis unter 960 mg	143,35 €
		ZE80.15	6-002.he	960 mg bis unter 1.080 mg	162,90 €
		ZE80.16	6-002.hf	1.080 mg oder mehr	182,45 €
ZE93	Gabe von Human-Immunglobulin, polyvalent, parenteral			Transfusion von Plasmabestandteilen und gentechnisch hergestellten Plasmaproteinen: Human-Immunglobulin, polyvalent	
		ZE93.01[6)]	8-810.w0	2,5 g bis unter 5 g	176,40 €
		ZE93.02[6)]	8-810.w1	5 g bis unter 10 g	352,80 €
		ZE93.03	8-810.w2	10 g bis unter 15 g	553,10 €
		ZE93.04	8-810.w3	15 g bis unter 25 g	970,18 €
		ZE93.05	8-810.w4	25 g bis unter 35 g	1.499,37 €
		ZE93.06	8-810.w5	35 g bis unter 45 g	2.028,56 €
		ZE93.07	8-810.w6	45 g bis unter 55 g	2.557,75 €
		ZE93.08	8-810.w7	55 g bis unter 65 g	3.086,94 €
		ZE93.09	8-810.w8	65 g bis unter 75 g	3.616,13 €
		ZE93.10	8-810.w9	75 g bis unter 85 g	4.145,32 €
		ZE93.11	8-810.wa	85 g bis unter 105 g	4.850,90 €
		ZE93.12	8-810.wb	105 g bis unter 125 g	5.909,29 €
		ZE93.13	8-810.wc	125 g bis unter 145 g	6.967,67 €
		ZE93.14	8-810.wd	145 g bis unter 165 g	8.026,05 €
		ZE93.15	8-810.we	165 g bis unter 185 g	9.084,42 €
		ZE93.16	8-810.wf	185 g bis unter 205 g	10.142,80 €
		ZE93.17	8-810.wg	205 g bis unter 225 g	11.201,19 €
		ZE93.18	8-810.wh	225 g bis unter 245 g	12.259,57 €
		ZE93.19	8-810.wj	245 g bis unter 285 g	13.670,74 €
		ZE93.20	8-810.wk	285 g bis unter 325 g	15.787,50 €
		ZE93.21	8-810.wm	325 g bis unter 365 g	17.904,25 €
		ZE93.22	8-810.wn	365 g bis unter 445 g	20.726,60 €
		ZE93.23	8-810.wp	445 g bis unter 525 g	25.665,71 €
		ZE93.24	8-810.wq	525 g bis unter 605 g	29.899,23 €
		ZE93.25	8-810.wr	605 g bis unter 685 g	34.132,75 €
		ZE93.26	8-810.ws	685 g bis unter 765 g	38.366,26 €
		ZE93.27	8-810.wt	765 g bis unter 845 g	42.599,79 €
		ZE93.28	8-810.wu	845 g oder mehr	46.833,31 €

Zusatzentgelte-Katalog
- Definition und differenzierte Beträge -

ZE	Bezeichnung	ZE_D	OPS Version 2021		Betrag
			OPS-Kode	OPS-Text	
1	2	3	4	5	6
ZE96	Gabe von Carmustin, Implantat, intrathekal			Applikation von Medikamenten, Liste 3: Carmustin, Implantat, intrathekal	
		ZE96.01	6-003.30	4 Implantate bis unter 7 Implantate	7.798,23 €
		ZE96.02	6-003.31	7 Implantate bis unter 10 Implantate	12.477,17 €
		ZE96.03	6-003.32	10 oder mehr Implantate	17.156,11 €
ZE97	Gabe von Natalizumab, parenteral			Applikation von Medikamenten, Liste 3: Natalizumab, parenteral	
		ZE97.01	6-003.f0	300 mg bis unter 600 mg	2.222,52 €
		ZE97.02	6-003.f1	600 mg bis unter 900 mg	4.445,04 €
		ZE97.03	6-003.f2	900 mg oder mehr	6.667,56 €
ZE98	Gabe von Palivizumab, parenteral			Applikation von Medikamenten, Liste 4: Palivizumab, parenteral	
		ZE98.01 [3)]	6-004.00	15 mg bis unter 30 mg	240,61 €
		ZE98.02 [3)]	6-004.01	30 mg bis unter 45 mg	421,07 €
		ZE98.03 [3)]	6-004.02	45 mg bis unter 60 mg	601,53 €
		ZE98.04 [3)]	6-004.03	60 mg bis unter 75 mg	781,99 €
		ZE98.05 [3)]	6-004.04	75 mg bis unter 90 mg	962,45 €
		ZE98.06 [3)]	6-004.05	90 mg bis unter 120 mg	1.203,06 €
		ZE98.07 [3)]	6-004.06	120 mg bis unter 150 mg	1.563,98 €
		ZE98.08 [3)]	6-004.07	150 mg bis unter 180 mg	1.924,90 €
		ZE98.09 [3)]	6-004.08	180 mg bis unter 240 mg	2.406,12 €
		ZE98.10 [3)]	6-004.09	240 mg bis unter 300 mg	3.127,96 €
		ZE98.11 [3)]	6-004.0a	300 mg bis unter 360 mg	3.849,79 €
		ZE98.12 [3)]	6-004.0b	360 mg bis unter 420 mg	4.571,63 €
		ZE98.13 [3)]	6-004.0c	420 mg bis unter 480 mg	5.293,46 €
		ZE98.14 [3)]	6-004.0d	480 mg bis unter 540 mg	6.015,30 €
		ZE98.15 [3)]	6-004.0e	540 mg bis unter 600 mg	6.737,14 €
		ZE98.16 [3)]	6-004.0f	600 mg oder mehr	7.458,97 €
ZE100	Implantation eines endobronchialen Klappensystems			Implantation oder Wechsel eines endobronchialen Klappensystems, endoskopisch	
		ZE100.01	5-339.50	1 Ventil	1.344,52 €
		ZE100.02	5-339.51	2 Ventile	2.689,04 €
		ZE100.03	5-339.52	3 Ventile	4.033,56 €
		ZE100.04	5-339.53	4 Ventile	5.378,08 €
		ZE100.05		Siehe weitere Differenzierung ZE100.06 bis	
		ZE100.06	5-339.55	5 Ventile	6.722,60 €
		ZE100.07	5-339.56	6 Ventile	8.067,12 €
		ZE100.08	5-339.57	7 Ventile	9.411,64 €
		ZE100.09	5-339.58	8 oder mehr Ventile	10.756,16 €
ZE101	Medikamente-freisetzende Koronarstents	ZE101.01	8-837.m0	Perkutan-transluminale Gefäßintervention an Herz und Koronargefäßen: Einlegen eines medikamentefreisetzenden Stents: Ein Stent in eine Koronararterie	46,68 €
			8-83d.20	Andere perkutan-transluminale Gefäßintervention an Herz und Koronargefäßen: Einlegen eines medikamentefreisetzenden selbstexpandierenden Stents: Ein selbstexpandierender Stent in eine Koronararterie	

Zusatzentgelte-Katalog
- Definition und differenzierte Beträge -

ZE	Bezeichnung	ZE_D	OPS Version 2021		Betrag
			OPS-Kode	OPS-Text	
1	2	3	4	5	6
		ZE101.02	8-837.m1	Perkutan-transluminale Gefäßintervention an Herz und Koronargefäßen: Einlegen eines medikamentefreisetzenden Stents: 2 Stents in eine Koronararterie	93,36 €
			8-837.m2	Perkutan-transluminale Gefäßintervention an Herz und Koronargefäßen: Einlegen eines medikamentefreisetzenden Stents: 2 Stents in mehrere Koronararterien	
			8-83d.21	Andere perkutan-transluminale Gefäßintervention an Herz und Koronargefäßen: Einlegen eines medikamentefreisetzenden selbstexpandierenden Stents: 2 selbstexpandierende Stents in eine Koronararterie	
			8-83d.22	Andere perkutan-transluminale Gefäßintervention an Herz und Koronargefäßen: Einlegen eines medikamentefreisetzenden selbstexpandierenden Stents: 2 selbstexpandierende Stents in mehrere Koronararterien	
		ZE101.03	8-837.m3	Perkutan-transluminale Gefäßintervention an Herz und Koronargefäßen: Einlegen eines medikamentefreisetzenden Stents: 3 Stents in eine Koronararterie	140,04 €
			8-837.m4	Perkutan-transluminale Gefäßintervention an Herz und Koronargefäßen: Einlegen eines medikamentefreisetzenden Stents: 3 Stents in mehrere Koronararterien	
			8-83d.23	Andere perkutan-transluminale Gefäßintervention an Herz und Koronargefäßen: Einlegen eines medikamentefreisetzenden selbstexpandierenden Stents: 3 selbstexpandierende Stents in eine Koronararterie	
			8-83d.24	Andere perkutan-transluminale Gefäßintervention an Herz und Koronargefäßen: Einlegen eines medikamentefreisetzenden selbstexpandierenden Stents: 3 selbstexpandierende Stents in mehrere Koronararterien	
		ZE101.04	8-837.m5	Perkutan-transluminale Gefäßintervention an Herz und Koronargefäßen: Einlegen eines medikamentefreisetzenden Stents: 4 Stents in eine Koronararterie	186,72 €
			8-837.m6	Perkutan-transluminale Gefäßintervention an Herz und Koronargefäßen: Einlegen eines medikamentefreisetzenden Stents: 4 Stents in mehrere Koronararterien	
			8-83d.25	Andere perkutan-transluminale Gefäßintervention an Herz und Koronargefäßen: Einlegen eines medikamentefreisetzenden selbstexpandierenden Stents: 4 selbstexpandierende Stents in eine Koronararterie	
			8-83d.26	Andere perkutan-transluminale Gefäßintervention an Herz und Koronargefäßen: Einlegen eines medikamentefreisetzenden selbstexpandierenden Stents: 4 selbstexpandierende Stents in mehrere Koronararterien	

Zusatzentgelte-Katalog
- Definition und differenzierte Beträge -

ZE	Bezeichnung	ZE_D	OPS Version 2021		Betrag
			OPS-Kode	OPS-Text	
1	2	3	4	5	6
		ZE101.05	8-837.m7	Perkutan-transluminale Gefäßintervention an Herz und Koronargefäßen: Einlegen eines medikamentefreisetzenden Stents: 5 Stents in eine Koronararterie	233,40 €
			8-837.m8	Perkutan-transluminale Gefäßintervention an Herz und Koronargefäßen: Einlegen eines medikamentefreisetzenden Stents: 5 Stents in mehrere Koronararterien	
			8-83d.27	Andere perkutan-transluminale Gefäßintervention an Herz und Koronargefäßen: Einlegen eines medikamentefreisetzenden selbstexpandierenden Stents: 5 selbstexpandierende Stents in eine Koronararterie	
			8-83d.28	Andere perkutan-transluminale Gefäßintervention an Herz und Koronargefäßen: Einlegen eines medikamentefreisetzenden selbstexpandierenden Stents: 5 selbstexpandierende Stents in mehrere Koronararterien	
		ZE101.06	8-837.m9	Perkutan-transluminale Gefäßintervention an Herz und Koronargefäßen: Einlegen eines medikamentefreisetzenden Stents: Mindestens 6 Stents in eine Koronararterie	280,08 €
			8-837.ma	Perkutan-transluminale Gefäßintervention an Herz und Koronargefäßen: Einlegen eines medikamentefreisetzenden Stents: Mindestens 6 Stents in mehrere Koronararterien	
			8-83d.29	Andere perkutan-transluminale Gefäßintervention an Herz und Koronargefäßen: Einlegen eines medikamentefreisetzenden selbstexpandierenden Stents: Mindestens 6 selbstexpandierende Stents in eine Koronararterie	
			8-83d.2a	Andere perkutan-transluminale Gefäßintervention an Herz und Koronargefäßen: Einlegen eines medikamentefreisetzenden selbstexpandierenden Stents: Mindestens 6 selbstexpandierende Stents in mehrere Koronararterien	
ZE105 [2), 7)]	Selektive Embolisation mit Metallspiralen (Coils) an Kopf, Hals (intra- und extrakraniell) und spinalen Gefäßen oder mit großlumigem Gefäßverschlusskörper		8-836.m0	(Perkutan-)transluminale Gefäßintervention: Selektive Embolisation mit Metallspiralen: Gefäße	
			8-836.m1	(Perkutan-)transluminale Gefäßintervention: Selektive Embolisation mit Metallspiralen: Gefäße Kopf extrakraniell und Hals	
			8-836.mf	(Perkutan-)transluminale Gefäßintervention: Selektive Embolisation mit Metallspiralen: Gefäße	
			8-83b.34	Zusatzinformationen zu Materialien: Art der Metall- oder Mikrospiralen zur selektiven Embolisation: Nicht gecoverter großlumiger Gefäßverschlusskörper [Vascular Plug]	
			8-83b.35	Zusatzinformationen zu Materialien: Art der Metall- oder Mikrospiralen zur selektiven Embolisation: Großvolumige Metallspiralen [Volumencoils]	
			8-83b.38	Zusatzinformationen zu Materialien: Art der Metall- oder Mikrospiralen zur selektiven Embolisation: Gecoverter großlumiger Gefäßverschlusskörper	
		ZE105.01	8-836.n1	1 Metallspirale	226,83 €
		ZE105.02	8-836.n2	2 Metallspiralen	453,66 €
		ZE105.03	8-836.n3	3 Metallspiralen	680,49 €

Zusatzentgelte-Katalog
- Definition und differenzierte Beträge -

ZE	Bezeichnung	ZE_D	OPS Version 2021		Betrag
			OPS-Kode	OPS-Text	
1	2	3	4	5	6
		ZE105.04	8-836.n4	4 Metallspiralen	907,32 €
		ZE105.05	8-836.n5	5 Metallspiralen	1.134,15 €
		ZE105.06	8-836.n6	6 Metallspiralen	1.360,98 €
		ZE105.07	8-836.n7	7 Metallspiralen	1.587,81 €
		ZE105.08	8-836.n8	8 Metallspiralen	1.814,64 €
		ZE105.09	8-836.n9	9 Metallspiralen	2.041,47 €
		ZE105.10	8-836.na	10 Metallspiralen	2.268,30 €
		ZE105.11	8-836.nb	11 Metallspiralen	2.495,13 €
		ZE105.12	8-836.nc	12 Metallspiralen	2.721,96 €
		ZE105.13	8-836.nd	13 Metallspiralen	2.948,79 €
		ZE105.14	8-836.ne	14 Metallspiralen	3.175,62 €
		ZE105.15	8-836.nf	15 Metallspiralen	3.402,45 €
		ZE105.16	8-836.ng	16 Metallspiralen	3.629,28 €
		ZE105.17	8-836.nh	17 Metallspiralen	3.856,11 €
		ZE105.18	8-836.nj	18 Metallspiralen	4.082,94 €
		ZE105.19	8-836.nk	19 Metallspiralen	4.309,77 €
		ZE105.20	8-836.nm	20 Metallspiralen	4.536,60 €
		ZE105.21		Siehe weitere Differenzierung ZE105.22 - ZE105.29	
		ZE105.22	8-836.np	21 Metallspiralen	4.763,43 €
		ZE105.23	8-836.nq	22 Metallspiralen	4.990,26 €
		ZE105.24	8-836.nr	23 Metallspiralen	5.217,09 €
		ZE105.25	8-836.ns	24 Metallspiralen	5.443,92 €
		ZE105.26	8-836.nt	25 Metallspiralen	5.670,75 €
		ZE105.27	8-836.nu	26 Metallspiralen	5.897,58 €
		ZE105.28	8-836.nv	27 Metallspiralen	6.124,41 €
		ZE105.29	8-836.nw	28 oder mehr Metallspiralen	6.351,24 €
ZE106 [2), 7)]	Selektive Embolisation mit Metallspiralen (Coils), andere Lokalisationen		8-836.m2	(Perkutan-)transluminale Gefäßintervention: Selektive Embolisation mit Metallspiralen: Gefäße Schulter und Oberarm	
			8-836.m3	(Perkutan-)transluminale Gefäßintervention: Selektive Embolisation mit Metallspiralen: Gefäße	
			8-836.m4	(Perkutan-)transluminale Gefäßintervention: Selektive Embolisation mit Metallspiralen: Aorta	
			8-836.m5	(Perkutan-)transluminale Gefäßintervention: Selektive Embolisation mit Metallspiralen: Aortenisthmus	
			8-836.m6	(Perkutan-)transluminale Gefäßintervention: Selektive Embolisation mit Metallspiralen: Ductus arteriosus apertus	
			8-836.m7	(Perkutan-)transluminale Gefäßintervention: Selektive Embolisation mit Metallspiralen: V. cava	
			8-836.m8	(Perkutan-)transluminale Gefäßintervention: Selektive Embolisation mit Metallspiralen: Andere Gefäße thorakal	
			8-836.ma	(Perkutan-)transluminale Gefäßintervention: Selektive Embolisation mit Metallspiralen: Gefäße viszeral	
			8-836.mc	(Perkutan-)transluminale Gefäßintervention: Selektive Embolisation mit Metallspiralen: Gefäße Unterschenkel	
			8-836.md	(Perkutan-)transluminale Gefäßintervention: Selektive Embolisation mit Metallspiralen: Gefäßmalformationen	
			8-836.me	(Perkutan-)transluminale Gefäßintervention: Selektive Embolisation mit Metallspiralen: Künstliche Gefäße	

Zusatzentgelte-Katalog
- Definition und differenzierte Beträge -

ZE	Bezeichnung	ZE_D	OPS Version 2021		Betrag
			OPS-Kode	OPS-Text	
1	2	3	4	5	6
			8-836.mg	(Perkutan-)transluminale Gefäßintervention: Selektive Embolisation mit Metallspiralen: V. portae	
			8-836.mh	(Perkutan-)transluminale Gefäßintervention: Selektive Embolisation mit Metallspiralen: Andere Arterien abdominal und pelvin	
			8-836.mj	(Perkutan-)transluminale Gefäßintervention: Selektive Embolisation mit Metallspiralen: Andere Venen abdominal und pelvin	
			8-836.mk	(Perkutan-)transluminale Gefäßintervention: Selektive Embolisation mit Metallspiralen: Arterien Oberschenkel	
			8-836.mm	(Perkutan-)transluminale Gefäßintervention: Selektive Embolisation mit Metallspiralen: Venen Oberschenkel	
			8-836.mx	(Perkutan-)transluminale Gefäßintervention: Selektive Embolisation mit Metallspiralen: Sonstige	
			8-838.90	(Perkutan-)transluminale Gefäßintervention an Gefäßen des Lungenkreislaufes: Selektive Embolisation mit Partikeln oder Metallspiralen: Pulmonalarterie	
			8-838.91	(Perkutan-)transluminale Gefäßintervention an Gefäßen des Lungenkreislaufes: Selektive Embolisation mit Partikeln oder Metallspiralen: Pulmonalvene	
			8-838.92	(Perkutan-)transluminale Gefäßintervention an Gefäßen des Lungenkreislaufes: Selektive Embolisation mit Partikeln oder Metallspiralen: Aortopulmonale Kollateralgefäße (MAPCA)	
			8-838.93	(Perkutan-)transluminale Gefäßintervention an Gefäßen des Lungenkreislaufes: Selektive Embolisation mit Partikeln oder Metallspiralen: Gefäßmalformationen	
			8-838.94	(Perkutan-)transluminale Gefäßintervention an Gefäßen des Lungenkreislaufes: Selektive Embolisation mit Partikeln oder Metallspiralen: Künstliche aortopulmonale Shunts	
			8-838.95	(Perkutan-)transluminale Gefäßintervention an Gefäßen des Lungenkreislaufes: Selektive Embolisation mit Partikeln oder Metallspiralen: Künstliche Gefäße	
			8-838.9x	(Perkutan-)transluminale Gefäßintervention an Gefäßen des Lungenkreislaufes: Selektive Embolisation mit Partikeln oder Metallspiralen: Sonstige	
		ZE106.01	8-836.n1	1 Metallspirale	55,84 €
		ZE106.02	8-836.n2	2 Metallspiralen	111,68 €
		ZE106.03	8-836.n3	3 Metallspiralen	167,52 €
		ZE106.04	8-836.n4	4 Metallspiralen	223,36 €
		ZE106.05	8-836.n5	5 Metallspiralen	279,20 €
		ZE106.06	8-836.n6	6 Metallspiralen	335,04 €
		ZE106.07	8-836.n7	7 Metallspiralen	390,88 €
		ZE106.08	8-836.n8	8 Metallspiralen	446,72 €
		ZE106.09	8-836.n9	9 Metallspiralen	502,56 €
		ZE106.10	8-836.na	10 Metallspiralen	558,40 €
		ZE106.11	8-836.nb	11 Metallspiralen	614,24 €
		ZE106.12	8-836.nc	12 Metallspiralen	670,08 €

Zusatzentgelte-Katalog
- Definition und differenzierte Beträge -

ZE	Bezeichnung	ZE_D	OPS Version 2021		Betrag
			OPS-Kode	OPS-Text	
1	2	3	4	5	6
		ZE106.13	8-836.nd	13 Metallspiralen	725,92 €
		ZE106.14	8-836.ne	14 Metallspiralen	781,76 €
		ZE106.15	8-836.nf	15 Metallspiralen	837,60 €
		ZE106.16	8-836.ng	16 Metallspiralen	893,44 €
		ZE106.17	8-836.nh	17 Metallspiralen	949,28 €
		ZE106.18	8-836.nj	18 Metallspiralen	1.005,12 €
		ZE106.19	8-836.nk	19 Metallspiralen	1.060,96 €
		ZE106.20	8-836.nm	20 Metallspiralen	1.116,80 €
		ZE106.21		Siehe weitere Differenzierung ZE106.22 - ZE106.29	
		ZE106.22	8-836.np	21 Metallspiralen	1.172,64 €
		ZE106.23	8-836.nq	22 Metallspiralen	1.228,48 €
		ZE106.24	8-836.nr	23 Metallspiralen	1.284,32 €
		ZE106.25	8-836.ns	24 Metallspiralen	1.340,16 €
		ZE106.26	8-836.nt	25 Metallspiralen	1.396,00 €
		ZE106.27	8-836.nu	26 Metallspiralen	1.451,84 €
		ZE106.28	8-836.nv	27 Metallspiralen	1.507,68 €
		ZE106.29	8-836.nw	28 oder mehr Metallspiralen	1.563,52 €
ZE107	Gabe von Erythrozytenkonzentraten			Transfusion von Vollblut, Erythrozytenkonzentrat und Thrombozytenkonzentrat: Erythrozytenkonzentrat	
		ZE107.01[6)]	8-800.c1	6 TE bis unter 11 TE	647,79 €
		ZE107.02[6)]	8-800.c2	11 TE bis unter 16 TE	1.070,26 €
		ZE107.03	8-800.c3	16 TE bis unter 24 TE	1.577,22 €
		ZE107.04	8-800.c4	24 TE bis unter 32 TE	2.253,18 €
		ZE107.05	8-800.c5	32 TE bis unter 40 TE	2.929,13 €
		ZE107.06	8-800.c6	40 TE bis unter 48 TE	3.605,08 €
		ZE107.07	8-800.c7	48 TE bis unter 56 TE	4.281,03 €
		ZE107.08	8-800.c8	56 TE bis unter 64 TE	4.956,99 €
		ZE107.09	8-800.c9	64 TE bis unter 72 TE	5.632,94 €
		ZE107.10	8-800.ca	72 TE bis unter 80 TE	6.308,89 €
		ZE107.11	8-800.cb	80 TE bis unter 88 TE	6.984,85 €
		ZE107.12	8-800.cc	88 TE bis unter 104 TE	7.886,12 €
		ZE107.13	8-800.cd	104 TE bis unter 120 TE	9.238,02 €
		ZE107.14	8-800.ce	120 TE bis unter 136 TE	10.589,93 €
		ZE107.15	8-800.cf	136 TE bis unter 152 TE	11.941,83 €
		ZE107.16	8-800.cg	152 TE bis unter 168 TE	13.293,74 €
		ZE107.17	8-800.ch	168 TE bis unter 184 TE	14.645,64 €
		ZE107.18	8-800.cj	184 TE bis unter 200 TE	15.997,55 €
		ZE107.19	8-800.ck	200 TE bis unter 216 TE	17.349,46 €
		ZE107.20	8-800.cm	216 TE bis unter 232 TE	18.701,36 €
		ZE107.21	8-800.cn	232 TE bis unter 248 TE	20.053,27 €
		ZE107.22	8-800.cp	248 TE bis unter 264 TE	21.405,17 €
		ZE107.23	8-800.cq	264 TE bis unter 280 TE	22.757,08 €
		ZE107.24	8-800.cr	280 TE oder mehr	24.108,98 €
ZE108	Gabe von patienten-bezogenen Thrombozyten-konzentraten			Transfusion von Vollblut, Erythrozytenkonzentrat und Thrombozytenkonzentrat: Patientenbezogene Thrombozytenkonzentrate	
		ZE108.01	8-800.60	1 patientenbezogenes Thrombozytenkonzentrat	401,42 €
		ZE108.02	8-800.61	2 patientenbezogene Thrombozytenkonzentrate	802,85 €
		ZE108.03	8-800.62	3 bis unter 5 patientenbezogene Thrombozytenkonzentrate	1.365,22 €
		ZE108.04	8-800.63	5 bis unter 7 patientenbezogene Thrombozytenkonzentrate	2.207,83 €
		ZE108.05	8-800.64	7 bis unter 9 patientenbezogene Thrombozytenkonzentrate	2.965,75 €
		ZE108.06	8-800.65	9 bis unter 11 patientenbezogene Thrombozytenkonzentrate	3.768,21 €

Zusatzentgelte-Katalog
- Definition und differenzierte Beträge -

ZE	Bezeichnung	ZE_D	OPS Version 2021		Betrag
			OPS-Kode	OPS-Text	
1	2	3	4	5	6
		ZE108.07	8-800.66	11 bis unter 13 patientenbezogene Thrombozytenkonzentrate	4.516,02 €
		ZE108.08	8-800.67	13 bis unter 15 patientenbezogene Thrombozytenkonzentrate	5.419,23 €
		ZE108.09	8-800.68	15 bis unter 17 patientenbezogene Thrombozytenkonzentrate	6.222,08 €
		ZE108.10	8-800.69	17 bis unter 19 patientenbezogene Thrombozytenkonzentrate	7.024,92 €
		ZE108.11	8-800.6a	19 bis unter 23 patientenbezogene Thrombozytenkonzentrate	8.028,48 €
		ZE108.12	8-800.6b	23 bis unter 27 patientenbezogene Thrombozytenkonzentrate	9.634,18 €
		ZE108.13	8-800.6c	27 bis unter 31 patientenbezogene Thrombozytenkonzentrate	11.239,88 €
		ZE108.14	8-800.6d	31 bis unter 35 patientenbezogene Thrombozytenkonzentrate	12.845,57 €
		ZE108.15	8-800.6e	35 bis unter 39 patientenbezogene Thrombozytenkonzentrate	14.451,27 €
		ZE108.16	8-800.6g	39 bis unter 43 patientenbezogene Thrombozytenkonzentrate	16.056,97 €
		ZE108.17	8-800.6h	43 bis unter 47 patientenbezogene Thrombozytenkonzentrate	17.662,66 €
		ZE108.18	8-800.6j	47 bis unter 51 patientenbezogene Thrombozytenkonzentrate	19.268,36 €
		ZE108.19	8-800.6k	51 bis unter 55 patientenbezogene Thrombozytenkonzentrate	20.874,06 €
		ZE108.20	8-800.6m	55 bis unter 59 patientenbezogene Thrombozytenkonzentrate	22.479,76 €
		ZE108.21	8-800.6n	59 bis unter 63 patientenbezogene Thrombozytenkonzentrate	24.085,45 €
		ZE108.22	8-800.6p	63 bis unter 67 patientenbezogene Thrombozytenkonzentrate	25.691,15 €
		ZE108.23	8-800.6q	67 bis unter 71 patientenbezogene Thrombozytenkonzentrate	27.296,85 €
		ZE108.24		Siehe weitere Differenzierung ZE108.25 - ZE108.30	
		ZE108.25	8-800.6s	71 bis unter 79 patientenbezogene Thrombozytenkonzentrate	29.303,97 €
		ZE108.26	8-800.6t	79 bis unter 87 patientenbezogene Thrombozytenkonzentrate	32.515,36 €
		ZE108.27	8-800.6u	87 bis unter 95 patientenbezogene Thrombozytenkonzentrate	35.726,75 €
		ZE108.28	8-800.6v	95 bis unter 103 patientenbezogene Thrombozytenkonzentrate	38.938,15 €
		ZE108.29	8-800.6w	103 bis unter 111 patientenbezogene Thrombozytenkonzentrate	42.149,54 €
		ZE108.30	8-800.6z	111 oder mehr patientenbezogene Thrombozytenkonzentrate	45.360,93 €
ZE110	Gabe von Liposomalem Amphotericin B, parenteral			Applikation von Medikamenten, Liste 2: Liposomales Amphotericin B, parenteral	
		ZE110.01[6)]	6-002.q0	100 mg bis unter 175 mg	242,11 €
		ZE110.02[6)]	6-002.q1	175 mg bis unter 250 mg	387,38 €
		ZE110.03	6-002.q2	250 mg bis unter 350 mg	548,79 €
		ZE110.04	6-002.q3	350 mg bis unter 450 mg	742,48 €
		ZE110.05	6-002.q4	450 mg bis unter 550 mg	936,17 €
		ZE110.06	6-002.q5	550 mg bis unter 650 mg	1.129,86 €
		ZE110.07	6-002.q6	650 mg bis unter 750 mg	1.323,55 €

Zusatzentgelte-Katalog
- Definition und differenzierte Beträge -

ZE	Bezeichnung	ZE_D	OPS Version 2021		Betrag
			OPS-Kode	OPS-Text	
1	2	3	4	5	6
		ZE110.08	6-002.q7	750 mg bis unter 850 mg	1.517,24 €
		ZE110.09	6-002.q8	850 mg bis unter 950 mg	1.710,93 €
		ZE110.10	6-002.q9	950 mg bis unter 1.150 mg	1.969,18 €
		ZE110.11	6-002.qa	1.150 mg bis unter 1.350 mg	2.356,56 €
		ZE110.12	6-002.qb	1.350 mg bis unter 1.550 mg	2.743,94 €
		ZE110.13	6-002.qc	1.550 mg bis unter 1.750 mg	3.131,32 €
		ZE110.14	6-002.qd	1.750 mg bis unter 1.950 mg	3.518,70 €
		ZE110.15	6-002.qe	1.950 mg bis unter 2.150 mg	3.906,08 €
		ZE110.16	6-002.qf	2.150 mg bis unter 3.150 mg	4.809,97 €
		ZE110.17	6-002.qg	3.150 mg bis unter 4.150 mg	6.746,87 €
		ZE110.18	6-002.qh	4.150 mg bis unter 5.150 mg	8.683,77 €
		ZE110.19	6-002.qj	5.150 mg bis unter 6.150 mg	10.620,67 €
		ZE110.20	6-002.qk	6.150 mg bis unter 8.650 mg	13.526,02 €
		ZE110.21	6-002.qm	8.650 mg bis unter 11.150 mg	18.343,88 €
		ZE110.22	6-002.qn	11.150 mg bis unter 13.650 mg	23.210,52 €
		ZE110.23	6-002.qp	13.650 mg bis unter 18.650 mg	29.666,85 €
		ZE110.24	6-002.qq	18.650 mg bis unter 23.650 mg	39.351,35 €
		ZE110.25	6-002.qr	23.650 mg bis unter 28.650 mg	49.035,85 €
		ZE110.26	6-002.qs	28.650 mg bis unter 33.650 mg	58.720,35 €
		ZE110.27	6-002.qt	33.650 mg bis unter 38.650 mg	68.404,85 €
		ZE110.28	6-002.qu	38.650 mg bis unter 43.650 mg	78.089,35 €
		ZE110.29	6-002.qv	43.650 mg oder mehr	87.773,85 €
ZE113	Gabe von Itraconazol, parenteral			Applikation von Medikamenten, Liste 2: Itraconazol, parenteral	
		ZE113.01[5)]	6-002.c0	400 mg bis unter 800 mg	191,09 €
		ZE113.02[5)]	6-002.c1	800 mg bis unter 1.200 mg	334,41 €
		ZE113.03	6-002.c2	1.200 mg bis unter 1.600 mg	477,73 €
		ZE113.04	6-002.c3	1.600 mg bis unter 2.000 mg	621,05 €
		ZE113.05	6-002.c4	2.000 mg bis unter 2.400 mg	764,37 €
		ZE113.06	6-002.c5	2.400 mg bis unter 2.800 mg	907,69 €
		ZE113.07	6-002.c6	2.800 mg bis unter 3.200 mg	1.051,01 €
		ZE113.08	6-002.c7	3.200 mg bis unter 3.600 mg	1.194,33 €
		ZE113.09	6-002.c8	3.600 mg bis unter 4.000 mg	1.337,65 €
		ZE113.10	6-002.c9	4.000 mg bis unter 4.800 mg	1.528,75 €
		ZE113.11	6-002.ca	4.800 mg bis unter 5.600 mg	1.815,39 €
		ZE113.12	6-002.cb	5.600 mg bis unter 6.400 mg	2.102,03 €
		ZE113.13	6-002.cc	6.400 mg bis unter 7.200 mg	2.388,67 €
		ZE113.14	6-002.cd	7.200 mg bis unter 8.000 mg	2.675,31 €
		ZE113.15	6-002.ce	8.000 mg bis unter 8.800 mg	2.961,95 €
		ZE113.16	6-002.cg	8.800 mg bis unter 10.400 mg	3.344,13 €
		ZE113.17	6-002.ch	10.400 mg bis unter 12.000 mg	3.917,41 €
		ZE113.18	6-002.cj	12.000 mg bis unter 13.600 mg	4.490,69 €
		ZE113.19	6-002.ck	13.600 mg bis unter 16.800 mg	5.255,07 €
		ZE113.20	6-002.cm	16.800 mg bis unter 20.000 mg	6.401,63 €
		ZE113.21	6-002.cn	20.000 mg bis unter 23.200 mg	7.548,19 €
		ZE113.22	6-002.cp	23.200 mg oder mehr	8.694,75 €
ZE116	Gabe von Panitumumab, parenteral			Applikation von Medikamenten, Liste 4: Panitumumab, parenteral	
		ZE116.01	6-004.70	180 mg bis unter 300 mg	1.246,37 €
		ZE116.02	6-004.71	300 mg bis unter 420 mg	1.926,20 €
		ZE116.03	6-004.72	420 mg bis unter 540 mg	2.596,80 €
		ZE116.04	6-004.73	540 mg bis unter 660 mg	3.285,87 €
		ZE116.05	6-004.74	660 mg bis unter 780 mg	3.872,12 €
		ZE116.06	6-004.75	780 mg bis unter 900 mg	4.645,55 €
		ZE116.07	6-004.76	900 mg bis unter 1.020 mg	5.325,38 €
		ZE116.08	6-004.77	1.020 mg bis unter 1.260 mg	6.231,83 €
		ZE116.09	6-004.78	1.260 mg bis unter 1.500 mg	7.591,50 €
		ZE116.10	6-004.79	1.500 mg bis unter 1.740 mg	8.951,17 €

Zusatzentgelte-Katalog
- Definition und differenzierte Beträge -

ZE	Bezeichnung	ZE_D	OPS Version 2021		Betrag
			OPS-Kode	OPS-Text	
1	2	3	4	5	6
		ZE116.11	6-004.7a	1.740 mg bis unter 1.980 mg	10.310,85 €
		ZE116.12	6-004.7b	1.980 mg bis unter 2.220 mg	11.670,52 €
		ZE116.13	6-004.7c	2.220 mg bis unter 2.460 mg	13.030,19 €
		ZE116.14	6-004.7d	2.460 mg oder mehr	14.389,86 €
ZE117	Gabe von Trabectedin, parenteral			Applikation von Medikamenten, Liste 4: Trabectedin, parenteral	
		ZE117.01[6)]	6-004.a0	0,25 mg bis unter 0,50 mg	825,24 €
		ZE117.02[6)]	6-004.a1	0,50 mg bis unter 0,75 mg	1.444,17 €
		ZE117.03[6)]	6-004.a2	0,75 mg bis unter 1,00 mg	2.063,11 €
		ZE117.04[6)]	6-004.a3	1,00 mg bis unter 1,25 mg	2.682,04 €
		ZE117.05	6-004.a4	1,25 mg bis unter 1,50 mg	3.094,66 €
		ZE117.06	6-004.a5	1,50 mg bis unter 1,75 mg	3.713,59 €
		ZE117.07	6-004.a6	1,75 mg bis unter 2,00 mg	4.332,52 €
		ZE117.08	6-004.a7	2,00 mg bis unter 2,25 mg	4.951,45 €
		ZE117.09	6-004.a8	2,25 mg bis unter 2,50 mg	5.570,38 €
		ZE117.10	6-004.a9	2,50 mg bis unter 2,75 mg	6.189,32 €
		ZE117.11	6-004.aa	2,75 mg bis unter 3,00 mg	6.808,25 €
		ZE117.12	6-004.ab	3,00 mg bis unter 3,25 mg	7.427,18 €
		ZE117.13	6-004.ac	3,25 mg bis unter 3,50 mg	8.046,11 €
		ZE117.14	6-004.ad	3,50 mg bis unter 4,00 mg	8.665,04 €
		ZE117.15	6-004.ae	4,00 mg bis unter 4,50 mg	9.902,90 €
		ZE117.16	6-004.af	4,50 mg bis unter 5,00 mg	11.140,77 €
		ZE117.17	6-004.ag	5,00 mg bis unter 5,50 mg	12.378,63 €
		ZE117.18	6-004.ah	5,50 mg bis unter 6,00 mg	13.616,49 €
		ZE117.19		Siehe weitere Differenzierung ZE117.20 bis	
		ZE117.20	6-004.ak	6,00 mg bis unter 7,00 mg	15.679,60 €
		ZE117.21	6-004.am	7,00 mg bis unter 8,00 mg	18.155,32 €
		ZE117.22	6-004.an	8,00 mg bis unter 9,00 mg	20.631,05 €
		ZE117.23	6-004.ap	9,00 mg bis unter 10,00 mg	23.106,78 €
		ZE117.24	6-004.aq	10,00 mg bis unter 12,00 mg	26.407,74 €
		ZE117.25	6-004.ar	12,00 mg bis unter 14,00 mg	31.359,20 €
		ZE117.26	6-004.as	14,00 mg bis unter 16,00 mg	36.310,65 €
		ZE117.27	6-004.at	16,00 mg bis unter 20,00 mg	42.912,58 €
		ZE117.28	6-004.au	20,00 mg bis unter 24,00 mg	52.815,49 €
		ZE117.29	6-004.av	24,00 mg oder mehr	62.718,39 €
ZE119 [1)]	Hämofiltration, kontinuierlich			Hämofiltration: Kontinuierlich	
		ZE119.01	8-853.13	Arteriovenös (CAVH): Bis 24 Stunden	331,57 €
			8-853.70	Venovenös, pumpengetrieben (CVVH), Antikoagulation mit Heparin oder ohne Antikoagulation: Bis 24 Stunden	
			8-853.80	Venovenös, pumpengetrieben (CVVH), Antikoagulation mit sonstigen Substanzen: Bis 24 Stunden	
		ZE119.02	8-853.14	Arteriovenös (CAVH): Mehr als 24 bis 72 Stunden	795,77 €
			8-853.71	Venovenös, pumpengetrieben (CVVH), Antikoagulation mit Heparin oder ohne Antikoagulation: Mehr als 24 bis 72 Stunden	
			8-853.81	Venovenös, pumpengetrieben (CVVH), Antikoagulation mit sonstigen Substanzen: Mehr als 24 bis 72 Stunden	
		ZE119.03	8-853.15	Arteriovenös (CAVH): Mehr als 72 bis 144 Stunden	1.657,85 €
			8-853.72	Venovenös, pumpengetrieben (CVVH), Antikoagulation mit Heparin oder ohne Antikoagulation: Mehr als 72 bis 144 Stunden	
			8-853.82	Venovenös, pumpengetrieben (CVVH), Antikoagulation mit sonstigen Substanzen: Mehr als 72 bis 144 Stunden	

Zusatzentgelte-Katalog
- Definition und differenzierte Beträge -

ZE	Bezeichnung	ZE_D	OPS Version 2021		Betrag
			OPS-Kode	OPS-Text	
1	2	3	4	5	6
		ZE119.04	8-853.16	Arteriovenös (CAVH): Mehr als 144 bis 264 Stunden	2.984,13 €
			8-853.73	Venovenös, pumpengetrieben (CVVH), Antikoagulation mit Heparin oder ohne Antikoagulation: Mehr als 144 bis 264 Stunden	
			8-853.83	Venovenös, pumpengetrieben (CVVH), Antikoagulation mit sonstigen Substanzen: Mehr als 144 bis 264 Stunden	
		ZE119.05	8-853.17	Arteriovenös (CAVH): Mehr als 264 bis 432 Stunden	4.973,55 €
			8-853.74	Venovenös, pumpengetrieben (CVVH), Antikoagulation mit Heparin oder ohne Antikoagulation: Mehr als 264 bis 432 Stunden	
			8-853.84	Venovenös, pumpengetrieben (CVVH), Antikoagulation mit sonstigen Substanzen: Mehr als 264 bis 432 Stunden	
		ZE119.06	8-853.19	Arteriovenös (CAVH): Mehr als 432 bis 600 Stunden	7.294,54 €
			8-853.76	Venovenös, pumpengetrieben (CVVH), Antikoagulation mit Heparin oder ohne Antikoagulation: Mehr als 432 bis 600 Stunden	
			8-853.86	Venovenös, pumpengetrieben (CVVH), Antikoagulation mit sonstigen Substanzen: Mehr als 432 bis 600 Stunden	
		ZE119.07	8-853.1a	Arteriovenös (CAVH): Mehr als 600 bis 960 Stunden	10.941,81 €
			8-853.77	Venovenös, pumpengetrieben (CVVH), Antikoagulation mit Heparin oder ohne Antikoagulation: Mehr als 600 bis 960 Stunden	
			8-853.87	Venovenös, pumpengetrieben (CVVH), Antikoagulation mit sonstigen Substanzen: Mehr als 600 bis 960 Stunden	
		ZE119.08	8-853.1b	Arteriovenös (CAVH): Mehr als 960 bis 1.320 Stunden	15.915,36 €
			8-853.78	Venovenös, pumpengetrieben (CVVH), Antikoagulation mit Heparin oder ohne Antikoagulation: Mehr als 960 bis 1.320 Stunden	
			8-853.88	Venovenös, pumpengetrieben (CVVH), Antikoagulation mit sonstigen Substanzen: Mehr als 960 bis 1.320 Stunden	
		ZE119.09	8-853.1c	Arteriovenös (CAVH): Mehr als 1.320 bis 1.680 Stunden	20.888,91 €
			8-853.79	Venovenös, pumpengetrieben (CVVH), Antikoagulation mit Heparin oder ohne Antikoagulation: Mehr als 1.320 bis 1.680 Stunden	
			8-853.89	Venovenös, pumpengetrieben (CVVH), Antikoagulation mit sonstigen Substanzen: Mehr als 1.320 bis 1.680 Stunden	
		ZE119.10	8-853.1d	Arteriovenös (CAVH): Mehr als 1.680 bis 2.040 Stunden	25.862,46 €
			8-853.7a	Venovenös, pumpengetrieben (CVVH), Antikoagulation mit Heparin oder ohne Antikoagulation: Mehr als 1.680 bis 2.040 Stunden	
			8-853.8a	Venovenös, pumpengetrieben (CVVH), Antikoagulation mit sonstigen Substanzen: Mehr als 1.680 bis 2.040 Stunden	

Zusatzentgelte-Katalog
- Definition und differenzierte Beträge -

ZE	Bezeichnung	ZE$_D$	OPS Version 2021		Betrag
			OPS-Kode	OPS-Text	
1	2	3	4	5	6
		ZE119.11	8-853.1e	Arteriovenös (CAVH): Mehr als 2.040 bis 2.400 Stunden	30.836,01 €
			8-853.7b	Venovenös, pumpengetrieben (CVVH), Antikoagulation mit Heparin oder ohne Antikoagulation: Mehr als 2.040 bis 2.400 Stunden	
			8-853.8b	Venovenös, pumpengetrieben (CVVH), Antikoagulation mit sonstigen Substanzen: Mehr als 2.040 bis 2.400 Stunden	
		ZE119.12	8-853.1f	Arteriovenös (CAVH): Mehr als 2.400 Stunden	35.809,56 €
			8-853.7c	Venovenös, pumpengetrieben (CVVH), Antikoagulation mit Heparin oder ohne Antikoagulation: Mehr als 2.400 Stunden	
			8-853.8c	Venovenös, pumpengetrieben (CVVH), Antikoagulation mit sonstigen Substanzen: Mehr als 2.400 Stunden	
ZE120 [1)]	Hämodialyse, kontinuierlich, venovenös, pumpengetrieben (CVVHD)			Hämodialyse: Kontinuierlich, venovenös, pumpengetrieben	
		ZE120.01	8-854.60	Antikoagulation mit Heparin oder ohne Antikoagulation: Bis 24 Stunden	265,18 €
			8-854.70	Antikoagulation mit sonstigen Substanzen: Bis 24 Stunden	
		ZE120.02	8-854.61	Antikoagulation mit Heparin oder ohne Antikoagulation: Mehr als 24 bis 72 Stunden	636,43 €
			8-854.71	Antikoagulation mit sonstigen Substanzen: Mehr als 24 bis 72 Stunden	
		ZE120.03	8-854.62	Antikoagulation mit Heparin oder ohne Antikoagulation: Mehr als 72 bis 144 Stunden	1.299,38 €
			8-854.72	Antikoagulation mit sonstigen Substanzen: Mehr als 72 bis 144 Stunden	
		ZE120.04	8-854.63	Antikoagulation mit Heparin oder ohne Antikoagulation: Mehr als 144 bis 264 Stunden	2.386,62 €
			8-854.73	Antikoagulation mit sonstigen Substanzen: Mehr als 144 bis 264 Stunden	
		ZE120.05	8-854.64	Antikoagulation mit Heparin oder ohne Antikoagulation: Mehr als 264 bis 432 Stunden	3.871,63 €
			8-854.74	Antikoagulation mit sonstigen Substanzen: Mehr als 264 bis 432 Stunden	
		ZE120.06	8-854.66	Antikoagulation mit Heparin oder ohne Antikoagulation: Mehr als 432 bis 600 Stunden	5.860,48 €
			8-854.76	Antikoagulation mit sonstigen Substanzen: Mehr als 432 bis 600 Stunden	
		ZE120.07	8-854.67	Antikoagulation mit Heparin oder ohne Antikoagulation: Mehr als 600 bis 960 Stunden	8.750,94 €
			8-854.77	Antikoagulation mit sonstigen Substanzen: Mehr als 600 bis 960 Stunden	
		ZE120.08	8-854.68	Antikoagulation mit Heparin oder ohne Antikoagulation: Mehr als 960 bis 1.320 Stunden	12.728,64 €
			8-854.78	Antikoagulation mit sonstigen Substanzen: Mehr als 960 bis 1.320 Stunden	
		ZE120.09	8-854.69	Antikoagulation mit Heparin oder ohne Antikoagulation: Mehr als 1.320 bis 1.680 Stunden	16.706,34 €
			8-854.79	Antikoagulation mit sonstigen Substanzen: Mehr als 1.320 bis 1.680 Stunden	
		ZE120.10	8-854.6a	Antikoagulation mit Heparin oder ohne Antikoagulation: Mehr als 1.680 bis 2.040 Stunden	20.684,04 €
			8-854.7a	Antikoagulation mit sonstigen Substanzen: Mehr als 1.680 bis 2.040 Stunden	

Zusatzentgelte-Katalog
- Definition und differenzierte Beträge -

ZE	Bezeichnung	ZE_D	OPS Version 2021		Betrag
			OPS-Kode	OPS-Text	
1	2	3	4	5	6
		ZE120.11	8-854.6b	Antikoagulation mit Heparin oder ohne Antikoagulation: Mehr als 2.040 bis 2.400 Stunden	24.661,74 €
			8-854.7b	Antikoagulation mit sonstigen Substanzen: Mehr als 2.040 bis 2.400 Stunden	
		ZE120.12	8-854.6c	Antikoagulation mit Heparin oder ohne Antikoagulation: Mehr als 2.400 Stunden	28.639,44 €
			8-854.7c	Antikoagulation mit sonstigen Substanzen: Mehr als 2.400 Stunden	
ZE121 [1)]	Hämodiafiltration, kontinuierlich			Hämodiafiltration: Kontinuierlich	
		ZE121.01	8-855.13	Arteriovenös (CAVHDF): Bis 24 Stunden	289,45 €
			8-855.70	Venovenös, pumpengetrieben (CVVHDF), Antikoagulation mit Heparin oder ohne Antikoagulation: Bis 24 Stunden	
			8-855.80	Venovenös, pumpengetrieben (CVVHDF), Antikoagulation mit sonstigen Substanzen: Bis 24 Stunden	
		ZE121.02	8-855.14	Arteriovenös (CAVHDF): Mehr als 24 bis 72 Stunden	694,68 €
			8-855.71	Venovenös, pumpengetrieben (CVVHDF), Antikoagulation mit Heparin oder ohne Antikoagulation: Mehr als 24 bis 72 Stunden	
			8-855.81	Venovenös, pumpengetrieben (CVVHDF), Antikoagulation mit sonstigen Substanzen: Mehr als 24 bis 72 Stunden	
		ZE121.03	8-855.15	Arteriovenös (CAVHDF): Mehr als 72 bis 144 Stunden	1.389,36 €
			8-855.72	Venovenös, pumpengetrieben (CVVHDF), Antikoagulation mit Heparin oder ohne Antikoagulation: Mehr als 72 bis 144 Stunden	
			8-855.82	Venovenös, pumpengetrieben (CVVHDF), Antikoagulation mit sonstigen Substanzen: Mehr als 72 bis 144 Stunden	
		ZE121.04	8-855.16	Arteriovenös (CAVHDF): Mehr als 144 bis 264 Stunden	2.547,16 €
			8-855.73	Venovenös, pumpengetrieben (CVVHDF), Antikoagulation mit Heparin oder ohne Antikoagulation: Mehr als 144 bis 264 Stunden	
			8-855.83	Venovenös, pumpengetrieben (CVVHDF), Antikoagulation mit sonstigen Substanzen: Mehr als 144 bis 264 Stunden	
		ZE121.05	8-855.17	Arteriovenös (CAVHDF): Mehr als 264 bis 432 Stunden	4.341,75 €
			8-855.74	Venovenös, pumpengetrieben (CVVHDF), Antikoagulation mit Heparin oder ohne Antikoagulation: Mehr als 264 bis 432 Stunden	
			8-855.84	Venovenös, pumpengetrieben (CVVHDF), Antikoagulation mit sonstigen Substanzen: Mehr als 264 bis 432 Stunden	
		ZE121.06	8-855.19	Arteriovenös (CAVHDF): Mehr als 432 bis 600 Stunden	6.367,90 €
			8-855.76	Venovenös, pumpengetrieben (CVVHDF), Antikoagulation mit Heparin oder ohne Antikoagulation: Mehr als 432 bis 600 Stunden	
			8-855.86	Venovenös, pumpengetrieben (CVVHDF), Antikoagulation mit sonstigen Substanzen: Mehr als 432 bis 600 Stunden	

Zusatzentgelte-Katalog
- Definition und differenzierte Beträge -

ZE	Bezeichnung	ZE_D	OPS Version 2021		Betrag
			OPS-Kode	OPS-Text	
1	2	3	4	5	6
		ZE121.07	8-855.1a	Arteriovenös (CAVHDF): Mehr als 600 bis 960 Stunden	9.551,85 €
			8-855.77	Venovenös, pumpengetrieben (CVVHDF), Antikoagulation mit Heparin oder ohne Antikoagulation: Mehr als 600 bis 960 Stunden	
			8-855.87	Venovenös, pumpengetrieben (CVVHDF), Antikoagulation mit sonstigen Substanzen: Mehr als 600 bis 960 Stunden	
		ZE121.08	8-855.1b	Arteriovenös (CAVHDF): Mehr als 960 bis 1.320 Stunden	13.893,60 €
			8-855.78	Venovenös, pumpengetrieben (CVVHDF), Antikoagulation mit Heparin oder ohne Antikoagulation: Mehr als 960 bis 1.320 Stunden	
			8-855.88	Venovenös, pumpengetrieben (CVVHDF), Antikoagulation mit sonstigen Substanzen: Mehr als 960 bis 1.320 Stunden	
		ZE121.09	8-855.1c	Arteriovenös (CAVHDF): Mehr als 1.320 bis 1.680 Stunden	18.235,35 €
			8-855.79	Venovenös, pumpengetrieben (CVVHDF), Antikoagulation mit Heparin oder ohne Antikoagulation: Mehr als 1.320 bis 1.680 Stunden	
			8-855.89	Venovenös, pumpengetrieben (CVVHDF), Antikoagulation mit sonstigen Substanzen: Mehr als 1.320 bis 1.680 Stunden	
		ZE121.10	8-855.1d	Arteriovenös (CAVHDF): Mehr als 1.680 bis 2.040 Stunden	22.577,10 €
			8-855.7a	Venovenös, pumpengetrieben (CVVHDF), Antikoagulation mit Heparin oder ohne Antikoagulation: Mehr als 1.680 bis 2.040 Stunden	
			8-855.8a	Venovenös, pumpengetrieben (CVVHDF), Antikoagulation mit sonstigen Substanzen: Mehr als 1.680 bis 2.040 Stunden	
		ZE121.11	8-855.1e	Arteriovenös (CAVHDF): Mehr als 2.040 bis 2.400 Stunden	26.918,85 €
			8-855.7b	Venovenös, pumpengetrieben (CVVHDF), Antikoagulation mit Heparin oder ohne Antikoagulation: Mehr als 2.040 bis 2.400 Stunden	
			8-855.8b	Venovenös, pumpengetrieben (CVVHDF), Antikoagulation mit sonstigen Substanzen: Mehr als 2.040 bis 2.400 Stunden	
		ZE121.12	8-855.1f	Arteriovenös (CAVHDF): Mehr als 2.400 Stunden	31.260,60 €
			8-855.7c	Venovenös, pumpengetrieben (CVVHDF), Antikoagulation mit Heparin oder ohne Antikoagulation: Mehr als 2.400 Stunden	
			8-855.8c	Venovenös, pumpengetrieben (CVVHDF), Antikoagulation mit sonstigen Substanzen: Mehr als 2.400 Stunden	
ZE122 [1)]	Peritonealdialyse, intermittierend, maschinell unterstützt (IPD)		8-857.0	Peritonealdialyse: Intermittierend, maschinell unterstützt (IPD)	siehe Anlage 2

Zusatzentgelte-Katalog
- Definition und differenzierte Beträge -

ZE	Bezeichnung	ZE_D	OPS Version 2021		Betrag
			OPS-Kode	OPS-Text	
1	2	3	4	5	6
ZE123 [1)]	Peritonealdialyse, kontinuierlich, nicht maschinell unterstützt (CAPD)			Peritonealdialyse: Kontinuierlich, nicht maschinell unterstützt	
		ZE123.01	8-857.10	Bis 24 Stunden	147,48 €
		ZE123.02	8-857.11	Mehr als 24 bis 72 Stunden	339,20 €
		ZE123.03	8-857.12	Mehr als 72 bis 144 Stunden	737,40 €
		ZE123.04	8-857.13	Mehr als 144 bis 264 Stunden	1.327,32 €
		ZE123.05	8-857.14	Mehr als 264 bis 432 Stunden	2.212,20 €
		ZE123.06	8-857.16	Mehr als 432 bis 600 Stunden	3.244,56 €
		ZE123.07	8-857.17	Mehr als 600 bis 960 Stunden	4.866,84 €
		ZE123.08	8-857.18	Mehr als 960 bis 1.320 Stunden	7.079,04 €
		ZE123.09	8-857.19	Mehr als 1.320 bis 1.680 Stunden	9.291,24 €
		ZE123.10	8-857.1a	Mehr als 1.680 bis 2.040 Stunden	11.503,44 €
		ZE123.11	8-857.1b	Mehr als 2.040 bis 2.400 Stunden	13.715,64 €
		ZE123.12	8-857.1c	Mehr als 2.400 Stunden	15.927,84 €
ZE125	Implantation oder Wechsel eines interspinösen Spreizers	ZE125.01	5-839.b0	Andere Operationen an der Wirbelsäule: Implantation eines interspinösen Spreizers: 1 Segment	416,69 €
			5-839.c0	Andere Operationen an der Wirbelsäule: Wechsel eines interspinösen Spreizers: 1 Segment	
		ZE125.02	5-839.b2	Andere Operationen an der Wirbelsäule: Implantation eines interspinösen Spreizers: 2 Segmente	833,38 €
			5-839.c2	Andere Operationen an der Wirbelsäule: Wechsel eines interspinösen Spreizers: 2 Segmente	
		ZE125.03	5-839.b3	Andere Operationen an der Wirbelsäule: Implantation eines interspinösen Spreizers: 3 oder mehr Segmente	1.250,07 €
			5-839.c3	Andere Operationen an der Wirbelsäule: Wechsel eines interspinösen Spreizers: 3 oder mehr Segmente	
ZE126	Autogene / Autologe matrixinduzierte Chondrozytentransplantation		5-801.k*	Offen chirurgische Operation am Gelenkknorpel und an den Menisken: Autogene matrixinduzierte Chondrozytentransplantation	siehe Anlage 2
			5-812.h*	Arthroskopische Operation am Gelenkknorpel und an den Menisken: Autogene matrixinduzierte Chondrozytentransplantation	
ZE128	Gabe von Micafungin, parenteral			Applikation von Medikamenten, Liste 4: Micafungin, parenteral	
		ZE128.01 [6)]	6-004.50	75 mg bis unter 150 mg	293,76 €
		ZE128.02	6-004.51	150 mg bis unter 250 mg	538,56 €
		ZE128.03	6-004.52	250 mg bis unter 350 mg	832,32 €
		ZE128.04	6-004.53	350 mg bis unter 450 mg	1.126,08 €
		ZE128.05	6-004.54	450 mg bis unter 550 mg	1.419,84 €
		ZE128.06	6-004.55	550 mg bis unter 650 mg	1.713,60 €
		ZE128.07	6-004.56	650 mg bis unter 750 mg	2.005,47 €
		ZE128.08	6-004.57	750 mg bis unter 850 mg	2.301,12 €
		ZE128.09	6-004.58	850 mg bis unter 950 mg	2.594,88 €
		ZE128.10	6-004.59	950 mg bis unter 1.150 mg	2.986,56 €
		ZE128.11	6-004.5a	1.150 mg bis unter 1.350 mg	3.574,08 €
		ZE128.12	6-004.5b	1.350 mg bis unter 1.550 mg	4.161,60 €
		ZE128.13	6-004.5c	1.550 mg bis unter 1.950 mg	4.944,96 €
		ZE128.14	6-004.5d	1.950 mg bis unter 2.350 mg	6.120,00 €
		ZE128.15	6-004.5e	2.350 mg bis unter 2.750 mg	7.295,04 €
		ZE128.16	6-004.5f	2.750 mg bis unter 3.150 mg	8.470,08 €
		ZE128.17	6-004.5g	3.150 mg bis unter 3.950 mg	10.036,80 €
		ZE128.18	6-004.5h	3.950 mg bis unter 4.750 mg	12.386,88 €
		ZE128.19	6-004.5j	4.750 mg bis unter 5.550 mg	14.736,96 €
		ZE128.20	6-004.5k	5.550 mg bis unter 6.350 mg	17.087,04 €
		ZE128.21	6-004.5m	6.350 mg bis unter 7.950 mg	20.220,48 €
		ZE128.22	6-004.5n	7.950 mg bis unter 9.550 mg	24.920,64 €

Zusatzentgelte-Katalog
- Definition und differenzierte Beträge -

ZE	Bezeichnung	ZE_D	OPS Version 2021		Betrag
			OPS-Kode	OPS-Text	
1	2	3	4	5	6
		ZE128.23	6-004.5p	9.550 mg bis unter 11.150 mg	29.620,80 €
		ZE128.24	6-004.5q	11.150 mg bis unter 12.750 mg	34.320,96 €
		ZE128.25	6-004.5r	12.750 mg bis unter 14.350 mg	39.021,12 €
		ZE128.26	6-004.5s	14.350 mg bis unter 15.950 mg	43.721,28 €
		ZE128.27	6-004.5t	15.950 mg bis unter 17.550 mg	48.421,44 €
		ZE128.28	6-004.5u	17.550 mg oder mehr	53.121,60 €
ZE132	Implantation eines Wachstumsstents	ZE132.01	8-838.k*	(Perkutan-)transluminale Gefäßintervention an Gefäßen des Lungenkreislaufes: Einlegen eines ungecoverten Wachstumsstents	1.195,85 €
			8-838.m*	(Perkutan-)transluminale Gefäßintervention an Gefäßen des Lungenkreislaufes: Einlegen eines gecoverten Wachstumsstents	
			8-845.0*	(Perkutan-)transluminale Implantation von ungecoverten Cheatham-Platinum-Stents [CP-Stent]: Ein Stent	
			8-846.0*	(Perkutan-)transluminale Implantation von gecoverten Cheatham-Platinum-Stents [CP-Stent]: Ein Stent	
			8-847	(Perkutan-)transluminale Implantation eines Wachstumsstents	
		ZE132.02	8-845.1*	(Perkutan-)transluminale Implantation von ungecoverten Cheatham-Platinum-Stents [CP-Stent]: Zwei oder mehr Stents	2.391,70 €
			8-846.1*	(Perkutan-)transluminale Implantation von gecoverten Cheatham-Platinum-Stents [CP-Stent]: Zwei oder mehr Stents	
ZE133 [2)]	Perkutan-transluminale Fremdkörperentfernung und Thrombektomie an intrakraniellen Gefäßen unter Verwendung eines Mikrodrahtretriever-Systems		8-836.60	(Perkutan-)transluminale Gefäßintervention: Fremdkörperentfernung: Gefäße intrakraniell	
			8-836.80	(Perkutan-)transluminale Gefäßintervention: Thrombektomie: Gefäße intrakraniell	
		ZE133.01	8-83b.80	Zusatzinformationen zu Materialien: Verwendung eines Mikrodrahtretriever- oder Stentretriever-Systems zur Thrombektomie oder Fremdkörper-entfernung: 1 Mikrodrahtretriever-System	1.276,65 €
		ZE133.02	8-83b.82	Zusatzinformationen zu Materialien: Verwendung eines Mikrodrahtretriever- oder Stentretriever-Systems zur Thrombektomie oder Fremdkörper-entfernung: 2 Mikrodrahtretriever-Systeme	2.553,30 €
		ZE133.03	8-83b.83	Zusatzinformationen zu Materialien: Verwendung eines Mikrodrahtretriever- oder Stentretriever-Systems zur Thrombektomie oder Fremdkörperent-fernung: 3 oder mehr Mikrodrahtretriever-Systeme	3.829,95 €
ZE135	Gabe von Vinflunin, parenteral			Applikation von Medikamenten, Liste 5: Vinflunin, parenteral	
		ZE135.01	6-005.b0	100 mg bis unter 200 mg	775,75 €
		ZE135.02	6-005.b1	200 mg bis unter 300 mg	1.357,56 €
		ZE135.03	6-005.b2	300 mg bis unter 400 mg	1.939,37 €
		ZE135.04	6-005.b3	400 mg bis unter 500 mg	2.521,18 €
		ZE135.05	6-005.b4	500 mg bis unter 600 mg	3.102,99 €
		ZE135.06	6-005.b5	600 mg bis unter 700 mg	3.684,80 €
		ZE135.07	6-005.b6	700 mg bis unter 800 mg	4.266,61 €
		ZE135.08	6-005.b7	800 mg bis unter 900 mg	4.848,42 €
		ZE135.09	6-005.b8	900 mg bis unter 1.000 mg	5.430,23 €
		ZE135.10	6-005.b9	1.000 mg bis unter 1.200 mg	6.205,97 €
		ZE135.11	6-005.ba	1.200 mg bis unter 1.400 mg	7.369,59 €
		ZE135.12	6-005.bb	1.400 mg bis unter 1.600 mg	8.533,21 €
		ZE135.13	6-005.bc	1.600 mg bis unter 1.800 mg	9.696,83 €

Zusatzentgelte-Katalog
- Definition und differenzierte Beträge -

ZE	Bezeichnung	ZE_D	OPS Version 2021		Betrag
			OPS-Kode	OPS-Text	
1	2	3	4	5	6
		ZE135.14	6-005.bd	1.800 mg bis unter 2.000 mg	10.860,45 €
		ZE135.15	6-005.be	2.000 mg bis unter 2.200 mg	12.024,07 €
		ZE135.16	6-005.bf	2.200 mg bis unter 2.400 mg	13.187,69 €
		ZE135.17	6-005.bg	2.400 mg bis unter 2.600 mg	14.351,31 €
		ZE135.18	6-005.bh	2.600 mg bis unter 2.800 mg	15.514,93 €
		ZE135.19	6-005.bj	2.800 mg oder mehr	16.678,55 €
ZE136 [2)]	Medikamente-freisetzende Ballons an Koronargefäßen		8-837.00	Perkutan-transluminale Gefäßintervention an Herz und Koronargefäßen: Ballon-Angioplastie: Eine Koronararterie	
			8-837.01	Perkutan-transluminale Gefäßintervention an Herz und Koronargefäßen: Ballon-Angioplastie: Mehrere Koronararterien	
		ZE136.01	8-83b.b6	Zusatzinformationen zu Materialien: Art der verwendeten Ballons: Ein medikamente-freisetzender Ballon an Koronargefäßen	198,22 €
		ZE136.02	8-83b.b7	Zusatzinformationen zu Materialien: Art der verwendeten Ballons: Zwei medikamente-freisetzende Ballons an Koronargefäßen	585,62 €
		ZE136.03	8-83b.b8	Zusatzinformationen zu Materialien: Art der verwendeten Ballons: Drei medikamente-freisetzende Ballons an Koronargefäßen	973,02 €
		ZE136.04	8-83b.b9	Zusatzinformationen zu Materialien: Art der verwendeten Ballons: Vier oder mehr medikamente-freisetzende Ballons an Koronargefäßen	1.360,42 €
ZE137 [2)]	Medikamente-freisetzende Ballons an anderen Gefäßen		8-836.02	(Perkutan-)transluminale Gefäßintervention: Ballon-Angioplastie: Gefäße Schulter und Oberarm	
			8-836.03	(Perkutan-)transluminale Gefäßintervention: Ballon-Angioplastie: Gefäße Unterarm	
			8-836.08	(Perkutan-)transluminale Gefäßintervention: Ballon-Angioplastie: Andere Gefäße thorakal	
			8-836.0a	(Perkutan-)transluminale Gefäßintervention: Ballon-Angioplastie: Gefäße viszeral	
			8-836.0c	(Perkutan-)transluminale Gefäßintervention: Ballon-Angioplastie: Gefäße Unterschenkel	
			8-836.0e	(Perkutan-)transluminale Gefäßintervention: Ballon-Angioplastie: Künstliche Gefäße	
			8-836.0q	(Perkutan-)transluminale Gefäßintervention: Ballon-Angioplastie: Andere Arterien abdominal und pelvin	
			8-836.0r	(Perkutan-)transluminale Gefäßintervention: Ballon-Angioplastie: Andere Venen abdominal und pelvin	
			8-836.0s	(Perkutan-)transluminale Gefäßintervention: Ballon-Angioplastie: Arterien Oberschenkel	
			8-836.0t	(Perkutan-)transluminale Gefäßintervention: Ballon-Angioplastie: Venen Oberschenkel	
		ZE137.01	8-83b.ba	Zusatzinformationen zu Materialien: Art der verwendeten Ballons: Ein medikamente-freisetzender Ballon an anderen Gefäßen	148,68 €
		ZE137.02	8-83b.bb	Zusatzinformationen zu Materialien: Art der verwendeten Ballons: Zwei medikamente-freisetzende Ballons an anderen Gefäßen	527,16 €
		ZE137.03	8-83b.bc	Zusatzinformationen zu Materialien: Art der verwendeten Ballons: Drei medikamente-freisetzende Ballons an anderen Gefäßen	905,64 €
		ZE137.04	8-83b.bd	Zusatzinformationen zu Materialien: Art der verwendeten Ballons: Vier oder mehr medikamente-freisetzende Ballons an anderen Gefäßen	1.284,12 €

Zusatzentgelte-Katalog
- Definition und differenzierte Beträge -

ZE	Bezeichnung	ZE_D	OPS Version 2021		Betrag
			OPS-Kode	OPS-Text	
1	2	3	4	5	6
ZE138	Neurostimulatoren zur Rückenmarkstimulation oder zur Stimulation des peripheren Nervensystems, Einkanalstimulator, mit Sondenimplantation		5-039.e0	Implantation oder Wechsel eines Neurostimulators zur epiduralen Rückenmarkstimulation mit Implantation oder Wechsel einer Neurostimulationselektrode: Einkanalstimulator, vollimplantierbar, nicht wiederaufladbar	siehe Anlage 2
			5-039.k0	Implantation oder Wechsel eines Neurostimulators zur Stimulation von Spinalganglien mit Implantation oder Wechsel einer Neurostimulationselektrode: Einkanalstimulator, vollimplantierbar, nicht wiederaufladbar	
			5-059.c0	Implantation oder Wechsel eines Neurostimulators zur Stimulation des peripheren Nervensystems mit Implantation oder Wechsel einer Neurostimulationselektrode: Einkanalstimulator, vollimplantierbar, nicht wiederaufladbar	
ZE139	Neurostimulatoren zur Rückenmarkstimulation oder zur Stimulation des peripheren Nervensystems, Einkanalstimulator, ohne Sondenimplantation		5-039.f0	Wechsel eines Neurostimulators zur epiduralen Rückenmarkstimulation ohne Wechsel einer Neurostimulationselektrode: Einkanalstimulator, vollimplantierbar, nicht wiederaufladbar	siehe Anlage 2
			5-039.m0	Wechsel eines Neurostimulators zur Stimulation von Spinalganglien ohne Wechsel einer Neurostimulationselektrode: Einkanalstimulator, vollimplantierbar, nicht wiederaufladbar	
			5-039.n0	Implantation eines Neurostimulators zur epiduralen Rückenmarkstimulation ohne Implantation einer Neurostimulationselektrode: Einkanalstimulator, vollimplantierbar, nicht wiederaufladbar	
			5-039.q0	Implantation eines Neurostimulators zur Stimulation von Spinalganglien ohne Implantation einer Neurostimulationselektrode: Einkanalstimulator, vollimplantierbar, nicht wiederaufladbar	
			5-059.d0	Wechsel eines Neurostimulators zur Stimulation des peripheren Nervensystems ohne Wechsel einer Neurostimulationselektrode: Einkanalstimulator, vollimplantierbar, nicht wiederaufladbar	
			5-059.g0	Implantation eines Neurostimulators zur Stimulation des peripheren Nervensystems ohne Implantation einer Neurostimulationselektrode: Einkanal-stimulator, vollimplantierbar, nicht wiederaufladbar	
ZE140	Neurostimulatoren zur Rückenmarkstimulation oder zur Stimulation des peripheren Nervensystems, Mehrkanalstimulator, nicht wiederaufladbar, mit Sondenimplantation		5-039.e1	Implantation oder Wechsel eines Neurostimulators zur epiduralen Rückenmarkstimulation mit Implantation oder Wechsel einer Neurostimulationselektrode: Mehrkanalstimulator, vollimplantierbar, nicht wiederaufladbar	siehe Anlage 2
			5-039.k1	Implantation oder Wechsel eines Neurostimulators zur Stimulation von Spinalganglien mit Implantation oder Wechsel einer Neurostimulationselektrode: Mehrkanalstimulator, vollimplantierbar, nicht wiederaufladbar	
			5-059.c1	Implantation oder Wechsel eines Neurostimulators zur Stimulation des peripheren Nervensystems mit Implantation oder Wechsel einer Neurostimulationselektrode: Mehrkanalstimulator, vollimplantierbar, nicht wiederaufladbar	

Zusatzentgelte-Katalog
- Definition und differenzierte Beträge -

ZE	Bezeichnung	ZE_D	OPS Version 2021		Betrag
			OPS-Kode	OPS-Text	
1	2	3	4	5	6
ZE141	Neurostimulatoren zur Rückenmarkstimulation oder zur Stimulation des peripheren Nervensystems, Mehrkanalstimulator, nicht wiederaufladbar, ohne Sondenimplantation		5-039.f1	Wechsel eines Neurostimulators zur epiduralen Rückenmarkstimulation ohne Wechsel einer Neurostimulationselektrode: Mehrkanalstimulator, vollimplantierbar, nicht wiederaufladbar	siehe Anlage 2
			5-039.m1	Wechsel eines Neurostimulators zur Stimulation von Spinalganglien ohne Wechsel einer Neurostimulationselektrode: Mehrkanalstimulator, vollimplantierbar, nicht wiederaufladbar	
			5-039.n1	Implantation eines Neurostimulators zur epiduralen Rückenmarkstimulation ohne Implantation einer Neurostimulationselektrode: Mehrkanalstimulator, vollimplantierbar, nicht wiederaufladbar	
			5-039.q1	Implantation eines Neurostimulators zur Stimulation von Spinalganglien ohne Implantation einer Neurostimulationselektrode: Mehrkanalstimulator, vollimplantierbar, nicht wiederaufladbar	
			5-059.d1	Wechsel eines Neurostimulators zur Stimulation des peripheren Nervensystems ohne Wechsel einer Neurostimulationselektrode: Mehrkanalstimulator, vollimplantierbar, nicht wiederaufladbar	
			5-059.g1	Implantation eines Neurostimulators zur Stimulation des peripheren Nervensystems ohne Implantation einer Neurostimulationselektrode: Mehrkanalstimulator, vollimplantierbar, nicht wiederaufladbar	
ZE143	Gabe von Plerixafor, parenteral			Applikation von Medikamenten, Liste 5: Plerixafor, parenteral	
		ZE143.01	6-005.e0	2,5 mg bis unter 5,0 mg	966,85 €
		ZE143.02	6-005.e1	5,0 mg bis unter 10,0 mg	1.933,69 €
		ZE143.03	6-005.e2	10,0 mg bis unter 15,0 mg	3.383,96 €
		ZE143.04	6-005.e3	15,0 mg bis unter 20,0 mg	4.834,23 €
		ZE143.05	6-005.e4	20,0 mg bis unter 25,0 mg	6.284,50 €
		ZE143.06	6-005.e5	25,0 mg bis unter 30,0 mg	7.734,77 €
		ZE143.07	6-005.e6	30,0 mg bis unter 35,0 mg	9.185,04 €
		ZE143.08	6-005.e7	35,0 mg bis unter 40,0 mg	10.635,31 €
		ZE143.09	6-005.e8	40,0 mg bis unter 45,0 mg	12.022,73 €
		ZE143.10	6-005.e9	45,0 mg bis unter 50,0 mg	13.535,84 €
		ZE143.11	6-005.ea	50,0 mg bis unter 60,0 mg	15.469,54 €
		ZE143.12	6-005.eb	60,0 mg bis unter 70,0 mg	18.370,07 €
		ZE143.13	6-005.ec	70,0 mg bis unter 80,0 mg	21.270,61 €
		ZE143.14	6-005.ed	80,0 mg bis unter 100,0 mg	25.138,00 €
		ZE143.15	6-005.ee	100,0 mg bis unter 120,0 mg	30.939,07 €
		ZE143.16	6-005.ef	120,0 mg bis unter 140,0 mg	36.740,15 €
		ZE143.17	6-005.eg	140,0 mg bis unter 160,0 mg	42.541,22 €
		ZE143.18	6-005.eh	160,0 mg bis unter 180,0 mg	48.342,30 €
		ZE143.19	6-005.ej	180,0 mg bis unter 200,0 mg	54.143,38 €
		ZE143.20	6-005.ek	200,0 mg bis unter 220,0 mg	59.944,45 €
		ZE143.21	6-005.em	220,0 mg bis unter 240,0 mg	65.745,53 €
		ZE143.22	6-005.en	240,0 mg oder mehr	71.546,60 €
ZE144	Gabe von Romiplostim, parenteral			Applikation von Medikamenten, Liste 5: Romiplostim, parenteral	
		ZE144.01[6)]	6-005.90	100 µg bis unter 200 µg	375,32 €
		ZE144.02	6-005.91	200 µg bis unter 300 µg	656,81 €
		ZE144.03	6-005.92	300 µg bis unter 400 µg	938,30 €
		ZE144.04	6-005.93	400 µg bis unter 500 µg	1.219,79 €
		ZE144.05	6-005.94	500 µg bis unter 600 µg	1.423,58 €
		ZE144.06	6-005.95	600 µg bis unter 700 µg	1.782,77 €
		ZE144.07	6-005.96	700 µg bis unter 800 µg	2.064,26 €
		ZE144.08	6-005.97	800 µg bis unter 900 µg	2.345,75 €

Zusatzentgelte-Katalog
- Definition und differenzierte Beträge -

ZE	Bezeichnung	ZE_D	OPS Version 2021		Betrag
			OPS-Kode	OPS-Text	
1	2	3	4	5	6
		ZE144.09	6-005.98	900 µg bis unter 1.000 µg	2.627,24 €
		ZE144.10	6-005.99	1.000 µg bis unter 1.200 µg	2.814,90 €
		ZE144.11	6-005.9a	1.200 µg bis unter 1.400 µg	3.565,54 €
		ZE144.12	6-005.9b	1.400 µg bis unter 1.600 µg	4.128,52 €
		ZE144.13	6-005.9c	1.600 µg bis unter 1.800 µg	4.691,50 €
		ZE144.14	6-005.9d	1.800 µg bis unter 2.000 µg	5.254,48 €
		ZE144.15	6-005.9e	2.000 µg bis unter 2.400 µg	6.005,12 €
		ZE144.16	6-005.9f	2.400 µg bis unter 2.800 µg	7.131,08 €
		ZE144.17	6-005.9g	2.800 µg bis unter 3.200 µg	8.257,04 €
		ZE144.18	6-005.9h	3.200 µg bis unter 3.600 µg	9.383,00 €
		ZE144.19	6-005.9j	3.600 µg bis unter 4.000 µg	10.508,96 €
		ZE144.20	6-005.9k	4.000 µg bis unter 4.400 µg	11.634,92 €
		ZE144.21	6-005.9m	4.400 µg bis unter 4.800 µg	12.760,88 €
		ZE144.22	6-005.9n	4.800 µg bis unter 5.200 µg	13.886,84 €
		ZE144.23	6-005.9p	5.200 µg bis unter 5.600 µg	15.012,80 €
		ZE144.24	6-005.9q	5.600 µg oder mehr	16.138,76 €
ZE145	Spezialisierte stationäre palliativmedizinische Komplexbehandlung	ZE145.01	8-98e.1	Spezialisierte stationäre palliativmedizinische Komplexbehandlung: Mindestens 7 bis höchstens 13 Behandlungstage	990,45 €
		ZE145.02	8-98e.2	Spezialisierte stationäre palliativmedizinische Komplexbehandlung: Mindestens 14 bis höchstens 20 Behandlungstage	1.026,51 €
		ZE145.03	8-98e.3	Spezialisierte stationäre palliativmedizinische Komplexbehandlung: Mindestens 21 Behandlungstage	1.754,47 €
ZE146	Gabe von Thrombozytenkonzentraten			Transfusion von Vollblut, Erythrozytenkonzentrat und Thrombozytenkonzentrat: Thrombozytenkonzentrat	
		ZE146.01[6)]	8-800.g1	2 Thrombozytenkonzentrate	566,55 €
		ZE146.02[6)]	8-800.g2	3 Thrombozytenkonzentrate	849,83 €
		ZE146.03	8-800.g3	4 Thrombozytenkonzentrate	1.133,11 €
		ZE146.04	8-800.g4	5 Thrombozytenkonzentrate	1.416,39 €
		ZE146.05	8-800.g5	6 bis unter 8 Thrombozytenkonzentrate	1.810,14 €
		ZE146.06	8-800.g6	8 bis unter 10 Thrombozytenkonzentrate	2.390,86 €
		ZE146.07	8-800.g7	10 bis unter 12 Thrombozytenkonzentrate	2.965,91 €
		ZE146.08	8-800.g8	12 bis unter 14 Thrombozytenkonzentrate	3.529,63 €
		ZE146.09	8-800.g9	14 bis unter 16 Thrombozytenkonzentrate	4.107,52 €
		ZE146.10	8-800.ga	16 bis unter 18 Thrombozytenkonzentrate	4.674,07 €
		ZE146.11	8-800.gb	18 bis unter 20 Thrombozytenkonzentrate	5.240,62 €
		ZE146.12	8-800.gc	20 bis unter 24 Thrombozytenkonzentrate	5.948,82 €
		ZE146.13	8-800.gd	24 bis unter 28 Thrombozytenkonzentrate	7.081,93 €
		ZE146.14	8-800.ge	28 bis unter 32 Thrombozytenkonzentrate	8.215,03 €
		ZE146.15	8-800.gf	32 bis unter 36 Thrombozytenkonzentrate	9.348,14 €
		ZE146.16	8-800.gg	36 bis unter 40 Thrombozytenkonzentrate	10.481,25 €
		ZE146.17	8-800.gh	40 bis unter 46 Thrombozytenkonzentrate	11.756,00 €
		ZE146.18	8-800.gj	46 bis unter 52 Thrombozytenkonzentrate	13.455,66 €
		ZE146.19	8-800.gk	52 bis unter 58 Thrombozytenkonzentrate	15.155,32 €
		ZE146.20	8-800.gm	58 bis unter 64 Thrombozytenkonzentrate	16.854,98 €
		ZE146.21	8-800.gn	64 bis unter 70 Thrombozytenkonzentrate	18.554,64 €
		ZE146.22	8-800.gp	70 bis unter 78 Thrombozytenkonzentrate	20.395,94 €
		ZE146.23	8-800.gq	78 bis unter 86 Thrombozytenkonzentrate	22.662,16 €
		ZE146.24	8-800.gr	86 bis unter 94 Thrombozytenkonzentrate	24.928,38 €
		ZE146.25	8-800.gs	94 bis unter 102 Thrombozytenkonzentrate	27.194,59 €
		ZE146.26	8-800.gt	102 bis unter 110 Thrombozytenkonzentrate	29.460,81 €
		ZE146.27	8-800.gu	110 bis unter 118 Thrombozytenkonzentrate	31.727,02 €
		ZE146.28	8-800.gv	118 bis unter 126 Thrombozytenkonzentrate	33.993,24 €
		ZE146.29		Siehe weitere Differenzierung ZE146.30 - ZE146.46	

Zusatzentgelte-Katalog
- Definition und differenzierte Beträge -

ZE	Bezeichnung	ZE_D	OPS Version 2021		Betrag
			OPS-Kode	OPS-Text	
1	2	3	4	5	6
		ZE146.30	8-800.gz	126 bis unter 134 Thrombozytenkonzentrate	36.259,46 €
		ZE146.31	8-800.m0	134 bis unter 146 Thrombozytenkonzentrate	38.808,95 €
		ZE146.32	8-800.m1	146 bis unter 158 Thrombozytenkonzentrate	42.208,27 €
		ZE146.33	8-800.m2	158 bis unter 170 Thrombozytenkonzentrate	45.607,60 €
		ZE146.34	8-800.m3	170 bis unter 182 Thrombozytenkonzentrate	49.006,92 €
		ZE146.35	8-800.m4	182 bis unter 194 Thrombozytenkonzentrate	52.406,25 €
		ZE146.36	8-800.m5	194 bis unter 210 Thrombozytenkonzentrate	56.088,85 €
		ZE146.37	8-800.m6	210 bis unter 226 Thrombozytenkonzentrate	60.621,28 €
		ZE146.38	8-800.m7	226 bis unter 242 Thrombozytenkonzentrate	65.153,71 €
		ZE146.39	8-800.m8	242 bis unter 258 Thrombozytenkonzentrate	69.686,14 €
		ZE146.40	8-800.m9	258 bis unter 274 Thrombozytenkonzentrate	74.218,57 €
		ZE146.41	8-800.ma	274 bis unter 294 Thrombozytenkonzentrate	79.034,28 €
		ZE146.42	8-800.mb	294 bis unter 314 Thrombozytenkonzentrate	84.699,82 €
		ZE146.43	8-800.mc	314 bis unter 334 Thrombozytenkonzentrate	90.365,36 €
		ZE146.44	8-800.md	334 bis unter 354 Thrombozytenkonzentrate	96.030,90 €
		ZE146.45	8-800.me	354 bis unter 374 Thrombozytenkonzentrate	101.696,44 €
		ZE146.46	8-800.mf	374 oder mehr Thrombozytenkonzentrate	107.361,98 €
ZE147	Gabe von Apherese-Thrombozyten-konzentraten			Transfusion von Vollblut, Erythrozytenkonzentrat und Thrombozytenkonzentrat: Apherese-Thrombozytenkonzentrat	
		ZE147.01[6)]	8-800.f0	1 Apherese-Thrombozytenkonzentrat	354,04 €
		ZE147.02	8-800.f1	2 Apherese-Thrombozytenkonzentrate	708,08 €
		ZE147.03	8-800.f2	3 Apherese-Thrombozytenkonzentrate	1.062,12 €
		ZE147.04	8-800.f3	4 Apherese-Thrombozytenkonzentrate	1.416,16 €
		ZE147.05	8-800.f4	5 Apherese-Thrombozytenkonzentrate	1.770,21 €
		ZE147.06	8-800.f5	6 bis unter 8 Apherese-Thrombozytenkonzentrate	2.263,32 €
		ZE147.07	8-800.f6	8 bis unter 10 Apherese-Thrombozytenkonzentrate	2.981,20 €
		ZE147.08	8-800.f7	10 bis unter 12 Apherese-Thrombozytenkonzentrate	3.688,59 €
		ZE147.09	8-800.f8	12 bis unter 14 Apherese-Thrombozytenkonzentrate	4.375,59 €
		ZE147.10	8-800.f9	14 bis unter 16 Apherese-Thrombozytenkonzentrate	5.098,19 €
		ZE147.11	8-800.fa	16 bis unter 18 Apherese-Thrombozytenkonzentrate	5.859,09 €
		ZE147.12	8-800.fb	18 bis unter 20 Apherese-Thrombozytenkonzentrate	6.518,98 €
		ZE147.13	8-800.fc	20 bis unter 24 Apherese-Thrombozytenkonzentrate	7.434,87 €
		ZE147.14	8-800.fd	24 bis unter 28 Apherese-Thrombozytenkonzentrate	8.851,03 €
		ZE147.15	8-800.fe	28 bis unter 32 Apherese-Thrombozytenkonzentrate	10.267,19 €
		ZE147.16	8-800.ff	32 bis unter 36 Apherese-Thrombozytenkonzentrate	11.683,36 €
		ZE147.17	8-800.fg	36 bis unter 40 Apherese-Thrombozytenkonzentrate	13.099,52 €
		ZE147.18	8-800.fh	40 bis unter 46 Apherese-Thrombozytenkonzentrate	14.692,71 €
		ZE147.19	8-800.fj	46 bis unter 52 Apherese-Thrombozytenkonzentrate	16.816,96 €
		ZE147.20	8-800.fk	52 bis unter 58 Apherese-Thrombozytenkonzentrate	18.941,20 €
		ZE147.21	8-800.fm	58 bis unter 64 Apherese-Thrombozytenkonzentrate	21.065,45 €
		ZE147.22	8-800.fn	64 bis unter 70 Apherese-Thrombozytenkonzentrate	23.189,70 €
		ZE147.23	8-800.fp	70 bis unter 78 Apherese-Thrombozytenkonzentrate	25.490,97 €
		ZE147.24	8-800.fq	78 bis unter 86 Apherese-Thrombozytenkonzentrate	28.323,30 €
		ZE147.25	8-800.fr	86 bis unter 94 Apherese-Thrombozytenkonzentrate	31.155,63 €
		ZE147.26	8-800.fs	94 bis unter 102 Apherese-Thrombozytenkonz.	33.987,96 €
		ZE147.27	8-800.ft	102 bis unter 110 Apherese-Thrombozytenkonz.	36.820,28 €
		ZE147.28	8-800.fu	110 bis unter 118 Apherese-Thrombozytenkonz.	39.652,61 €
		ZE147.29	8-800.fv	118 bis unter 126 Apherese-Thrombozytenkonz.	42.484,94 €
		ZE147.30		Siehe weitere Differenzierung ZE147.31 - ZE147.47	
		ZE147.31	8-800.fz	126 bis unter 134 Apherese-Thrombozytenkonz.	45.317,27 €
		ZE147.32	8-800.k0	134 bis unter 146 Apherese-Thrombozytenkonz.	48.503,64 €
		ZE147.33	8-800.k1	146 bis unter 158 Apherese-Thrombozytenkonz.	52.752,14 €
		ZE147.34	8-800.k2	158 bis unter 170 Apherese-Thrombozytenkonz.	57.000,63 €
		ZE147.35	8-800.k3	170 bis unter 182 Apherese-Thrombozytenkonz.	61.249,13 €
		ZE147.36	8-800.k4	182 bis unter 194 Apherese-Thrombozytenkonz.	65.497,62 €
		ZE147.37	8-800.k5	194 bis unter 210 Apherese-Thrombozytenkonz.	70.100,16 €

Zusatzentgelte-Katalog
- Definition und differenzierte Beträge -

ZE	Bezeichnung	ZE_D	OPS Version 2021		Betrag
			OPS-Kode	OPS-Text	
1	2	3	4	5	6
		ZE147.38	8-800.k6	210 bis unter 226 Apherese-Thrombozytenkonz.	75.764,82 €
		ZE147.39	8-800.k7	226 bis unter 242 Apherese-Thrombozytenkonz.	81.429,48 €
		ZE147.40	8-800.k8	242 bis unter 258 Apherese-Thrombozytenkonz.	87.094,14 €
		ZE147.41	8-800.k9	258 bis unter 274 Apherese-Thrombozytenkonz.	92.758,79 €
		ZE147.42	8-800.ka	274 bis unter 294 Apherese-Thrombozytenkonz.	98.777,49 €
		ZE147.43	8-800.kb	294 bis unter 314 Apherese-Thrombozytenkonz.	105.858,32 €
		ZE147.44	8-800.kc	314 bis unter 334 Apherese-Thrombozytenkonz.	112.939,14 €
		ZE147.45	8-800.kd	334 bis unter 354 Apherese-Thrombozytenkonz.	120.019,97 €
		ZE147.46	8-800.ke	354 bis unter 374 Apherese-Thrombozytenkonz.	127.100,79 €
		ZE147.47	8-800.kf	374 oder mehr Apherese-Thrombozytenkonz.	134.181,61 €
ZE151	Gabe von Abatacept, intravenös			Applikation von Medikamenten, Liste 3: Abatacept, intravenös	
		~~ZE151.01~~[6)]	6-003.s0	125 mg bis unter 250 mg	306,72 €
		~~ZE151.02~~[6)]	6-003.s1	250 mg bis unter 500 mg	613,43 €
		ZE151.03	6-003.s2	500 mg bis unter 750 mg	920,15 €
		ZE151.04	6-003.s3	750 mg bis unter 1.000 mg	1.380,23 €
		ZE151.05	6-003.s4	1.000 mg bis unter 1.250 mg	1.840,30 €
		ZE151.06	6-003.s5	1.250 mg bis unter 1.500 mg	2.300,38 €
		ZE151.07	6-003.s6	1.500 mg bis unter 1.750 mg	2.760,45 €
		ZE151.08	6-003.s7	1.750 mg bis unter 2.000 mg	3.220,53 €
		ZE151.09	6-003.s8	2.000 mg bis unter 2.250 mg	3.680,60 €
		ZE151.10	6-003.s9	2.250 mg bis unter 2.500 mg	4.140,68 €
		ZE151.11	6-003.sa	2.500 mg bis unter 2.750 mg	4.600,75 €
		ZE151.12	6-003.sb	2.750 mg bis unter 3.000 mg	5.060,83 €
		ZE151.13	6-003.sc	3.000 mg oder mehr	5.520,90 €
ZE152 [2)]	Perkutan-transluminale Fremdkörperentfernung und Thrombektomie an intrakraniellen Gefäßen unter Verwendung eines Stentretriever-Systems		8-836.60	(Perkutan-)transluminale Gefäßintervention: Fremdkörperentfernung: Gefäße intrakraniell	
			8-836.80	(Perkutan-)transluminale Gefäßintervention: Thrombektomie: Gefäße intrakraniell	
		ZE152.01	8-83b.84	Zusatzinformationen zu Materialien: Verwendung eines Mikrodrahtretriever- oder Stentretriever-Systems zur Thrombektomie oder Fremdkörperentfernung: 1 Stentretriever-System	1.682,24 €
		ZE152.02	8-83b.85	Zusatzinformationen zu Materialien: Verwendung eines Mikrodrahtretriever- oder Stentretriever-Systems zur Thrombektomie oder Fremdkörperentfernung: 2 Stentretriever-Systeme	3.364,48 €
		ZE152.03	8-83b.86	Zusatzinformationen zu Materialien: Verwendung eines Mikrodrahtretriever- oder Stentretriever-Systems zur Thrombektomie oder Fremdkörper-entfernung: 3 oder mehr Stentretriever-Systeme	5.046,72 €
ZE153	Zügeloperation mit alloplastischem Material, adjustierbar		5-594.31	Suprapubische (urethrovesikale) Zügeloperation [Schlingenoperation]: Mit alloplastischem Material: Adjustierbar	siehe Anlage 2
ZE154	Gabe von Eculizumab, parenteral			Applikation von Medikamenten, Liste 3: Eculizumab, parenteral	
		ZE154.01	6-003.h0	300 mg bis unter 600 mg	5.369,91 €
		ZE154.02	6-003.h1	600 mg bis unter 900 mg	10.739,82 €
		ZE154.03	6-003.h2	900 mg bis unter 1.200 mg	16.109,73 €
		ZE154.04	6-003.h3	1.200 mg bis unter 1.500 mg	21.479,64 €
		ZE154.05	6-003.h4	1.500 mg bis unter 1.800 mg	26.849,55 €
		ZE154.06	6-003.h5	1.800 mg bis unter 2.100 mg	32.219,46 €
		ZE154.07	6-003.h6	2.100 mg bis unter 2.400 mg	37.589,37 €
		ZE154.08	6-003.h7	2.400 mg bis unter 2.700 mg	42.959,28 €
		ZE154.09	6-003.h8	2.700 mg bis unter 3.000 mg	48.329,19 €
		ZE154.10	6-003.h9	3.000 mg bis unter 3.300 mg	53.699,10 €
		ZE154.11	6-003.ha	3.300 mg bis unter 3.600 mg	59.069,01 €
		ZE154.12	6-003.hb	3.600 mg bis unter 3.900 mg	64.438,92 €

Zusatzentgelte-Katalog
- Definition und differenzierte Beträge -

ZE	Bezeichnung	ZE_D	OPS Version 2021		Betrag
			OPS-Kode	OPS-Text	
1	2	3	4	5	6
		ZE154.13	6-003.hc	3.900 mg bis unter 4.200 mg	69.808,83 €
		ZE154.14	6-003.hd	4.200 mg bis unter 4.500 mg	75.178,74 €
		ZE154.15	6-003.he	4.500 mg bis unter 4.800 mg	80.548,65 €
		ZE154.16	6-003.hf	4.800 mg bis unter 5.100 mg	85.918,56 €
		ZE154.17	6-003.hg	5.100 mg bis unter 5.400 mg	91.288,47 €
		ZE154.18	6-003.hh	5.400 mg bis unter 5.700 mg	96.658,38 €
		ZE154.19	6-003.hj	5.700 mg bis unter 6.000 mg	102.028,29 €
		ZE154.20		Siehe weitere Differenzierung ZE154.21 bis	
		ZE154.21	6-003.hm	6.000 mg bis unter 6.600 mg	110.083,16 €
		ZE154.22	6-003.hn	6.600 mg bis unter 7.200 mg	120.822,98 €
		ZE154.23	6-003.hp	7.200 mg bis unter 7.800 mg	131.562,80 €
		ZE154.24	6-003.hq	7.800 mg bis unter 8.400 mg	142.302,62 €
		ZE154.25	6-003.hr	8.400 mg bis unter 9.600 mg	155.727,39 €
		ZE154.26	6-003.hs	9.600 mg bis unter 10.800 mg	177.207,03 €
		ZE154.27	6-003.ht	10.800 mg bis unter 13.200 mg	207.636,52 €
		ZE154.28	6-003.hu	13.200 mg bis unter 15.600 mg	250.595,80 €
		ZE154.29	6-003.hv	15.600 mg bis unter 20.400 mg	307.874,84 €
		ZE154.30	6-003.hw	20.400 mg bis unter 25.200 mg	393.793,40 €
		ZE154.31	6-003.hz	25.200 mg oder mehr	479.711,96 €
ZE156	Gabe von Decitabin, parenteral			Applikation von Medikamenten, Liste 4: Decitabin, parenteral	
		ZE156.01	6-004.40	30 mg bis unter 60 mg	905,83 €
		ZE156.02	6-004.41	60 mg bis unter 90 mg	1.685,94 €
		ZE156.03	6-004.42	90 mg bis unter 120 mg	2.408,49 €
		ZE156.04	6-004.43	120 mg bis unter 150 mg	3.131,04 €
		ZE156.05	6-004.44	150 mg bis unter 180 mg	3.853,58 €
		ZE156.06	6-004.45	180 mg bis unter 210 mg	4.576,13 €
		ZE156.07	6-004.46	210 mg bis unter 240 mg	5.298,68 €
		ZE156.08	6-004.47	240 mg bis unter 270 mg	6.021,23 €
		ZE156.09	6-004.48	270 mg bis unter 300 mg	6.743,77 €
		ZE156.10	6-004.49	300 mg bis unter 330 mg	7.466,32 €
		ZE156.11	6-004.4a	330 mg bis unter 360 mg	8.188,87 €
		ZE156.12	6-004.4b	360 mg bis unter 390 mg	8.911,41 €
		ZE156.13	6-004.4c	390 mg bis unter 420 mg	9.633,96 €
		ZE156.14	6-004.4d	420 mg bis unter 450 mg	10.356,51 €
		ZE156.15	6-004.4e	450 mg bis unter 480 mg	11.079,05 €
		ZE156.16	6-004.4f	480 mg bis unter 510 mg	11.801,60 €
		ZE156.17	6-004.4g	510 mg oder mehr	12.524,15 €
ZE157	Gabe von Tocilizumab, intravenös			Applikation von Medikamenten, Liste 5: Tocilizumab, intravenös	
		ZE157.01[6)]	6-005.m0	80 mg bis unter 200 mg	326,75 €
		ZE157.02[6)]	6-005.m1	200 mg bis unter 320 mg	653,50 €
		ZE157.03	6-005.m2	320 mg bis unter 480 mg	980,24 €
		ZE157.04	6-005.m3	480 mg bis unter 640 mg	1.415,91 €
		ZE157.05	6-005.m4	640 mg bis unter 800 mg	1.846,48 €
		ZE157.06	6-005.m5	800 mg bis unter 960 mg	2.217,26 €
		ZE157.07	6-005.m6	960 mg bis unter 1.120 mg	2.722,90 €
		ZE157.08	6-005.m7	1.120 mg bis unter 1.280 mg	3.158,56 €
		ZE157.09	6-005.m8	1.280 mg bis unter 1.440 mg	3.594,23 €
		ZE157.10	6-005.m9	1.440 mg bis unter 1.600 mg	4.029,89 €
		ZE157.11	6-005.ma	1.600 mg bis unter 1.760 mg	4.465,56 €
		ZE157.12	6-005.mb	1.760 mg bis unter 1.920 mg	4.901,22 €
		ZE157.13	6-005.mc	1.920 mg bis unter 2.080 mg	5.336,88 €
		ZE157.14		Siehe weitere Differenz. ZE157.15 bis ZE157.29	
		ZE157.15	6-005.me	2.080 mg bis unter 2.400 mg	5.881,46 €
		ZE157.16	6-005.mf	2.400 mg bis unter 2.720 mg	6.752,79 €
		ZE157.17	6-005.mg	2.720 mg bis unter 3.040 mg	7.624,12 €
		ZE157.18	6-005.mh	3.040 mg bis unter 3.360 mg	8.495,45 €

Zusatzentgelte-Katalog
- Definition und differenzierte Beträge -

ZE	Bezeichnung	ZE_D	OPS Version 2021		Betrag
			OPS-Kode	OPS-Text	
1	2	3	4	5	6
		ZE157.19	6-005.mj	3.360 mg bis unter 3.680 mg	9.366,78 €
		ZE157.20	6-005.mk	3.680 mg bis unter 4.000 mg	10.238,10 €
		ZE157.21		Siehe weitere Differenz. ZE157.22 bis ZE157.29	
		ZE157.22	6-005.mn	4.000 mg bis unter 4.640 mg	11.327,26 €
		ZE157.23	6-005.mp	4.640 mg bis unter 5.280 mg	13.069,92 €
		ZE157.24	6-005.mq	5.280 mg bis unter 5.920 mg	14.812,58 €
		ZE157.25	6-005.mr	5.920 mg bis unter 6.560 mg	16.555,23 €
		ZE157.26	6-005.ms	6.560 mg bis unter 7.200 mg	18.297,89 €
		ZE157.27	6-005.mt	7.200 mg bis unter 7.840 mg	20.040,54 €
		ZE157.28	6-005.mu	7.840 mg bis unter 8.480 mg	21.783,20 €
		ZE157.29	6-005.mv	8.480 mg oder mehr	23.525,86 €
ZE158	Vagusnervstimulationssysteme, mit Sondenimplantation		5-059.c8	Implantation oder Wechsel eines Neurostimulators zur Stimulation des peripheren Nervensystems mit Implantation oder Wechsel einer Neurostimulationselektrode: Vagusnervstimulationssystem	siehe Anlage 2
ZE159	Vagusnervstimulationssysteme, ohne Sondenimplantation		5-059.d8	Wechsel eines Neurostimulators zur Stimulation des peripheren Nervensystems ohne Wechsel einer Neurostimulationselektrode: Vagusnervstimulationssystem	siehe Anlage 2
ZE161	Radiofrequenzablation Ösophagus		5-422.55	Lokale Exzision und Destruktion von erkranktem Gewebe des Ösophagus: Destruktion, endoskopisch: Radiofrequenzablation	siehe Anlage 2
ZE162 [9)]	Erhöhter Pflegeaufwand bei pflegebedürftigen Patienten (DRG-Tabelle 1)			Pflegebedürftigkeit im Sinne § 14 SGB XI und Pflegegrad gemäß § 15 SGB XI	
			9-984.8	Pflegebedürftig nach Pflegegrad 3	siehe Anlage 2
			9-984.9	Pflegebedürftig nach Pflegegrad 4	siehe Anlage 2
			9-984.a	Pflegebedürftig nach Pflegegrad 5	siehe Anlage 2
ZE163 [10)]	Erhöhter Pflegeaufwand bei pflegebedürftigen Patienten (DRG-Tabelle 2)			Pflegebedürftigkeit im Sinne § 14 SGB XI und Pflegegrad gemäß § 15 SGB XI	
			9-984.8	Pflegebedürftig nach Pflegegrad 3	siehe Anlage 2
			9-984.9	Pflegebedürftig nach Pflegegrad 4	siehe Anlage 2
			9-984.a	Pflegebedürftig nach Pflegegrad 5	siehe Anlage 2
ZE164	Gabe von pathogeninaktivierten Thrombozytenkonzentraten			Transfusion von Vollblut, Erythrozytenkonzentrat und Thrombozytenkonzentrat: Pathogeninaktiviertes Thrombozytenkonzentrat	
		ZE164.01 [6)]	8-800.h1	2 pathogeninaktivierte Thrombozytenkonzentrate	688,17 €
		ZE164.02 [6)]	8-800.h2	3 pathogeninaktivierte Thrombozytenkonzentrate	1.032,25 €
		ZE164.03	8-800.h3	4 pathogeninaktivierte Thrombozytenkonzentrate	1.376,34 €
		ZE164.04	8-800.h4	5 pathogeninaktivierte Thrombozytenkonzentrate	1.720,42 €
		ZE164.05	8-800.h5	6 bis unter 8 pathogeninaktivierte Thrombozytenkonzentrate	2.236,55 €
		ZE164.06	8-800.h6	8 bis unter 10 pathogeninaktivierte Thrombozytenkonzentrate	2.924,72 €
		ZE164.07	8-800.h7	10 bis unter 12 pathogeninaktivierte Thrombozytenkonzentrate	3.612,89 €
		ZE164.08	8-800.h8	12 bis unter 14 pathogeninaktivierte Thrombozytenkonzentrate	4.301,06 €
		ZE164.09	8-800.h9	14 bis unter 16 pathogeninaktivierte Thrombozytenkonzentrate	4.989,23 €
		ZE164.10	8-800.ha	16 bis unter 18 pathogeninaktivierte Thrombozytenkonzentrate	5.677,40 €
		ZE164.11	8-800.hb	18 bis unter 20 pathogeninaktivierte Thrombozytenkonzentrate	6.365,57 €
		ZE164.12	8-800.hc	20 bis unter 24 pathogeninaktivierte Thrombozytenkonzentrate	7.225,78 €

Zusatzentgelte-Katalog
- Definition und differenzierte Beträge -

ZE	Bezeichnung	ZE_D	OPS Version 2021		Betrag
			OPS-Kode	OPS-Text	
1	2	3	4	5	6
		ZE164.13	8-800.hd	24 bis unter 28 pathogeninaktivierte Thrombozytenkonzentrate	8.602,12 €
		ZE164.14	8-800.he	28 bis unter 32 pathogeninaktivierte Thrombozytenkonzentrate	9.978,46 €
		ZE164.15	8-800.hf	32 bis unter 36 pathogeninaktivierte Thrombozytenkonzentrate	11.354,80 €
		ZE164.16	8-800.hg	36 bis unter 40 pathogeninaktivierte Thrombozytenkonzentrate	12.731,14 €
		ZE164.17	8-800.hh	40 bis unter 46 pathogeninaktivierte Thrombozytenkonzentrate	14.279,52 €
		ZE164.18	8-800.hj	46 bis unter 52 pathogeninaktivierte Thrombozytenkonzentrate	16.344,03 €
		ZE164.19	8-800.hk	52 bis unter 58 pathogeninaktivierte Thrombozytenkonzentrate	18.408,54 €
		ZE164.20	8-800.hm	58 bis unter 64 pathogeninaktivierte Thrombozytenkonzentrate	20.473,05 €
		ZE164.21	8-800.hn	64 bis unter 70 pathogeninaktivierte Thrombozytenkonzentrate	22.537,55 €
		ZE164.22	8-800.hp	70 bis unter 78 pathogeninaktivierte Thrombozytenkonzentrate	24.774,11 €
		ZE164.23	8-800.hq	78 bis unter 86 pathogeninaktivierte Thrombozytenkonzentrate	27.526,78 €
		ZE164.24	8-800.hr	86 bis unter 94 pathogeninaktivierte Thrombozytenkonzentrate	30.279,46 €
		ZE164.25	8-800.hs	94 bis unter 102 pathogeninaktivierte Thrombozytenkonzentrate	33.032,14 €
		ZE164.26	8-800.ht	102 bis unter 110 pathogeninaktivierte Thrombozytenkonzentrate	35.784,82 €
		ZE164.27	8-800.hu	110 bis unter 118 pathogeninaktivierte Thrombozytenkonzentrate	38.537,50 €
		ZE164.28	8-800.hv	118 bis unter 126 pathogeninaktivierte Thrombozytenkonzentrate	41.290,18 €
		ZE164.29	8-800.hz	126 bis unter 134 pathogeninaktivierte Thrombozytenkonzentrate	44.042,85 €
		ZE164.30	8-800.n0	134 bis unter 146 pathogeninaktivierte Thrombozytenkonzentrate	47.139,62 €
		ZE164.31	8-800.n1	146 bis unter 158 pathogeninaktivierte Thrombozytenkonzentrate	51.268,64 €
		ZE164.32	8-800.n2	158 bis unter 170 pathogeninaktivierte Thrombozytenkonzentrate	55.397,65 €
		ZE164.33	8-800.n3	170 bis unter 182 pathogeninaktivierte Thrombozytenkonzentrate	59.526,67 €
		ZE164.34	8-800.n4	182 bis unter 194 pathogeninaktivierte Thrombozytenkonzentrate	63.655,69 €
		ZE164.35	8-800.n5	194 bis unter 210 pathogeninaktivierte Thrombozytenkonzentrate	68.128,79 €
		ZE164.36	8-800.n6	210 bis unter 226 pathogeninaktivierte Thrombozytenkonzentrate	73.634,15 €
		ZE164.37	8-800.n7	226 bis unter 242 pathogeninaktivierte Thrombozytenkonzentrate	79.139,50 €
		ZE164.38	8-800.n8	242 bis unter 258 pathogeninaktivierte Thrombozytenkonzentrate	84.644,86 €
		ZE164.39	8-800.n9	258 bis unter 274 pathogeninaktivierte Thrombozytenkonzentrate	90.150,22 €
		ZE164.40	8-800.na	274 bis unter 294 pathogeninaktivierte Thrombozytenkonzentrate	95.999,66 €

Zusatzentgelte-Katalog
- Definition und differenzierte Beträge -

ZE	Bezeichnung	ZE_D	OPS Version 2021		Betrag
			OPS-Kode	OPS-Text	
1	2	3	4	5	6
		ZE164.41	8-800.nb	294 bis unter 314 pathogeninaktivierte Thrombozytenkonzentrate	102.881,36 €
		ZE164.42	8-800.nc	314 bis unter 334 pathogeninaktivierte Thrombozytenkonzentrate	109.763,05 €
		ZE164.43	8-800.nd	334 bis unter 354 pathogeninaktivierte Thrombozytenkonzentrate	116.644,75 €
		ZE164.44	8-800.ne	354 bis unter 374 pathogeninaktivierte Thrombozytenkonzentrate	123.526,44 €
		ZE164.45	8-800.nf	374 oder mehr pathogeninaktivierte Thrombozytenkonzentrate	130.408,14 €
ZE165	Gabe von pathogeninaktivierten Apherese-Thrombozyten-konzentraten			Transfusion von Vollblut, Erythrozytenkonzentrat und Thrombozytenkonzentrat: Pathogeninaktiviertes Apherese-Thrombozytenkonzentrat	
		ZE165.01[6)]	8-800.d0	1 pathogeninaktiviertes Apherese-Thrombozytenkonzentrat	465,48 €
		ZE165.02	8-800.d1	2 pathogeninaktivierte Apherese-Thrombozytenkonzentrate	930,95 €
		ZE165.03	8-800.d2	3 pathogeninaktivierte Apherese-Thrombozytenkonzentrate	1.396,43 €
		ZE165.04	8-800.d3	4 pathogeninaktivierte Apherese-Thrombozytenkonzentrate	1.861,90 €
		ZE165.05	8-800.d4	5 pathogeninaktivierte Apherese-Thrombozytenkonzentrate	2.327,38 €
		ZE165.06	8-800.d5	6 bis unter 8 pathogeninaktivierte Apherese-Thrombozytenkonzentrate	3.025,59 €
		ZE165.07	8-800.d6	8 bis unter 10 pathogeninaktivierte Apherese-Thrombozytenkonzentrate	3.956,55 €
		ZE165.08	8-800.d7	10 bis unter 12 pathogeninaktivierte Apherese-Thrombozytenkonzentrate	4.887,50 €
		ZE165.09	8-800.d8	12 bis unter 14 pathogeninaktivierte Apherese-Thrombozytenkonzentrate	5.818,45 €
		ZE165.10	8-800.d9	14 bis unter 16 pathogeninaktivierte Apherese-Thrombozytenkonzentrate	6.749,40 €
		ZE165.11	8-800.da	16 bis unter 18 pathogeninaktivierte Apherese-Thrombozytenkonzentrate	7.680,36 €
		ZE165.12	8-800.db	18 bis unter 20 pathogeninaktivierte Apherese-Thrombozytenkonzentrate	8.611,31 €
		ZE165.13	8-800.dc	20 bis unter 24 pathogeninaktivierte Apherese-Thrombozytenkonzentrate	9.775,00 €
		ZE165.14	8-800.dd	24 bis unter 28 pathogeninaktivierte Apherese-Thrombozytenkonzentrate	11.636,90 €
		ZE165.15	8-800.de	28 bis unter 32 pathogeninaktivierte Apherese-Thrombozytenkonzentrate	13.498,81 €
		ZE165.16	8-800.df	32 bis unter 36 pathogeninaktivierte Apherese-Thrombozytenkonzentrate	15.360,71 €
		ZE165.17	8-800.dg	36 bis unter 40 pathogeninaktivierte Apherese-Thrombozytenkonzentrate	17.222,62 €
		ZE165.18	8-800.dh	40 bis unter 46 pathogeninaktivierte Apherese-Thrombozytenkonzentrate	19.317,26 €
		ZE165.19	8-800.dj	46 bis unter 52 pathogeninaktivierte Apherese-Thrombozytenkonzentrate	22.110,11 €
		ZE165.20	8-800.dk	52 bis unter 58 pathogeninaktivierte Apherese-Thrombozytenkonzentrate	24.902,97 €
		ZE165.21	8-800.dm	58 bis unter 64 pathogeninaktivierte Apherese-Thrombozytenkonzentrate	27.695,83 €

Zusatzentgelte-Katalog
- Definition und differenzierte Beträge -

ZE	Bezeichnung	ZE_D	OPS Version 2021		Betrag
			OPS-Kode	OPS-Text	
1	2	3	4	5	6
		ZE165.22	8-800.dn	64 bis unter 70 pathogeninaktivierte Apherese-Thrombozytenkonzentrate	30.488,68 €
		ZE165.23	8-800.dp	70 bis unter 78 pathogeninaktivierte Apherese-Thrombozytenkonzentrate	33.514,28 €
		ZE165.24	8-800.dq	78 bis unter 86 pathogeninaktivierte Apherese-Thrombozytenkonzentrate	37.238,09 €
		ZE165.25	8-800.dr	86 bis unter 94 pathogeninaktivierte Apherese-Thrombozytenkonzentrate	40.961,90 €
		ZE165.26	8-800.ds	94 bis unter 102 pathogeninaktivierte Apherese-Thrombozytenkonzentrate	44.685,71 €
		ZE165.27	8-800.dt	102 bis unter 110 pathogeninaktivierte Apherese-Thrombozytenkonzentrate	48.409,51 €
		ZE165.28	8-800.du	110 bis unter 118 pathogeninaktivierte Apherese-Thrombozytenkonzentrate	52.133,32 €
		ZE165.29	8-800.dv	118 bis unter 126 pathogeninaktivierte Apherese-Thrombozytenkonzentrate	55.857,13 €
		ZE165.30	8-800.dz	126 bis unter 134 pathogeninaktivierte Apherese-Thrombozytenkonzentrate	59.580,94 €
		ZE165.31	8-800.j0	134 bis unter 146 pathogeninaktivierte Apherese-Thrombozytenkonzentrate	63.770,23 €
		ZE165.32	8-800.j1	146 bis unter 158 pathogeninaktivierte Apherese-Thrombozytenkonzentrate	69.355,94 €
		ZE165.33	8-800.j2	158 bis unter 170 pathogeninaktivierte Apherese-Thrombozytenkonzentrate	74.941,65 €
		ZE165.34	8-800.j3	170 bis unter 182 pathogeninaktivierte Apherese-Thrombozytenkonzentrate	80.527,37 €
		ZE165.35	8-800.j4	182 bis unter 194 pathogeninaktivierte Apherese-Thrombozytenkonzentrate	86.113,08 €
		ZE165.36	8-800.j5	194 bis unter 210 pathogeninaktivierte Apherese-Thrombozytenkonzentrate	92.164,27 €
		ZE165.37	8-800.j6	210 bis unter 226 pathogeninaktivierte Apherese-Thrombozytenkonzentrate	99.611,89 €
		ZE165.38	8-800.j7	226 bis unter 242 pathogeninaktivierte Apherese-Thrombozytenkonzentrate	107.059,50 €
		ZE165.39	8-800.j8	242 bis unter 258 pathogeninaktivierte Apherese-Thrombozytenkonzentrate	114.507,12 €
		ZE165.40	8-800.j9	258 bis unter 274 pathogeninaktivierte Apherese-Thrombozytenkonzentrate	121.954,74 €
		ZE165.41	8-800.ja	274 bis unter 294 pathogeninaktivierte Apherese-Thrombozytenkonzentrate	129.867,83 €
		ZE165.42	8-800.jb	294 bis unter 314 pathogeninaktivierte Apherese-Thrombozytenkonzentrate	139.177,35 €
		ZE165.43	8-800.jc	314 bis unter 334 pathogeninaktivierte Apherese-Thrombozytenkonzentrate	148.486,88 €
		ZE165.44	8-800.jd	334 bis unter 354 pathogeninaktivierte Apherese-Thrombozytenkonzentrate	157.796,40 €
		ZE165.45	8-800.je	354 bis unter 374 pathogeninaktivierte Apherese-Thrombozytenkonzentrate	167.105,92 €
		ZE165.46	8-800.jf	374 oder mehr pathogeninaktivierte Apherese-Thrombozytenkonzentrate	176.415,44 €
ZE168	Gabe von Ipilimumab, parenteral			Applikation von Medikamenten, Liste 6: Ipilimumab, parenteral	
		ZE168.01[6]	6-006.j0	20 mg bis unter 30 mg	1.681,57 €
		ZE168.02	6-006.j1	30 mg bis unter 40 mg	2.402,24 €
		ZE168.03	6-006.j2	40 mg bis unter 50 mg	3.122,92 €
		ZE168.04	6-006.j3	50 mg bis unter 60 mg	3.843,59 €
		ZE168.05	6-006.j4	60 mg bis unter 70 mg	4.564,26 €

Zusatzentgelte-Katalog
- Definition und differenzierte Beträge -

ZE	Bezeichnung	ZE_D	OPS Version 2021		Betrag
			OPS-Kode	OPS-Text	
1	2	3	4	5	6
		ZE168.06	6-006.j5	70 mg bis unter 80 mg	5.284,94 €
		ZE168.07	6-006.j6	80 mg bis unter 90 mg	5.962,13 €
		ZE168.08	6-006.j7	90 mg bis unter 100 mg	6.726,28 €
		ZE168.09	6-006.j8	100 mg bis unter 120 mg	7.687,18 €
		ZE168.10	6-006.j9	120 mg bis unter 140 mg	9.128,52 €
		ZE168.11	6-006.ja	140 mg bis unter 160 mg	10.569,87 €
		ZE168.12	6-006.jb	160 mg bis unter 180 mg	11.963,89 €
		ZE168.13	6-006.jc	180 mg bis unter 200 mg	13.452,56 €
		ZE168.14	6-006.jd	200 mg bis unter 220 mg	14.842,98 €
		ZE168.15	6-006.je	220 mg bis unter 240 mg	16.335,25 €
		ZE168.16	6-006.jf	240 mg bis unter 260 mg	17.776,60 €
		ZE168.17	6-006.jg	260 mg bis unter 300 mg	19.698,40 €
		ZE168.18	6-006.jh	300 mg bis unter 340 mg	22.501,57 €
		ZE168.19	6-006.jj	340 mg bis unter 380 mg	25.463,78 €
		ZE168.20	6-006.jk	380 mg bis unter 420 mg	28.346,47 €
		ZE168.21	6-006.jm	420 mg bis unter 460 mg	31.229,16 €
		ZE168.22	6-006.jn	460 mg bis unter 540 mg	35.072,75 €
		ZE168.23	6-006.jp	540 mg bis unter 620 mg	40.838,14 €
		ZE168.24	6-006.jq	620 mg bis unter 700 mg	46.603,52 €
		ZE168.25	6-006.jr	700 mg bis unter 860 mg	54.290,70 €
		ZE168.26	6-006.js	860 mg bis unter 1.020 mg	65.821,47 €
		ZE168.27	6-006.jt	1.020 mg bis unter 1.180 mg	77.352,24 €
		ZE168.28	6-006.ju	1.180 mg bis unter 1.340 mg	88.883,00 €
		ZE168.29	6-006.jv	1.340 mg bis unter 1.500 mg	100.413,77 €
		ZE168.30	6-006.jw	1.500 mg oder mehr	111.944,54 €
ZE169	Adjustierbare Harnkontinenztherapien		5-596.73	Andere Harninkontinenzoperationen: Adjustierbare Kontinenztherapie: Wechsel des Ballons	siehe Anlage 2
			5-596.74	Andere Harninkontinenzoperationen: Adjustierbare Kontinenztherapie: Implantation unter den Harnblasenhals	
			5-596.75	Andere Harninkontinenzoperationen: Adjustierbare Kontinenztherapie: Implantation in die Region der bulbären Harnröhre	
ZE170	Suspensionsoperation bei Harninkontinenz des Mannes		5-598.0	Suspensionsoperation [Zügeloperation] bei Harninkontinenz des Mannes: Mit alloplastischem Material	siehe Anlage 2

Fußnoten:

*) Gilt für alle entsprechenden 5-Steller oder 6-Steller des angegebenen OPS-Kodes.

1) Eine zusätzliche Abrechnung ist im Zusammenhang mit einer Fallpauschale der Basis-DRG L60 oder L71 oder der DRG L90B oder L90C und dem nach Anlage 3b krankenhausindividuell zu vereinbarenden Entgelt L90A nicht möglich.

2) Nur abrechenbar in Kombination mit einem der grau hinterlegten OPS-Kodes.

3) Dieses Zusatzentgelt ist nur abrechenbar für Patienten mit einem Alter < 3 Jahre.

4) Dieses Zusatzentgelt ist nur abrechenbar für Patienten mit einem Alter < 5 Jahre.

5) Dieses Zusatzentgelt ist nur abrechenbar für Patienten mit einem Alter < 10 Jahre.

6) Dieses Zusatzentgelt ist nur abrechenbar für Patienten mit einem Alter < 15 Jahre.

7) Für eine Prozedur "(Perkutan-)transluminale Gefäßintervention: Selektive Embolisation mit Metallspiralen" in Kombination mit den Prozeduren 8-83b.34, 8-83b.35 und 8-83b.38 ist lokalisationsunabhängig ausschließlich das ZE105 abrechenbar.

8) Bei der Behandlung von Blutern mit Blutgerinnungsfaktoren erfolgt die Abrechnung der Gabe von Prothrombinkomplex über das ZE2021-97 nach Anlage 4 bzw. 6, die gleichzeitige Abrechnung des ZE30 ist ausgeschlossen.

9) Das Zusatzentgelt ist ab einer Mindestverweildauer von 5 Belegungstagen und nur in Verbindung mit einer der in Anhang 1 Tabelle 1 genannten DRG-Fallpauschale abrechenbar.

10) Das Zusatzentgelt ist ab einer Mindestverweildauer von 5 Belegungstagen und nur in Verbindung mit einer der in Anhang 1 Tabelle 2 genannten DRG-Fallpauschale abrechenbar.

Zusatzentgelte-Katalog
- Definition -

ZE [1)]	Bezeichnung	OPS Version 2021	
		OPS-Kode	OPS-Text
1	2	3	4
ZE2021-01 [4)]	Beckenimplantate	5-785.2d	Implantation von alloplastischem Knochenersatz: Keramischer Knochenersatz: Becken
		5-785.3d	Implantation von alloplastischem Knochenersatz: Keramischer Knochenersatz, resorbierbar: Becken
		5-785.4d	Implantation von alloplastischem Knochenersatz: Metallischer Knochenersatz: Becken
		5-785.5d	Implantation von alloplastischem Knochenersatz: Keramischer Knochenersatz, resorbierbar mit Antibiotikumzusatz: Becken
ZE2021-02 [4)]	Links- und rechtsventrikuläre Herzassistenzsysteme („Kunstherz“)	5-376.20	Implantation und Entfernung eines herzunterstützenden Systems, offen chirurgisch: Extrakorporale Pumpe (z.B. Kreiselpumpe oder Zentrifugalpumpe), univentrikulär: Implantation, mit Sternotomie
		5-376.22	Implantation und Entfernung eines herzunterstützenden Systems, offen chirurgisch: Extrakorporale Pumpe (z.B. Kreiselpumpe oder Zentrifugalpumpe), univentrikulär: Isolierter Pumpenwechsel, nicht offen chirurgisch
		5-376.23	Implantation und Entfernung eines herzunterstützenden Systems, offen chirurgisch: Extrakorporale Pumpe (z.B. Kreiselpumpe oder Zentrifugalpumpe), univentrikulär: Implantation, transapikal
		5-376.30	Implantation und Entfernung eines herzunterstützenden Systems, offen chirurgisch: Extrakorporale Pumpe (z.B. Kreiselpumpe oder Zentrifugalpumpe), biventrikulär: Implantation
		5-376.33	Implantation und Entfernung eines herzunterstützenden Systems, offen chirurgisch: Extrakorporale Pumpe (z.B. Kreiselpumpe oder Zentrifugalpumpe), biventrikulär: Isolierter Pumpenwechsel einer Pumpe, nicht offen chirurgisch
		5-376.34	Implantation und Entfernung eines herzunterstützenden Systems, offen chirurgisch: Extrakorporale Pumpe (z.B. Kreiselpumpe oder Zentrifugalpumpe), biventrikulär: Isolierter Pumpenwechsel beider Pumpen, nicht offen chirurgisch
		5-376.40	Implantation und Entfernung eines herzunterstützenden Systems, offen chirurgisch: Intrakorporale Pumpe, univentrikulär: Implantation
		5-376.50	Implantation und Entfernung eines herzunterstützenden Systems, offen chirurgisch: Intrakorporale Pumpe, biventrikulär: Implantation
		5-376.60	Implantation und Entfernung eines herzunterstützenden Systems, offen chirurgisch: Kunstherz (totaler Herzersatz): Implantation
		5-376.70	Implantation und Entfernung eines herzunterstützenden Systems, offen chirurgisch: Parakorporale Pumpe, univentrikulär: Implantation
		5-376.72	Implantation und Entfernung eines herzunterstützenden Systems, offen chirurgisch: Parakorporale Pumpe, univentrikulär: Isolierter Pumpenwechsel, nicht offen
		5-376.80	Implantation und Entfernung eines herzunterstützenden Systems, offen chirurgisch: Parakorporale Pumpe,
		5-376.83	Implantation und Entfernung eines herzunterstützenden Systems, offen chirurgisch: Parakorporale Pumpe, biventrikulär: Isolierter Pumpenwechsel einer Pumpe, nicht offen chirurgisch
		5-376.84	Implantation und Entfernung eines herzunterstützenden Systems, offen chirurgisch: Parakorporale Pumpe, biventrikulär: Isolierter Pumpenwechsel beider Pumpen, nicht offen chirurgisch

Zusatzentgelte-Katalog
- Definition -

ZE [1)]	Bezeichnung	OPS Version 2021	
		OPS-Kode	OPS-Text
1	2	3	4
ZE2021-03 [4)]	ECMO und PECLA	8-852.0*	Extrakorporaler Gasaustausch ohne und mit Herzunterstützung und Prä-ECMO-Therapie: Veno-venöse extrakorporale Membranoxygenation (ECMO) ohne Herzunterstützung
		8-852.2*	Extrakorporaler Gasaustausch ohne und mit Herzunterstützung und Prä-ECMO-Therapie: Extrakorporale Lungenunterstützung, pumpenlos (PECLA)
		8-852.3*	Extrakorporaler Gasaustausch ohne und mit Herzunterstützung und Prä-ECMO-Therapie: Anwendung einer minimalisierten Herz-Lungen-Maschine
ZE2021-04 [4)]	Individuell nach CAD gefertigte Rekonstruktionsimplantate im Gesichts- und Schädelbereich	5-020.65	Kranioplastik: Rekonstruktion des Gesichtsschädels ohne Beteiligung des Hirnschädels bis zu 2 Regionen mit computerassistiert vorgefertigtem Implantat [CAD-Implantat]
		5-020.66	Kranioplastik: Rekonstruktion des Gesichtsschädels ohne Beteiligung des Hirnschädels ab 3 Regionen mit computerassistiert vorgefertigtem Implantat [CAD-Implantat]
		5-020.67	Kranioplastik: Rekonstruktion des Hirnschädels mit Beteiligung von Orbita, Temporalregion oder frontalem Sinus (bis zu 2 Regionen) mit computerassistiert vorgefertigtem Implantat [CAD-Implantat]
		5-020.68	Kranioplastik: Rekonstruktion des Hirnschädels mit Beteiligung multipler Regionen des Gesichtsschädels (ab 3 Regionen) mit computerassistiert vorgefertigtem Implantat [CAD-Implantat]
		5-020.6b	Kranioplastik: Rekonstruktion des Gesichtsschädels ohne Beteiligung des Hirnschädels bis zu 2 Regionen mit computerassistiert vorgefertigtem Implantat, mit nicht resorbierbarem, mikroporösem Material mit fibrovaskulärer Integration
		5-020.6c	Kranioplastik: Rekonstruktion des Gesichtsschädels ohne Beteiligung des Hirnschädels ab 3 Regionen mit computerassistiert vorgefertigtem Implantat, mit nicht resorbierbarem, mikroporösem Material mit fibrovaskulärer Integration
		5-020.6d	Kranioplastik: Rekonstruktion des Hirnschädels mit Beteiligung von Orbita, Temporalregion oder frontalem Sinus (bis zu 2 Regionen) mit computerassistiert vorgefertigtem Implantat, mit nicht resorbierbarem, mikroporösem Material mit fibrovaskulärer Integration
		5-020.6e	Kranioplastik: Rekonstruktion des Hirnschädels mit Beteiligung multipler Regionen des Gesichtsschädels (ab 3 Regionen) mit computerassistiert vorgefertigtem Implantat, mit nicht resorbierbarem, mikroporösem Material mit fibrovaskulärer Integration
		5-020.71	Kranioplastik: Rekonstruktion des Hirnschädels ohne Beteiligung des Gesichtsschädels, mit alloplastischem Material: Mit computerassistiert vorgefertigtem Implantat [CAD-Implantat], einfacher Defekt
		5-020.72	Kranioplastik: Rekonstruktion des Hirnschädels ohne Beteiligung des Gesichtsschädels, mit alloplastischem Material: Mit computerassistiert vorgefertigtem Implantat [CAD-Implantat], großer oder komplexer Defekt
		5-020.74	Kranioplastik: Rekonstruktion des Hirnschädels ohne Beteiligung des Gesichtsschädels, mit alloplastischem Material: Mit computerassistiert vorgefertigtem Implantat [CAD-Implantat], einfacher Defekt, mit nicht resorbierbarem, mikroporösem Material mit fibrovaskulärer Integration

Zusatzentgelte-Katalog
- Definition -

ZE [1]	Bezeichnung	OPS Version 2021	
		OPS-Kode	OPS-Text
1	2	3	4
		5-020.75	Kranioplastik: Rekonstruktion des Hirnschädels ohne Beteiligung des Gesichtsschädels, mit alloplastischem Material: Mit computerassistiert vorgefertigtem Implantat [CAD-Implantat], großer oder komplexer Defekt, mit nicht resorbierbarem, mikroporösem Material mit fibrovaskulärer Integration
		5-774.71	Plastische Rekonstruktion und Augmentation der Maxilla: Durch alloplastische Implantate: Mit computerassistiert vorgefertigtem Implantat [CAD-Implantat], einfacher Defekt
		5-774.72	Plastische Rekonstruktion und Augmentation der Maxilla: Durch alloplastische Implantate: Mit computerassistiert vorgefertigtem Implantat [CAD-Implantat], großer oder komplexer Defekt
		5-775.71	Plastische Rekonstruktion und Augmentation der Mandibula: Durch alloplastische Implantate: Mit computerassistiert vorgefertigtem Implantat [CAD-Implantat], einfacher Defekt
		5-775.72	Plastische Rekonstruktion und Augmentation der Mandibula: Durch alloplastische Implantate: Mit computerassistiert vorgefertigtem Implantat [CAD-Implantat], großer oder komplexer Defekt
ZE2021-05 [4]	Distraktion am Gesichtsschädel	5-776.6	Osteotomie zur Verlagerung des Untergesichtes: Verlagerung des Unterkiefers durch Distraktion mit Kontinuitätsdurchtrennung im aufsteigenden Mandibulaast
		5-776.7	Osteotomie zur Verlagerung des Untergesichtes: Verlagerung der Mandibula durch Distraktion nach Osteotomie im horizontalen Mandibulaast
		5-776.9	Osteotomie zur Verlagerung des Untergesichtes: Verlagerung des Alveolarfortsatzes durch horizontale Distraktion nach Osteotomie
		5-777.*1	Osteotomie zur Verlagerung des Mittelgesichtes: Mit Distraktion
ZE2021-07 [4]	Andere implantierbare Medikamentenpumpen	5-028.1x	Funktionelle Eingriffe an Schädel, Gehirn und Hirnhäuten: Implantation oder Wechsel einer Medikamentenpumpe zur intraventrikulären Infusion: Sonstige
		5-038.4x	Operationen am spinalen Liquorsystem: Implantation oder Wechsel einer Medikamentenpumpe zur intrathekalen und/oder epiduralen Infusion: Sonstige
ZE2021-08 [3], [4]	Sonstige Dialyse	8-853.x	Hämofiltration: Sonstige
		8-853.y	Hämofiltration: N.n.bez.
		8-854.x	Hämodialyse: Sonstige
		8-854.y	Hämodialyse: N.n.bez.
		8-855.x	Hämodiafiltration: Sonstige
		8-855.y	Hämodiafiltration: N.n.bez.
		8-857.x	Peritonealdialyse: Sonstige
		8-857.y	Peritonealdialyse: N.n.bez.
ZE2021-09 [4]	Hämoperfusion	8-821.2	Immunadsorption und verwandte Verfahren: Adsorption zur Entfernung hydrophober Substanzen (niedrig- und/oder mittelmolekular)
		8-856	Hämoperfusion
ZE2021-10 [4]	Leberersatztherapie	8-858	Extrakorporale Leberersatztherapie [Leberdialyse]
ZE2021-13 [4]	Immunadsorption	8-821.0	Immunadsorption mit nicht regenerierbarer Säule zur Entfernung von Immunglobulinen und/oder Immunkomplexen
		8-821.10	Immunadsorption mit regenerierbarer Säule zur Entfernung von Immunglobulinen und/oder Immunkomplexen: Ersteinsatz
		8-821.11	Immunadsorption mit regenerierbarer Säule zur Entfernung von Immunglobulinen und/oder Immunkomplexen: Weitere Anwendung
ZE2021-15 [4]	Zellapherese	8-823	Zellapherese
		8-825.*	Spezielle Zellaphereseverfahren

Zusatzentgelte-Katalog
- Definition -

ZE [1]	Bezeichnung	OPS Version 2021	
		OPS-Kode	OPS-Text
1	2	3	4
ZE2021-16 [4]	Isolierte Extremitätenperfusion	8-859	Isolierte Extremitätenperfusion
ZE2021-17 [4]	Retransplantation von Organen während desselben stationären Aufenthaltes	5-125.5	Hornhaut-Retransplantation während desselben stationären Aufenthaltes
		5-335.3*	Lungentransplantation: Retransplantation während desselben stationären Aufenthaltes
		5-375.3	Herz-Retransplantation während desselben stationären Aufenthaltes
		5-375.4	Herz-Lungen-Retransplantation (En-bloc) während desselben stationären Aufenthaltes
		5-467.9*	Dünndarm-Retransplantation während desselben stationären Aufenthaltes
		5-504.3	Lebertransplantation: Retransplantation, komplett (gesamtes Organ) während desselben stationären Aufenthaltes
		5-504.4	Lebertransplantation: Retransplantation, partiell (Split-Leber) während desselben stationären Aufenthaltes
		5-504.5	Lebertransplantation: Retransplantation, auxiliär (linker Leberlappen zusätzlich zum vorhandenen Organ) während desselben stationären Aufenthaltes
		5-528.3	Retransplantation von Pankreasgewebe während desselben stationären Aufenthaltes
		5-528.4	Retransplantation eines Pankreassegmentes während desselben stationären Aufenthaltes
		5-528.5	Retransplantation des Pankreas (gesamtes Organ) während desselben stationären Aufenthaltes
		5-555.6	Nierentransplantation: Retransplantation, allogen, Lebendspender während desselben stationären Aufenthaltes
		5-555.7	Nierentransplantation: Retransplantation, allogen, Leichenniere während desselben stationären Aufenthaltes
		5-555.8	Nierentransplantation: Retransplantation, En-bloc-Transplantat während desselben stationären Aufenthaltes
ZE2021-18 [4]	Zwerchfellschrittmacher	5-347.6*	Operationen am Zwerchfell: Implantation oder Wechsel eines Zwerchfellschrittmachers
ZE2021-22 [4]	IABP	5-376.00	Implantation und Entfernung eines herzunterstützenden Systems, offen chirurgisch: Intraaortale Ballonpumpe: Implantation
		8-839.0	Andere therapeutische Katheterisierung und Kanüleneinlage in Herz und Blutgefäße: Perkutane Einführung einer intraaortalen Ballonpumpe
ZE2021-24 [4]	Andere Penisprothesen	5-649.50	Andere Operationen am Penis: Implantation einer Penisprothese: Semirigide Prothese
		5-649.5x	Andere Operationen am Penis: Implantation einer Penisprothese: Sonstige
		5-649.a0	Andere Operationen am Penis: Wechsel einer semirigiden Penisprothese: In eine semirigide Prothese
		5-649.ax	Andere Operationen am Penis: Wechsel einer semirigiden Penisprothese: Sonstige
		5-649.b0	Andere Operationen am Penis: Wechsel einer hydraulischen Penisprothese: Vollständig, in eine semirigide Prothese
		5-649.b2	Andere Operationen am Penis: Wechsel einer hydraulischen Penisprothese: Isolierter Pumpenwechsel
		5-649.b3	Andere Operationen am Penis: Wechsel einer hydraulischen Penisprothese: Isolierter Reservoirwechsel [Ballon]
		5-649.b4	Andere Operationen am Penis: Wechsel einer hydraulischen Penisprothese: Isolierter Wechsel des Schwellkörperimplantates [Zylinder]
		5-649.bx	Andere Operationen am Penis: Wechsel einer hydraulischen Penisprothese: Sonstige

Zusatzentgelte-Katalog
- Definition -

ZE [1)]	Bezeichnung	OPS Version 2021	
		OPS-Kode	OPS-Text
1	2	3	4
ZE2021-25 [4)]	Modulare Endoprothesen	5-829.k*	Andere gelenkplastische Eingriffe: Implantation einer modularen Endoprothese oder (Teil-) Wechsel in eine modulare Endoprothese bei knöcherner Defektsituation und ggf. Knochen(teil)ersatz
		5-829.m	Andere gelenkplastische Eingriffe: Implantation von oder (Teil-) Wechsel in ein patientenindividuell angefertigtes Implantat bei knöcherner Defektsituation oder angeborener oder erworbener Deformität
ZE2021-26 [4)]	Anthroposophisch-medizinische Komplexbehandlung	8-975.3	Anthroposophisch-medizinische Komplexbehandlung
ZE2021-33 [2),4)]	Gabe von Sargramostim, parenteral	6-001.4*	Applikation von Medikamenten, Liste 1: Sargramostim, parenteral
ZE2021-34 [4)]	Gabe von Granulozytenkonzentraten	8-802.6*	Transfusion von Leukozyten: Granulozyten
ZE2021-35 [4)]	Fremdbezug von hämatopoetischen Stammzellen		Fremdbezug von hämatopoetischen Stammzellen über Spenderdateien bei nicht-verwandten Spendern oder Bezug von hämatopoetischen Stammzellen von außerhalb Deutschlands bei Familienspendern
ZE2021-36 [4)]	Versorgung von Schwerstbehinderten		Zusatzentgelt für Krankenhäuser, bei denen insbesondere wegen einer räumlichen Nähe zu entsprechenden Einrichtungen oder einer Spezialisierung eine Häufung von schwerstbehinderten Patienten auftritt. Vergütung des mit den DRG-Fallpauschalen nicht abgedeckten, wesentlichen zusätzlichen Aufwands, insbesondere im Pflegedienst
ZE2021-40 [4)]	Naturheilkundliche Komplexbehandlung	8-975.23	Naturheilkundliche Komplexbehandlung: Mindestens 14 bis höchstens 20 Behandlungstage und weniger als 2.520 Behandlungsminuten oder mindestens 10 bis höchstens 13 Behandlungstage und mindestens 1.680 Behandlungsminuten
		8-975.24	Naturheilkundliche Komplexbehandlung: Mindestens 21 Behandlungstage oder mindestens 14 Behandlungstage und mindestens 2.520 Behandlungsminuten
ZE2021-41 [4),5)]	Multimodal-nichtoperative Komplexbehandlung des Bewegungssystems	8-977	Multimodal-nichtoperative Komplexbehandlung des Bewegungssystems
ZE2021-44 [4)]	Stammzellboost nach erfolgter Transplantation von hämatopoetischen Stammzellen, nach In-vitro-Aufbereitung	8-805.62	Transfusion von peripher gewonnenen hämatopoetischen Stammzellen: Stammzellboost nach erfolgter Transplantation von hämatopoetischen Stammzellen: Nach In-vitro-Aufbereitung
ZE2021-45 [4)]	Komplexe Diagnostik bei hämatologischen und onkologischen Erkrankungen bei Kindern und Jugendlichen	1-940	Komplexe Diagnostik bei hämatologischen und onkologischen Erkrankungen bei Kindern und Jugendlichen
ZE2021-46 [2),4)]	Gabe von Anti-Human-T-Lymphozyten-Immunglobulin, parenteral	8-812.3	Transfusion von Plasma und anderen Plasmabestandteilen und gentechnisch hergestellten Plasmaproteinen: Anti-Human-T-Lymphozyten-Immunglobulin vom Kaninchen, parenteral
		8-812.4	Transfusion von Plasma und anderen Plasmabestandteilen und gentechnisch hergestellten Plasmaproteinen: Anti-Human-T-Lymphozyten-Immunglobulin vom Pferd, parenteral
ZE2021-49 [4)]	Hypertherme intraperitoneale Chemotherapie (HIPEC) in Kombination mit Peritonektomie und ggf. mit Multiviszeralresektion oder hypertherme intrathorakale Chemotherapie (HITOC) in Kombination mit Pleurektomie und ggf. mit Tumorreduktion		

Zusatzentgelte-Katalog
- Definition -

ZE [1]	Bezeichnung	OPS Version 2021	
		OPS-Kode	OPS-Text
1	2	3	4
ZE2021-50 [4]	Implantation einer (Hybrid)-Prothese an der Aorta	5-384.8	Resektion und Ersatz (Interposition) an der Aorta: Aorta ascendens, Aortenbogen oder Aorta descendens mit Hybridprothese
		5-38a.a	Endovaskuläre Implantation von Stent-Prothesen: Bei Hybridverfahren an Aorta ascendens, Aortenbogen oder Aorta thoracica
		5-38a.b	Endovaskuläre Implantation von Stent-Prothesen: Bei Hybridverfahren an der Aorta thoracoabdominalis
ZE2021-54 [4]	Selbstexpandierende Prothesen am Gastrointestinaltrakt	5-429.j0	Andere Operationen am Ösophagus: Maßnahmen bei selbstexpandierender Prothese: Einlegen oder Wechsel, offen chirurgisch, eine Prothese ohne Antirefluxventil
		5-429.j1	Andere Operationen am Ösophagus: Maßnahmen bei selbstexpandierender Prothese: Einlegen oder Wechsel, endoskopisch, eine Prothese ohne Antirefluxventil
		5-429.j3	Andere Operationen am Ösophagus: Maßnahmen bei selbstexpandierender Prothese: Einlegen oder Wechsel, offen chirurgisch, zwei Prothesen ohne Antirefluxventil
		5-429.j4	Andere Operationen am Ösophagus: Maßnahmen bei selbstexpandierender Prothese: Einlegen oder Wechsel, endoskopisch, zwei Prothesen ohne Antirefluxventil
		5-429.j9	Andere Operationen am Ösophagus: Maßnahmen bei selbstexpandierender Prothese: Einlegen oder Wechsel, offen chirurgisch, mehr als zwei Prothesen ohne Antirefluxventil
		5-429.ja	Andere Operationen am Ösophagus: Maßnahmen bei selbstexpandierender Prothese: Einlegen oder Wechsel, endoskopisch, mehr als zwei Prothesen ohne Antirefluxventil
		5-429.jb	Andere Operationen am Ösophagus: Maßnahmen bei selbstexpandierender Prothese: Einlegen oder Wechsel, offen chirurgisch, eine Prothese mit Antirefluxventil
		5-429.jc	Andere Operationen am Ösophagus: Maßnahmen bei selbstexpandierender Prothese: Einlegen oder Wechsel, endoskopisch, eine Prothese mit Antirefluxventil
		5-429.jd	Andere Operationen am Ösophagus: Maßnahmen bei selbstexpandierender Prothese: Einlegen oder Wechsel, offen chirurgisch, zwei Prothesen, eine davon mit Antirefluxventil
		5-429.je	Andere Operationen am Ösophagus: Maßnahmen bei selbstexpandierender Prothese: Einlegen oder Wechsel, endoskopisch, zwei Prothesen, eine davon mit Antirefluxventil
		5-429.jf	Andere Operationen am Ösophagus: Maßnahmen bei selbstexpandierender Prothese: Einlegen oder Wechsel, offen chirurgisch, mehr als zwei Prothesen, eine davon mit Antirefluxventil
		5-429.jg	Andere Operationen am Ösophagus: Maßnahmen bei selbstexpandierender Prothese: Einlegen oder Wechsel, endoskopisch, mehr als zwei Prothesen, eine davon mit Antirefluxventil
		5-449.h*	Andere Operationen am Magen: Einlegen oder Wechsel einer selbstexpandierenden Prothese
		5-469.k*	Andere Operationen am Darm: Einlegen oder Wechsel einer selbstexpandierenden Prothese
		5-489.g0	Andere Operation am Rektum: Einlegen oder Wechsel einer Prothese, endoskopisch: Selbstexpandierend
		5-513.m*	Endoskopische Operationen an den Gallengängen: Einlegen oder Wechsel von selbstexpandierenden ungecoverten Stents
		5-513.n*	Endoskopische Operationen an den Gallengängen: Einlegen oder Wechsel von selbstexpandierenden gecoverten Stent-Prothesen

Zusatzentgelte-Katalog
- Definition -

ZE [1]	Bezeichnung	OPS Version 2021	
		OPS-Kode	OPS-Text
1	2	3	4
		5-517.**	Einlegen oder Wechseln von selbstexpandierenden Stents und Stent-Prothesen in die Gallengänge
		5-526.e0	Endoskopische Operationen am Pankreasgang: Einlegen einer Prothese: Selbstexpandierend
		5-526.f0	Endoskopische Operationen am Pankreasgang: Wechsel einer Prothese: Selbstexpandierend
		5-529.g*	Andere Operationen am Pankreas und am Pankreasgang: Einlegen einer selbstexpandierenden Prothese
		5-529.j*	Andere Operationen am Pankreas und am Pankreasgang: Wechsel einer selbstexpandierenden Prothese
		5-529.n4	Andere Operationen am Pankreas und am Pankreasgang: Transgastrale Drainage einer Pankreaszyste: Endoskopisch mit Einlegen eines selbstexpandierenden Stents
		5-529.p2	Andere Operationen am Pankreas und am Pankreasgang: Endoskopische transgastrale Entfernung von Pankreasnekrosen: Mit Einlegen eines selbstexpandierenden Stents
		5-529.r3	Andere Operationen am Pankreas und am Pankreasgang: Transduodenale Drainage einer Pankreaszyste: Endoskopisch mit Einlegen eines selbstexpandierenden Stents
		5-529.s2	Andere Operationen am Pankreas und am Pankreasgang: Endoskopische transduodenale Entfernung von Pankreasnekrosen: Mit Einlegen eines selbstexpandierenden Stents
ZE2021-56 [4]	Gabe von Bosentan, oral	6-002.f*	Applikation von Medikamenten, Liste 2: Bosentan, oral
ZE2021-57 [4]	Gabe von Jod-131-MIBG (Metajodobenzylguanidin), parenteral	6-002.g*	Applikation von Medikamenten, Liste 2: Jod-131-Metajodobenzylguanidin (MIBG), parenteral
ZE2021-58 [4]	Gabe von Alpha-1-Proteinaseninhibitor human, parenteral	8-812.0*	Transfusion von Plasma und anderen Plasmabestandteilen und gentechnisch hergestellten Plasmaproteinen: Alpha-1-Proteinaseninhibitor human, parenteral
ZE2021-59 [4]	Gabe von Interferon alfa-2a (nicht pegylierte Form), parenteral	8-812.1*	Transfusion von Plasma und anderen Plasmabestandteilen und gentechnisch hergestellten Plasmaproteinen: Interferon alfa-2a, parenteral
ZE2021-60 [4]	Gabe von Interferon alfa-2b (nicht pegylierte Form), parenteral	8-812.2*	Transfusion von Plasma und anderen Plasmabestandteilen und gentechnisch hergestellten Plasmaproteinen: Interferon alfa-2b, parenteral
ZE2021-61 [4]	Neurostimulatoren zur Hirn- oder Rückenmarkstimulation oder zur Stimulation des peripheren Nervensystems, Mehrkanalstimulator, wiederaufladbar	5-028.92	Implantation oder Wechsel eines Neurostimulators zur Hirnstimulation mit Implantation oder Wechsel einer Neurostimulationselektrode: Mehrkanalstimulator, vollimplantierbar, mit wiederaufladbarem Akkumulator
		5-028.a2	Funktionelle Eingriffe an Schädel, Gehirn und Hirnhäuten: Wechsel eines Neurostimulators zur Hirnstimulation ohne Wechsel einer Neurostimulationselektrode: Mehrkanalstimulator, vollimplantierbar, mit wiederaufladbarem Akkumulator
		5-028.c2	Funktionelle Eingriffe an Schädel, Gehirn und Hirnhäuten: Implantation eines Neurostimulators zur Hirnstimulation ohne Implantation einer Neurostimulationselektrode: Mehrkanalstimulator, vollimplantierbar, mit wiederaufladbarem Akkumulator
		5-039.e2	Implantation oder Wechsel eines Neurostimulators zur epiduralen Rückenmarkstimulation mit Implantation oder Wechsel einer Neurostimulationselektrode: Mehrkanalstimulator, vollimplantierbar, mit wiederaufladbarem Akkumulator

Zusatzentgelte-Katalog
- Definition -

ZE [1]	Bezeichnung	OPS Version 2021	
		OPS-Kode	OPS-Text
1	2	3	4
		5-039.f2	Wechsel eines Neurostimulators zur epiduralen Rückenmarkstimulation ohne Wechsel einer Neurostimulationselektrode: Mehrkanalstimulator, vollimplantierbar, mit wiederaufladbarem Akkumulator
		5-039.n2	Implantation eines Neurostimulators zur epiduralen Rückenmarkstimulation ohne Implantation einer Neurostimulationselektrode: Mehrkanalstimulator, vollimplantierbar, mit wiederaufladbarem Akkumulator
		5-059.cc	Implantation oder Wechsel eines Neurostimulators zur Stimulation des peripheren Nervensystems mit Implantation oder Wechsel einer Neurostimulationselektrode: Mehrkanalstimulator, vollimplantierbar, mit wiederaufladbarem Akkumulator
		5-059.cd	Implantation oder Wechsel eines Neurostimulators zur Stimulation des peripheren Nervensystems mit Implantation oder Wechsel einer Neurostimulationselektrode: Mehrkanalstimulator, vollimplantierbar, mit elektromagnetischer Energieübertragung, induktiv
		5-059.dc	Wechsel eines Neurostimulators zur Stimulation des peripheren Nervensystems ohne Wechsel einer Neurostimulationselektrode: Mehrkanalstimulator, vollimplantierbar, mit wiederaufladbarem Akkumulator
		5-059.dd	Wechsel eines Neurostimulators zur Stimulation des peripheren Nervensystems ohne Wechsel einer Neurostimulationselektrode: Mehrkanalstimulator, vollimplantierbar, mit elektromagnetischer Energieübertragung, induktiv
		5-059.g3	Implantation eines Neurostimulators zur Stimulation des peripheren Nervensystems ohne Implantation einer Neurostimulationselektrode: Mehrkanalstimulator, vollimplantierbar, mit wiederaufladbarem Akkumulator
		5-059.g4	Implantation eines Neurostimulators zur Stimulation des peripheren Nervensystems ohne Implantation einer Neurostimulationselektrode: Mehrkanalstimulator, vollimplantierbar, mit elektromagnetischer Energieübertragung, induktiv
ZE2021-62 [4]	Mikroaxial-Blutpumpe	8-839.46	Andere therapeutische Katheterisierung und Kanüleneinlage in Herz und Blutgefäße: Implantation oder Entfernung einer transvasal platzierten axialen Pumpe zur Kreislaufunterstützung: Implantation einer linksventrikulären axialen Pumpe
		8-839.47	Andere therapeutische Katheterisierung und Kanüleneinlage in Herz und Blutgefäße: Implantation oder Entfernung einer transvasal platzierten axialen Pumpe zur Kreislaufunterstützung: Implantation einer rechtsventrikulären axialen Pumpe
ZE2021-63 [4]	Gabe von Dibotermin alfa, Implantation am Knochen	6-003.4*	Applikation von Medikamenten, Liste 3: Dibotermin alfa, Implantation am Knochen
ZE2021-64 [2],[4]	Gabe von Eptotermin alfa, Implantation am Knochen	6-003.5*	Applikation von Medikamenten, Liste 3: Eptotermin alfa, Implantation am Knochen

Zusatzentgelte-Katalog
- Definition -

ZE [1]	Bezeichnung	OPS Version 2021	
		OPS-Kode	OPS-Text
1	2	3	4
ZE2021-65 [4]	Selektive intravaskuläre Radionuklidtherapie [SIRT] mit Yttrium-90- oder Rhenium-188- oder Holmium-166-markierten Mikrosphären	8-530.a5	Therapie mit offenen Radionukliden: Intraarterielle Therapie mit offenen Radionukliden: Selektive intravaskuläre Radionuklidtherapie [SIRT] mit Yttrium-90-markierten Mikrosphären
		8-530.a6	Therapie mit offenen Radionukliden: Intraarterielle Therapie mit offenen Radionukliden: Selektive intravaskuläre Radionuklidtherapie [SIRT] mit Rhenium-188-markierten Mikrosphären
		8-530.a8	Therapie mit offenen Radionukliden: Intraarterielle Therapie mit offenen Radionukliden: Selektive intravaskuläre Radionuklidtherapie [SIRT] mit Holmium-166-markierten Mikrosphären
ZE2021-66 [4]	Enzymersatztherapie bei lysosomalen	6-003.7	Applikation von Medikamenten, Liste 3: Enzymersatztherapie bei lysosomalen Speicherkrankheiten
ZE2021-67 [4]	Implantation einer Stent-Prothese an der Aorta, perkutan-transluminal	8-840.*4	(Perkutan-)transluminale Implantation von nicht medikamentefreisetzenden Stents: Aorta
		8-841.*4	(Perkutan-)transluminale Implantation von medikamentefreisetzenden Stents: Aorta
		8-843.*4	(Perkutan-)transluminale Implantation von bioresorbierbaren Stents: Aorta
		8-849.*4	(Perkutan-)transluminale Implantation von anderen ungecoverten großlumigen Stents: Aorta
		8-84a.*4	(Perkutan-)transluminale Implantation von anderen gecoverten großlumigen Stents: Aorta
		8-84b.*4	(Perkutan-)transluminale Implantation von Stents zur Strömungslaminierung bei Aneurysmen: Aorta
ZE2021-69 [4]	Gabe von Hämin, parenteral	6-004.1*	Applikation von Medikamenten, Liste 4: Hämin, parenteral
ZE2021-70 [4]	Radioimmuntherapie mit 90Y-Ibritumomab-Tiuxetan,	6-003.6	Applikation von Medikamenten, Liste 3: Ibritumomab Tiuxetan (90Y), parenteral
ZE2021-71 [4]	Radiorezeptortherapie mit DOTA-konjugierten Somatostatinanaloga	8-530.61	Therapie mit offenen Radionukliden: Intravenöse Therapie mit radioaktiven rezeptorgerichteten Substanzen: Radiorezeptortherapie mit Chelator-konjugierten Somatostatinanaloga aus patientenindividueller Eigenherstellung
		8-530.62	Therapie mit offenen Radionukliden: Intravenöse Therapie mit radioaktiven rezeptorgerichteten Substanzen: Radiorezeptortherapie mit Chelator-konjugierten Somatostatinanaloga aus nicht patientenindividueller Herstellung
		8-530.a0	Therapie mit offenen Radionukliden: Intraarterielle Therapie mit offenen Radionukliden: Intraarterielle Radiorezeptortherapie mit DOTA-konjugierten Somatostatinanaloga
ZE2021-72 [4]	Distraktionsmarknagel, motorisiert	5-786.j1	Osteosyntheseverfahren: Durch internes Verlängerungs- oder Knochentransportsystem: Motorisiert
		5-78a.j1	Revision von Osteosynthesematerial mit Reosteosynthese: Durch internes Verlängerungs- oder Knochentransportsystem: Motorisiert
ZE2021-74 [4]	Gabe von Sunitinib, oral	6-003.a*	Applikation von Medikamenten, Liste 3: Sunitinib, oral
ZE2021-75 [4]	Gabe von Sorafenib, oral	6-003.b*	Applikation von Medikamenten, Liste 3: Sorafenib, oral
ZE2021-77 [4]	Gabe von Lenalidomid, oral	6-003.g*	Applikation von Medikamenten, Liste 3: Lenalidomid, oral
ZE2021-79 [4]	Gabe von Nelarabin, parenteral	6-003.e*	Applikation von Medikamenten, Liste 3: Nelarabin, parenteral
ZE2021-80 [2),4)]	Gabe von Amphotericin-B-Lipidkomplex, parenteral	6-003.1*	Applikation von Medikamenten, Liste 3: Amphotericin-B-Lipidkomplex, parenteral
ZE2021-82 [3),4)]	Peritonealdialyse, kontinuierlich, maschinell unterstützt (APD)	8-857.2*	Peritonealdialyse: Kontinuierlich, maschinell unterstützt (APD), mit Zusatzgeräten
ZE2021-84 [4]	Gabe von Ambrisentan, oral	6-004.2*	Applikation von Medikamenten, Liste 4: Ambrisentan, oral

Zusatzentgelte-Katalog
- Definition -

ZE [1)]	Bezeichnung	OPS Version 2021	
		OPS-Kode	OPS-Text
1	2	3	4
ZE2021-85 [4)]	Gabe von Temsirolimus, parenteral	6-004.e*	Applikation von Medikamenten, Liste 4: Temsirolimus, parenteral
ZE2021-86 [4)]	Andere Neurostimulatoren und Neuroprothesen	5-029.4	Andere Operationen an Schädel, Gehirn und Hirnhäuten: Implantation oder Wechsel einer Neuroprothese
		5-039.g	Andere Operationen an Rückenmark und Rückenmarkstrukturen: Implantation oder Wechsel eines Neurostimulators zur Vorderwurzelstimulation mit Implantation oder Wechsel einer subduralen Elektrode
		5-039.h	Andere Operationen an Rückenmark und Rückenmarkstrukturen: Wechsel eines Neurostimulators zur Vorderwurzelstimulation ohne Wechsel einer subduralen Elektrode
		5-039.p	Andere Operationen an Rückenmark und Rückenmarkstrukturen: Implantation eines Neurostimulators zur Vorderwurzelstimulation ohne Implantation einer subduralen Elektrode
		5-059.5*	Andere Operationen an Nerven und Ganglien: Implantation einer peripheren Neuroprothese
		5-059.c4	Implantation oder Wechsel eines Neurostimulators zur Stimulation des peripheren Nervensystems mit Implantation oder Wechsel einer Neurostimulationselektrode: Kardiales Vagusnervstimulationssystem
		5-059.c6	Implantation oder Wechsel eines Neurostimulators zur Stimulation des peripheren Nervensystems mit Implantation oder Wechsel einer Neurostimulationselektrode: System zur Barorezeptoraktivierung
		5-059.cb	Implantation oder Wechsel eines Neurostimulators zur Stimulation des peripheren Nervensystems mit Implantation oder Wechsel einer Neurostimulationselektrode: System zur Phrenikusnerv-Stimulation
		5-059.d4	Wechsel eines Neurostimulators zur Stimulation des peripheren Nervensystems ohne Wechsel einer Neurostimulationselektrode: Kardiales Vagusnervstimulationssystem
		5-059.d6	Wechsel eines Neurostimulators zur Stimulation des peripheren Nervensystems ohne Wechsel einer Neurostimulationselektrode: System zur Barorezeptoraktivierung
		5-059.db	Wechsel eines Neurostimulators zur Stimulation des peripheren Nervensystems ohne Wechsel einer Neurostimulationselektrode: System zur Phrenikusnerv-Stimulation
ZE2021-88 [4)]	Komplexe neuropädiatrische Diagnostik mit weiteren Maßnahmen	1-942.1	Komplexe neuropädiatrische Diagnostik: Mit neurometabolischer Labordiagnostik und/oder infektiologischer/autoimmunentzündlicher Labordiagnostik
		1-942.2	Komplexe neuropädiatrische Diagnostik: Mit erweiterter genetischer Diagnostik
		1-942.3	Komplexe neuropädiatrische Diagnostik: Mit neurometabolischer Labordiagnostik und/oder infektiologischer/autoimmunentzündlicher Labordiagnostik und erweiterter genetischer Diagnostik
ZE2021-91 [4)]	Gabe von Dasatinib, oral	6-004.3*	Applikation von Medikamenten, Liste 4: Dasatinib, oral

Zusatzentgelte-Katalog
- Definition -

ZE [1]	Bezeichnung	OPS Version 2021	
		OPS-Kode	OPS-Text
1	2	3	4
ZE2021-97 [4),6)]	Behandlung von Blutern mit Blutgerinnungsfaktoren	8-810.6*	Transfusion von Plasmabestandteilen und gentechnisch hergestellten Plasmaproteinen: Rekombinanter aktivierter Faktor VII
		8-810.7*	Transfusion von Plasmabestandteilen und gentechnisch hergestellten Plasmaproteinen: Plasmatischer Faktor VII
		8-810.8*	Transfusion von Plasmabestandteilen und gentechnisch hergestellten Plasmaproteinen: Rekombinanter Faktor VIII
		8-810.9*	Transfusion von Plasmabestandteilen und gentechnisch hergestellten Plasmaproteinen: Plasmatischer Faktor VIII
		8-810.a*	Transfusion von Plasmabestandteilen und gentechnisch hergestellten Plasmaproteinen: Rekombinanter Faktor IX
		8-810.b*	Transfusion von Plasmabestandteilen und gentechnisch hergestellten Plasmaproteinen: Plasmatischer Faktor IX
		8-810.c*	Transfusion von Plasmabestandteilen und gentechnisch hergestellten Plasmaproteinen: FEIBA - Prothrombinkomplex mit Faktor-VIII-Inhibitor-Bypass-Aktivität
		8-810.d*	Transfusion von Plasmabestandteilen und gentechnisch hergestellten Plasmaproteinen: Von-Willebrand-Faktor
		8-810.e*	Transfusion von Plasmabestandteilen und gentechnisch hergestellten Plasmaproteinen: Faktor XIII
		8-810.j*	Transfusion von Plasmabestandteilen und gentechnisch hergestellten Plasmaproteinen: Fibrinogenkonzentrat
		8-812.5*	Transfusion von Plasma und anderen Plasmabestandteilen und gentechnisch hergestellten Plasmaproteinen: Prothrombinkomplex [7)]
		8-812.9*	Transfusion von Plasma und anderen Plasmabestandteilen und gentechnisch hergestellten Plasmaproteinen: Humanes Protein C, parenteral
		8-812.a*	Transfusion von Plasma und anderen Plasmabestandteilen und gentechnisch hergestellten Plasmaproteinen: Plasmatischer Faktor X
ZE2021-99 [4)]	Fremdbezug von Donor-Lymphozyten		Fremdbezug von Donor-Lymphozyten über Spenderdateien bei nicht-verwandten Spendern oder Bezug von Donor-Lymphozyten von außerhalb Deutschlands bei Familienspendern
ZE2021-101 [4)]	Gabe von Mifamurtid, parenteral	6-005.g*	Applikation von Medikamenten, Liste 5: Mifamurtid, parenteral
ZE2021-103 [4)]	Gabe von Rituximab, subkutan	6-001.j*	Applikation von Medikamenten, Liste 1: Rituximab, subkutan
ZE2021-104 [4)]	Gabe von Trastuzumab, subkutan	6-001.m*	Applikation von Medikamenten, Liste 1: Trastuzumab, subkutan
ZE2021-106 [4)]	Gabe von Abatacept, subkutan	6-003.t*	Applikation von Medikamenten, Liste 3: Abatacept, subkutan
ZE2021-107 [4)]	Medikamente-freisetzende bioresorbierbare Koronarstents	8-83d.0*	Andere perkutan-transluminale Gefäßintervention an Herz und Koronargefäßen: Einlegen eines medikamentefreisetzenden bioresorbierbaren Stents
ZE2021-108 [4)]	Implantation einer Irisprothese	5-137.6	Andere Operationen an der Iris: Operation mit Implantation eines künstlichen Irisdiaphragmas
ZE2021-109 [3), 4)]	Dialyse mit High-Cut-off-Dialysemembran	8-854.8	Hämodialyse: Verlängert intermittierend, zur Elimination von Proteinen mit einer Molekularmasse bis 60.000
ZE2021-110 [4)]	Gabe von Tocilizumab, subkutan	6-005.n*	Applikation von Medikamenten, Liste 5: Tocilizumab, subkutan
ZE2021-111 [4)]	Gabe von Paclitaxel, als an Albumin gebundene Nanopartikel, parenteral	6-005.d*	Applikation von Medikamenten, Liste 5: Paclitaxel, als an Albumin gebundene Nanopartikel, parenteral
ZE2021-112 [4)]	Gabe von Abirateron, oral	6-006.2*	Applikation von Medikamenten, Liste 6: Abirateron, oral
ZE2021-113 [4)]	Gabe von Cabazitaxel, parenteral	6-006.1*	Applikation von Medikamenten, Liste 6: Cabazitaxel, parenteral

Zusatzentgelte-Katalog
- Definition -

ZE [1]	Bezeichnung	OPS Version 2021	
		OPS-Kode	OPS-Text
1	2	3	4
ZE2021-115 [4]	Molekulares Monitoring der Resttumorlast [MRD]: Molekulargenetische Identifikation und Herstellung von patientenspezifischen Markern	1-991.0	Molekulares Monitoring der Resttumorlast [MRD]: Molekulargenetische Identifikation und Herstellung von patientenspezifischen Markern für die Bestimmung der Resttumorlast (Minimal Residual Diseases (MRD))
ZE2021-116 [4]	Molekulares Monitoring der Resttumorlast [MRD]: Patientenspezifische molekulargenetische Quantifizierung	1-991.1	Molekulares Monitoring der Resttumorlast [MRD]: Patientenspezifische molekulargenetische Quantifizierung der Resttumorlast (MRD-Monitoring)
ZE2021-117 [4]	Chemosaturations-Therapie mittels perkutaner Leberperfusion	8-549.01	Perkutane geschlossene Organperfusion mit Chemotherapeutika: Leber: Mit externem Blutfilter
ZE2021-118 [4]	Neurostimulatoren zur Hirnstimulation, Einkanalstimulator	5-028.90	Implantation oder Wechsel eines Neurostimulators zur Hirnstimulation mit Implantation oder Wechsel einer Neurostimulationselektrode: Einkanalstimulator, vollimplantierbar, nicht wiederaufladbar
		5-028.a0	Wechsel eines Neurostimulators zur Hirnstimulation ohne Wechsel einer Neurostimulationselektrode: Einkanalstimulator, vollimplantierbar, nicht wiederaufladbar
		5-028.c0	Implantation eines Neurostimulators zur Hirnstimulation ohne Implantation einer Neurostimulationselektrode: Einkanalstimulator, vollimplantierbar, nicht wiederaufladbar
ZE2021-119 [4]	Distraktionsmarknagel, nicht motorisiert	5-786.j0	Osteosyntheseverfahren: Durch internes Verlängerungs- oder Knochentransportsystem: Nicht motorisiert
		5-78a.j0	Revision von Osteosynthesematerial mit Reosteosynthese: Durch internes Verlängerungs- oder Knochentransportsystem: Nicht motorisiert
ZE2021-120 [4]	Gabe von Pemetrexed, parenteral	6-001.c*	Applikation von Medikamenten, Liste 1: Pemetrexed, parenteral
ZE2021-121 [4]	Gabe von Etanercept, parenteral	6-002.b*	Applikation von Medikamenten, Liste 2: Etanercept, parenteral
ZE2021-122 [4]	Gabe von Imatinib, oral	6-001.g*	Applikation von Medikamenten, Liste 1: Imatinib, oral
ZE2021-123 [4]	Gabe von Caspofungin, parenteral	6-002.p*	Applikation von Medikamenten, Liste 2: Caspofungin, parenteral
ZE2021-124 [4]	Gabe von Voriconazol, oral	6-002.5*	Applikation von Medikamenten, Liste 2: Voriconazol, oral
ZE2021-125 [4]	Gabe von Voriconazol, parenteral	6-002.r*	Applikation von Medikamenten, Liste 2: Voriconazol, parenteral
ZE2021-127 [4]	Gabe von L-Asparaginase aus Erwinia chrysanthemi [Erwinase], parenteral	6-003.r*	Applikation von Medikamenten, Liste 3: L-Asparaginase aus Erwinia chrysanthemi [Erwinase], parenteral
ZE2021-128 [4]	Gabe von nicht pegylierter Asparaginase, parenteral	6-003.n*	Applikation von Medikamenten, Liste 3: Nicht pegylierte Asparaginase, parenteral
ZE2021-129 [4]	Gabe von pegylierter Asparaginase, parenteral	6-003.p*	Applikation von Medikamenten, Liste 3: Pegylierte Asparaginase, parenteral
ZE2021-130 [4]	Gabe von Belimumab, parenteral	6-006.6*	Applikation von Medikamenten, Liste 6: Belimumab, parenteral
ZE2021-131 [4]	Gabe von Defibrotid, parenteral	6-005.k*	Applikation von Medikamenten, Liste 5: Defibrotid, parenteral
ZE2021-132 [4]	Gabe von Thiotepa, parenteral	6-007.n*	Applikation von Medikamenten, Liste 7: Thiotepa, parenteral
ZE2021-133 [4]	Spezialisierte palliativmedizinische Komplexbehandlung durch einen internen Palliativdienst	8-98h.0*	Spezialisierte palliativmedizinische Komplexbehandlung durch einen Palliativdienst: Durch einen internen Palliativdienst
ZE2021-134 [4]	Spezialisierte palliativmedizinische Komplexbehandlung durch einen externen Palliativdienst	8-98h.1*	Spezialisierte palliativmedizinische Komplexbehandlung durch einen Palliativdienst: Durch einen externen Palliativdienst

Zusatzentgelte-Katalog
- Definition -

ZE [1]	Bezeichnung	OPS Version 2021	
		OPS-Kode	OPS-Text
1	2	3	4
ZE2021-135 [4]	Basisdiagnostik bei unklarem Symptomkomplex bei Neugeborenen und Säuglingen mit weiteren Maßnahmen		Basisdiagnostik bei unklarem Symptomkomplex bei Neugeborenen und Säuglingen
		1-944.10	Mit erweiterter molekulargenetischer Diagnostik
		1-944.20	Mit Chromosomenanalyse (Zytogenetische Diagnostik)
		1-944.30	Mit erweiterter molekulargenetischer Diagnostik und Chromosomenanalyse (Zytogenetische Diagnostik)
ZE2021-136 [4]	Einlegen von endobronchialen Nitinolspiralen	5-339.8*	Andere Operationen an Lunge und Bronchien: Einlegen von endobronchialen Nitinolspiralen, bronchoskopisch
ZE2021-137 [4], [6], [8]	Gabe von rekombinantem aktiviertem Faktor VII	8-810.6*	Transfusion von Plasmabestandteilen und gentechnisch hergestellten Plasmaproteinen: Rekombinanter aktivierter Faktor VII
ZE2021-138 [4], [6], [9]	Gabe von Fibrinogenkonzentrat	8-810.j*	Transfusion von Plasmabestandteilen und gentechnisch hergestellten Plasmaproteinen: Fibrinogenkonzentrat
ZE2021-139 [4], [6], [10]	Gabe von Blutgerinnungsfaktoren	8-810.7*	Transfusion von Plasmabestandteilen und gentechnisch hergestellten Plasmaproteinen: Plasmatischer Faktor VII
		8-810.8*	Transfusion von Plasmabestandteilen und gentechnisch hergestellten Plasmaproteinen: Rekombinanter Faktor VIII
		8-810.9*	Transfusion von Plasmabestandteilen und gentechnisch hergestellten Plasmaproteinen: Plasmatischer Faktor VIII
		8-810.a*	Transfusion von Plasmabestandteilen und gentechnisch hergestellten Plasmaproteinen: Rekombinanter Faktor IX
		8-810.b*	Transfusion von Plasmabestandteilen und gentechnisch hergestellten Plasmaproteinen: Plasmatischer Faktor IX
		8-810.c*	Transfusion von Plasmabestandteilen und gentechnisch hergestellten Plasmaproteinen: FEIBA - Prothrombinkomplex mit Faktor-VIII-Inhibitor-Bypass-Aktivität
		8-810.d*	Transfusion von Plasmabestandteilen und gentechnisch hergestellten Plasmaproteinen: Von-Willebrand-Faktor
		8-810.e*	Transfusion von Plasmabestandteilen und gentechnisch hergestellten Plasmaproteinen: Faktor XIII
		8-812.9*	Transfusion von Plasma und anderen Plasmabestandteilen und gentechnisch hergestellten Plasmaproteinen: Humanes Protein C, parenteral
		8-812.a*	Transfusion von Plasma und anderen Plasmabestandteilen und gentechnisch hergestellten Plasmaproteinen: Plasmatischer Faktor X
ZE2021-140 [4]	Gabe von Brentuximab Vedotin, parenteral	6-006.b*	Applikation von Medikamenten, Liste 6: Brentuximab Vedotin, parenteral
ZE2021-141 [4]	Gabe von Enzalutamid, oral	6-007.6*	Applikation von Medikamenten, Liste 7: Enzalutamid, oral
ZE2021-142 [4]	Gabe von Aflibercept, intravenös	6-007.3*	Applikation von Medikamenten, Liste 7: Aflibercept, intravenös
ZE2021-143 [4]	Gabe von Eltrombopag, oral	6-006.0*	Applikation von Medikamenten, Liste 6: Eltrombopag, oral
ZE2021-144 [4]	Gabe von Obinutuzumab, parenteral	6-007.j*	Applikation von Medikamenten, Liste 7: Obinutuzumab, parenteral
ZE2021-145 [4]	Gabe von Ibrutinib, oral	6-007.e*	Applikation von Medikamenten, Liste 7: Ibrutinib, oral
ZE2021-146 [4]	Gabe von Ramucirumab, parenteral	6-007.m*	Applikation von Medikamenten, Liste 7: Ramucirumab, parenteral
ZE2021-147 [4]	Gabe von Bortezomib, parenteral	6-001.9*	Applikation von Medikamenten, Liste 1: Bortezomib, parenteral
ZE2021-148 [4]	Gabe von Adalimumab, parenteral	6-001.d*	Applikation von Medikamenten, Liste 1: Adalimumab, parenteral
ZE2021-149 [4]	Gabe von Infliximab, parenteral	6-001.e*	Applikation von Medikamenten, Liste 1: Infliximab, parenteral
ZE2021-150 [4]	Gabe von Busulfan, parenteral	6-002.d*	Applikation von Medikamenten, Liste 2: Busulfan, parenteral
ZE2021-151 [4]	Gabe von Rituximab, intravenös	6-001.h*	Applikation von Medikamenten, Liste 1: Rituximab, intravenös
ZE2021-152 [4]	Mehrdimensionale pädiatrische Diagnostik	1-945.*	Diagnostik bei Verdacht auf Gefährdung von Kindeswohl und Kindergesundheit
ZE2021-153 [4]	Gabe von Trastuzumab, intravenös	6-001.k*	Applikation von Medikamenten, Liste 1: Trastuzumab, intravenös

Zusatzentgelte-Katalog
- Definition -

ZE [1]	Bezeichnung	OPS Version 2021	
		OPS-Kode	OPS-Text
1	2	3	4
ZE2021-154 [4]	Gabe von Anidulafungin, parenteral	6-003.k*	Applikation von Medikamenten, Liste 3: Anidulafungin, parenteral
ZE2021-155 [2), 4)]	Gabe von Palifermin, parenteral	6-003.2*	Applikation von Medikamenten, Liste 3: Palifermin, parenteral
ZE2021-156 [4]	Gabe von Posaconazol, parenteral	6-007.k*	Applikation von Medikamenten, Liste 7: Posaconazol, parenteral
ZE2021-157 [4]	Gabe von Pixantron, parenteral	6-006.e*	Applikation von Medikamenten, Liste 6: Pixantron, parenteral
ZE2021-158 [4]	Gabe von Pertuzumab, parenteral	6-007.9*	Applikation von Medikamenten, Liste 7: Pertuzumab, parenteral
ZE2021-159 [4]	Gabe von Blinatumomab, parenteral	6-008.7*	Applikation von Medikamenten, Liste 8: Blinatumomab, parenteral
ZE2021-160 [4]	Gabe von Pembrolizumab, parenteral	6-009.3*	Applikation von Medikamenten, Liste 9: Pembrolizumab, parenteral
ZE2021-161 [4]	Gabe von Nivolumab, parenteral	6-008.m*	Applikation von Medikamenten, Liste 8: Nivolumab, parenteral
ZE2021-162 [4]	Gabe von Carfilzomib, parenteral	6-008.9*	Applikation von Medikamenten, Liste 8: Carfilzomib, parenteral
ZE2021-163 [4]	Gabe von Macitentan, oral	6-007.h*	Applikation von Medikamenten, Liste 7: Macitentan, oral
ZE2021-164 [4]	Gabe von Riociguat, oral	6-008.0*	Applikation von Medikamenten, Liste 8: Riociguat, oral
ZE2021-165 [4]	Gabe von Nusinersen, intrathekal	6-00a.d	Applikation von Medikamenten, Liste 10: Nusinersen, intrathekal
ZE2021-166 [4]	Gabe von Isavuconazol, parenteral	6-008.g*	Applikation von Medikamenten, Liste 8: Isavuconazol, parenteral
ZE2021-167 [4]	Gabe von Isavuconazol, oral	6-008.h*	Applikation von Medikamenten, Liste 8: Isavuconazol, oral
ZE2021-168 [4]	Gabe von Daratumumab, parenteral	6-009.a*	Applikation von Medikamenten, Liste 9: Daratumumab, parenteral
ZE2021-169 [4]	Gabe von Liposomalem Irinotecan, parenteral	6-009.e*	Applikation von Medikamenten, Liste 9: Liposomales Irinotecan, parenteral
ZE2021-170 [12]	Gabe von Bevacizumab, parenteral	6-002.9*	Applikation von Medikamenten, Liste 2: Bevacizumab, parenteral
ZE2021-171 [13]	Gabe von Clofarabin, parenteral	6-003.j*	Applikation von Medikamenten, Liste 3: Clofarabin, parenteral
ZE2021-172 [14]	Gabe von Posaconazol, oral, Suspension	6-007.0*	Applikation von Medikamenten, Liste 7: Posaconazol, oral, Suspension
ZE2021-173 [15]	Gabe von Posaconazol, oral, Tabletten	6-007.p*	Applikation von Medikamenten, Liste 7: Posaconazol, oral, Tabletten
ZE2021-174 [2), 16)]	Gabe von Liposomalem Cytarabin, intrathekal	6-002.a*	Applikation von Medikamenten, Liste 2: Liposomales Cytarabin, intrathekal
ZE2021-175 [17), 22)]	Gabe von Filgrastim, parenteral	6-002.1*	Applikation von Medikamenten, Liste 2: Filgrastim, parenteral
ZE2021-176 [18), 22)]	Gabe von Lenograstim, parenteral	6-002.2*	Applikation von Medikamenten, Liste 2: Lenograstim, parenteral
ZE2021-177 [19), 22)]	Gabe von Pegfilgrastim, parenteral	6-002.7*	Applikation von Medikamenten, Liste 2: Pegfilgrastim, parenteral
ZE2021-178 [20), 22)]	Gabe von Lipegfilgrastim, parenteral	6-007.7*	Applikation von Medikamenten, Liste 7: Lipegfilgrastim, parenteral
ZE2021-179 [2), 21)]	Gabe von Ofatumumab, parenteral	6-006.4*	Applikation von Medikamenten, Liste 6: Ofatumumab, parenteral
ZE2021-180 [23]	Gabe von Azacytidin, parenteral	6-005.0*	Applikation von Medikamenten, Liste 5: Azacytidin, parenteral
ZE2021-181 [4]	Gabe von Ustekinumab, parenteral	6-005.j*	Applikation von Medikamenten, Liste 5: Ustekinumab, parenteral
ZE2021-182 [4]	Gabe von Vedolizumab, parenteral	6-008.5*	Applikation von Medikamenten, Liste 8: Vedolizumab, parenteral
ZE2021-183 [4]	Gabe von Elotuzumab, parenteral	6-009.d*	Applikation von Medikamenten, Liste 9: Elotuzumab, parenteral

Zusatzentgelte-Katalog
- Definition -

ZE [1]	Bezeichnung	OPS Version 2021	
		OPS-Kode	OPS-Text
1	2	3	4
ZE2021-184 [4]	Gabe von Atezolizumab, parenteral	6-00a.1*	Applikation von Medikamenten, Liste 10: Atezolizumab, parenteral
ZE2021-185 [4]	Gabe von Ocrelizumab, parenteral	6-00a.e*	Applikation von Medikamenten, Liste 10: Ocrelizumab, parenteral
ZE2021-186 [4]	Gabe von Venetoclax, oral	6-00a.k*	Applikation von Medikamenten, Liste 10: Venetoclax, oral
ZE2021-187 [4]	Neurostimulatoren zur Hypoglossusnerv-Stimulation	5-059.c7	Andere Operationen an Nerven und Ganglien: Implantation oder Wechsel eines Neurostimulators zur Stimulation des peripheren Nervensystems mit Implantation oder Wechsel einer Neurostimulationselektrode: System zur Hypoglossusnerv-Stimulation
		5-059.d7	Andere Operationen an Nerven und Ganglien: Wechsel eines Neurostimulators zur Stimulation des peripheren Nervensystems ohne Wechsel einer Neurostimulations-elektrode: System zur Hypoglossusnerv-Stimulation
ZE2021-188 [11), 24)]	Patientenindividuell hergestellte Stent-Prothesen an der Aorta, ohne Öffnung	5-38a.70	Endovaskuläre Implantation von Stent-Prothesen: Aorta thoracica: Stent-Prothese, ohne Öffnung
		5-38a.80	Endovaskuläre Implantation von Stent-Prothesen: Aorta thoracoabdominalis: Stent-Prothese, ohne Öffnung
		5-38a.c0	Endovaskuläre Implantation von Stent-Prothesen: Aorta abdominalis: Stent-Prothese, ohne Öffnung
		5-38a.w	Endovaskuläre Implantation von Stent-Prothesen: Patientenindividuell hergestellte Stent-Prothesen
ZE2021-189 [24)]	Stent-Prothesen an der Aorta, mit Öffnung	5-38a.7b	Endovaskuläre Implantation von Stent-Prothesen: Aorta thoracica: Stent-Prothese, mit 1 Öffnung
		5-38a.7c	Endovaskuläre Implantation von Stent-Prothesen: Aorta thoracica: Stent-Prothese, mit 2 Öffnungen
		5-38a.7d	Endovaskuläre Implantation von Stent-Prothesen: Aorta thoracica: Stent-Prothese, mit 3 oder mehr Öffnungen
		5-38a.8c	Endovaskuläre Implantation von Stent-Prothesen: Aorta thoracoabdominalis: Stent-Prothese, mit 1 Öffnung
		5-38a.8d	Endovaskuläre Implantation von Stent-Prothesen: Aorta thoracoabdominalis: Stent-Prothese, mit 2 Öffnungen
		5-38a.8e	Endovaskuläre Implantation von Stent-Prothesen: Aorta thoracoabdominalis: Stent-Prothese, mit 3 Öffnungen
		5-38a.8f	Endovaskuläre Implantation von Stent-Prothesen: Aorta thoracoabdominalis: Stent-Prothese, mit 4 oder mehr Öffnungen
		5-38a.c1	Endovaskuläre Implantation von Stent-Prothesen: Aorta abdominalis: Stent-Prothese, mit 1 Öffnung
		5-38a.c2	Endovaskuläre Implantation von Stent-Prothesen: Aorta abdominalis: Stent-Prothese, mit 2 Öffnungen
		5-38a.c3	Endovaskuläre Implantation von Stent-Prothesen: Aorta abdominalis: Stent-Prothese, mit 3 oder mehr Öffnungen
ZE2021-190	Längerfristige Beatmungsentwöhnung	8-718.8*	Prolongierte Beatmungsentwöhnung auf spezialisierter intensivmedizinischer Beatmungsentwöhnungs-Einheit
		8-718.9*	Prolongierte Beatmungsentwöhnung auf spezialisierter nicht intensivmedizinischer Beatmungsentwöhnungs-Einheit

Fußnoten:

*) Gilt für alle entsprechenden 5-Steller oder 6-Steller des angegebenen OPS-Kodes.

1) Weitere Untergliederungen der Entgelte sind analog der Zusatzentgelte der Anlage 5 durch Anfügen einer laufenden Nummer zu kennzeichnen.

2) Das Zulassungsrecht bleibt von der Katalogaufnahme unberührt. Die Kostenträger entscheiden im Einzelfall, ob die Kosten dieser Medikamente übernommen werden.

3) Eine zusätzliche Abrechnung ist im Zusammenhang mit einer Fallpauschale der Basis-DRG L60 oder L71 oder der DRG L90B oder L90C und dem nach Anlage 3b krankenhausindividuell zu vereinbarenden Entgelt L90A nicht möglich.

Fußnoten (Fortsetzung):

4) Nach § 5 Abs. 2 Satz 3 FPV 2021 ist für diese Zusatzentgelte das bisher krankenhausindividuell vereinbarte Entgelt der Höhe nach bis zum Beginn des Wirksamwerdens der neuen Budgetvereinbarung weiter zu erheben. Dies gilt auch, sofern eine Anpassung der entsprechenden OPS-Kodes erfolgt sein sollte.

5) Die Bewertung des Zusatzentgeltes mittels einer Differenzkostenbetrachtung hat in Abhängigkeit der abzurechnenden DRG-Fallpauschalen zu erfolgen.

6) Die jeweils zugehörigen ICD-Kodes und -Texte sind in Anlage 7 aufgeführt.

7) Bei der Behandlung von Blutern mit Blutgerinnungsfaktoren erfolgt die Abrechnung der Gabe von Prothrombinkomplex über das ZE2021-97 nach Anlage 4 bzw. 6, die gleichzeitige Abrechnung des ZE30 ist ausgeschlossen.

8) Für das Jahr 2021 gilt ein Schwellenwert in der Höhe von 20.000 € für den im Rahmen der Behandlung des Patienten für Blutgerinnungsfaktoren angefallenen Betrag. Ab Überschreitung dieses Schwellenwertes ist der gesamte für die Behandlung des Patienten mit Blutgerinnungsfaktoren angefallene Betrag abzurechnen.

9) Für das Jahr 2021 gilt ein Schwellenwert in der Höhe von 2.500 € für den im Rahmen der Behandlung des Patienten für Blutgerinnungsfaktoren angefallenen Betrag. Ab Überschreitung dieses Schwellenwertes ist der gesamte für die Behandlung des Patienten mit Blutgerinnungsfaktoren angefallene Betrag abzurechnen.

10) Für das Jahr 2021 gilt ein Schwellenwert in der Höhe von 6.000 € für die Summe der im Rahmen der Behandlung des Patienten für Blutgerinnungsfaktoren angefallenen Beträge. Ab Überschreitung dieses Schwellenwertes ist der gesamte für die Behandlung des Patienten mit Blutgerinnungsfaktoren angefallene Betrag abzurechnen.

11) Nur abrechenbar in Kombination mit einem der grau hinterlegten OPS-Kodes.

12) Nach § 5 Abs. 2 Satz 3 FPV 2021 ist für dieses Zusatzentgelt das bisher krankenhausindividuell vereinbarte Entgelt der Höhe nach bis zum Beginn des Wirksamwerdens der Budgetvereinbarung 2021 weiter zu erheben. Bei fehlender Budgetvereinbarung 2020 ist für dieses Zusatzentgelt das bewertete Zusatzentgelt ZE74 in Höhe von 70 Prozent der im DRG-Katalog 2019 bewerteten Höhe bis zum Beginn des Wirksamwerdens der Budgetvereinbarung 2020 weiter zu erheben. Dies gilt auch, sofern eine Anpassung der entsprechenden OPS-Kodes erfolgt sein sollte.

13) Nach § 5 Abs. 2 Satz 3 FPV 2021 ist für dieses Zusatzentgelt das bisher krankenhausindividuell vereinbarte Entgelt der Höhe nach bis zum Beginn des Wirksamwerdens der Budgetvereinbarung 2021 weiter zu erheben. Bei fehlender Budgetvereinbarung 2020 ist für dieses Zusatzentgelt das bewertete Zusatzentgelt ZE142 in Höhe von 70 Prozent der im DRG-Katalog 2019 bewerteten Höhe bis zum Beginn des Wirksamwerdens der Budgetvereinbarung 2020 weiter zu erheben. Dies gilt auch, sofern eine Anpassung der entsprechenden OPS-Kodes erfolgt sein sollte.

14) Nach § 5 Abs. 2 Satz 3 FPV 2021 ist für dieses Zusatzentgelt das bisher krankenhausindividuell vereinbarte Entgelt der Höhe nach bis zum Beginn des Wirksamwerdens der Budgetvereinbarung 2021 weiter zu erheben. Bei fehlender Budgetvereinbarung 2020 ist für dieses Zusatzentgelt das bewertete Zusatzentgelt ZE150 in Höhe von 70 Prozent der im DRG-Katalog 2019 bewerteten Höhe bis zum Beginn des Wirksamwerdens der Budgetvereinbarung 2020 weiter zu erheben. Dies gilt auch, sofern eine Anpassung der entsprechenden OPS-Kodes erfolgt sein sollte.

15) Nach § 5 Abs. 2 Satz 3 FPV 2021 ist für dieses Zusatzentgelt das bisher krankenhausindividuell vereinbarte Entgelt der Höhe nach bis zum Beginn des Wirksamwerdens der Budgetvereinbarung 2021 weiter zu erheben. Bei fehlender Budgetvereinbarung 2020 ist für dieses Zusatzentgelt das bewertete Zusatzentgelt ZE166 in Höhe von 70 Prozent der im DRG-Katalog 2019 bewerteten Höhe bis zum Beginn des Wirksamwerdens der Budgetvereinbarung 2020 weiter zu erheben. Dies gilt auch, sofern eine Anpassung der entsprechenden OPS-Kodes erfolgt sein sollte.

16) Nach § 5 Abs. 2 Satz 3 FPV 2021 ist für dieses Zusatzentgelt das bisher krankenhausindividuell vereinbarte Entgelt der Höhe nach bis zum Beginn des Wirksamwerdens der Budgetvereinbarung 2021 weiter zu erheben. Bei fehlender Budgetvereinbarung 2020 ist für dieses Zusatzentgelt das bewertete Zusatzentgelt ZE75 in Höhe von 70 Prozent der im DRG-Katalog 2019 bewerteten Höhe bis zum Beginn des Wirksamwerdens der Budgetvereinbarung 2020 weiter zu erheben. Dies gilt auch, sofern eine Anpassung der entsprechenden OPS-Kodes erfolgt sein sollte.

17) Nach § 5 Abs. 2 Satz 3 FPV 2021 ist für dieses Zusatzentgelt das bisher krankenhausindividuell vereinbarte Entgelt der Höhe nach bis zum Beginn des Wirksamwerdens der Budgetvereinbarung 2021 weiter zu erheben. Bei fehlender Budgetvereinbarung 2020 ist für dieses Zusatzentgelt das bewertete Zusatzentgelt ZE40 in Höhe von 70 Prozent der im DRG-Katalog 2019 bewerteten Höhe bis zum Beginn des Wirksamwerdens der Budgetvereinbarung 2020 weiter zu erheben. Dies gilt auch, sofern eine Anpassung der entsprechenden OPS-Kodes erfolgt sein sollte.

18) Nach § 5 Abs. 2 Satz 3 FPV 2021 ist für dieses Zusatzentgelt das bisher krankenhausindividuell vereinbarte Entgelt der Höhe nach bis zum Beginn des Wirksamwerdens der Budgetvereinbarung 2021 weiter zu erheben. Bei fehlender Budgetvereinbarung 2020 ist für dieses Zusatzentgelt das bewertete Zusatzentgelt ZE42 in Höhe von 70 Prozent der im DRG-Katalog 2019 bewerteten Höhe bis zum Beginn des Wirksamwerdens der Budgetvereinbarung 2020 weiter zu erheben. Dies gilt auch, sofern eine Anpassung der entsprechenden OPS-Kodes erfolgt sein sollte.

19) Nach § 5 Abs. 2 Satz 3 FPV 2021 ist für dieses Zusatzentgelt das bisher krankenhausindividuell vereinbarte Entgelt der Höhe nach bis zum Beginn des Wirksamwerdens der Budgetvereinbarung 2021 weiter zu erheben. Bei fehlender Budgetvereinbarung 2020 ist für dieses Zusatzentgelt das bewertete Zusatzentgelt ZE71 in Höhe von 70 Prozent der im DRG-Katalog 2019 bewerteten Höhe bis zum Beginn des Wirksamwerdens der Budgetvereinbarung 2020 weiter zu erheben. Dies gilt auch, sofern eine Anpassung der entsprechenden OPS-Kodes erfolgt sein sollte.

Fußnoten (Fortsetzung):

20) Nach § 5 Abs. 2 Satz 3 FPV 2021 ist für dieses Zusatzentgelt das bisher krankenhausindividuell vereinbarte Entgelt der Höhe nach bis zum Beginn des Wirksamwerdens der Budgetvereinbarung 2021 weiter zu erheben. Bei fehlender Budgetvereinbarung 2020 ist für dieses Zusatzentgelt das bewertete Zusatzentgelt ZE160 in Höhe von 70 Prozent der im DRG-Katalog 2019 bewerteten Höhe bis zum Beginn des Wirksamwerdens der Budgetvereinbarung 2020 weiter zu erheben. Dies gilt auch, sofern eine Anpassung der entsprechenden OPS-Kodes erfolgt sein sollte.

21) Nach § 5 Abs. 2 Satz 3 FPV 2021 ist für dieses Zusatzentgelt das bisher krankenhausindividuell vereinbarte Entgelt der Höhe nach bis zum Beginn des Wirksamwerdens der Budgetvereinbarung 2021 weiter zu erheben. Bei fehlender Budgetvereinbarung 2020 ist für dieses Zusatzentgelt das bewertete Zusatzentgelt ZE155 in Höhe von 70 Prozent der im DRG-Katalog 2019 bewerteten Höhe bis zum Beginn des Wirksamwerdens der Budgetvereinbarung 2020 weiter zu erheben. Dies gilt auch, sofern eine Anpassung der entsprechenden OPS-Kodes erfolgt sein sollte.

22) Bei der Vereinbarung der Entgelthöhen für die Zusatzentgelte für Granulozyten-Kolonie-stimulierende Faktoren wird in analoger Umsetzung der bisherigen Bewertung empfohlen, die Verhandlungen zu den Entgelthöhen auf Basis der krankenhausindividuellen Kostensituation zu führen und bei der finalen Vereinbarung die Entgelthöhe der Zusatzentgelte für Pegfilgrastim (ZE2021-177) bzw. Lipegfilgrastim (ZE2021-178) um einen Betrag zu reduzieren, der in etwa dem dreifachen Wert der Kosten einer typischen Tagesdosis Filgrastim (ZE2021-175) bzw. Lenograstim (ZE2021-176) entspricht.

23) Nach § 5 Abs. 2 Satz 3 FPV 2021 ist für dieses Zusatzentgelt das bisherige bewertete Zusatzentgelt ZE124 aus 2020 bis zum Beginn des Wirksamwerdens der neuen Budgetvereinbarung der Höhe nach weiter zu erheben. Dies gilt auch, sofern eine Anpassung der entsprechenden OPS-Kodes erfolgt sein sollte.

24) Nach § 5 Abs. 2 Satz 3 FPV 2021 ist für dieses Zusatzentgelt das bisher krankenhausindividuell vereinbarte Entgelt für ZE2020-53 der Höhe nach bis zum Beginn des Wirksamwerdens der neuen Budgetvereinbarung weiter zu erheben. Dies gilt auch, sofern eine Anpassung der entsprechenden OPS-Kodes erfolgt sein sollte.

Zusatzentgelte-Katalog
- Blutgerinnungsstörungen -

ICD-Kodes, die dem extrabudgetären ZE2021-97 „Behandlung von Blutern mit Blutgerinnungsfaktoren" zuzuordnen sind. [1)]

ZE	Bezeichnung	ICD Version 2021	
		ICD-Kode	ICD-Text
1	2	3	4
ZE2021-97	Behandlung von Blutern mit Blutgerinnungsfaktoren	D66	Hereditärer Faktor-VIII-Mangel
		D67	Hereditärer Faktor-IX-Mangel
		D68.00	Hereditäres Willebrand-Jürgens-Syndrom
		D68.1	Hereditärer Faktor-XI-Mangel
		D68.20	Hereditärer Faktor-I-Mangel
		D68.21	Hereditärer Faktor-II-Mangel
		D68.22	Hereditärer Faktor-V-Mangel
		D68.23	Hereditärer Faktor-VII-Mangel
		D68.24	Hereditärer Faktor-X-Mangel
		D68.25	Hereditärer Faktor-XII-Mangel
		D68.26	Hereditärer Faktor-XIII-Mangel
		D68.28	Hereditärer Mangel an sonstigen Gerinnungsfaktoren
		D68.31	Hämorrhagische Diathese durch Vermehrung von Antikörpern gegen Faktor VIII
		D68.32	Hämorrhagische Diathese durch Vermehrung von Antikörpern gegen sonstige Gerinnungsfaktoren
		D69.40	Sonstige primäre Thrombozytopenie, als transfusionsrefraktär bezeichnet
		D69.41	Sonstige primäre Thrombozytopenie, nicht als transfusionsrefraktär bezeichnet
		D82.0	Wiskott-Aldrich-Syndrom
		M31.1	Thrombotische Mikroangiopathie
		P61.0	Transitorische Thrombozytopenie beim Neugeborenen

ICD-Kodes, die den intrabudgetären ZE2021-137 "Gabe von rekombinantem aktiviertem Faktor VII", ZE2021-138 " Gabe von Fibrinogenkonzentrat" oder ZE2021-139 "Gabe von Blutgerinnungsfaktoren" zuzuordnen sind. [1)]

ZE	Bezeichnung	ICD Version 2021	
		ICD-Kode	ICD-Text
1	2	3	4
ZE2021-137 / ZE2021-138 / ZE2021-139	Gabe von rekombinantem aktiviertem Faktor VII / Gabe von Fibrinogenkonzentrat / Gabe von Blutgerinnungsfaktoren	D65.9	Defibrinationssyndrom, nicht näher bezeichnet
		D68.33	Hämorrhagische Diathese durch Cumarine (Vitamin-K-Antagonisten)
		D68.34	Hämorrhagische Diathese durch Heparine
		D68.35	Hämorrhagische Diathese durch sonstige Antikoagulanzien
		D68.9	Koagulopathie, nicht näher bezeichnet
		D69.0	Purpura anaphylactoides
		D69.2	Sonstige nichtthrombozytopenische Purpura
		D69.3	Idiopathische thrombozytopenische Purpura
		D69.52	Heparin-induzierte Thrombozytopenie Typ I
		D69.53	Heparin-induzierte Thrombozytopenie Typ II
		D69.57	Sonstige sekundäre Thrombozytopenien, als transfusionsrefraktär bezeichnet
		D69.58	Sonstige sekundäre Thrombozytopenien, nicht als transfusionsrefraktär bezeichnet
		D69.59	Sekundäre Thrombozytopenie, nicht näher bezeichnet
		D69.60	Thrombozytopenie, nicht näher bezeichnet, als transfusionsrefraktär bezeichnet
		D69.61	Thrombozytopenie, nicht näher bezeichnet, nicht als transfusionsrefraktär bezeichnet
		D69.80	Hämorrhagische Diathese durch Thrombozytenaggregationshemmer
		D69.9	Hämorrhagische Diathese, nicht näher bezeichnet

Zusatzentgelte-Katalog
- Blutgerinnungsstörungen -

Zu differenzierende ICD-Kodes:
Dauerhaft erworbene Blutgerinnungsstörungen (zu kennzeichnen mit dem ICD-Kode U69.11!) sind dem extrabudgetären ZE2021-97 zuzuordnen. [1]
Temporäre Blutgerinnungsstörungen (zu kennzeichnen mit dem ICD-Kode U69.12!) sind den intrabudgetären ZE2021-137, ZE2021-138 oder ZE2021-139 zuzuordnen. [1]

ZE	Bezeichnung	ICD Version 2021	
		ICD-Kode	ICD-Text
1	2	3	4
ZE2021-97 / ZE2021-137 / ZE2021-138 / ZE2021-139		D65.0	Erworbene Afibrinogenämie
		D65.1	Disseminierte intravasale Gerinnung [DIG, DIC]
		D65.2	Erworbene Fibrinolyseblutung
		D68.01	Erworbenes Willebrand-Jürgens-Syndrom
		D68.09	Willebrand-Jürgens-Syndrom, nicht näher bezeichnet
		D68.38	Sonstige hämorrhagische Diathese durch sonstige und nicht näher bezeichnete Antikörper
		D68.4 [2]	Erworbener Mangel an Gerinnungsfaktoren
		D68.8	Sonstige näher bezeichnete Koagulopathien
		D69.1	Qualitative Thrombozytendefekte
		D69.88	Sonstige näher bezeichnete hämorrhagische Diathesen
		P53	Hämorrhagische Krankheit beim Fetus und Neugeborenen
		P60	Disseminierte intravasale Gerinnung beim Fetus und Neugeborenen

Fußnoten:

1) Die Abrechnung des ZE2021-97 bzw. ZE2021-137, ZE2021-138 oder ZE2021-139 ist möglich, sofern einer der ICD-Kodes aus der jeweiligen Definition der Anlage 7 und einer der OPS-Kodes aus der jeweiligen Definition der Anlage 6 vorliegt. Die ergänzende Auflistung von ICD-Kodes bei diesen Zusatzentgelten erfolgt nur aufgrund des extrabudgetären Status des ZE2021-97.

2) Blutgerinnungsstörungen, die nur durch eine Lebertransplantation heilbar wären, sind dem ZE2021-97 zuzuordnen.

Ergänzende Informationen zur Abrechnung von bewerteten Zusatzentgelten aus dem Zusatzentgelte-Katalog (Anlage 2 bzw. Anlage 5)

Tabelle 1: Liste der DRG Fallpauschalen, für die das Zusatzentgelt ZE162 abgerechnet werden darf.

801D, 802D, 863Z, A01A, A02Z, A03A, A04B, A04D, A05Z, A06C, A09C, A09D, A09E, A09F, A11E, A11H, A13A, A13D, A13F, A18Z, A36C, A60B, A60C, A66Z, B02A, B02C, B02E, B03Z, B04A, B04C, B05Z, B09Z, B16B, B17B, B17C, B17D, B18A, B18D, B19B, B20A, B20B, B20D, B20E, B21A, B36B, B39B, B39C, B42B, B44A, B44B, B44C, B48Z, B61A, B63Z, B66A, B66B, B66D, B67B, B68B, B68C, B68D, B69A, B69B, B69C, B69D, B70B, B70D, B70E, B70F, B71A, B71D, B72A, B72B, B75Z, B76B, B76C, B76E, B78A, B78B, B79Z, B80Z, B81A, B81B, B82Z, B85C, B85D, C02Z, C03A, C03B, C03C, C06Z, C07B, C08B, C10A, C10B, C10C, C12Z, C15Z, C16Z, C20A, C20B, C62Z, C64Z, C65Z, D01B, D04B, D05A, D06B, D08B, D12A, D12B, D13B, D15B, D20A, D22A, D22B, D24A, D25B, D25D, D29Z, D30A, D30B, D30C, D33Z, D35Z, D38Z, D39Z, D40Z, D60A, D60B, D61Z, D63A, D63B, D64Z, D65Z, D67Z, E02D, E03Z, E05B, E06C, E08D, E36Z, E40A, E40B, E40C, E42Z, E63B, E64C, E65B, E65C, E66A, E66B, E69B, E69C, E70Z, E71C, E71D, E73B, E74Z, E75B, E75C, E76B, E76C, E77C, E77D, E79A, E79C, F01C, F01E, F01F, F02B, F03D, F05Z, F06A, F08E, F08F, F08G, F09B, F09C, F12B, F12D, F12E, F12F, F13C, F17A, F17B, F18D, F20Z, F24B, F28C, F39A, F39B, F41B, F43B, F43C, F48Z, F49D, F49E, F49F, F49G, F50B, F50C, F51A, F51B, F52B, F56A, F56B, F58B, F59B, F59C, F59D, F59E, F59F, F60B, F63B, F65B, F67B, F67C, F68B, F69B, F70A, F70B, F71A, F71B, F72B, F73B, F74Z, F77Z, F95B, F98B, F98C, G01Z, G03C, G07C, G08B, G10Z, G11A, G12C, G12E, G13A, G13B, G16B, G17B, G18A, G18B, G18D, G19C, G21A, G21B, G22C, G23B, G24A, G24B, G24C, G26B, G29A, G46B, G46C, G47B, G48B, G52Z, G60B, G64B, G67A, G67B, G67C, G71Z, G72A, G72B, G73Z, H01A, H05Z, H06C, H07B, H08B, H08C, H12B, H16A, H16B, H29Z, H33Z, H40A, H40B, H41D, H41E, H44Z, H61A, H61B, H61C, H62A, H62C, H63A, H63B, H63C, H64Z, I04Z, I05A, I05B, I08E, I08F, I08G, I09C, I09E, I09F, I09G, I09H, I09I, I10B, I10D, I10E, I10F, I10G, I10H, I11Z, I12A, I12B, I13B, I13C, I13D, I13E, I13G, I15B, I16A, I16B, I16C, I18A, I18B, I20A, I20B, I20C, I20D, I20F, I21Z, I23B, I23C, I24B, I27B, I27C, I27E, I28B, I28C, I28E, I29A, I29B, I29C, I30B, I30C, I31A, I31B, I31C, I32C, I32D, I32E, I32F, I33Z, I34Z, I41Z, I42A, I43B, I44A, I44C, I45A, I45B, I46A, I46B, I46C, I47A, I47B, I47C, I59Z, I64A, I64B, I66F, I68C, I68D, I71B, I72Z, I74B, I74C, I75A, I75B, I76B, I77Z, I95B, I97Z, J01Z, J03Z, J04Z, J07B, J08A, J10B, J11A, J11B, J11C, J11D, J12Z, J14Z, J16A, J16B, J18B, J22Z, J23Z, J24C, J24D, J25Z, J26Z, J61A, J62B, J64B, J64C, J65A, J67A, J67B, J77Z, K03B, K06B, K06C, K09B, K09C, K09D, K15C, K15D, K15E, K33Z, K38Z, K60B, K62A, K62B, K62C, K63A, K64D, L02A, L02B, L04B, L09E, L11Z, L13B, L13C, L16A, L16B, L16C, L17A, L17B, L18A, L18B, L20B, L20C, L36A, L40Z, L42A, L42B, L44Z, L60A, L60B, L60C, L60D, L62C, L63B, L63C, L63E, L64A, L64B, L64D, L69B, M02A, M02B, M03A, M03B, M04B, M04C, M05A, M05B, M07Z, M09A, M10B, M11Z, M38Z, M60B, M61Z, M62Z, N02A, N02D, N06Z, N08Z, N10Z, N13A, N13B, N13C, N14Z, N21A, N23Z, N25Z, N33Z, N60B, N61Z, O01A, O01B, O01C, O01D, O02A, O02B, O03Z, O04A, O04B, O04C, O05A, O05B, O05C, O05D, O60A, O60B, O60C, O61Z, O63Z, O65A, P02A, P02B, P02C, P03A, P03B, P04A, P04B, P05A, P05B, P05C, P06A, P06B, P06C, P60B, P60C, P61A, P61B, P61C, P61D, P61E, P62A, P62B, P62C, P62D, P63Z, P64Z, P65B, P65C, P65D, P66A, P66B, P66C, P66D, P67A, P67B, P67C, P67D, P67E, Q01Z, Q02B, Q03A, Q60A, Q60B, Q60C, Q60D, Q61B, Q63A, Q63B, R01B, R02Z, R04B, R07B, R11B, R13A, R13B, R60A, R60F, R61H, R62A, R62B, R62C, R63F, R63H, S63A, S65A, S65B, T01E, T36Z, T44Z, T60C, T61Z, T62B, T64C, U42C, U64Z, U66Z, V63Z, V64Z, W01B, W02A, X01B, X05A, X07A, X07B, X60Z, X62Z, Y02C, Y03Z, Y62Z, Z03Z, Z64A, Z64C, Z65Z, Z66Z

Tabelle 2: Liste der DRG Fallpauschalen, für die das Zusatzentgelt ZE163 abgerechnet werden darf.

801A, 801B, 801C, 801E, 802A, 802B, 802C, A01B, A01C, A03B, A04C, A04E, A06A, A06B, A07C, A07E, A09A, A11B, A11D, A11F, A11G, A13C, A13E, A15B, A17A, A36B, A42B, A60A, A61B, A61C, A62Z, A63Z, A64Z, A69Z, B01B, B02B, B02D, B04B, B07Z, B12Z, B15Z, B16A, B17A, B17E, B18B, B18C, B20C, B21B, B42A, B45Z, B47A, B47B, B60A, B66C, B70A, B70C, B71B, B71C, B73Z, B74Z, B84Z, B85A, B85B, B86Z, C01A, C01B, C04A, C04B, C60Z, C61Z, C63Z, D02B, D03B, D09Z, D15A, D19Z, D24B, D25A, D25C, D28Z, D36Z, D37A, E02A, E02B, E02C, E05A, E05C, E06A, E06B, E08B, E08C, E60A, E64A, E64B, E65A, E71A, E71B, E73A, E77B, F01A, F01B, F01D, F03A, F03B, F03C, F06E, F07A, F07B, F07C, F08A, F08B, F08C, F08D, F09A, F12A, F12C, F13A, F14A, F14B, F18A, F18B, F18C, F19A, F19B, F21A, F21C, F21D, F21E, F24A, F27A, F27B, F27C, F28A, F28B, F36A, F36B, F36C, F42Z, F43A, F49A, F49B, F49C, F52A, F58A, F59A, F61A, F61B, F62A, F62B, F62C, F64Z, F67A, F72A, F75A, F75B, F75C, F98A, G02A, G02C, G03B, G04Z, G07A, G07B, G11B, G12A, G12B, G12D, G14Z, G15Z, G17A, G18C, G19A, G19B, G27A, G27B, G33Z, G35Z, G36A, G36C, G37Z, G40A, G46A, G48A, G50Z, G60A, G64A, G66Z, G70B, G74Z, H01B, H06B, H07A, H08A, H09A, H12A, H12C, H15Z, H36A, H41A, H41B, H41C, H60Z, H62B, I01Z, I02B, I02C, I02D, I03A, I05C, I08A, I08B, I09A, I09D, I10A, I10C, I12C, I13A, I13F, I14Z, I19A, I22A, I22B, I27A, I28A, I32A, I39Z, I42B, I43A, I44B, I50A, I50B, I50C, I54A, I54B, I64C, I66B, I66G, I68A, I68B, I69A, I69B, I73Z, I74A, I76A, I79Z, I98Z, J02B, J02C, J06Z, J07A, J08B, J09A, J10A, J17Z, J21Z, J24B, J35Z, J61B, J61C, J62A, J64A, K03A, K06D, K15B, K25Z, K60C, K60E, K60F, K63B, K64A, K64B, K64C, L03Z, L04A, L06A, L06B, L07Z, L09A, L09B, L09C, L09D, L12A, L12B, L13A, L20A, L37Z, L38Z, L62A, L63A, L64C, L68B, L69A, L72Z, L73Z, M01A, M09B, M10A, M10C, M64Z, N01B, N01D, N02C, N04Z, N05A, N07B, N11A, N15Z, N16A, N21B, N38Z, N60A, O60D, Q02C, Q61A, R01A, R03Z, R04A, R05Z, R07A, R11A, R11C, R12B, R16Z, R60C, R60D, R60E, R61B, R61C, R61D, R61E, R61G, R63C, R63D, R63E, R63G, S01Z, S62Z, S63B, T01B, T01C, T01D, T60B, T60E, T62A, T63A, T63B, T63C, T63D, T64B, U40Z, U42B, U61Z, U63Z, V60A, W01C, W04A, W61A, X01A, X04Z, X05B, X06A, X06B, X33Z, Y02B, Y02D, Z01B

Klarstellungen der Vertragsparteien nach § 17b Abs. 2 Satz 1 KHG zur Fallpauschalenvereinbarung 2021 (FPV 2021)

1. **Fallzählung bei Fallpauschalen für teilstationäre Leistungen**
Bei der Abrechnung von tagesbezogenen teilstationären Fallpauschalen wird gemäß § 9 Abs. 1 Satz 4 für jeden Patienten, der wegen derselben Erkrankung regelmäßig oder mehrfach behandelt wird, je Quartal ein Fall gezählt. Dagegen ist zur sachgerechten Ermittlung der Summe der effektiven Bewertungsrelationen im Abschnitt E1 als Fallzahl (Anzahl der DRG) in Spalte 2 die Anzahl der einzeln berechenbaren tagesbezogenen Fallpauschalen auszuweisen. Dadurch ergeben sich bzgl. der mit teilstationären Fallpauschalen abgegoltenen Leistungen unterschiedliche Fallzahlen.

2. **Anwendung der Beurlaubungsregelung**
Die Vorgaben zur Beurlaubung finden **keine Anwendung** bei onkologischen Behandlungszyklen, bei denen eine medizinisch sinnvolle Vorgehensweise mit mehreren geplanten Aufenthalten zu Grunde liegt. Es handelt sich in diesen Fällen um einzelne abgeschlossene Behandlungen, die durch eine reguläre Entlassung beendet werden.

3. **Abrechnung teilstationärer Leistungen in Verbindung mit Fallzusammenführungen**
Werden zwischen zwei vollstationären Krankenhausaufenthalten, die gemäß § 2 Abs. 4 zu einem Fall zusammenzuführen sind, teilstationäre Leistungen erbracht, so ist für die Anwendung von § 6 Abs. 2 Satz 1 die mittlere Verweildauer der Fallpauschale zu Grunde legen, die sich aus der DRG-Fallpauschale des zusammengefassten Falls gemäß § 2 Abs. 4 ergibt.

4. **Hinweise zur Erläuterung der Regelung nach § 3 Abs. 3 Sätze 2 bis 4 FPV 2021 „Kombinierte Fallzusammenführung“ (siehe Anlage 1)**

5. **Eingruppierung und Fallzählung bei tagesbezogenen Entgelten für die teilstationäre geriatrische Komplexbehandlung (A90A und A90B)**
Zur Ermittlung von tagesbezogenen Entgelten für die unbewerteten teilstationären Leistungen A90A *Teilstationäre geriatrische Komplexbehandlung, umfassende Behandlung* und A90B *Teilstationäre geriatrische Komplexbehandlung, Basisbehandlung* aus Anlage 3b sind die teilstationären Behandlungstage jeweils einzeln einzugruppieren. Werden für einen Patienten, der wegen derselben Erkrankung regelmäßig oder mehrfach behandelt wird, in einem Quartal sowohl tagesbezogene Entgelte für die A90A als auch für die A90B abgerechnet, wird insgesamt nur ein Fall im Sinne von § 9 Abs. 2 Nr. 2 Buchstabe b FPV 2021 gezählt.

6. **Abrechnung von Neugeborenen-Fallpauschalen**
Die besonderen Vorschriften zur Abrechnung von Fallpauschalen für Neugeborene nach § 1 Abs. 5 finden nur Anwendung, sofern die Geburt Bestandteil des Krankenhausaufenthalts ist. Liegt hingegen eine (Wieder-)Aufnahme oder Rückverlegung des Neugeborenen vor, sind die besonderen Vorschriften nach § 1 Abs. 5 nicht zu berücksichtigen.

7. **Fristenberechnung bei Wiederaufnahmen und Rückverlegungen**
Die jeweils nach § 2 Abs. 1 bis 3 maßgebliche Frist (obere Grenzverweildauer bzw. 30 Kalendertage) für Fallzusammenführungen bei Wiederaufnahmen beginnt mit dem Tag der Aufnahme, d. h. der Aufnahmetag wird bei der Fristberechnung mit einbezogen. Gleiches gilt für den Tag der Entlassung bei der Regelung zur Rückverlegung nach § 3 Abs. 3 Satz 1.

8. **Explizite Ein-Belegungstag-DRGs:**
Als explizite Ein-Belegungstag-DRGs im Sinne des § 6 Abs. 2 Satz 5 gelten:

   A60D, B60B, B70I, E02E, E64D, F62D, F73A, I66H, I68E, J65B, J68A, J68B, K63C, L70A, L70B, L71Z, N09A, R65Z, S60Z, T60G, U60A, U60B, Y63Z

9. **Abrechnung des Zuschlags für Begleitpersonen bei gesunder Mutter und krankheitsbedingt behandlungsbedürftigem Neugeborenen gemäß § 1 Abs. 5 Satz 9:**
Erfolgt ein Verbleib der gesunden Mutter aufgrund des krankheitsbedingt behandlungsbedürftigen Neugeborenen, so ist der gemäß § 1 Abs. 5 Satz 9 abrechenbare Zuschlag für Begleitpersonen auf der Rechnung des Neugeborenen auszuweisen. In diesem Fall ist bei Mehrlingen die Mitaufnahme eines oder mehrerer neugeborener Geschwisterkinder mit dem Zuschlag für Begleitpersonen abrechenbar und auf der Rechnung des krankheitsbedingt behandlungsbedürftigen Neugeborenen gesondert auszuweisen.

10. **Fallzusammenführung bei Aufenthalten mit nur einem Belegungstag**
Sind zwei Aufenthalte an unterschiedlichen Tagen mit einem jeweils nur eintägigen Aufenthalt (das heißt die Entlassung fällt auf den gleichen Tag wie die Aufnahme oder den Folgetag) zusammenzuführen, so ist für den zusammengeführten Aufenthalt eine Verweildauer von 2 Belegungstagen zu zählen. Abweichend hiervon ergibt sich bei der Zusammenführung von zwei Fällen, deren Aufnahmen auf den gleichen Kalendertag fallen, eine Verweildauer von einem Belegungstag.

11. **Behandlung in einer Haupt- und Belegabteilung an einem Tag**
§ 1 Abs. 4 Satz 1 Nr. 2 gilt entsprechend, wenn bei einer Gesamtbehandlungsdauer von einem Belegungstag die Behandlung sowohl in der Haupt- als auch in der Belegabteilung erfolgt.

12. **Stationäre Voruntersuchung bei möglichen Lebendspendern**
Stationär notwendige Voruntersuchungen bei möglichen Lebendspendern, die im Hinblick auf die Transplantation bei einem Transplantatempfänger durchgeführt werden, sind auch dann mit der DRG Z66Z abrechenbar, wenn es tatsächlich zu einer Lebendspende kommt. Die Vorgaben des § 2 bleiben davon unberührt.

13. **Abrechnung von gesunden Neugeborenen bei behandlungsbedürftiger Mutter**
Wird ein gesundes Neugeborenes aufgrund einer behandlungsbedürftigen Mutter in einem Krankenhaus, in dem die Geburt nicht stattgefunden hat, mit aufgenommen, so ist für das Neugeborene im aufnehmenden Krankenhaus ein eigenständiger Fall zu bilden, der über eine gesonderte Fallpauschale abzurechnen ist.

14. **Abrechnung von sonstigen Entgelten nach § 8 Abs. 5**
Die Regelungen des § 8 Abs. 5 kommen erst mit Beginn des Wirksamwerdens der neuen Budgetvereinbarung für den Vereinbarungszeitraum 2020 zur Anwendung. Bis dahin sind die Entgelte in der bisher vereinbarten Höhe weiter zu erheben.

15. **Verlegungen in bzw. aus Einrichtungen nach § 22 Absatz 1 KHG**
Einrichtungen nach § 22 Absatz 1 KHG gelten als Krankenhäuser im Sinne der Vorgaben des § 3 „Abschläge bei Verlegung".

Hinweise zur Erläuterung der Regelung nach § 3 Abs. 3 Sätze 2 bis 4 FPV 2021 „Kombinierte Fallzusammenführungen"

rbemerkung:

e in dieser Anlage zur Erläuterung der Regelung nach § 3 Abs. 3 Sätze 2 bis 4 aufgeführten Fallkonstellationen sind nicht als abschließend sehen.

---

llkonstellation 1: Erst Rückverlegung nach § 3 Abs. 3 Satz 1, dann Wiederaufnahme innerhalb Prüffrist

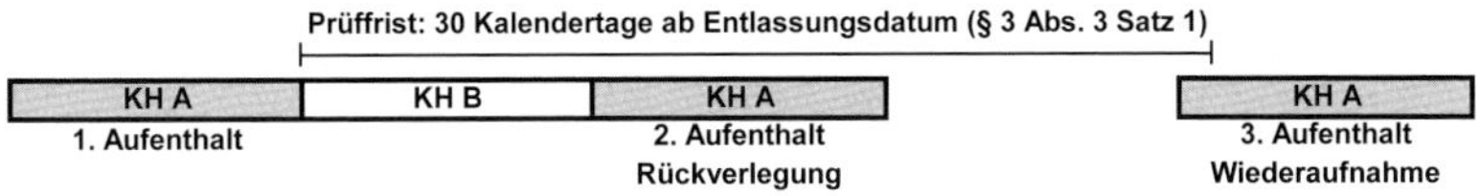

e drei Aufenthalte werden zusammengefasst, da sowohl eine Rückverlegung im Sinne von § 3 Abs. 3 Satz 1 (1. und 2. Aufenthalt) als auch ıe Wiederaufnahme (3. Aufenthalt) innerhalb der Prüffrist der Rückverlegung („Prüffrist des ersten Falles, der die Fallzusammenführung slöst") vorliegt. Weitere Voraussetzung für die Einbeziehung des 3. Aufenthalts ist die Erfüllung des entsprechenden Kriteriums aus § 2 s. 1 (Basis-DRG), Abs. 2 (Partitionswechsel innerhalb der MDC) oder Abs. 3 (Komplikationen). Für eine Fallzusammenführung ist die DRG-llpauschale des 3. Aufenthalts gegenüber der DRG-Fallpauschale, die sich aus der Zusammenfassung der beiden vorherigen Aufenthalte gibt, zu prüfen.

---

llkonstellation 2: Erst Wiederaufnahme nach § 2 Abs. 1 oder 3, dann Rückverlegung innerhalb Prüffrist

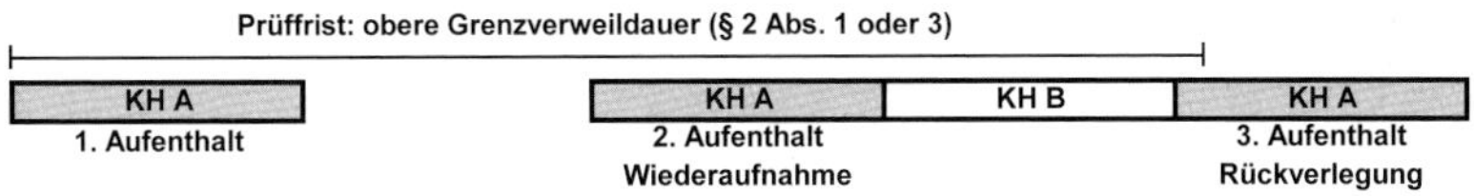

e drei Aufenthalte werden zusammengefasst, da sowohl eine Wiederaufnahme im Sinne von § 2 Abs. 1 oder Abs. 3 (1. und 2. Aufenthalt) s auch eine Rückverlegung (3. Aufenthalt) innerhalb der Prüffrist der Wiederaufnahme („Prüffrist des ersten Falles, der die llzusammenführung auslöst") vorliegt. Die in diesem Zusammenhang maßgebliche obere Grenzverweildauer ergibt sich aus der ıgruppierung des 1. Aufenthalts in eine DRG-Fallpauschale. Bei der Ermittlung zusätzlich abrechenbarer Belegungstage nach § 1 Abs. 2 ist e obere Grenzverweildauer maßgeblich, die sich aus der Zusammenführung aller drei Aufenthalte ergibt.

---

llkonstellation 3: Erst Wiederaufnahme nach § 2 Abs. 2, dann Rückverlegung innerhalb Prüffrist

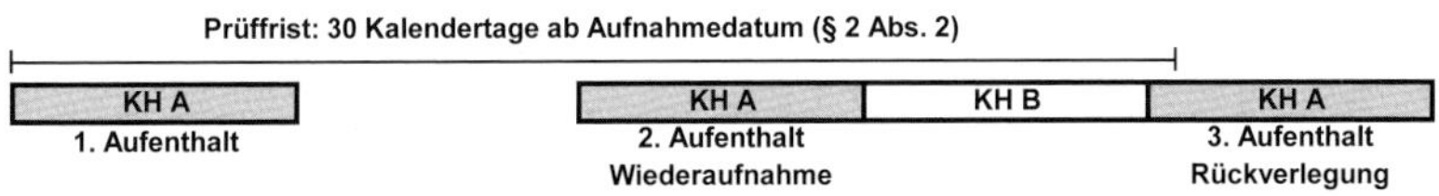

e drei Aufenthalte werden zusammengefasst, da sowohl eine Wiederaufnahme im Sinne von § 2 Abs. 2 (1. und 2. Aufenthalt) als auch eine ickverlegung (3. Aufenthalt) innerhalb der Prüffrist der Wiederaufnahme („Prüffrist des ersten Falles, der die Fallzusammenführung auslöst") rliegt.

---

llkonstellation 4: Erst Rückverlegung nach § 3 Abs. 3 Satz 1, dann Wiederaufnahme außerhalb Prüffrist

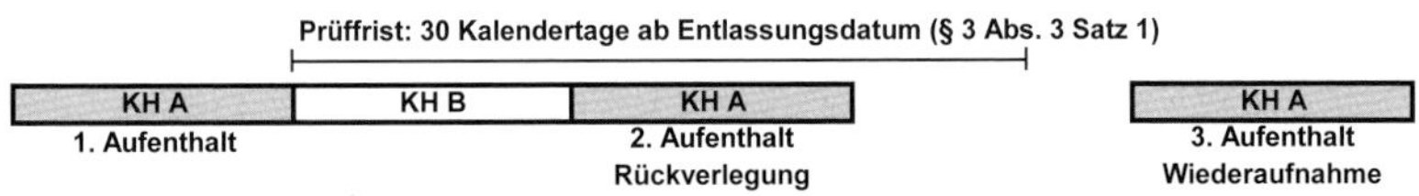

e ersten beiden Aufenthalte werden lediglich zusammengefasst, da aufgrund der chronologischen Prüfung zunächst eine Rückverlegung im ıne von § 3 Abs. 3 Satz 1 (1. und 2. Aufenthalt) vorliegt und die Wiederaufnahme (3. Aufenthalt) außerhalb der Prüffrist der Rückverlegung rüffrist des ersten Falles, der die Fallzusammenführung auslöst") erfolgt.

Fallkonstellation 5: Erst Wiederaufnahme nach § 2 Abs. 1 oder Abs. 3, dann Rückverlegung außerhalb Prüffrist

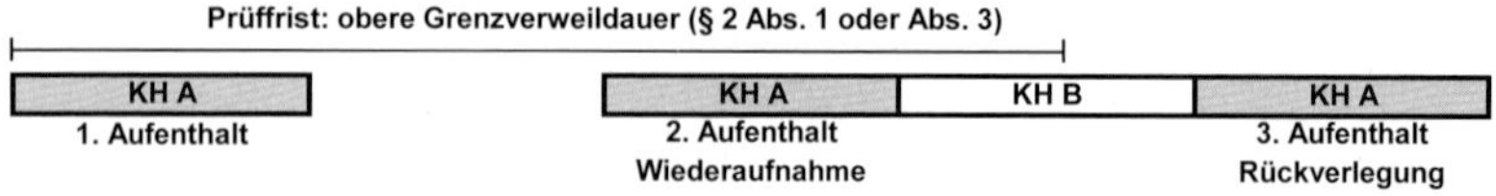

Die ersten beiden Aufenthalte werden lediglich zusammengefasst, da aufgrund der chronologischen Prüfung zunächst eine Wiederaufnahme im Sinne von § 2 Abs. 1 oder Abs. 3 (1. und 2. Aufenthalt) vorliegt und die Rückverlegung (3. Aufenthalt) außerhalb der Prüffrist der Wiederaufnahme („Prüffrist des ersten Falles, der die Fallzusammenführung auslöst") erfolgt.

Fallkonstellation 6: Erst Wiederaufnahme nach § 2 Abs. 2, dann Rückverlegung außerhalb Prüffrist

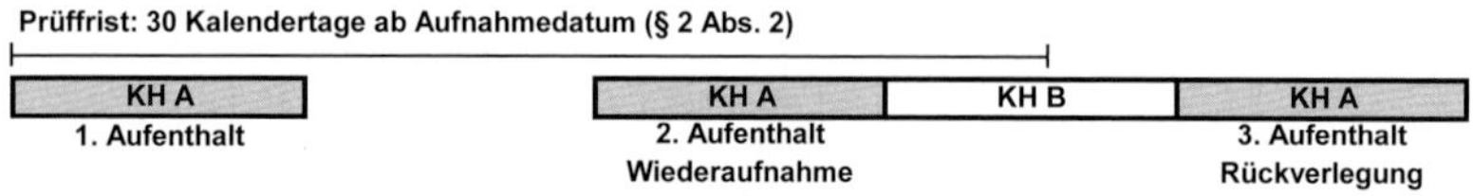

Die ersten beiden Aufenthalte werden lediglich zusammengefasst, da aufgrund der chronologischen Prüfung zunächst eine Wiederaufnahme im Sinne von § 2 Abs. 2 (1. und 2. Aufenthalt) vorliegt und die Rückverlegung (3. Aufenthalt) außerhalb der Prüffrist der Wiederaufnahme („Prüffrist des ersten Falles, der die Fallzusammenführung auslöst") erfolgt.

Fallkonstellation 7: Erst Rückverlegung nach § 3 Abs. 3 Satz 1, dann Wiederaufnahme innerhalb Prüffrist

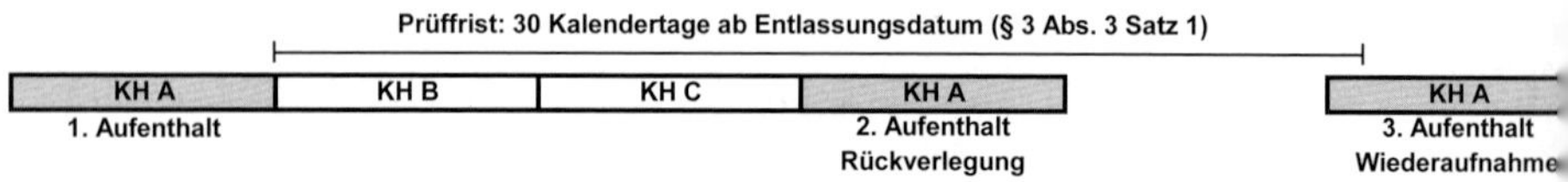

Alle drei Aufenthalte werden zusammengefasst, da sowohl eine Rückverlegung im Sinne von § 3 Abs. 3 Satz 1 (1. und 2. Aufenthalt) als auch eine Wiederaufnahme (3. Aufenthalt) innerhalb der Prüffrist der Rückverlegung („Prüffrist des ersten Falles, der die Fallzusammenführung auslöst") vorliegt. Weitere Voraussetzung für die Einbeziehung des 3. Aufenthalts ist die Erfüllung des entsprechenden Kriteriums aus § 2 Abs. 1 (Basis-DRG), Abs. 2 (Partitionswechsel innerhalb der MDC) oder Abs. 3 (Komplikationen). Für eine Fallzusammenführung ist die DRG Fallpauschale des 3. Aufenthalts gegenüber der DRG-Fallpauschale, die sich aus der Zusammenfassung der beiden vorherigen Aufenthalte ergibt, zu prüfen.

Fallkonstellation 8: Erst Wiederaufnahme nach § 2 Abs. 1 oder 3, dann Rückverlegung innerhalb Prüffrist

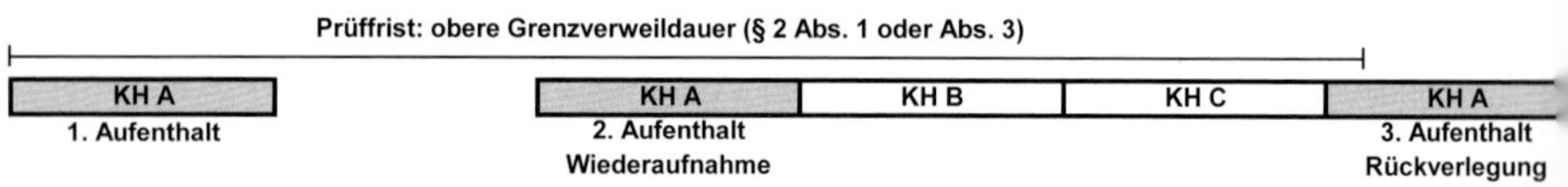

Alle drei Aufenthalte werden zusammengefasst, da sowohl eine Wiederaufnahme im Sinne von § 2 Abs. 1 oder 3 (1. und 2. Aufenthalt) als auch eine Rückverlegung (3. Aufenthalt) innerhalb der Prüffrist der Wiederaufnahme („Prüffrist des ersten Falles, der die Fallzusammenführung auslöst") vorliegt. Die in diesem Zusammenhang maßgebliche obere Grenzverweildauer ergibt sich aus der Eingruppierung des 1. Aufenthalts in eine DRG-Fallpauschale. Bei der Ermittlung zusätzlich abrechenbarer Belegungstage nach § 1 Abs. 2 ist die obere Grenzverweildauer maßgeblich, die sich aus der Zusammenführung aller drei Aufenthalte ergibt.

Fallkonstellation 9: Erst Wiederaufnahme nach § 2 Abs. 2, dann Rückverlegung innerhalb Prüffrist

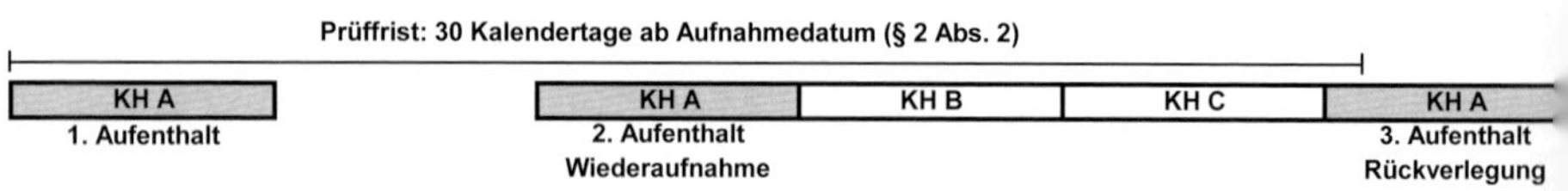

Alle drei Aufenthalte werden zusammengefasst, da sowohl eine Wiederaufnahme im Sinne von § 2 Abs. 2 (1. und 2. Aufenthalt) als auch eine Rückverlegung (3. Aufenthalt) innerhalb der Prüffrist der Wiederaufnahme („Prüffrist des ersten Falles, der die Fallzusammenführung auslös vorliegt.

llkonstellation 10: Wiederaufnahme mit in Spalte 13 des Fallpauschalenkatalogs für Hauptabteilungen bzw. Spalte 15 des llpauschalenkatalogs für Belegabteilungen gekennzeichneter Fallpauschale mit anschließender Rückverlegung

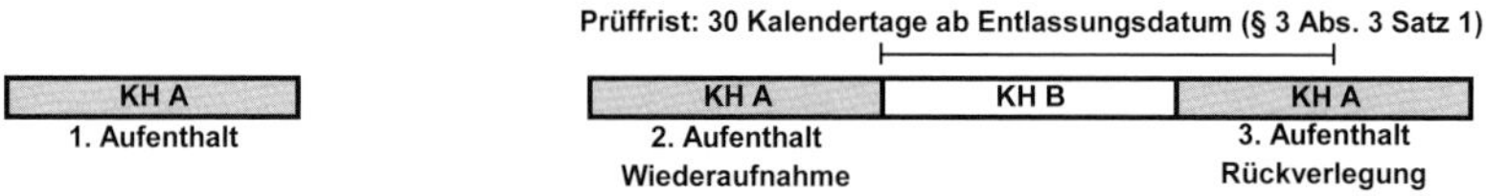

ɘ ersten beiden Aufenthalte werden nicht zusammengefasst, da eine der beiden bzw. beide aus einer Einzelfallgruppierung resultierenden llpauschalen in Spalte 13 des Fallpauschalenkatalogs für Hauptabteilungen bzw. 15 des Fallpauschalenkatalogs für Belegabteilungen kennzeichnet ist bzw. sind, lediglich der 2. und 3. Aufenthalt werden aufgrund der Rückverlegung (§ 3 Abs. 3 Satz 1) zusammengefasst.

llkonstellation 11: Rückverlegung mit anschließender Wiederaufnahme bei in Spalte 13 des Fallpauschalenkatalogs für uptabteilungen bzw. Spalte 15 des Fallpauschalenkatalogs für Belegabteilungen gekennzeichneter Fallpauschale

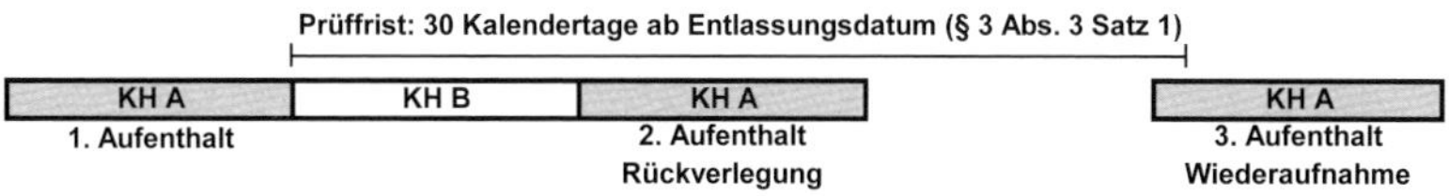

ɘ ersten beiden Aufenthalte werden aufgrund der Rückverlegung (§ 3 Abs. 3 Satz 1) zusammengefasst, der dritte Aufenthalt ist gesondert zurechnen, da die zuvor abgerechnete oder die sich aus der Einzelfallgruppierung des 3. Aufenthalts ergebende Fallpauschale in Spalte 13 s Fallpauschalenkatalogs für Hauptabteilungen bzw. Spalte 15 des Fallpauschalenkatalogs für Belegabteilungen gekennzeichnet ist.

DEUTSCHE KODIERRICHTLINIEN

Allgemeine und Spezielle Kodierrichtlinien für die Verschlüsselung von Krankheiten und Prozeduren

Version 2021

Deutsche Krankenhausgesellschaft (DKG)
GKV-Spitzenverband
Verband der privaten Krankenversicherung (PKV)
Institut für das Entgeltsystem im Krankenhaus (InEK GmbH)

EINLEITUNG
zu den Deutschen Kodierrichtlinien, Version 2021

Die Selbstverwaltungspartner (Deutsche Krankenhausgesellschaft, der GKV-Spitzenverband und der Verband der privaten Krankenversicherung) und das Institut für das Entgeltsystem im Krankenhaus (InEK GmbH) haben sich auf die Deutschen Kodierrichtlinien (DKR) für das Jahr 2021 unter Beteiligung von Bundesärztekammer und Deutschem Pflegerat verständigt. In den ersten Jahren der Überarbeitung stand primär eine zügige Verschlankung der komplexen Kodierrichtlinien im Vordergrund. Im Revisionsverfahren für die Version 2021 wurde eine weitere Konsolidierung im Sinne von Klarstellungen vorgenommen. Hinweise an die Selbstverwaltungspartner und das InEK wurden beraten und, sofern möglich, im Konsens in den DKR umgesetzt. Zudem wurden, wie in jedem Jahr, Anpassungen an die ICD-10-GM und den OPS in den Versionen 2021 sowie redaktionelle Änderungen vorgenommen.

Für die Version 2021 der Deutschen Kodierrichtlinien wurde der Anhang C etabliert. In diesem werden Entscheidungen des Schlichtungsausschusses auf Bundesebene zur Klärung strittiger Kodier- und Abrechnungsfragen nach § 19 KHG (Krankenhausfinanzierungsgesetz) aufgeführt, die bis zum 19.08.2020 auf den Internetseiten des Schlichtungsausschusses veröffentlicht wurden.

Es kann bei Redaktionsschluss nicht ausgeschlossen werden, dass sich im Nachgang noch weitere Änderungen aus der Verabschiedung des G-DRG-Systems, der ICD-10-GM oder des OPS jeweils in den Versionen 2021 ergeben. Gegebenenfalls nachträglich notwendige Änderungen der DKR werden gesondert bekannt gegeben.

In gewohnter Weise werden zur besseren Übersichtlichkeit die erfolgten Änderungen am Rand durch Markierungen (senkrechte Balken) gekennzeichnet. Kodierrichtlinien, in denen Inhalte des Regelwerkes für die Version 2021 eine Modifizierung oder Ergänzung erfahren haben, werden in der fortlaufenden Nummerierung der DKR mit dem Buchstaben „t“ gekennzeichnet. Darüber hinaus werden die wesentlichen Änderungen im Vergleich zur Vorversion im Anhang B zu den Kodierrichtlinien zusammenfassend dargestellt.

Danksagung

Die Deutsche Krankenhausgesellschaft, der GKV-Spitzenverband, der Verband der privaten Krankenversicherungen und das Institut für das Entgeltsystem im Krankenhaus (InEK GmbH) danken ganz herzlich Herrn Dr. Albrecht Zaiß, der die Überarbeitung der Deutschen Kodierrichtlinien unterstützt hat, sowie den Mitarbeitern des BfArM für die fachliche Begleitung.

Darüber hinaus danken wir allen Anwendern und Fachgesellschaften, die auch im Rahmen des Verfahrens zur Einbindung des medizinischen, wissenschaftlichen und weiteren Sachverstandes die Weiterentwicklung der Deutschen Kodierrichtlinien unterstützt haben.

Berlin, 2020

EINLEITUNG
zu den Deutschen Kodierrichtlinien, Version 2002

Im Rahmen des GKV Gesundheitsreformgesetzes 2000 vom 22.12.1999 wurde die Einführung eines durchgängig leistungsorientierten und pauschalierenden Entgeltsystems für die Vergütung von Krankenhausleistungen im § 17b des Krankenhausfinanzierungsgesetzes (KHG) geregelt. Am 27.06.2000 haben die Deutsche Krankenhausgesellschaft (DKG), die Spitzenverbände der Krankenkassen (GKV) und der Verband der privaten Krankenversicherung (PKV) – als zuständige Vertragspartner für die Einführung und Pflege des neuen Entgeltsystems – vereinbart, die australischen AR-DRGs (Australian Refined Diagnosis Related Groups) in der Version 4.1 als Grundlage für die Entwicklung eines deutschen DRG-Systems zu verwenden.

Da die Leistungsbeschreibung der DRGs neben anderen Kriterien im Wesentlichen über die Diagnosen- und Prozedurenklassifikationen erfolgt, müssen diese in der Lage sein, das vollständige Krankheits- und Leistungsspektrum in deutschen Krankenhäusern abzubilden. Aus diesem Grunde hat das Deutsche Institut für Medizinische Dokumentation und Information (DIMDI) im Auftrag des Bundesministeriums für Gesundheit (BMG) die amtlichen Klassifikationen überarbeitet und erstmals in ihrer neuen Fassung am 15.11.2000 bekannt gegeben. Mit Wirkung zum 01.01.2001 ist die neue Internationale Klassifikation der Krankheiten, 10. Revision, SGB-V-Ausgabe, Version 2.0 und der Operationenschlüssel nach § 301 SGB V, Version 2.0 anzuwenden. Am 16.08.2001 wurde der erneut überarbeitete Operationenschlüssel in der Version 2.1 durch das DIMDI bekannt gegeben. Dieser ist mit Wirkung zum 01.01.2002 anzuwenden.

Um die gesetzlich vorgegebene leistungsgerechte Vergütung der Krankenhäuser zu ermöglichen, ist es unerlässlich, dass vergleichbare Krankenhausfälle auch derselben DRG zugeordnet werden. Diese Forderung kann jedoch nur dann erfüllt werden, wenn Diagnosen- und Prozedurenklassifikationen in einheitlicher Weise angewendet werden. Kodierrichtlinien regeln und unterstützen diesen Prozess, um möglichst auch in schwierigen Fällen eine eindeutige Verschlüsselung zu ermöglichen.

Die Deutsche Krankenhausgesellschaft, die Spitzenverbände der Krankenkassen und der Verband der privaten Krankenversicherung haben daher in Anlehnung an bestehende australische Kodierregeln (ICD-10-AM, Australian Coding Standards, 1st Edition) die erste Gesamtfassung der „Allgemeinen und Speziellen Kodierrichtlinien" erstellt. Diese sind bei der Verschlüsselung von Krankenhausfällen zu beachten. Sie beziehen sich auf die Verwendung der ICD-10-SGB-V, Version 2.0 und des OPS-301, Version 2.0 bis zum 31.12.2001 bzw. OPS-301 Version 2.1 ab dem 01.01.2002.

Die vollständigen Kodierrichtlinien gliedern sich in folgende Teile:

- Allgemeine Kodierrichtlinien
    - Allgemeine Kodierrichtlinien für Krankheiten
    - Allgemeine Kodierrichtlinien für Prozeduren
- Spezielle Kodierrichtlinien

Der erste Teil enthält allgemeine Richtlinien zur Kodierung von Diagnosen und Prozeduren. Es werden Begriffe wie Haupt- und Nebendiagnose definiert und Hinweise zur Verschlüsselung von Prozeduren gegeben. In den Speziellen Kodierrichtlinien werden besondere Fallkonstellationen beschrieben, die entweder der konkreten Festlegung dienen oder bei denen aus Gründen der DRG-Logik von den Allgemeinen Kodierrichtlinien abgewichen werden muss.

Für den Fall, dass zwischen den Hinweisen zur Benutzung der ICD-10 (Band 2 der WHO-Ausgabe) bzw. des OPS-301 und den Kodierrichtlinien Widersprüche bestehen, haben die Kodierrichtlinien Vorrang.

Die Kodierrichtlinien sind ein Regelwerk, das primär die Abrechnung mit DRGs unterstützt. Weiterhin tragen sie dazu bei, die notwendige Kodierqualität in den Krankenhäusern zu erzielen und gleiche Krankenhausfälle identisch zu verschlüsseln. Hierdurch gewinnt das Krankenhaus eine Grundlage für internes Management und Qualitätssicherung.

Die Berücksichtigung ausführlicher Kodierrichtlinien in deutschen Krankenhäusern ist neu und bedeutet für die dort tätigen Mitarbeiter eine erhebliche Umstellung. Für die Handhabung der Kodierrichtlinien ist eine entsprechende Schulung der Anwender in der Auswahl relevanter Informationen aus klinischen Krankenakten sowie den Grundregeln zur Benutzung des ICD-10-SGB-V und des OPS-301 erforderlich. Darüber hinaus muss die Anwendung der Kodierrichtlinien selbst erlernt werden. Insbesondere in denjenigen klinischen Bereichen, in denen bisher die Kodierung der Prozeduren eine untergeordnete Rolle spielte (z.B. konservativ medizinische Bereiche), muss das Krankenhauspersonal neben den Kodierrichtlinien auch intensiv in der Handhabung der amtlichen Klassifikationen geschult werden. Dabei sind die Hinweise für die Benutzung der Prozedurenkodes im OPS-301 von besonderer Bedeutung, weil an vielen Stellen die Kodierung zu Abrechnungszwecken eingeschränkt bzw. die Verwendung näher erläutert wird.

Die Kodierrichtlinien werden regelmäßig überarbeitet, um den medizinischen Fortschritt, Ergänzungen der klinischen Klassifikationen, Aktualisierungen des deutschen DRG-Systems und Kodiererfahrungen aus der klinischen Praxis zu berücksichtigen. Die Vertragspartner haben die Allgemeinen Kodierrichtlinien bereits im April 2001 zur Verfügung gestellt, weil die Bekanntgabe der neuen amtlichen Klassifikationen mit Wirkung zum 01.01.2001 durch das BMG mit einem erheblichen Schulungsbedarf zur Kodierung in Krankenhäusern einherging. Die herausgegebenen Allgemeinen Kodierrichtlinien sollten diese Maßnahmen sinnvoll unterstützen, sowie die Krankenhäuser bereits frühzeitig auf die Änderungen im Umgang mit den neuen Entgelten vorbereiten. In einem zweiten Schritt wurden nun die Speziellen Kodierrichtlinien fertig gestellt. Auch vor ihrer verbindlichen Einführung ist eine Übergangsfrist vorgesehen, die die Schulung und Umsetzung der Richtlinien in den Krankenhäusern ermöglichen soll.

Die australische Regierung hat ihre Kodierrichtlinien für die Anpassung in Deutschland zur Verfügung gestellt. Von der sprachlichen Übersetzung abgesehen, wurden Änderungen für Deutschland insbesondere immer dann vorgenommen, wenn die Erläuterungen in dem Regelwerk sich explizit auf die australischen Klassifikationssysteme bezogen – die sich von den deutschen unterscheiden – oder wenn unterschiedliche Versorgungs- oder Vergütungsstrukturen dies erforderten. Bei der Bearbeitung der Speziellen Kodierrichtlinien wurden darüber hinaus umfangreiche medizinische Erläuterungen gestrichen, da diese ausschließlich eine Unterstützung der in Australien für die Kodierung eingesetzten Berufsgruppe der Clinical Coder darstellen. Die Anpassung der Kodierrichtlinien für die Verschlüsselung von Prozeduren gestaltete sich auf Grund der strukturellen Unterschiede zwischen der deutschen und der australischen Prozedurenklassifikation äußerst schwierig.

Grundprinzip bei der Überarbeitung war, die Inhalte der Richtlinien insgesamt möglichst eng an die australischen Regeln anzulehnen, um zeitnah eine erste Fassung vorlegen zu können. Insofern sind diese Kodierrichtlinien lediglich als eine erste Grundlage anzusehen. Es ist davon auszugehen, dass mit der Entwicklung eigener deutscher DRGs die Kodierrichtlinien eine zunehmende Anpassung insbesondere bei den Speziellen Kodierrichtlinien erfahren werden.

Die Verantwortung für die Dokumentation von Diagnosen und Prozeduren, insbesondere der Hauptdiagnose, liegt beim behandelnden Arzt, unabhängig davon ob er selbst oder eine von ihm beauftragte Person die Verschlüsselung vornimmt.

Danksagung

Die Deutsche Krankenhausgesellschaft, die Spitzenverbände der Krankenkassen und der Verband der privaten Krankenversicherung danken für die Bereitstellung der Kodierrichtlinien der australischen Regierung, dem Commonwealth Department of Health and Aged Care (Canberra), dem National Centre for Classification in Health (Sydney), Faculty of Health Sciences, University of Sydney sowie allen an der Entwicklung der australischen Kodierregeln beteiligten Organisationen und Gremien. Darüber hinaus möchten sie sich ganz herzlich bei Herrn Dr. Zaiß, Universität Freiburg, und seinen Mitarbeitern bedanken, die die Selbstverwaltung bei der Anpassung der australischen Kodierregeln an deutsche Verhältnisse maßgeblich unterstützt haben. Außerdem wurde die Erstellung der Kodierrichtlinien dankenswerter Weise von Mitarbeitern des DIMDI fachlich begleitet.

Düsseldorf/Siegburg, 2001

INHALTSVERZEICHNIS

ABKÜRZUNGSVERZEICHNIS

Abkürzung	**Bezeichnung**
a.n.k.	anderenorts nicht klassifiziert
ABL	Abelson Murine Leukemia
Abs.	Absatz
AIDS	Acquired Immune(o) Deficiency Syndrome
AML	Akute myeloische Leukämie
AR-DRG	Australian Refined Diagnosis Related Group
AV	arteriovenös
BCG	Bacillus Calmette-Guérin
BCR	Breakpoint cluster region
BfArM	Bundesinstitut für Arzneimittel und Medizinprodukte (ehemals DIMDI, s. unten)
BGBl.	Bundesgesetzblatt
BPflV	Bundespflegesatzverordnung
BMG	Bundesministerium für Gesundheit
bzw.	beziehungsweise
Ca	Karzinom
CAD	Computer Aided Design
CAM	Computer Aided Manufacturing
CML	Chronisch myeloische Leukämie
COVID-19	Coronavirus-Krankheit-2019 (coronavirus disease 2019)
CPAP	Kontinuierlicher positiver Atemwegsdruck
CT	Computertomographie
CTG	Cardiotokographie
d.h.	das heißt
DIC	Disseminated Intravascular Coagulation
DIG	Disseminierte intravasale Gerinnung
DIMDI	Deutsches Institut für Medizinische Dokumentation und Information
DKG	Deutsche Krankenhausgesellschaft
DKR	Deutsche Kodierrichtlinie
DRG	Diagnosis Related Group
dto.	dito (gleichfalls)
EDV	Elektronische Datenverarbeitung
EKG	Elektrokardiogramm
etc.	et cetera
Exkl.	Exklusiva
ff.	und folgende
G-DRG	German Diagnosis Related Group
ggf.	gegebenenfalls
GI	gastrointestinal
GKV	Gesetzliche Krankenversicherung
GVHD	Graft-versus-host-Krankheit (Graft versus host Disease)
h	hora (Stunde)
HELLP	Haemolyses Elivated Liver enzyme levels Low Platelet count
HFNC	High flow nasal cannula
HHFNC	Humidified high flow nasal cannula

Abkürzung	Bezeichnung
HIE	Hypoxisch-ischämische Enzephalopathie
Hinw.	Hinweis
HIV	Humanes Immundefizienz-Virus
HLM	Herz-Lungen-Maschine
i. d. R.	in der Regel
ICD	Internationale Klassifikation der Krankheiten
ICD-10	Internationale Statistische Klassifikation der Krankheiten und verwandter Gesundheitsprobleme, 10. Revision
ICD-10-GM	Internationale Statistische Klassifikation der Krankheiten und verwandter Gesundheitsprobleme, 10. Revision, German Modification
ICPM	International Classification of Procedures in Medicine
InEK	Institut für das Entgeltsystem im Krankenhaus GmbH
Inkl.	Inklusiva
INR	International Normalized Ratio
KDE	Kodierempfehlung
KHEntgG	Krankenhausentgeltgesetz
KHG	Krankenhausfinanzierungsgesetz
KOF	Körperoberfläche
LMNL	Lower Motor Neuron Lesion
mbar	Millibar
MRSA	Methicillin resistenter Staphylococcus aureus
NIV	Noninvasive ventilation (nichtinvasive Beatmung)
n.n.bez.	nicht näher bezeichnet
o.Ä.	oder Ähnliche
o.g.	oben genannten
o.n.A.	ohne nähere Angabe
OPS	Operationen- und Prozedurenschlüssel
PKV	Verband der privaten Krankenversicherung
RTW	Rettungswagen
S.	Seite
s.	siehe
s.a.	siehe auch
s.o.	siehe oben
SAPS	Simplified Acute Physiology Score
SARS-CoV-2	Schweres akutes respiratorisches Syndrom Coronavirus-2 (severe acute respiratory syndrom coronavirus 2)
SGB V	Sozialgesetzbuch V
SIRS	Systemisches inflammatorisches Response-Syndrom
SSW	Schwangerschaftswoche
TAPP	transabdominal präperitoneal
u.a.	unter anderem
V.a.	Verdacht auf
WHO	Weltgesundheitsorganisation (World Health Organisation)
z.B.	zum Beispiel

REDAKTIONELLE HINWEISE

I. Allgemeine Hinweise

Die Deutschen Kodierrichtlinien (DKR) sind nach folgenden Regeln gekennzeichnet:

1. Alle Kodierrichtlinien haben eine feste 4-stellige Kennzeichnung, z.B. D001, gefolgt von einem kleinen Buchstaben zur Kennzeichnung der jeweiligen Version. Alle Kodierrichtlinien der Version 2002 haben das Kennzeichen „a“. Kodierrichtlinien mit inhaltlichen Änderungen sind in der Version 2003 mit „b“, in Version 2004 mit „c“ usw. fortlaufend gekennzeichnet. Kodierrichtlinien mit inhaltlichen Änderungen in der Version 2021 tragen entsprechend den kleinen Buchstaben „t“ am Ende. Die 4-stellige Grundnummer ändert sich nicht. Bei Verweisen auf einzelne Kodierrichtlinien im Text wurde auf die Kennzeichnung der Version mit Kleinbuchstaben verzichtet.
2. Die Allgemeinen Kodierrichtlinien für Krankheiten beginnen mit „D“ gefolgt von einer 3-stelligen Zahl.
3. Die Allgemeinen Kodierrichtlinien für Prozeduren beginnen mit „P“ gefolgt von einer 3-stelligen Zahl.
4. Die Speziellen Kodierrichtlinien beginnen mit der 2-stelligen Kapitelnummer gefolgt von einer 2-stelligen Zahl.

In vielen Kodierrichtlinien werden Beispiele und/oder Listen mit ICD-10-GM- bzw. OPS-Kodes aufgeführt. Diese Beispiele bzw. Listen stellen jedoch keine abschließende Aufzählung bzw. Ausdifferenzierung aller zutreffenden Kodes dar. Um die genauen Kodes zu finden, sind in den jeweiligen Klassifikationen die Querverweise mit Inklusiva, Exklusiva sowie die Hinweise zu beachten.

II. Schlüsselnummern (Kodes)

In den Deutschen Kodierrichtlinien wird auf Schlüsselnummern (Kodes) aus der ICD-10-GM und dem OPS verwiesen. Diese Kodes sind **in unterschiedlicher Schreibweise** aufgeführt.

Die Kodierrichtlinien enthalten sowohl Kodieranweisungen, die sich auf einzelne (terminale) Schlüsselnummern beziehen, als auch auf hierarchisch übergeordnete Schlüsselnummern.

Zum Teil wird in den Kodierrichtlinien ausdrücklich darauf hingewiesen, dass eine Kategorie Subkategorien/-klassen besitzt, wobei diese näher beschrieben werden. An anderen Stellen wird durch Formulierungen wie „...ist mit einem Kode aus/einem Kode der Kategorie... zu verschlüsseln“ auf die Existenz von Subkategorien hingewiesen. In diesen Fällen gelten die betreffenden Kodieranweisungen für alle terminalen Kodes, die unter der angegebenen Kategorie klassifiziert sind.

Zur medizinischen Dokumentation ist immer der Kode für die spezifische Erkrankung bzw. Prozedur in der höchsten Differenziertheit (bis zur letzten Stelle des Kodes) zu verschlüsseln.

Die folgenden Tabellen präsentieren typische Beispielkodes.

Darstellung der Kodes in den Deutschen Kodierrichtlinien

1. ICD-10-GM

Beispielkode	Text (*kursiv*)	Die Kodierregel bezieht sich auf:
E10–E14	*Diabetes mellitus*	die Gruppe mit allen Subkategorien.
E10–E14, 4. Stelle „.5"	*Diabetes mellitus mit peripheren vaskulären Komplikationen*	die 4. Stellen einer Gruppe (hier 4. Stelle „.5"), einschließlich aller darunter klassifizierten Kodes.
E10–E14, 5. Stelle „1"	*Diabetes mellitus, als entgleist bezeichnet*	eine ausgewählte 5. Stelle bei den 4-Stellern „.2 - .6 sowie .8 und .9" (hier 5. Stelle „1").
E11.–	*Diabetes mellitus, Typ 2*	den Dreisteller mit allen darunter klassifizierten Kodes.
E11.5-	*Diabetes mellitus, Typ 2 mit peripheren vaskulären Komplikationen*	die Kategorie (Viersteller) mit allen darunter klassifizierten Kodes.
E11.x0	*Diabetes mellitus, Typ 2, nicht als entgleist bezeichnet*	die 5. Stelle eines Dreistellers (hier 5. Stelle „0").
I20.0	*Instabile Angina pectoris*	genau diesen Kode (endständiger Kode).
M23.2-	*Meniskusschädigung durch alten Riss oder alte Verletzung*	die Kategorie (Viersteller) mit allen darunter klassifizierten Kodes.
M23.2- [0-9]	*Meniskusschädigung durch alten Riss oder alte Verletzung*	die 5. Stellen eines Vierstellers; Teilweise werden die 5. Stellen in Listen für mehrere Kodes zusammengefasst. [0-9] weist in diesem Fall darauf hin, welche 5. Stellen sinnvoll zu kombinieren sind.
M23.2- [1,2]	*Meniskusschädigung durch alten Riss oder alte Verletzung*	zwei ausgewählte Fünfsteller (5. Stelle „1" und 5. Stelle „2"), die in Kombination mit dem angegeben Viersteller plausibel sind.

2. OPS

Beispielkode	Text (*kursiv*)	Die Kodierregel bezieht sich auf:
5-42	*Operationen am Ösophagus*	den Dreisteller und mit allen darunter klassifizierten endständigen Kodes (hier die Viersteller 5-420 bis 5-429 mit allen 5. und 6. Stellen).
5-420	*Inzision des Ösophagus*	den Viersteller und alle darunter klassifizierten endständigen Kodes mit 5. und 6. Stellen.
5-420.0	*Ösophagomyotomie*	den Fünfsteller und alle darunter klassifizierten endständigen Kodes.
5-420.00	*Ösophagomyotomie, offen chirurgisch abdominal*	genau diesen Kode (endständiger Kode).
5-420.0, .1, .2	*Inzision des Ösophagus*	drei bestimmte unter dem Viersteller (hier 5-420) klassifizierte Fünfsteller und Sechssteller.

III. Fallbeispiele

Die Deutschen Kodierrichtlinien enthalten Kodieranweisungen und passende Fallbeispiele, die zu ihrer Veranschaulichung dienen. In den Beispielen folgen der Beschreibung eines klinischen Falles die zu verwendenden Schlüsselnummern und die dazu gehörigen, kursiv gedruckten Texte der entsprechenden Klassifikation (ICD-10-GM bzw. OPS).

Während die ICD-Texte in der Regel originalgetreu aus der Klassifikation übernommen wurden, wurden die Texte für die OPS-Kodes teilweise geglättet, um redundante Informationen zu vermeiden und um dadurch sehr lange und unübersichtliche Texte zu kürzen. Sinngemäß enthalten diese jedoch in jedem Falle die volle Information des jeweiligen OPS-Kodes.

Viele Beispiele bilden die vollständige Kodierung eines stationären Falles mit sämtlichen anzugebenden Diagnosen- und Prozedurenkodes ab.

In anderen Fällen sind nur die Kodes aufgeführt, die im Zusammenhang mit der jeweiligen Kodierrichtlinie stehen; so können z.B. die Diagnosekodes in Beispielen fehlen, die die Kodierung bestimmter Prozeduren veranschaulichen, oder die Prozeduren fehlen in Beispielen, die die Zuweisung von Diagnosekodes demonstrieren.

In den Beispielen, in denen ICD-Kodes für „nicht näher bezeichnete" Diagnosen verwendet wurden, sind die im Beispieltext angegebenen Diagnosen nach den Regeln der ICD-10-GM korrekt verschlüsselt.

Bei den Diagnosenangaben wurde mit Ausnahme von Beispiel 2 in DKR D011 *Doppelkodierung* (Seite 20) und bei den Prozedurenangaben mit Ausnahme von Beispiel 4 in DKR P005 *Multiple Prozeduren/Prozeduren, unterschieden auf der Basis von Größe, Zeit oder Anzahl/Bilaterale Prozeduren* (Seite 48) und Beispiel 1 und 2 in DKR D011 *Doppelkodierung* auf die Angabe der Seitenlokalisationen verzichtet und die ICD-Kodes bzw. OPS-Kodes ohne die Zusatzkennzeichen (R=rechts, L=links, B=beidseitig) angegeben.

Die Darstellung der Beispiele für Mehrfachkodierung entspricht den Regeln der DKR D012 *Mehrfachkodierung* (Seite 20), d.h. zum Beispiel, dass primäre Kodes des Kreuz-Stern-Systems immer mit einem Kreuz, sekundäre Kodes des Kreuz-Stern-Systems immer mit einem Stern gekennzeichnet sind.

Mit einem Ausrufezeichen gekennzeichnete sekundäre Schlüsselnummern sind zum Teil optional, in anderen Fällen obligatorisch anzugeben. Optional anzugebende ICD-Schlüsselnummern sind in den Beispielen durch einen dunkleren Hintergrund gekennzeichnet.

Die notwendige Aufbereitung der Daten gemäß Datenübermittlungsvereinbarung nach § 301 SGB V wird ebenfalls in der DKR D012 *Mehrfachkodierung* (Seite 20) anhand von Beispielen veranschaulicht. Die in der Datenübermittlungsvereinbarung geregelte Datenstruktur sieht sowohl für die Hauptdiagnose als auch für jede Nebendiagnose jeweils ein Datenfeld Primärdiagnose und Sekundärdiagnose vor. Das Datenfeld Sekundärdiagnose ist für den jeweiligen Sekundär-Diagnoseschlüssel (Kodes mit „*" oder „!") vorgesehen.

Die zertifizierten Grouper werten nur die Diagnose aus dem Feld „Primärdiagnose der Hauptdiagnose" als Hauptdiagnose. Alle anderen Diagnosen werden vom Grouper als Nebendiagnosen gewertet.

Es wird darauf hingewiesen, dass in der Darstellung der Beispiele der Kodierrichtlinien eine Unterscheidung nach Primär-Diagnoseschlüssel und Sekundär-Diagnoseschlüssel sowie eine Wiederholung von gleichen Kodes nicht vorgenommen wurde (s.a. Seite 20). Die Kodierrichtlinien regeln ausschließlich die Übertragung von Diagnosen und Prozeduren in die dafür vorgesehenen Kodes. EDV-technische Details werden hier nicht geregelt.

ALLGEMEINE KODIERRICHTLINIEN

ALLGEMEINE KODIERRICHTLINIEN FÜR KRANKHEITEN

Diese Kodierrichtlinien beziehen sich auf:

ICD-10-GM Systematisches Verzeichnis Version 2021 und

ICD-10-GM Alphabetisches Verzeichnis Version 2021

Die Deutschen Kodierrichtlinien beziehen sich aus Gründen der Übersichtlichkeit zumeist auf einen durchgängigen stationären Aufenthalt. Gleichwohl muss ein stationärer Aufenthalt nicht zwingend einem Abrechnungsfall gemäß Abrechnungsbestimmungen entsprechen. Bei einer Zusammenführung mehrerer Krankenhausaufenthalte zu einem Abrechnungsfall bzw. bei der Einbeziehung vor- oder nachstationärer Leistungen nach den geltenden Abrechnungsbestimmungen, sind sämtliche Diagnosen und Prozeduren auf den gesamten Abrechnungsfall zu beziehen. Das hat gegebenenfalls zur Folge, dass mehrere Prozeduren unter Addition der jeweiligen Mengenangaben zu einer Prozedur zusammenzuführen sind.

D001a Allgemeine Kodierrichtlinien

Die Auflistung der Diagnosen bzw. Prozeduren liegt in der Verantwortung des behandelnden Arztes. Obwohl Untersuchungsbefunde entscheidende Punkte im Kodierungsprozess sind, gibt es einige Krankheiten, die nicht immer durch Untersuchungsbefunde bestätigt werden. Zum Beispiel wird Morbus Crohn nicht immer durch eine Biopsie bestätigt.

Der behandelnde Arzt ist verantwortlich für

- die Bestätigung von Diagnosen, die verzeichnet sind, bei denen sich aber kein unterstützender Nachweis in der Krankenakte findet,

  und

- die Klärung von Diskrepanzen zwischen Untersuchungsbefunden und klinischer Dokumentation.

Die Bedeutung einer konsistenten, vollständigen Dokumentation in der Krankenakte kann nicht häufig genug betont werden. Ohne diese Art der Dokumentation ist die Anwendung aller Kodierrichtlinien eine schwierige, wenn nicht unmögliche Aufgabe.

Sich anbahnende oder drohende Krankheit

Wenn eine drohende oder sich anbahnende Krankheit in der Krankenakte dokumentiert, aber während des Krankenhausaufenthaltes nicht aufgetreten ist, muss in den ICD-10-Verzeichnissen (s.a. DKR D013 *Im Systematischen Verzeichnis verwendete formale Vereinbarungen* (Seite 29) und DKR D014 *Im Alphabetischen Verzeichnis verwendete formale Vereinbarungen* (Seite 34)) festgestellt werden, ob die Krankheit dort als sich „anbahnend" oder „drohend" unter dem Hauptbegriff oder eingerückten Unterbegriff aufgeführt ist. Wenn in den ICD-10-Verzeichnissen solch ein Eintrag existiert, dann ist die dort angegebene Schlüsselnummer zuzuordnen. Wenn solch ein Eintrag nicht existiert, dann wird die Krankheit, die als sich „anbahnend" oder „drohend" beschrieben wurde, nicht kodiert.

Beispiel 1

Ein Patient wird mit sich anbahnender Gangrän des Beins aufgenommen, die während des Krankenhausaufenthaltes aufgrund sofortiger Behandlung nicht auftritt.

Einen Eintrag „Gangrän, sich anbahnend oder drohend" gibt es in den ICD-10-Verzeichnissen nicht, und folglich ist dieser Fall anhand der zugrunde liegenden Krankheit zu kodieren, z.B. als Atherosklerose der Extremitätenarterien mit Ulzeration.

I70.24 ***Atherosklerose der Extremitätenarterien, Becken-Bein-Typ, mit Ulzeration***

Für wenige Diagnosen, die als „drohend" bezeichnet werden können, gibt die ICD-10 eine Kodierung vor, oder es finden sich entsprechende Hinweise in den ICD-10-Verzeichnissen. Für die Diagnose „Drohender Abort" zum Beispiel gibt es O20.0 *Drohender Abort*. Die Diagnose „drohender Infarkt" ist eingeschlossen in I20.0 *Instabile Angina pectoris*.

D002f Hauptdiagnose

Die Hauptdiagnose wird definiert als:

„Die Diagnose, die nach Analyse als diejenige festgestellt wurde, die hauptsächlich für die Veranlassung des stationären Krankenhausaufenthaltes des Patienten verantwortlich ist."

Der Begriff „nach Analyse" bezeichnet die Evaluation der Befunde am Ende des stationären Aufenthaltes, um diejenige Krankheit festzustellen, die hauptsächlich verantwortlich für die Veranlassung des stationären Krankenhausaufenthaltes war. Die dabei evaluierten Befunde können Informationen enthalten, die aus der medizinischen und pflegerischen Anamnese, einer psychiatrischen Untersuchung, Konsultationen von Spezialisten, einer körperlicher Untersuchung, diagnostischen Tests oder Prozeduren, chirurgischen Eingriffen und pathologischen oder radiologischen Untersuchungen gewonnen wurden. Für die Abrechnung relevante Befunde, die nach der Entlassung eingehen, sind für die Kodierung heranzuziehen.

Die nach Analyse festgestellte Hauptdiagnose muss nicht der Aufnahmediagnose oder Einweisungsdiagnose entsprechen.

Anmerkung 1: Es ist nicht auszuschließen, dass diese Definition der Hauptdiagnose vereinzelt im DRG-System keine adäquate Abbildung der Krankenhausleistung erlaubt. Im Rahmen der Entwicklung und Pflege des Entgeltsystems werden solche Fälle verfolgt und auf ggf. notwendige Maßnahmen geprüft.

Beispiel 1

Ein Patient litt am Morgen unter starkem Thoraxschmerz, wurde nach der Untersuchung durch den Notarzt per RTW zum Krankenhaus transportiert und dort in der Notambulanz untersucht. Anschließend wurde der Patient mit Verdacht auf Herzinfarkt auf die kardiologische Station aufgenommen. Im weiteren Verlauf bestätigte sich der Herzinfarkt.

Während des stationären Aufenthaltes wurden bis zur Entlassung folgende Diagnosen gestellt:

- Diabetes mellitus
- Koronarsklerose
- Myokardinfarkt

Entscheidend für die Auswahl der Hauptdiagnose sind die Umstände der Aufnahme. Somit ist der Myokardinfarkt die Hauptdiagnose, weil dieser die Aufnahme hauptsächlich veranlasste.

Bei der Festlegung der Hauptdiagnose haben die vorliegenden Kodierrichtlinien Vorrang vor allen anderen Richtlinien. Die Hinweise zur Verschlüsselung mit den ICD-10-Verzeichnissen müssen beachtet werden (s.a. DKR D013 *Im Systematischen Verzeichnis verwendete formale Vereinbarungen* (Seite 29) und DKR D014 *Im Alphabetischen Verzeichnis verwendete formale Vereinbarungen* (Seite 34)).

Zuweisung der zugrunde liegenden Krankheit als Hauptdiagnose

Wenn sich ein Patient mit einem Symptom vorstellt und die zugrunde liegende Krankheit zum Zeitpunkt der Aufnahme bekannt ist und behandelt wird bzw. während des Krankenhausaufenthaltes diagnostiziert wird, so ist die zugrunde liegende Krankheit als Hauptdiagnose zu kodieren. Zur Kodierung von Symptomen als Nebendiagnose siehe DKR D003 *Nebendiagnosen*.

Beispiel 2

Ein Patient wird zur Behandlung zunehmend starker Kopfschmerzen aufgenommen, die durch einen drei Monate vorher diagnostizierten Hirntumor hervorgerufen werden. Der Patient wird wegen Progression des Hirntumors operiert.

Hauptdiagnose:	Hirntumor
Nebendiagnose(n):	keine

Beispiel 3

Ein Patient wird mit akuten rechtseitigen Schmerzen im Unterbauch, Fieber und Unwohlsein stationär aufgenommen. Unter der klinischen Diagnose akute Appendizitis erfolgt eine Appendektomie.

Hauptdiagnose:	Akute Appendizitis
Nebendiagnose(n):	keine

Zuweisung eines Symptoms als Hauptdiagnose

Wenn sich ein Patient mit einem Symptom vorstellt und die zugrunde liegende Krankheit zum Zeitpunkt der Aufnahme bekannt ist, jedoch nur das Symptom behandelt wird, ist das Symptom als Hauptdiagnose und die zugrunde liegende Krankheit als Nebendiagnose zu kodieren.

Beispiel 4

Ein Patient wird mit Aszites bei bekannter Leberzirrhose stationär aufgenommen. Es wird **nur** der Aszites durch eine Punktion behandelt.

Hauptdiagnose:	Aszites
Nebendiagnose(n):	Leberzirrhose

Anmerkung: Für weitere Informationen bezüglich der Auswahl der Hauptdiagnose in besonderen Fällen sind die folgenden allgemeinen Regeln und die Regeln der spezifischen Kapitel zu benutzen. Insbesondere für Aufnahmen zur Dialyse (s.a. DKR 1401 *Dialyse* (Seite 117)) gibt es eine spezielle Kodierrichtlinie für die Auswahl der Hauptdiagnose.

Schlüsselnummern für Symptome, Befunde und ungenau bezeichnete Zustände

Schlüsselnummern für Symptome, Befunde und ungenau bezeichnete Zustände aus Kapitel XVIII *Symptome und abnorme klinische und Laborbefunde, die anderenorts nicht klassifiziert sind* sind nicht als Hauptdiagnose zu verwenden, sobald eine die Symptomatik, etc. erklärende definitive Diagnose ermittelt wurde.

Die Anmerkungen zu Beginn von Kapitel XVIII in der ICD-10-GM helfen bei der Bestimmung, wann Schlüsselnummern aus den Kategorien R00–R99 dennoch angegeben werden.

Zwei oder mehr Diagnosen, die gleichermaßen der Definition der Hauptdiagnose entsprechen

Wenn zwei oder mehrere Diagnosen in Bezug zu Aufnahme, Untersuchungsbefunden und/oder der durchgeführten Therapie gleichermaßen die Kriterien für die Hauptdiagnose erfüllen und ICD-10-Verzeichnisse und Kodierrichtlinien keine Verschlüsselungsanweisungen geben, muss vom behandelnden Arzt entschieden werden, welche Diagnose am besten der Hauptdiagnose-Definition entspricht. Nur in diesem Fall ist vom behandelnden Arzt diejenige auszuwählen, die für Untersuchung und/oder Behandlung die meisten Ressourcen verbraucht hat. Hierbei ist es unerheblich, ob die Krankheiten verwandt sind oder nicht.

Schlüsselnummern aus Z03.0 bis Z03.9 Ärztliche Beobachtung und Beurteilung von Verdachtsfällen, Verdacht ausgeschlossen

Schlüsselnummern aus Z03.0 bis Z03.9 werden **ausschließlich dann** als **Hauptdiagnose** für die Abklärung des Gesundheitszustandes des Patienten zugeordnet, wenn es Hinweise auf die Existenz eines abnormen Zustandes, auf die Folge eines Unfalls oder eines anderen Ereignisses mit typischerweise nachfolgenden Gesundheitsproblemen gibt und sich der Krankheitsverdacht **nicht** bestätigt und eine Behandlung derzeit **nicht** erforderlich ist.

Beispiel 5

Ein Kleinkind wird von der Mutter mit einer leeren Tablettenschachtel gefunden. Der Verbleib des Inhaltes ist unklar. Bei dem Kind bestehen keine Symptome, es wird aber zur Beobachtung wegen des Verdachtes einer Medikamenteningestion stationär aufgenommen.
Im Verlauf zeigte sich kein Anhalt für eine Tabletteningestion.

Hauptdiagnose:	Z03.6	*Beobachtung bei Verdacht auf toxische Wirkung von aufgenommenen Substanzen*
Nebendiagnose(n):		keine

Können für die Hauptdiagnose spezifischere Schlüsselnummern angegeben werden, haben diese Vorrang vor einer Schlüsselnummer aus der Kategorie Z03.– *Ärztliche Beobachtung und Beurteilung von Verdachtsfällen, Verdacht ausgeschlossen*. Wenn ein Symptom, das mit der Verdachtsdiagnose im Zusammenhang steht, vorliegt, wird die Symptom-Schlüsselnummer als Hauptdiagnose zugewiesen, nicht ein Kode aus der Kategorie Z03.– *Ärztliche Beobachtung und Beurteilung von Verdachtsfällen, Verdacht ausgeschlossen* (s.a. DKR D008 *Verdachtsdiagnosen* (Seite 16)).

Wenn zwei oder mehrere Befunde/Symptome bei der Beobachtung des Verdachtsfalles für die Hauptdiagnose in Frage kommen, so ist vom behandelnden Arzt diejenige auszuwählen, die die meisten Ressourcen verbraucht hat.

Interne Verlegungen zwischen Abteilungen nach BPflV und KHEntgG

Bei Krankenhaus-internen Verlegungen von Patienten zwischen Abteilungen, die nach Bundespflegesatzverordnung (BPflV) abrechnen (z.B. Psychiatrie), und Abteilungen, die nach Krankenhausentgeltgesetz (KHEntgG) abrechnen, sind folgende Regeln zu beachten:

- Jede Abteilung dokumentiert und kodiert nach den für sie gültigen Regeln.
- Wird ein Patient **erstmalig** intern in eine Abteilung nach KHEntgG verlegt, so ist die Hauptdiagnosendefinition auf die Symptome/Diagnosen anzuwenden, die hauptsächlich für die Veranlassung des Aufenthaltes in dieser Abteilung verantwortlich sind (siehe Beispiel 6).
- Wird ein Patient mehrfach intern zwischen Abteilungen nach KHEntgG und BPflV verlegt, so gilt für die Auswahl der Hauptdiagnose aus den Diagnosen der Abteilungen nach KHEntgG die analoge Regelung wie sie für Rückverlegungen aus anderen Krankenhäusern (siehe unten) gilt.

Beispiel 6

Ein Patient wird wegen einer Schizophrenie in die Psychiatrie aufgenommen. Während des stationären Verlaufs entwickelt der Patient ein akutes Abdomen. Nach Verlegung in die Chirurgie findet sich dort als Ursache für die Symptomatik eine akute Cholezystitis. Die Schizophrenie wird weiterbehandelt.

Psychiatrie (BPflV)

Hauptdiagnose:	Schizophrenie
Nebendiagnose(n):	Akutes Abdomen

Chirurgie (KHEntgG)

Hauptdiagnose:	Akute Cholezystitis
Nebendiagnose(n):	Schizophrenie

Wiederaufnahme in dasselbe Krankenhaus

In allen Fällen einer Zusammenfassung von Falldaten zu einem Fall und einer Neueinstufung in eine Fallpauschale ist folgendes zu beachten:

- Sofern beide Aufenthalte gemäß Abrechnungsbestimmungen (Näheres siehe dort) mittels einer Fallpauschale (DRG) abgerechnet werden, werden die Symptome/Diagnosen und Prozeduren beider Aufenthalte zusammen betrachtet. Auf diese Symptome/Diagnosen ist die Hauptdiagnosendefinition anzuwenden.

Rückverlegungen aus anderen Krankenhäusern

Bei Rückverlegungen aus anderen Krankenhäusern (z.B. KH A → KH B → KH A) ist folgendes zu beachten:

- Sofern beide Aufenthalte in KH A gemäß Abrechnungsbestimmungen (Näheres siehe dort) mittels einer Fallpauschale (DRG) abgerechnet werden, werden die Symptome/ Diagnosen und Prozeduren beider Aufenthalte zusammen betrachtet. Auf diese Symptome/Diagnosen ist die Hauptdiagnosendefinition anzuwenden.

Beispiel 7

Ein Patient mit atherosklerotischer Herzkrankheit wird mit instabiler Angina pectoris in Krankenhaus A aufgenommen. Zur weiteren Diagnostik und Therapie wird er in das Krankenhaus B verlegt. Bei den dortigen Untersuchungen findet sich ein Herzinfarkt. Der Patient wird anschließend durch eine Koronarbypassanlage versorgt. In stabilem Zustand wird er in das Krankenhaus A rückverlegt.

Krankenhaus A: 1. Aufenthalt

Hauptdiagnose:	Instabile Angina pectoris
Nebendiagnose(n):	Atherosklerotische Herzkrankheit

Krankenhaus B:

Hauptdiagnose:	Myokardinfarkt
Nebendiagnose(n):	Atherosklerotische Herzkrankheit

Krankenhaus A: 2. Aufenthalt

Hauptdiagnose:	Myokardinfarkt
Nebendiagnose(n):	Atherosklerotische Herzkrankheit
	Vorhandensein eines aortokoronaren Bypasses

Nach Rückverlegung des Patienten werden im Krankenhaus A die Diagnosen aus dem 1. und 2. Aufenthalt betrachtet, um die Haupt- und Nebendiagnosen zu bestimmen. Gemäß DKR 0901 *Ischämische Herzkrankheit* wird eine instabile Angina pectoris bei Vorliegen eines Herzinfarktes nicht kodiert.

Krankenhaus A: Gesamtaufenthalt

Hauptdiagnose:	Myokardinfarkt
Nebendiagnose(n):	Atherosklerotische Herzkrankheit
	Vorhandensein eines aortokoronaren Bypasses

0031 Nebendiagnosen

Die Nebendiagnose ist definiert als:

„Eine Krankheit oder Beschwerde, die entweder gleichzeitig mit der Hauptdiagnose besteht oder sich während des Krankenhausaufenthaltes entwickelt."

Für Kodierungszwecke müssen Nebendiagnosen als Krankheiten interpretiert werden, die das Patientenmanagement in der Weise beeinflussen, dass irgendeiner der folgenden Faktoren erforderlich ist:

- therapeutische Maßnahmen
- diagnostische Maßnahmen
- erhöhter Betreuungs-, Pflege- und/oder Überwachungsaufwand

Bei Patienten, bei denen einer dieser erbrachten Faktoren auf mehrere Diagnosen (entweder Hauptdiagnose und Nebendiagnose(n) oder mehrere Nebendiagnosen) ausgerichtet ist, können alle betroffenen Diagnosen kodiert werden. Somit ist es unerheblich, ob die therapeutische(n)/diagnostische(n) Maßnahme(n) bzw. der erhöhte Betreuungs-, Pflege- und/oder Überwachungsaufwand auch in Bezug auf die Hauptdiagnose geboten waren.

Beispiel 1

Ein Patient wird für die Nebendiagnosen koronare Herzkrankheit, arterieller Hypertonus und Herzinsuffizienz mit einem Betablocker behandelt.

Nebendiagnose(n):	Koronare Herzkrankheit
	Arterieller Hypertonus
	Herzinsuffizienz

Krankheiten, die z.B. durch den Anästhesisten während der präoperativen Beurteilung dokumentiert wurden, werden nur kodiert, wenn sie den oben genannten Kriterien entsprechen. Sofern eine Begleitkrankheit das Standardvorgehen für eine spezielle Prozedur beeinflusst, wird diese Krankheit als Nebendiagnose kodiert.

Anamnestische Diagnosen, die das Patientenmanagement gemäß obiger Definition nicht beeinflusst haben, wie z.B. eine ausgeheilte Pneumonie vor 6 Monaten oder ein abgeheiltes Ulkus, werden nicht kodiert.

Beispiel 2

Eine Patientin wird zur Behandlung einer chronischen myeloischen Leukämie (CML) stationär aufgenommen. In der Anamnese gibt sie eine Knieoperation vor 10 Jahren wegen eines Außenmeniskusschadens an. Danach war sie beschwerdefrei. Eine bekannte koronare Herzkrankheit wird medikamentös weiterbehandelt. Die sonografische Untersuchung der abdominellen Lymphknoten zeigt auch ein bekanntes Uterusmyom, das keine weitere Diagnostik und Behandlung erfordert. Während des stationären Aufenthaltes kommt es zu einer depressiven Reaktion mit Therapie durch Antidepressiva. Wegen anhaltender Lumbalgien wird die Patientin krankengymnastisch betreut.

Hauptdiagnose:	Chronisch myeloische Leukämie (CML)
Nebendiagnose(n):	Depressive Reaktion
	Lumbalgien
	Koronare Herzkrankheit

Die Nebendiagnosen erfüllen die obige Definition (Ressourcenverbrauch) und sind deshalb zu dokumentieren.

Die sonstigen Diagnosen (Uterus myomatosus, Z.n. OP nach Außenmeniskusschaden) erfüllen diese Definition nicht und werden deshalb für das DRG-System nicht dokumentiert. Sie sind jedoch für die medizinische Dokumentation und die ärztliche Kommunikation von Bedeutung.

Beispiel 3

Ein Patient, der wegen einer Pneumonie stationär aufgenommen wird, hat zusätzlich einen Diabetes mellitus. Das Pflegepersonal prüft täglich den Blutzucker, und der Patient bekommt eine Diabetes-Diät.

Hauptdiagnose:	Pneumonie
Nebendiagnose(n):	Diabetes mellitus

Beispiel 4

Ein 60 Jahre alter Patient mit Varikose wird zur Behandlung von Ulzera am Unterschenkel aufgenommen. Aufgrund einer früheren Unterschenkelamputation benötigt der Patient zusätzliche Unterstützung durch das Pflegepersonal.

Hauptdiagnose:	Variköse Ulzera am Bein
Nebendiagnose(n):	Unterschenkelamputation in der Eigenanamnese

Beispiel 5

Eine adipöse, ältere Patientin wird wegen Cholezystolithiasis zur Cholezystektomie aufgenommen. Postoperativ erleidet sie eine Lungenembolie.

Hauptdiagnose:	Cholezystolithiasis
Nebendiagnose(n):	Lungenembolie
	Adipositas

Symptome als Nebendiagnose

Für Symptome gelten die Regelungen zur Kodierung von Nebendiagnosen entsprechend.

Beispiel 6

Ein Patient wird zur Behandlung einer fortgeschrittenen alkoholischen Leberzirrhose stationär aufgenommen. Es besteht ein ausgeprägter Aszites, der Auswirkungen u. a. auf die Atmung sowie auf die Nierenfunktion hat. Er wird u. a. mittels Entlastungspunktionen behandelt.

Hauptdiagnose:	Alkoholische Leberzirrhose
Nebendiagnose(n):	Aszites

Reihenfolge der Nebendiagnosen

Es gibt keine Kodierrichtlinie, die die Reihenfolge der Nebendiagnosen regelt. Jedoch sollten die bedeutenderen Nebendiagnosen, insbesondere Komplikationen und Komorbiditäten, zuerst angegeben werden, da die Anzahl der zur Verfügung stehenden Schlüsselnummer-Felder begrenzt ist. Wird zur Verschlüsselung einer Diagnose mehr als ein Kode benötigt (z.B. Kreuz-Stern-System), so ist für die Reihenfolge DKR D012 *Mehrfachkodierung* (Seite 20) zu beachten.

Abnorme Befunde

Abnorme Labor-, Röntgen-, Pathologie- und andere diagnostische Befunde werden nicht kodiert, es sei denn, sie haben eine klinische Bedeutung im Sinne einer therapeutischen Konsequenz oder einer weiterführenden Diagnostik (nicht allein Kontrolle der abnormen Werte).

Beispiel 7

Ein Patient wird wegen einer Pneumonie stationär aufgenommen. Im Labortest wird eine leicht erhöhte Gamma-GT, die ausschließlich kontrolliert wird und keine weiteren diagnostischen oder therapeutischen Maßnahmen nach sich zieht, gefunden.

Hauptdiagnose:	Pneumonie

Anmerkung: Die erhöhte Gamma-GT erfüllt nicht die Definition einer Nebendiagnose und wird deshalb für das DRG-System nicht dokumentiert. Sie ist jedoch für die medizinische Dokumentation und die ärztliche Kommunikation von Bedeutung.

D004d Syndrome

Wenn es für ein Syndrom in den ICD-10-Verzeichnissen einen spezifischen Kode gibt, so ist er für dieses Syndrom zu verwenden. Grundsätzlich ist dabei die Definition der Hauptdiagnose zu beachten, so dass bei einer im Vordergrund stehenden spezifischen Manifestation des Syndroms (z.B. Herzfehler) die Kodierung des Behandlungsanlasses zur Hauptdiagnose wird (siehe DKR D002 *Hauptdiagnose* (Seite 4)).

Beispiel 1

Ein dysmorphes Kind wird zur Syndromabklärung stationär aufgenommen. Die Untersuchungen bestätigen die Diagnose Trisomie 21, meiotische Non-disjunction (Down-Syndrom).

Hauptdiagnose:	Q90.0	*Trisomie 21, meiotische Non-disjunction*

Beispiel 2

Ein Kind mit Trisomie 21, meiotische Non-disjunction (Down-Syndrom) wird wegen eines angeborenen Ventrikelseptumdefektes zur Herz-Operation aufgenommen.

Hauptdiagnose:	Q21.0	*Ventrikelseptumdefekt*
Nebendiagnose(n):	Q90.0	*Trisomie 21, meiotische Non-disjunction*

Sehen die ICD-10-Verzeichnisse keine spezifische Schlüsselnummer für das Syndrom vor, so sind die einzelnen Manifestationen zu verschlüsseln.

Sobald zwei Manifestationen der Definition der Hauptdiagnose entsprechen, ist bei der Kodierung nach DKR D002 *Hauptdiagnose* Absatz „*Zwei oder mehr Diagnosen, die gleichermaßen der Definition der Hauptdiagnose entsprechen*" (Seite 6) zu verfahren.

Bei angeborenem Syndrom ist eine zusätzliche Schlüsselnummer aus der Kategorie Q87.– *Sonstige näher bezeichnete angeborene Fehlbildungssyndrome mit Beteiligung mehrerer Systeme* als Nebendiagnose zu den bereits kodierten benannten Manifestationen zu kodieren. Die Zusatzschlüsselnummer dient als Hinweis, dass dies ein Syndrom ist, dem keine spezifische Schlüsselnummer der ICD-10-GM zugewiesen ist.

Beispiel 3

Ein Kind mit Galloway-Mowat-Syndrom (Symptomenkombination aus Mikrozephalie, Hiatushernie und Nephrose, autosomal-rezessiv vererbt) wird zur Nierenbiopsie aufgenommen. Histologisch finden sich fokale und segmentale glomeruläre Läsionen.

Hauptdiagnose:	N04.1	*Nephrotisches Syndrom, fokale und segmentale glomeruläre Läsionen*
Nebendiagnose(n):	Q40.1	*Angeborene Hiatushernie*
	Q02	*Mikrozephalie*
	Q87.8	*Sonstige näher bezeichnete angeborene Fehlbildungssyndrome, anderenorts nicht klassifiziert*
Prozedur:	1-463.0	*Perkutane (Nadel-)Biopsie an Harnorganen und männlichen Genitalorganen, Niere*

D005d Folgezustände und geplante Folgeeingriffe

Folgezustände oder Spätfolgen einer Krankheit sind **aktuelle** Krankheitszustände, die durch eine frühere Krankheit hervorgerufen wurden.

Es gibt keine allgemeine zeitliche Beschränkung für die Verwendung der Schlüsselnummern für Folgezustände. Der Folgezustand kann schon im Frühstadium des Krankheitsprozesses offenbar werden, z.B. neurologische Defizite als Folge eines Hirninfarktes, oder er zeigt sich Jahre später, z.B. die chronische Niereninsuffizienz als Folge einer früheren Nierentuberkulose.

Die Kodierung der Folgezustände von Krankheiten erfordert zwei Schlüsselnummern:

- eine für den aktuellen Rest-/Folgezustand und
- eine Schlüsselnummer („Folgen von ...“), die ausdrückt, dass dieser Zustand Folge einer früheren Krankheit ist.

Der Restzustand oder die Art der Folgezustände werden an erster Stelle angegeben, gefolgt von der Schlüsselnummer „Folgen von ...“.

Beispiel 1

Einseitige Erblindung aufgrund eines früheren Trachoms

H54.4	*Blindheit und hochgradige Sehbehinderung, monokular*
B94.0	*Folgezustände des Trachoms*

Beispiel 2

Monoplegie des Oberarms aufgrund einer früheren akuten Poliomyelitis

G83.2	*Monoparese und Monoplegie einer oberen Extremität*
B91	*Folgezustände der Poliomyelitis*

Beispiel 3

Spastische Hemiplegie aufgrund einer früheren Hirnembolie

G81.1	*Spastische Hemiparese und Hemiplegie*
I69.4	*Folgen eines Schlaganfalls, nicht als Blutung oder Infarkt bezeichnet*

Beispiel 4

Ein Patient wird zur Behandlung einer Fehlstellung, die Folge einer abgeheilten Radiusfraktur ist, stationär aufgenommen.

Hauptdiagnose:	M84.03	*Frakturheilung in Fehlstellung, Unterarm*
Nebendiagnose(n):	T92.1	*Folgen einer Fraktur des Armes*

Wird ein Patient dagegen beispielsweise zu einer Sehnenoperation bei einem vor zwei Wochen stattgefundenen Sehnenriss im Fingerbereich aufgenommen, ist dies **nicht** als „Folgeerscheinung“ zu kodieren, da der Riss immer noch behandelt wird.

Spezifische Schlüsselnummern für die Ursachen von Spätfolgen sind:

B90.–	*Folgezustände der Tuberkulose*
B91	*Folgezustände der Poliomyelitis*
B92	*Folgezustände der Lepra*
B94.–	*Folgezustände sonstiger und nicht näher bezeichneter infektiöser und parasitärer Krankheiten*
E64.–	*Folgen von Mangelernährung oder sonstigen alimentären Mangelzuständen*
E68	*Folgen der Überernährung*
G09	*Folgen entzündlicher Krankheiten des Zentralnervensystems*
I69.–	*Folgen einer zerebrovaskulären Krankheit*
O94	*Folgen von Komplikationen während Schwangerschaft, Geburt und Wochenbett*
T90–T98	*Folgen von Verletzungen, Vergiftungen und sonstigen Auswirkungen äußerer Ursachen*

Behandlung einer akuten Verletzung/Verbrennung und geplanter Folgeeingriff

Für die initiale und nachfolgende Behandlung einer aktuellen Verletzung/Verbrennung ist der Kode für die Verletzung/Verbrennung (weiterhin) als Hauptdiagnose zu verwenden.

Auch bei einer Aufnahme zu einer zweiten oder weiteren Operation nach einem Ersteingriff, die zum Zeitpunkt des Ersteingriffs im Rahmen der Gesamtbehandlung bereits als Folgeeingriff geplant war, wird die ursprüngliche Krankheit als Hauptdiagnose kodiert. Das gilt auch dann, wenn die ursprüngliche Krankheit nicht mehr vorhanden ist (siehe Beispiel 5 und 6).

Beispiel 5

Ein Patient wird zur geplanten Rückverlagerung eines Kolostomas, das bei einer früheren Operation wegen einer Sigmadivertikulitis angelegt wurde, stationär aufgenommen. Die Sigmadivertikulitis ist inzwischen abgeheilt.

Hauptdiagnose:	Sigmadivertikulitis
Nebendiagnose(n):	Versorgung eines Kolostomas

Metallentfernungen und andere **weitere Behandlungen** einer Verletzung (z.B. Entfernung eines orthopädischen Nagels) sind zu unterscheiden von der Behandlung einer Folgeerscheinung der ursprünglichen Verletzung (siehe Beispiel 4). Diese Fälle sind mit dem passenden Kode für die ursprüngliche Verletzung als Hauptdiagnose gefolgt von einem zutreffenden Kode aus Kapitel XXI (z.B. Z47.0 *Entfernung einer Metallplatte oder einer* *anderen inneren Fixationsvorrichtung*) als Nebendiagnose zu verschlüsseln, der zusammen mit dem entsprechenden Kode für die Prozedur den Bedarf einer weiteren Behandlung anzeigt.

Beispiel 6

Ein Patient wird zur Metallentfernung ein Jahr nach einer distalen Radiusfraktur (mit Luxation des Ulnakopfes), die mit einer Platte versorgt wurde, stationär aufgenommen.

Hauptdiagnose:	S52.31	*Fraktur des distalen Radiusschaftes mit Luxation des Ulnakopfes*
Nebendiagnose(n):	Z47.0	*Entfernung einer Metallplatte oder einer anderen inneren Fixationsvorrichtung*
Prozedur(en):	5-787.35	*Entfernung von Osteosynthesematerial, Platte, Radiusschaft*

006e Akute und chronische Krankheiten

Leidet ein Patient gleichzeitig an der chronischen und akuten Form derselben Krankheit, wie z.B. akute Exazerbation einer chronischen Krankheit, so wird nur dann die akute Form der Krankheit als Hauptdiagnose und die chronische Form als Nebendiagnose kodiert, wenn es für die akute und chronische Form dieser Krankheit unterschiedliche Schlüsselnummern gibt.

Beispiel 1

Ein Patient wird wegen akuten Schubs bei chronischer idiopathischer Pankreatitis ohne Organkomplikationen aufgenommen.

Hauptdiagnose:	K85.00	*Idiopathische akute Pankreatitis ohne Angabe einer Organkomplikation*
Nebendiagnose(n):	K86.1	*Sonstige chronische Pankreatitis*

Ausnahmen: Dieses Kriterium darf nicht verwendet werden, wenn:

a) die ICD-10-GM für die Kombination eine eigene Schlüsselnummer vorsieht, z.B.:

J44.1- ***Chronische** obstruktive Lungenkrankheit mit **akuter** Exazerbation, nicht näher bezeichnet*

b) die ICD-10-GM eine gegenteilige Anweisung gibt, z.B.:

C92.0- ***Akute** myeloblastische Leukämie [AML]*
*Exkl.: **Akute** Exazerbation einer **chronischen** myeloischen Leukämie* (C92.1-)

C92.1- *Chronische myeloische Leukämie [CML], BCR/ABL-positiv*

Hier wird nur C92.1- und der Remissionsstatus an fünfter Stelle kodiert.

c) die ICD-10-GM darauf hinweist, dass nur eine Schlüsselnummer erforderlich ist. Zum Beispiel weist bei der Kodierung von „akuter Schub bei chronischer mesenterialer Lymphadenitis" das Alphabetische Verzeichnis darauf hin, dass die **akute** Krankheit nicht getrennt kodiert werden muss, da sie in runden Klammern nach dem Hauptbegriff aufgeführt ist (d.h. als nicht wesentlicher Modifizierer):

Mesenteriale Lymphadenitis (akut) (chronisch) I88.0

D007f Aufnahme zur Operation/Prozedur, nicht durchgeführt

Wenn ein Patient für eine Operation/Prozedur stationär aufgenommen wurde, die aus irgendeinem Grund nicht durchgeführt und der Patient entlassen wurde, ist wie folgt zu kodieren:

a) Wenn die Operation/Prozedur aus technischen Gründen nicht ausgeführt wurde:

Beispiel 1

Ein Patient wurde aufgenommen zwecks Insertion von Paukenröhrchen bei Seromukotympanon. Die Operation wurde aus technischen Gründen verschoben.

Hauptdiagnose:	H65.3	*Chronische muköse Otitis media*
Nebendiagnose(n):	Z53	*Personen, die Einrichtungen des Gesundheitswesens wegen spezifischer Maßnahmen aufgesucht haben, die aber nicht durchgeführt wurden*

b) Wenn die Operation/Prozedur auf Grund einer Krankheit oder einer Komplikation, die nach Aufnahme aufgetreten ist, nicht ausgeführt wurde:

Beispiel 2

Ein Patient mit Tonsillitis wurde zur Tonsillektomie aufgenommen. Die Operation wurde aufgrund einer akuten Sinusitis frontalis verschoben.

Hauptdiagnose:	J35.0	*Chronische Tonsillitis*
Nebendiagnose(n):	Z53	*Personen, die Einrichtungen des Gesundheitswesens wegen spezifischer Maßnahmen aufgesucht haben, die aber nicht durchgeführt wurden*
	J01.1	*Akute Sinusitis frontalis*

D008b Verdachtsdiagnosen

Verdachtsdiagnosen im Sinne dieser Kodierrichtlinie sind Diagnosen, die **am Ende eines stationären Aufenthaltes** weder sicher bestätigt noch sicher ausgeschlossen sind.

Verdachtsdiagnosen werden unterschiedlich kodiert, abhängig davon, ob der Patient nach Hause entlassen oder in ein anderes Krankenhaus verlegt wurde.

Entlassung nach Hause

Wenn Untersuchungen vorgenommen, aber **keine** Behandlung in Bezug auf die Verdachtsdiagnose eingeleitet wurde, ist/sind das/die **Symptom/e** zu kodieren (siehe Beispiel 1 und DKR D002 *Hauptdiagnose* (Seite 4)).

Beispiel 1

Ein Kind wurde wegen rechtseitigen Schmerzen im Unterbauch mit Verdacht auf Appendizitis aufgenommen. Die Untersuchungen während des stationären Aufenthaltes haben die Diagnose einer Appendizitis nicht bestätigt. Eine spezifische Behandlung der Appendizitis wurde nicht durchgeführt.

Hauptdiagnose:	R10.3	*Schmerzen mit Lokalisation in anderen Teilen des Unterbauches*

Wenn eine **Behandlung** eingeleitet wurde und die Untersuchungsergebnisse nicht eindeutig waren, ist die **Verdachtsdiagnose** zu kodieren.

Beispiel 2

Ein Patient wurde mit Verdacht auf Meningitis wegen starken Kopfschmerzen aufgenommen. Die Untersuchungen während des stationären Aufenthaltes haben die Diagnose einer Meningitis weder bestätigt noch sicher ausgeschlossen. Eine spezifische Behandlung der Meningitis wurde jedoch eingeleitet.

Hauptdiagnose:	G03.9	*Meningitis, nicht näher bezeichnet*

Verlegung in ein anderes Krankenhaus

Wenn ein Patient mit einer Verdachtsdiagnose verlegt wird, ist vom verlegenden Krankenhaus die Verdachtsdiagnose-Schlüsselnummer zu kodieren.

Von dem verlegenden Krankenhaus dürfen zur Kodierung nur die zum Zeitpunkt der Verlegung erhältlichen Informationen verwendet werden. Spätere Informationen aus dem Krankenhaus, in welches der Patient verlegt wurde, dürfen die Kodierungsentscheidung nachträglich nicht beeinflussen.

Wird beispielsweise ein Patient mit der Verdachtsdiagnose Meningitis verlegt und der Fall vom verlegenden Krankenhaus als Meningitis kodiert, so ist die Schlüsselnummer für Meningitis vom verlegenden Krankenhaus nachträglich nicht zu ändern. Dies gilt auch dann, wenn vom zweitbehandelnden Krankenhaus der Entlassungsbericht zugesandt wird und sich daraus ergibt, dass der Patient laut Untersuchung keine Meningitis hatte.

009a „Sonstige" und „nicht näher bezeichnete" Schlüsselnummern

Die Resteklasse „Sonstige ..." ist dann bei der Kodierung zu verwenden, wenn eine genau bezeichnete Krankheit vorliegt, für die es aber in der ICD-10 keine eigene Klasse gibt.

Die Resteklasse „Nicht näher bezeichnete ..." ist dann zu verwenden, wenn eine Krankheit nur mit ihrem Oberbegriff, wie z.B. Katarakt, beschrieben ist und/oder eine weitere Differenzierung nach den Klassifikationskriterien der ICD-10 an entsprechender Stelle nicht möglich ist (siehe Beispiel 3).

„Sonstige" und „nicht näher bezeichnete" Schlüsselnummern bzw. „Resteklassen" haben im Allgemeinen eine spezifische Kennzeichnung.

Auf der **vierstelligen Ebene** ist die Zuordnung in der Regel wie folgt:

„.0 – .7“ spezifische Krankheiten (im Kapitel XIX *„Verletzungen und Vergiftungen”* wird „.7” häufig für „multiple Verletzungen” verwendet)

„.8“ spezifische Krankheiten, die unter „.0 – .7“ nicht klassifiziert sind (oder „sonstige”)

„.9“ „nicht näher bezeichnet”

Beispiel 1	**Vierstellige Subkategorie**	
	Unterteilung der Schlüsselnummern	
L50.–	*Urtikaria*	Kategorie
L50.0	*Allergische Urtikaria*	Spezifische Subkategorie
L50.1	*Idiopathische Urtikaria*	Spezifische Subkategorie
L50.2	*Urtikaria durch Kälte oder Wärme*	Spezifische Subkategorie
L50.3	*Urticaria facticia*	Spezifische Subkategorie
L50.4	*Urticaria mechanica*	Spezifische Subkategorie
L50.5	*Cholinergische Urtikaria*	Spezifische Subkategorie
L50.6	*Kontakturtikaria*	Spezifische Subkategorie
L50.8	*sonstige Urtikaria* *Urtikaria:* • *chronisch* • *rezidivierend periodisch*	anderenorts nicht klassifizierte Urtikaria
L50.9	*Urtikaria, nicht näher bezeichnet*	unspezifische Subkategorie

Gelegentlich werden die zwei **Resteklassen** „.8” und „.9” in einer Schlüsselnummer kombiniert und beinhalten sowohl „sonstige” als auch „nicht näher bezeichnete” Zustände.

Auf der **fünfstelligen Ebene** ist die Zuordnung nicht einheitlich.

Die Resteklassen dürfen nicht verwendet werden, um Diagnosen „aufzufangen”, die **scheinbar** nicht anderenorts klassifiziert sind. Die ICD-10-Verzeichnisse sind zu verwenden, um die korrekte Schlüsselnummer-Zuordnung zu bestimmen (s.a. DKR D013 *Im Systematischen Verzeichnis verwendete formale Vereinbarungen* (Seite 29) und DKR D014 *Im Alphabetischen Verzeichnis verwendete formale Vereinbarungen* (Seite 34)).

Wenn eine Bezeichnung benutzt wird, die nicht in den ICD-10-Verzeichnissen auffindbar ist, sind darin verfügbare alternative Bezeichnungen zu prüfen. Sofern keine andere Beschreibung zur Verfügung steht, ist für die Verschlüsselung eine der folgenden Strategien anzuwenden:

Beispiel 2

Diagnose:	Leukoplakie am Augenlid	
Kode:	H02.8	*Sonstige näher bezeichnete Affektionen des Augenlides*

Es gibt im Alphabetischen Verzeichnis unter Leukoplakie keinen Unterbegriff „Augenlid". Deshalb muss unter dem Begriff „Krankheit" nachgeschlagen werden. Dort findet man:

Krankheit
- Auge, Augen- H57.9
- - Lid- H02.9
- - - näher bez. a.n.k. H02.8

Da die Leukoplakie eine „näher bezeichnete Krankheit" ist und im Alphabetischen Verzeichnis ein entsprechender Hinweis angegeben ist, ist H02.8 die korrekte Schlüsselnummer.

Beispiel 3

Diagnose:	37 Jahre alter Mann mit subluxierter Katarakt	
Kode:	H26.9	*Katarakt, nicht näher bezeichnet*

Im Alphabetischen Verzeichnis gibt es unter Katarakt keinen Unterbegriff „subluxiert" und keinen Untereintrag „- näher bez. a.n.k.". Deshalb ist H26.9 die korrekte Schlüsselnummer.

D010a Kombinations-Schlüsselnummern

Eine einzelne Schlüsselnummer, die zur Klassifikation von zwei Diagnosen oder einer Diagnose mit einer Manifestation oder einer mit ihr zusammenhängenden Komplikation verwendet wird, wird als Kombinations-Schlüsselnummer bezeichnet. Kombinations-Schlüsselnummern werden durch Überprüfung der Einträge von eingerückten Begriffen im Alphabetischen Verzeichnis ermittelt und durch Nachlesen der Ein- und Ausschlusshinweise im Systematischen Verzeichnis der ICD-10-GM bestimmt (siehe DKR D013 *Im Systematischen Verzeichnis verwendete formale Vereinbarungen* (Seite 29) und DKR D014 *Im Alphabetischen Verzeichnis verwendete formale Vereinbarungen* (Seite 34)).

Die Kombinations-Schlüsselnummer ist nur dann zu verwenden, wenn diese Schlüsselnummer die betreffende diagnostische Information vollständig wiedergibt und wenn das Alphabetische Verzeichnis eine entsprechende Anweisung gibt.

Mehrfachkodierungen (siehe DKR D012 *Mehrfachkodierung* (Seite 20)) dürfen nicht verwendet werden, wenn die Klassifikation eine Kombinations-Schlüsselnummer bereitstellt, die eindeutig alle in der Diagnose dokumentierten Elemente umfasst.

Beispiel 1

Arteriosklerose der Extremitäten mit Gangrän

Richtig:	**I70.25**	***Atherosklerose der Extremitätenarterien, Becken-Bein-Typ, mit Gangrän***
Falsch:	I70.29	*Sonstige und nicht näher bezeichnete Atherosklerose der Extremitätenarterien*
	R02.8	*Sonstige und nicht näher bezeichnete Gangrän, anderenorts nicht klassifiziert*

D011d Doppelkodierung

Manifestiert sich eine Krankheit an zwei oder mehreren Lokalisationen, so gelten für die Diagnosenkodierung folgende Regeln:

1. Dieselbe Schlüsselnummer für die Diagnose wird nur einmal angegeben.
2. Gibt es in der ICD eine eigene Schlüsselnummer für eine doppelseitige Erkrankung, so ist diese zu verwenden (siehe Beispiel 1).
3. Fehlen in der ICD Angaben zur Lokalisation, so kann das Zusatzkennzeichen „B" für „beidseitig" hinter der Schlüsselnummer angegeben werden (siehe Beispiel 2).

Beispiel 1

Ein Patient mit **doppelseitiger** Hernia inguinalis, ohne Einklemmung und ohne Gangrän, wird aufgenommen. Es wird in einer Sitzung ein laparoskopischer transperitonealer Verschluss beider Hernien durchgeführt.

Hauptdiagnose:	K40.20	***Doppelseitige** Hernia inguinalis, ohne Einklemmung und ohne Gangrän, nicht als Rezidivhernie bezeichnet.*
Prozedur(en):	5-530.31 **B**	*Verschluss einer Hernia inguinalis mit alloplastischem, allogenem oder xenogenem Material, laparoskopisch transperitoneal [TAPP], **beidseitig***

Beispiel 2

Ein Patient mit beidseitiger Radius-Fraktur (Colles) wird aufgenommen. Es wird in einer Sitzung eine geschlossene Reposition der Radius-Frakturen mit Spickung **beidseitig** durchgeführt.

Hauptdiagnose:	S52.51 **B**	*Distale Fraktur des Radius, Extensionsfraktur, Colles-Fraktur, **beidseitig***
Prozedur(en):	5-790.16 **B**	*Geschlossene Reposition einer Fraktur oder Epiphysenlösung mit Osteosynthese, durch Draht oder Zuggurtung/Cerclage, Radius distal, **beidseitig***

Zur bilateralen und mehrfachen Kodierung s.a. DKR D012 *Mehrfachkodierung* (Seite 20).

D012i Mehrfachkodierung

Anmerkung: Erläuterungen, die mit den entsprechenden Abschnitten aus dem Regelwerk für die WHO-Ausgabe der ICD-10 (Band II) identisch sind, sind am Ende mit „(WHO)" gekennzeichnet.

Mehrfachkodierung ist in den folgenden Fällen erforderlich:

1. Ätiologie- und Manifestationsverschlüsselung: „Kreuz - Stern - System"

Schlüsselnummern für Ätiologie (zugrunde liegende Ursache) werden durch das Kreuz-Symbol (†) und Manifestations-Schlüsselnummern durch das Stern-Symbol (*) gekennzeichnet. Zu kodieren ist **in derselben Reihenfolge, in der sie im Alphabetischen Verzeichnis oder im Systematischen Verzeichnis der ICD-10-GM erscheinen**, d.h. die Ätiologie-Schlüsselnummer, gefolgt von der Manifestations-Schlüsselnummer.

Diese Reihenfolge für die Ätiologie-/Manifestationsverschlüsselung gilt nur für das Kreuz-/Stern-System. Die Hauptdiagnosenregelung der DKR D002 erfährt somit außerhalb der Kreuz-/Stern-Systematik in Bezug auf die Reihenfolge von Ätiologie-/Manifestationskodes keine Einschränkung.

Beispiel 1

Diagnose: Bursitis durch Gonokokken

ICD-10-GM Alphabetisches Verzeichnis:	**Bursitis** durch Gonokokken A54.4† M73.09*	
ICD-10-GM Systematisches Verzeichnis:	**A54.4†**	***Gonokokkeninfektion des Muskel-Skelett-Systems*** *Gonokokken:* *Bursitis (M73.0-*)*
	M73.0-*	***Bursitis gonorrhoica (A54.4*****†)**

Rubriken, die Diagnosebezeichnungen mit einer Kreuz-Kennung enthalten, treten in unterschiedlichen Formen auf (WHO):

a) Das Symbol (†) und die zugehörige Sternschlüsselnummer erscheinen beide in der Rubriküberschrift. Sämtliche in dieser Rubrik zu klassifizierenden Bezeichnungen unterliegen der Doppelklassifizierung und haben alle dieselbe Sternschlüsselnummer, zum Beispiel:

Beispiel 2

A17.0† ***Tuberkulöse Meningitis (G01*)***
Tuberkulöse Leptomeningitis
Tuberkulose der Meningen (zerebral) (spinal)

b) In der Rubriküberschrift erscheint das Symbol (†), aber nicht die zugehörige Sternschlüsselnummer. Sämtliche in dieser Rubrik zu klassifizierenden Bezeichnungen unterliegen der Doppelklassifizierung, haben jedoch unterschiedliche Sternschlüsselnummern (die bei jeder Bezeichnung aufgeführt sind), zum Beispiel:

Beispiel 3

A18.0† ***Tuberkulose der Knochen und Gelenke***

Tuberkulös:
- *Arthritis (M01.1-*)*
- *Knochennekrose (M90.0-*)*
- *Mastoiditis (H75.0*)*
- *Osteomyelitis (M90.0-*)*
- *Ostitis (M90.0-*)*
- *Synovitis (M68.0-*)*
- *Tenosynovitis (M68.0-*)*

Tuberkulose:
- *Hüfte (M01.15*)*
- *Knie (M01.16*)*
- *Wirbelsäule (M49.0-*)*

c) In der Rubriküberschrift erscheinen weder das Symbol (†) noch die zugehörige Sternschlüsselnummer. Die Rubrik als Ganzes unterliegt nicht der Doppelklassifizierung, jedoch können einzelne darunter aufgeführte Bezeichnungen doppelt klassifiziert werden. In diesen Fällen sind die Bezeichnungen mit dem Symbol (†) und ihrer Sternschlüsselnummer gekennzeichnet, zum Beispiel:

Beispiel 4

A54.8 ***Sonstige Gonokokkeninfektionen***
durch Gonokokken:
- *Peritonitis† (K67.1*)*
- *Pneumonie† (J17.0*)*
- *Sepsis*
- *Hautläsionen*

d) Wenn bei der Verschlüsselung der Diagnose die ICD-10-Verzeichnisse auf einen Stern-Kode (Manifestation) führen, dann muss anschließend die Ätiologie geklärt werden. Dazu sind in der Systematik und im Alphabetischen Verzeichnis für viele Schlüsselnummern Hinweise aufgenommen worden (siehe Beispiel 5). Dabei können auch Schlüsselnummern zur Kodierung der Ätiologie benutzt werden, die in der ICD-Systematik keine Kreuz-Kodes sind. Auch sie werden in diesem Fall mit einem Kreuz (†) gekennzeichnet.

Beispiel 5

G63.3* ***Polyneuropathie bei sonstigen endokrinen und Stoffwechselkrankheiten (E00–E07†, E15–E16†, E20–E34†, E70–E89†)***
Hier findet sich in der Systematik ein Hinweis auf mögliche Schlüsselnummern zur Kodierung der Ätiologie, und zwar mit einem † gekennzeichnet, obwohl diese Schlüsselnummern, wie z.B. E05.0 *Hyperthyreose mit diffuser Struma*, in der Systematik nicht als Kreuzkode definiert sind.

e) An anderer Stelle (siehe Beispiel 6) fehlen Hinweise auf mögliche Schlüsselnummern zur Kodierung der Ätiologie. Hier ist dann vom behandelnden Arzt die zugrunde liegende Krankheit zu bestimmen.

Beispiel 6

J91* ***Pleuraerguss bei anderenorts klassifizierten Krankheiten***
Hier findet sich kein Hinweis auf entsprechende Kreuzkodes. Jede Schlüsselnummer, die die Ätiologie des Pleuraergusses kodiert, kann verwendet werden, wie z.B. I50.1- *Linksherzinsuffizienz,* und wird mit einem Kreuz (†) gekennzeichnet.

2. Hinweise zur Doppelklassifizierung

Für bestimmte Situationen ist eine andere Form der Doppelklassifizierung als die des Kreuz-Stern-Systems anwendbar, um den Gesundheitszustand einer Person vollständig zu beschreiben. Der Hinweis im Systematischen Verzeichnis „Soll ... angegeben werden, ist eine zusätzliche Schlüsselnummer zu benutzen“, kennzeichnet viele solcher Situationen (WHO).

Hier sind aufzuzählen:

- Lokale Infektionen bei Zuständen, die den Kapiteln der „Organkrankheiten" zuzuordnen sind. Schlüsselnummern des Kapitels I zur Identifizierung des Infektionserregers werden hinzugefügt, sofern dieser im Rubriktitel nicht enthalten ist. Am Ende von Kapitel I steht für diesen Zweck die Kategoriengruppe B95!–B98! zur Verfügung (siehe Tabelle 2 (Seite 26)).
- Neubildungen mit funktioneller Aktivität. Eine geeignete Schlüsselnummer aus Kapitel IV kann zur Kennzeichnung der funktionellen Aktivität einer Neubildung der jeweiligen Schlüsselnummer aus Kapitel II hinzugefügt werden.
- Morphologie von Neubildungen. Obwohl die ICD-O nicht Bestandteil der Hauptklassifikation ICD ist, kann sie zur Kennzeichnung der Morphologie (Histologie) von Tumoren zusätzlich einer Schlüsselnummer von Kapitel II hinzugefügt werden.
- Ergänzungen für Zustände, die Kapitel V, F00–F09 (Organische, einschließlich symptomatischer psychischer Störungen) betreffen. Die zugrunde liegende Krankheit, Verletzung oder andere Hirnschädigung kann durch Hinzufügen einer Schlüsselnummer aus einem anderen Kapitel angegeben werden.
- Zwei Schlüsselnummern zur Beschreibung einer Verletzung, einer Vergiftung oder einer sonstigen Nebenwirkung. Zu einer Schlüsselnummer aus Kapitel XIX, die die Art der Verletzung beschreibt, kann auch eine Schlüsselnummer aus Kapitel XX für die Ursache zusätzlich angegeben werden.

Anmerkung: Sowohl die Kodes für die Morphologie von Neubildungen als auch die Kodes aus Kapitel XX sind für die DRG-Gruppierung nicht relevant.

Reihenfolge von Diagnoseschlüsseln bei Mehrfachkodierung

ICD-Kodes **ohne Kennzeichen** oder **mit einem Kreuz** (Ätiologie, „†") als Kennzeichen werden im Folgenden als **Primär-Diagnoseschlüssel** bezeichnet, da diese alleine verwendet werden dürfen.

ICD-Kodes **mit einem Stern** (Manifestation, „*") oder **mit einem Ausrufezeichen** (Sonstiges, „!") als Kennzeichen werden im Folgenden als **Sekundär-Diagnoseschlüssel** bezeichnet, da sie nie alleine verwendet werden dürfen, sondern nur in Kombination mit einem Primär-Kode.

Für die Reihenfolge der ICD-Kodes bei Mehrfachverschlüsselung mit Primär- und Sekundär-Diagnoseschlüssel gelten folgende Regeln:

- Primär-Diagnoseschlüssel vor Sekundär-Diagnoseschlüssel
- Ein Primär-Diagnoseschlüssel gilt für alle folgenden Sekundär-Diagnoseschlüssel bis zum Auftreten eines neuen Primär-Diagnoseschlüssels.
- Ein Sekundär-Diagnoseschlüssel darf nie einem Sekundär-Diagnoseschlüssel zugeordnet werden. (D.h. ein Ausrufezeichenkode darf nie einem Sternkode zugeordnet werden und umgekehrt.)

Kreuz-Stern-System

In den Kodierrichtlinien, insbesondere in den Beispielen, sind die Diagnoseschlüssel gemäß obiger Regeln angeordnet.

Beispiel 7 (aus DKR 0401 *Diabetes mellitus*)

Ein Patient mit Diabetes Typ 1 mit peripheren vaskulären Komplikationen in Form einer Atherosklerose der Extremitätenarterien mit Ruheschmerz wird zur Bypass-Operation aufgenommen. Zusätzlich besteht eine Retinopathie mit erheblicher Einschränkung des Sehvermögens.

Hauptdiagnose:	E10.50†	*Diabetes mellitus, Typ 1 mit peripheren vaskulären Komplikationen, nicht als entgleist bezeichnet*
Nebendiagnose(n):	I79.2*	*Periphere Angiopathie bei anderenorts klassifizierten Krankheiten*
	I70.23	*Atherosklerose der Extremitätenarterien, Becken-Bein-Typ, mit Ruheschmerz*
	E10.30†	*Diabetes mellitus, Typ 1 mit Augenkomplikationen, nicht als entgleist bezeichnet*
	H36.0*	*Retinopathia diabetica*

Hinweis: Der Kode I70.23 *Atherosklerose der Extremitätenarterien, Becken-Bein-Typ, mit Ruheschmerz* dient in diesem Beispiel zur näheren Spezifizierung der durch das Kreuz-Stern-System beschriebenen Diagnose. Er ist nicht als Hauptdiagnose anzugeben.

Das Beispiel 7 ist gemäß Datenübermittlungsvereinbarung nach § 301 SGB V für die Entlassungsanzeige in der Segmentgruppe SG 1 (ETL-NDG) wie folgt aufzubereiten (siehe auch *Redaktionelle Hinweise* (Seite XVII)):

Diagnosen	**Primär-Diagnoseschlüssel** (Primär-Diagnose)	**Sekundär-Diagnoseschlüssel** (Sekundär-Diagnose)
Hauptdiagnose	E10.50†	I79.2*
Nebendiagnose	I70.23	
Nebendiagnose	E10.30†	H36.0*

Beispiel 8 (aus DKR 0401 *Diabetes mellitus*)

Ein Patient mit Diabetes Typ 1 mit multiplen Komplikationen in Form einer Atherosklerose der Extremitätenarterien, einer Retinopathie und einer Nephropathie wird wegen einer schweren Entgleisung der Stoffwechsellage aufgenommen.

Hauptdiagnose:	E10.73†	*Diabetes mellitus, Typ 1 mit multiplen Komplikationen, mit sonstigen multiplen Komplikationen, als entgleist bezeichnet*
Nebendiagnose(n):	I79.2*	*Periphere Angiopathie bei anderenorts klassifizierten Krankheiten*
	H36.0*	*Retinopathia diabetica*
	N08.3*	*Glomeruläre Krankheiten bei Diabetes mellitus*

Anmerkung: Der Kode E10.73 ist mit einem „†" zu kennzeichnen, da er die Ätiologie der nachfolgenden Stern-Kodes (Manifestationen) kodiert. Gemäß den Regeln ist der „Ätiologiekode" stets vor den „Manifestationskodes" anzugeben. Gilt ein Ätiologiekode für mehrere Manifestationen, wie in diesem Beispiel, so gilt er für alle folgenden Stern-Kodes (Manifestationen) bis zum Auftreten eines neuen Kreuz-Kodes oder eines Kodes ohne Kennzeichen. Somit ist mit E10.73† die Ätiologie der Manifestationen I79.2*, H36.0* und N08.3* kodiert.

Das Beispiel 8 ist gemäß Datenübermittlungsvereinbarung nach § 301 SGB V für die Entlassungsanzeige in der Segmentgruppe SG 1 (ETL-NDG) wie folgt aufzubereiten (siehe auch *Redaktionelle Hinweise* (Seite XVII)):

Diagnosen	**Primär-Diagnoseschlüssel** (Primär-Diagnose)	**Sekundär-Diagnoseschlüssel** (Sekundär-Diagnose)
Hauptdiagnose	E10.73†	I79.2*
Nebendiagnose	E10.73†	H36.0*
Nebendiagnose	E10.73†	N08.3*

Ausrufezeichenkodes

Sowohl in der ICD-10-GM als auch in der Datenübermittlungsvereinbarung nach § 301 SGB V werden die Ausrufezeichenkodes (z.B. S31.83!) als „optionale" Schlüsselnummern bezeichnet. Mit einem Ausrufezeichen gekennzeichnete sekundäre Schlüsselnummern sind zum Teil optional, in anderen Fällen obligatorisch anzugeben.

Einen Überblick über die mit Ausrufezeichen gekennzeichneten ICD-Kodes/Kategorien bieten Tabelle 1 und 2.

Die in Tabelle 1 aufgeführten Ausrufezeichenkodes können angegeben werden, wenn dies aus klinischer Sicht sinnvoll ist.

Tabelle 1: **Optional anzugebende** mit einem Ausrufezeichen gekennzeichnete Kategorien/Kodes:

U99.–!	*Belegte und nicht belegte Schlüsselnummern U99.–!* (außer U99.0!)
V, W, X, Y	Alle Schlüsselnummern aus **Kapitel XX** (Äußere Ursachen von Morbidität und Mortalität)
Z33!	*Schwangerschaftsfeststellung als Nebenbefund*
Z50.–!	*Rehabilitationsmaßnahmen*
Z54.–!	*Rekonvaleszenz*

Beispiel 9

Eine Patientin wird mit Mittelhandfraktur aufgenommen. Nebenbefundlich wird eine Schwangerschaft in der 6. Schwangerschaftswoche festgestellt und überwacht.

Hauptdiagnose:	S62.32	*Fraktur eines sonstigen Mittelhandknochens, Schaft*
Nebendiagnose(n):	Z33!	*Schwangerschaftsfeststellung als Nebenbefund*
	O09.1!	*Schwangerschaftsdauer 5 bis 13 vollendete Wochen*
	Z34	*Überwachung einer normalen Schwangerschaft*

Alle Ausrufezeichenkodes, die in Tabelle 2 aufgeführt sind, sind obligat anzugeben.

Tabelle 2: Mit einem Ausrufezeichen gekennzeichnete Kategorien/Kodes, die **obligatorisch** anzugeben sind **(nicht optional)**:

B95.–!	*Streptokokken und Staphylokokken als Ursache von Krankheiten, die in anderen Kapiteln klassifiziert sind*
B96.–!	*Sonstige näher bezeichnete Bakterien als Ursache von Krankheiten, die in anderen Kapiteln klassifiziert sind*
B97.–!	*Viren als Ursache von Krankheiten, die in anderen Kapiteln klassifiziert sind*
B98.–!	*Sonstige näher bezeichnete infektiöse Erreger als Ursache von Krankheiten, die in anderen Kapiteln klassifiziert sind*
C94.8!	*Blastenkrise bei chronischer myeloischer Leukämie [CML]*
C95.8!	*Leukämie, refraktär auf Standard-Induktionstherapie*
C97!	*Bösartige Neubildungen als Primärtumoren an mehreren Lokalisationen*
G82.6-!	*Funktionale Höhe der Schädigung des Rückenmarkes*
I50.02!	*Rechtsherzinsuffizienz ohne Beschwerden*
I50.03!	*Rechtsherzinsuffizienz mit Beschwerden bei stärkerer Belastung*

I50.04!	*Rechtsherzinsuffizienz mit Beschwerden bei leichterer Belastung*
I50.05!	*Rechtsherzinsuffizienz mit Beschwerden in Ruhe*

Hinweis: Bei einer globalen Herzinsuffizienz kommen die Schlüsselnummern I50.02!–I50.05! nicht zur Anwendung. Es ist in diesem Fall die Schlüsselnummer I50.01 in Kombination mit einer Schlüsselnummer aus I50.1- zur Angabe des Stadiums der Herzinsuffizienz anzugeben.

I67.80!	*Vasospasmen bei Subarachnoidalblutung*
K72.7-!	*Hepatische Enzephalopathie und Coma hepaticum*
K74.7-!	*Klinische Stadien der Leberzirrhose*
L40.7-!	*Schweregrad der Psoriasis*
N39.47!	*Rezidivinkontinenz*
O09.–!	*Schwangerschaftsdauer*
R65.–!	*Systemisches inflammatorisches Response-Syndrom [SIRS]*
S06.7-!	*Bewusstlosigkeit bei Schädel-Hirn-Trauma*
S14.7-! S24.7-! S34.7-!	*Funktionale Höhe einer Verletzung des zervikalen/thorakalen/lumbosakralen Rückenmarkes*
S01.83! S21.83! S31.83!	*Offene Wunde (jeder Teil des Kopfes/Thorax/Abdomens, der Lumbosakralgegend und des Becken) mit Verbindung zu einer intrakraniellen/intrathorakalen/intraabdominellen Verletzung*
Sx1.84!	*Weichteilschaden I. Grades bei geschlossener Fraktur oder Luxation (nach Lokalisation)*
Sx1.85!	*Weichteilschaden II. Grades bei geschlossener Fraktur oder Luxation (nach Lokalisation)*
Sx1.86!	*Weichteilschaden III. Grades bei geschlossener Fraktur oder Luxation (nach Lokalisation)*
Sx1.87!	*Weichteilschaden I. Grades bei offener Fraktur oder Luxation (nach Lokalisation)*
Sx1.88!	*Weichteilschaden II. Grades bei offener Fraktur oder Luxation (nach Lokalisation)*
Sx1.89!	*Weichteilschaden III. Grades bei offener Fraktur oder Luxation (nach Lokalisation)*
T31.–!	*Verbrennungen, klassifiziert nach dem Ausmaß der betroffenen Körperoberfläche*
T32.–!	*Verätzungen, klassifiziert nach dem Ausmaß der betroffenen Körperoberfläche*
U07.0!	*Gesundheitsstörung im Zusammenhang mit dem Gebrauch von E-Zigaretten [Vaporizer]*
U07.1!	*COVID-19, Virus nachgewiesen*[1]
U07.2!	*COVID-19, Virus nicht nachgewiesen*[1]
U60.–!	*Klinische Kategorien der HIV-Krankheit*
U61.–!	*Anzahl der T-Helferzellen bei HIV-Krankheit*

[1] *Siehe hierzu auch die Kodierfrage zur ICD-10-GM Nr. 1018 des BfArM „Wie sind im Zusammenhang mit COVID-19 die Zusatzschlüsselnummern U07.1! und U07.2! sowie U99.0! zu verwenden?" https://www.dimdi.de/dynamic/de/klassifikationen/kodierfrage/gm-1018/*

U69.0-!	*Anderenorts klassifizierte, im Krankenhaus erworbene Pneumonie*

Hinweis: Die Schlüsselnummern sind nur von Krankenhäusern, die zur externen Qualitätssicherung nach § 137 SGB V verpflichtet sind, und nur für vollstationär behandelte, erwachsene Patienten (18 Jahre und älter) anzugeben.

U69.10!	*Anderenorts klassifizierte Krankheit, für die der Verdacht besteht, dass sie Folge einer medizinisch nicht indizierten ästhetischen Operation, einer Tätowierung oder eines Piercings ist*
U69.11!	*Dauerhaft erworbene Blutgerinnungsstörung*
U69.12!	*Temporäre Blutgerinnungsstörung*
U69.13!	*Herz-Kreislauf-Stillstand vor Aufnahme in das Krankenhaus*
U69.20!	*Influenza A/H1N1 Pandemie 2009 [Schweinegrippe]*
U69.21!	*Influenza A/H5N1 Epidemie [Vogelgrippe]*
U69.40!	*Rekurrente Infektion mit Clostridium difficile*
U80.–!	*Grampositive Erreger mit bestimmten Antibiotikaresistenzen, die besondere therapeutische oder hygienische Maßnahmen erfordern*
U81.–!	*Gramnegative Erreger mit bestimmten Antibiotikaresistenzen, die besondere therapeutische oder hygienische Maßnahmen erfordern*
U82.–!	*Mykobakterien mit Resistenz gegen Antituberkulotika (Erstrangmedikamente)*
U83!	*Candida mit Resistenz gegen Fluconazol oder Voriconazol*
U84!	*Herpesviren mit Resistenz gegen Virustatika*
U85!	*Humanes Immundefizienz-Virus mit Resistenz gegen Virustatika oder Proteinaseinhibitoren*
U99.0!	*Spezielle Verfahren zur Untersuchung auf SARS-CoV-2*[1]
Z37.–!	*Resultat der Entbindung*

Es kann vorkommen, dass ein Ausrufezeichenkode unter klinischen Aspekten mehreren Primär-Diagnoseschlüsseln zugeordnet werden kann (siehe Beispiel 10). In diesem Fall ist es notwendig den Sekundär-Diagnoseschlüssel einmal anzugeben und ihn ans Ende der Liste der zutreffenden Primär-Diagnoseschlüssel zu stellen.

Beispiel 10 (aus DKR 1905 *Offene Wunden/Verletzungen*)

Ein Patient wird mit vollständiger Zerreißung des Nierenparenchyms, Milzriss mit Parenchymbeteiligung und kleinen Risswunden an mehreren Dünndarmabschnitten sowie Heraustreten von Eingeweiden durch die Bauchwand aufgenommen.

Hauptdiagnose:	S37.03	*Komplette Ruptur des Nierenparenchyms*
Nebendiagnose(n):	S36.03	*Rissverletzung der Milz mit Beteiligung des Parenchyms*
	S36.49	*Verletzung des Dünndarmes, sonstiger und mehrere Teile des Dünndarmes*
	S31.83!	*Offene Wunde (jeder Teil des Abdomens, der Lumbosakralgegend und des Beckens) mit Verbindung zu einer intraabdominalen Verletzung*

Das Beispiel 10 ist gemäß Datenübermittlungsvereinbarung nach § 301 SGB V für die Entlassungsanzeige in der Segmentgruppe SG 1 (ETL-NDG) wie folgt aufzubereiten (siehe auch *Redaktionelle Hinweise* (Seite XVII)):

Diagnosen	**Primär-Diagnoseschlüssel** (Primär-Diagnose)	**Sekundär-Diagnoseschlüssel** (Sekundär-Diagnose)
Hauptdiagnose	S37.03	S31.83!
Nebendiagnose	S36.03	S31.83!
Nebendiagnose	S36.49	S31.83!

D013c Im Systematischen Verzeichnis verwendete formale Vereinbarungen

Einige formale Vereinbarungen der ICD-10-GM sind für die Kodierung und für die Interpretation verschlüsselter Daten wichtig. Die hier dargestellten formalen Vereinbarungen orientieren sich an den entsprechenden Abschnitten des Regelwerks für die WHO-Ausgabe der ICD-10 (Band II). Identische Textpassagen sind deshalb durch „(WHO)“ gekennzeichnet.

Inklusiva (WHO)

Innerhalb der 3- und 4-stelligen Rubriken ist gewöhnlich eine Reihe anderer Diagnosebezeichnungen aufgeführt. Sie heißen Inklusiva [Einschlussbezeichnungen, „Inkl.“] und sind ergänzend zum Titel als Beispiele für diagnostische Feststellungen angegeben, die in dieser Rubrik zu klassifizieren sind. Sie können sich auf verschiedenartige Zustände beziehen oder Synonyme sein. Sie stellen keine Untergliederung der Rubrik dar (siehe Beispiel 1: K31.0 *Akute Magendilatation*).

Inklusiva sind vorrangig als Hinweis auf den Inhalt der Rubrik aufgeführt. Viele der Angaben beziehen sich auf wichtige oder geläufige Bezeichnungen, die der Rubrik angehören. Andere sind als Krankheitszustand oder als Lokalisation Grenzfälle, die die inhaltliche Grenze zwischen den einzelnen Subkategorien kennzeichnen sollen. Die Liste der Inklusiva ist keineswegs erschöpfend; alternative Diagnosebezeichnungen sind im Alphabetischen Teil aufgeführt. Bei der Verschlüsselung einer vorgegebenen Diagnose sollte als erstes dort nachgeschlagen werden.

Beispiel 1

K31.– ***Sonstige Krankheiten des Magens und des Duodenums***
Inkl.: Funktionelle Magenkrankheiten
Exkl.: Divertikel des Duodenums (K57.0–K57.1)
Gastrointestinale Blutung (K92.0–K92.2)

K31.0 ***Akute Magendilatation***
Akute Distension des Magens

K31.1 ***Hypertrophische Pylorusstenose beim Erwachsenen***
Pylorusstenose o.n.A.
Exkl.: Angeborene oder infantile Pylorusstenose (Q40.0)

Allgemeine diagnostische Beschreibungen, die für eine Reihe von Kategorien oder für sämtliche Subkategorien einer 3-stelligen Kategorie gelten, sind jeweils im Anschluss an eine Kapitel-, Gruppen- oder Kategorienüberschrift aufgeführt und durch „Inkl.:“ gekennzeichnet (siehe Beispiel 1: K31.– *Sonstige Krankheiten des Magens und des Duodenums*).

Exklusiva (WHO)

Bestimmte Rubriken enthalten Angaben über Krankheitszustände, die durch „Exkl.:“ gekennzeichnet sind. Dabei handelt es sich um Bezeichnungen, die – selbst wenn der Titel der Rubrik vermuten lässt, dass sie an dieser Stelle zu klassifizieren wären – tatsächlich an anderer Stelle klassifiziert sind. Ein solches Beispiel ist die Kategorie A46 *„Erysipel [Wundrose]“*, in der das postpartale oder puerperale Erysipel ausgeschlossen ist. Bei den Exklusiva steht in Klammern die Schlüsselnummer derjenigen Kategorie oder Subkategorie, der die Ausschlussbezeichnung zuzuordnen ist (siehe Beispiel 1: K31.1 *Hypertrophische Pylorusstenose beim Erwachsenen*).

Allgemeine Ausschlüsse für eine Vielzahl von Kategorien oder für alle Subkategorien einer 3-stelligen Kategorie sind direkt nach dem Titel des Kapitels, der Gruppe oder der Kategorie aufgeführt und ebenfalls durch „Exkl.:” gekennzeichnet (siehe Beispiel 1: K31.– *Sonstige Krankheiten des Magens und des Duodenums*).

Glossar

Kapitel V „Psychische und Verhaltensstörungen” enthält außer den Ein- und Ausschlussbezeichnungen ein Glossar mit inhaltlichen Hinweisen zu den Rubriken. Es wurde deshalb eingesetzt, weil die Terminologie der psychischen Störungen unterschiedlich ist, insbesondere in den verschiedenen Ländern. Zur Beschreibung gänzlich unterschiedlicher Krankheitszustände werden oft dieselben Bezeichnungen verwendet.

Runde Klammern „( )”

1. Runde Klammern (Parenthesen) umschließen zusätzliche Wörter, die bei einer Diagnosenangabe stehen können, ohne dass dadurch die Verschlüsselung beeinflusst wird.

Beispiel 2

In den Einschlussbegriffen bei I12.– *Hypertensive Nierenkrankheit* bedeutet die Zeile „Arteriosklerotische Nephritis (chronisch) (interstitiell)”, dass I12.– die Schlüsselnummer für die Bezeichnung „Arteriosklerotische Nephritis” ist, sei es allein oder mit den Worten „chronisch” oder „interstitiell” (oder beiden) konkretisiert.

2. Runde Klammern werden zur Angabe der zutreffenden Schlüsselnummer bei Exklusiva benutzt.

Beispiel 3

I88.– ***Unspezifische Lymphadenitis***
Exkl.: *Lymphknotenvergrößerung o.n.A.* (R59.–)

3. Runde Klammern bei den Gruppenbezeichnungen umschließen die 3-stelligen Schlüsselnummern der Kategorien, die in diese Gruppe fallen.
4. Schließlich werden runde Klammern für das Kreuz-Stern-System benutzt. Runde Klammern werden zur Angabe des Kreuzkodes bei Sternkodes oder des Sternkodes bei Bezeichnungen mit Kreuzkode benutzt.

Beispiel 4

A32.1†	***Meningitis und Meningoenzephalitis durch Listerien*** *durch Listerien:* • *Meningitis (G01*)* • *Meningoenzephalitis (G05.0*)*
G01*	***Meningitis bei anderenorts klassifizierten bakteriellen Krankheiten*** *Meningitis (bei) (durch):* • *Anthrax [Milzbrand] (A22.8†)* • *Gonokokken (A54.8†)* • *Leptospirose (A27.–†)* • *Listerien (A32.1†)*

Eckige Klammern „[ ]"

Eckige Klammern werden benutzt zur Bezeichnung von Synonyma, alternativen Formulierungen oder erläuternden Ausdrücken, zum Beispiel:

Beispiel 5

A30.–	***Lepra [Aussatz]***
A46	***Erysipel [Wundrose]***

Doppelpunkt „:"

Ein Doppelpunkt wird bei Aufzählungen von Inklusiva und Exklusiva verwendet, wenn das vorangestellte Wort für die Zuordnung zu der betreffenden Rubrik keine vollständige Bezeichnung darstellt. Ein oder mehrere der nach dem Doppelpunkt stehenden modifizierenden oder genauer beschreibenden Wörter werden benötigt, damit der Begriff der Rubrik zugeordnet werden kann.

Beispiel 6

In K36 *Sonstige Appendizitis* ist die Diagnose „Appendizitis" nur dann einzuordnen, wenn sie durch die Wörter „chronische" oder „rezidivierende" genauer beschrieben ist.

K36	***Sonstige Appendizitis*** *Appendizitis:* • *chronisch* • *rezidivierend*

Senkrechter Strich „ | "

Ein senkrechter Strich wird bei Aufzählungen von Inklusiva und Exklusiva benutzt, wenn weder das vorangegangene Wort noch das folgende Wort vollständige Bezeichnungen sind. Jede vor dem senkrechten Strich stehende Bezeichnung muss mit einer oder mehreren der dahinter stehenden Bezeichnungen kombiniert werden.

Beispiel 7

O71.6	***Schädigung von Beckengelenken und -bändern unter der Geburt***	
	Abriss des inneren Symphysenknorpels Schädigung des Steißbeins Traumatische Symphysenruptur	unter der Geburt

Ohne nähere Angabe „o.n.A."

„o.n.A." ist eine Abkürzung für „ohne nähere Angabe". Sie ist praktisch gleichbedeutend mit „n.n.bez." = „nicht näher bezeichnet".

Manchmal wird ein ungenau bezeichneter Begriff dennoch zusammen mit spezifischeren Begriffen unter derselben Schlüsselnummer klassifiziert. Das hängt damit zusammen, dass in der medizinischen Terminologie oft der allgemeine Begriff für die üblicherweise vorkommende Form einer Krankheit benutzt wird, während die weniger häufig vorkommenden Arten näher bezeichnet werden. Zum Beispiel wird gewöhnlich „Mitralklappenstenose" als Bezeichnung für die „rheumatische Mitralklappenstenose" benutzt und deshalb mit ihr zusammen klassifiziert; eine Pulmonalstenose wird jedoch nur dann als rheumatisch verschlüsselt, wenn sie auch so bezeichnet ist, da sie meist anderer Genese ist.

Beispiel 8

I05.– ***Rheumatische Mitralklappenkrankheiten***

Inkl.: *Zustände, die unter I05.0 und I05.2–I05.9 klassifizierbar sind, unabhängig davon, ob als rheumatisch bezeichnet oder nicht*

Exkl.: *Als nichtrheumatisch bezeichnet (I34.–)*

I05.0 ***Mitralklappenstenose***

Mitralklappenobstruktion (rheumatisch)

I05.1 ***Rheumatische Mitralklappeninsuffizienz***

Solche impliziten Annahmen müssen zur Vermeidung einer falschen Verschlüsselung berücksichtigt werden. Eine sorgfältige Durchsicht der Inklusiva wird deutlich zeigen, wo solche Ursachen vorausgesetzt wurden. Eine Bezeichnung sollte solange nicht unter „nicht näher bezeichnet" verschlüsselt werden, bis genau feststeht, dass keine weiteren Angaben vorhanden sind, die eine spezifische Zuordnung an anderer Stelle zulassen.

Bei der Interpretation von Statistiken auf ICD-Basis ist darauf zu achten, dass es immer wieder einige „nicht näher bezeichnete" Krankheiten gibt, die offensichtlich mit einer Schlüsselnummer für „näher bezeichnet" kodiert wurden, die aber in den Unterlagen, nach denen verschlüsselt wurde, nicht eindeutig spezifiziert waren. Für Zeitreihen und die Interpretation von Statistiken ist es wichtig zu bedenken, dass sich solche Annahmen von einer ICD-Revision zur anderen ändern können. So wurde zum Beispiel vor der 8. Revision der ICD angenommen, dass ein „nicht näher bezeichnetes" Aortenaneurysma syphilitischen Ursprungs sei.

Anderenorts nicht klassifziert „a.n.k."

Werden in einer 3-stelligen Kategorienbezeichnung die Worte „anderenorts nicht klassifiziert" oder die Abkürzung „a.n.k." benutzt, so dienen sie als eine Art Warnung: Bestimmte näher bezeichnete Varianten der aufgeführten Krankheitszustände sind möglicherweise anderen Teilen der Klassifikation zuzuordnen. Zum Beispiel:

Beispiel 9

J16.–	***Pneumonie durch sonstige Infektionserreger, anderenorts nicht klassifiziert*** *Exkl.:* *Ornithose (A70)* *Plasmazelluläre interstitielle Pneumonie (B48.5)* *Pneumonie:* • *angeboren (P23.–)* • *o.n.A. (J18.9)*
J16.0	***Pneumonie durch Chlamydien***
J16.8	***Pneumonie durch sonstige näher bezeichnete Infektionserreger***

Auch andere Kategorien, wie in Kapitel I (z.B. B05.2 „Masernpneumonie"), Kapitel X (z.B. J10–J15) oder in anderen Kapiteln (z.B. P23.– angeborene Pneumonie) dienen der Verschlüsselung von Pneumonien durch näher bezeichnete Infektionserreger. Die Kategorie J18.– „Pneumonie, Erreger nicht näher bezeichnet", enthält Pneumonien, für die ein Infektionserreger nicht angegeben wurde.

„Und" in Titeln

„Und" steht für „und/oder". Zum Beispiel sind in der Schlüsselnummer A18.0† *Tuberkulose der Knochen und Gelenke* die Fälle „Tuberkulose der Knochen", „Tuberkulose der Gelenke" und „Tuberkulose der Knochen und Gelenke" zu klassifizieren.

Punkt Strich „.–" und Strich „-" am Ende von Schlüsselnummern

Alle 3-stelligen Schlüsselnummern, die in 4- oder 5-stellige Schlüsselnummern unterteilt sind, sind an 4. und 5. Stelle durch einen „.–" gekennzeichnet. Alle 4-stelligen Schlüsselnummern, die in 5-stellige Schlüsselnummern unterteilt sind, sind an 5. Stelle durch „-" gekennzeichnet (s. Beispiel 10).

Beispiel 10

G90. –	***Krankheiten des autonomen Nervensystems***
G90.0-	***Idiopathische periphere autonome Neuropathie***
G90.00	***Karotissinus-Syndrom (Synkope)***
G90.08	***Sonstige idiopathische periphere autonome Neuropathie***
G90.1	***Familiäre Dysautonomie [Riley-Day-Syndrom]***

Dadurch wird darauf hingewiesen, dass es für diese 3-stelligen/4-stelligen Kategorien 4-stellige/5-stellige Subkategorien gibt, die beim Kodieren verwendet werden müssen. Diese Übereinkunft gilt für alle ICD-10-Verzeichnisse.

D014d Im Alphabetischen Verzeichnis verwendete formale Vereinbarungen

Das Alphabetische Verzeichnis der ICD-10-GM unterstützt die Verschlüsselung nach dem Systematischen Verzeichnis inkl. des Kreuz-Stern-Systems und der Zusatzschlüsselnummern. Die im Alphabetischen Verzeichnis verwendeten formalen Vereinbarungen sind dort beschrieben. Maßgeblich für die Kodierung ist stets das Systematische Verzeichnis. Soweit das Alphabetische Verzeichnis zu einem unspezifischen Kode (z.B. „.9-Kode") führt, ist deshalb im Systematischen Verzeichnis zu prüfen, ob eine spezifischere Kodierung möglich ist.

D015n Erkrankungen bzw. Störungen nach medizinischen Maßnahmen

Erkrankungen bzw. Störungen nach medizinischen Maßnahmen als Hauptdiagnose

Kodes für die spezifische Verschlüsselung von Erkrankungen bzw. Störungen nach medizinischen Maßnahmen finden sich beispielsweise in den folgenden Kategorien:

Tabelle 1:

E89.–	*Endokrine und Stoffwechselstörungen nach medizinischen Maßnahmen, anderenorts nicht klassifiziert*
G97.–	*Krankheiten des Nervensystems nach medizinischen Maßnahmen, anderenorts nicht klassifiziert*
H59.–	*Affektionen des Auges und der Augenanhangsgebilde nach medizinischen Maßnahmen, anderenorts nicht klassifiziert*
H95.–	*Krankheiten des Ohres und des Warzenfortsatzes nach medizinischen Maßnahmen, anderenorts nicht klassifiziert*
I97.–	*Kreislaufkomplikationen nach medizinischen Maßnahmen, anderenorts nicht klassifiziert*
J95.–	*Krankheiten der Atemwege nach medizinischen Maßnahmen, anderenorts nicht klassifiziert*
K91.–	*Krankheiten des Verdauungssystem nach medizinischen Maßnahmen, anderenorts nicht klassifiziert*
M96.–	*Krankheiten des Muskel-Skelett-Systems nach medizinischen Maßnahmen, anderenorts nicht klassifiziert*
N99.–	*Krankheiten des Urogenitalsystems nach medizinischen Maßnahmen, anderenorts nicht klassifiziert*

Diese Kodes sind nur dann als Hauptdiagnose zu verschlüsseln, wenn kein spezifischerer Kode in Bezug auf die Erkrankung bzw. Störung existiert. Gleiches gilt für die Kategorien T80–T88 *Komplikationen bei chirurgischen Eingriffen und medizinischer Behandlung, anderenorts nicht klassifiziert.* Die Kodes aus Tabelle 1 sind Kodes aus T80–T88 vorzuziehen, soweit letztere die Erkrankung bzw. Störung nicht spezifischer beschreiben.

Beispiel 1

Ein Patient wird wegen einer Hypothyreose nach Thyreoidektomie vor einem Jahr stationär aufgenommen.

Hauptdiagnose: E89.0 *Hypothyreose nach medizinischen Maßnahmen*

Beispiel 2

Ein Herzschrittmacherträger wird wegen einer Elektrodendislokation stationär aufgenommen.

Hauptdiagnose: T82.1 *Mechanische Komplikation durch ein kardiales elektronisches Gerät*

Anmerkung: I97.89 *Sonstige Kreislaufkomplikationen nach medizinischen Maßnahmen, anderenorts nicht klassifiziert* ist nicht als Hauptdiagnose zu verschlüsseln, da der Kode T82.1 *Mechanische Komplikation durch ein kardiales elektronisches Gerät* (samt seiner Inklusiva) spezifisch die Art der Störung beschreibt.

Beispiel 3

Ein Patient wird nach vorangegangener Behandlung einer Fersenbeinfraktur nun wegen einer tiefen Beinvenenthrombose stationär aufgenommen.

Hauptdiagnose: I80.28 *Thrombose, Phlebitis und Thrombophlebitis sonstiger tiefer Gefäße der unteren Extremitäten*

Anmerkung: I97.89 *Sonstige Kreislaufkomplikationen nach medizinischen Maßnahmen, anderenorts nicht klassifiziert* ist nicht als Hauptdiagnose zu verschlüsseln, da der Kode I80.28 *Thrombose, Phlebitis und Thrombophlebitis sonstiger tiefer Gefäße der unteren Extremitäten* spezifisch die Art der Kreislaufkomplikation beschreibt.

Erkrankungen bzw. Störungen nach medizinischen Maßnahmen als Nebendiagnose

Die Regelungen gelten für die Kodierung als Nebendiagnose entsprechend. Die Kriterien der Nebendiagnosendefinition (siehe DKR *D003 Nebendiagnosen* (Seite 9)) sind zu beachten.

ALLGEMEINE KODIERRICHTLINIEN FÜR PROZEDUREN

Diese Kodierrichtlinien beziehen sich auf den **amtlichen Operationen- und Prozedurenschlüssel OPS Version 2021**.

001f Allgemeine Kodierrichtlinien für Prozeduren

Alle signifikanten Prozeduren, die vom Zeitpunkt der Aufnahme bis zum Zeitpunkt der Entlassung vorgenommen wurden und im OPS abbildbar sind, sind zu kodieren. Dieses schließt diagnostische, therapeutische und pflegerische Prozeduren ein.

Die Definition einer signifikanten Prozedur ist, dass sie entweder

- chirurgischer Natur ist
- ein Eingriffsrisiko birgt
- ein Anästhesierisiko birgt
- Spezialeinrichtungen oder Geräte oder spezielle Ausbildung erfordert.

Es ist besonders wichtig, dass alle signifikanten und kodierbaren Prozeduren, einschließlich traditioneller „nicht-chirurgischer" Prozeduren verschlüsselt werden.

Es gibt keine Kodierrichtlinie, die die Reihenfolge der Prozeduren regelt. Jedoch sollten die aufwändigeren Prozeduren zuerst angegeben werden, da die Anzahl der zur Verfügung stehenden Schlüsselnummer-Felder begrenzt ist.

Die Reihenfolge der Prozeduren hat keinen Einfluss auf die DRG-Gruppierung.

Prozedurenkomponenten

Normalerweise ist eine Prozedur vollständig mit all ihren Komponenten, wie z.B. Vorbereitung, Lagerung, Anästhesie, Zugang, Naht, usw., in einem Kode abgebildet (siehe Beispiel 1 und 2). Abweichungen davon sind in den Hinweisen beschrieben. Bei den Operationen am Nervensystem zum Beispiel ist gewöhnlich der Zugang zusätzlich zu kodieren.

Deshalb werden diese individuellen Komponenten einer bereits kodierten Prozedur nicht noch einmal gesondert verschlüsselt.

Ebenso sind eingriffsverwandte diagnostische Maßnahmen nicht gesondert zu kodieren, wenn diese in derselben Sitzung durchgeführt werden und regelhaft Bestandteil der interventionell-therapeutischen Prozeduren sind und dies im OPS nicht anders geregelt ist (z.B. diagnostische Arthroskopie vor arthroskopischer Meniskektomie wird nicht verschlüsselt).

Auch andere Prozeduren, wie z.B. Schmerztherapie (mit Ausnahme des OPS-Kodes 8-919 *Komplexe Akutschmerzbehandlung*), sind nur dann zu kodieren, wenn sie als alleinige Maßnahmen durchgeführt wurden (siehe Beispiel 3).

Beispiel 1

Die Laparotomie als operativer Zugang ist enthalten in

5-511.02 *Cholezystektomie, einfach, offen chirurgisch, mit operativer Revision der Gallengänge*

Eine Episiotomie als Prozedurenkomponente ist enthalten in

5-720.1 *Zangenentbindung aus Beckenmitte*

Beispiel 2

Eine Schmerztherapie bei operativen Eingriffen und diagnostischen Maßnahmen ist im Kode enthalten (mit Ausnahme des OPS-Kodes 8-919 *Komplexe Akutschmerzbehandlung*), während eine Schmerztherapie als alleinige Maßnahme mit einem Kode aus 8-91 verschlüsselt wird.

Die prä- und postoperative Schmerztherapie ist bei einer offen chirurgischen radikalen Uterus-exstirpation mit pelviner und paraaortaler Lymphadenektomie im Kode enthalten.

5-685.3 *Radikale Uterusexstirpation mit pelviner und paraaortaler Lymphadenektomie*

Beispiel 3

Eine epidurale Schmerztherapie als alleinige therapeutische Maßnahme (ohne direkten Zusammenhang mit einer anderen Prozedur), zum Beispiel während eines stationären Aufenthaltes mit Chemotherapie (3 Tage, 2 Medikamente) bei metastasierendem Karzinom, wird gesondert kodiert.

8-543.32 *Mittelgradig komplexe und intensive Blockchemotherapie, 3 Tage, 2 Medikamente*

8-910 *Epidurale Injektion und Infusion zur Schmerztherapie*

Eigenständige Prozeduren, die nicht im direkten Zusammenhang mit einer operativen Prozedur stehen, werden getrennt kodiert.

Beispiel 4

Ein präoperatives CT des Abdomens mit Kontrastmittel und eine Hemikolektomie links werden beide kodiert.

3-225 *Computertomographie des Abdomens mit Kontrastmittel*

5-455.64 *Partielle Resektion des Dickdarmes, Resektion des Colon descendens mit linker Flexur [Hemikolektomie links], offen chirurgisch mit Anastomosen-Anus praeter*

P003s Hinweise und formale Vereinbarungen für die Benutzung des OPS

Dieser Abschnitt der Kodierrichtlinien ist weitgehend identisch mit den Hinweisen zur Benutzung des OPS und ist insbesondere durch Beispiele erweitert.

Aufbau und Kodestruktur

Der Operationen- und Prozedurenschlüssel ist ein überwiegend numerischer, hierarchisch strukturierter Schlüssel. Er weist überwiegend einen 5-stelligen Differenzierungsgrad auf, bezogen auf die International Classification of Procedures in Medicine (ICPM) der WHO. Einige Kodes sind jedoch nur 4-stellig differenziert.

Es gibt folgende Hierarchieebenen:

Kapitel
Bereichsüberschriften
3-Steller
4-Steller
5-Steller
6-Steller

3-Steller-Klassen werden auch als Kategorien, 4- bis 6-Steller als (Sub)-kategorien bezeichnet.

In einigen Kodebereichen wird eine alphanumerische Gliederungsstruktur verwendet, da die zur Verfügung stehenden 10 numerischen Untergliederungen für die erforderlichen Inhalte nicht ausreichend waren. Die alphanumerischen Notationen finden sich in der 4., 5. und 6. Stelle der Systematik.

Eine alphanumerische Angabe wurde ebenfalls für die Bezeichnung der Resteklassen „Sonstige ...“ und „Nicht näher bezeichnete ...“ gewählt. Dadurch war es möglich, zwei weitere numerische Positionen für fachspezifische Inhalte zu gewinnen. Die Position „x“ beinhaltet dabei sonstige Prozeduren, die Position „y“ nicht näher bezeichnete Prozeduren. Der 4-stellige Kode „Andere ...“ ist als Platzhalter für spätere Erweiterungen durch Neuentwicklungen und bisher nicht berücksichtigte Prozeduren gedacht.

Die Textbeschreibung auf der 5. und 6. Gliederungsstelle ist in Buchausgaben oft aus Gründen der Übersichtlichkeit verkürzt angegeben. Sie enthält nur die wesentlichen Unterscheidungsmerkmale gegenüber der zugehörigen Textbeschreibung der jeweils übergeordneten Gliederungsstelle. In der EDV-Version und in den Metadaten des BfArM ist der OPS in allen Gliederungstellen vollständig ausformuliert.

Buchausgabe:

5-44 **Andere Operationen am Magen**
Inkl.: Innere Schienung

...

5-448 **Andere Rekonstruktion am Magen**
Hinw.: Der Zugang ist für die mit ** gekennzeichneten Kodes in der 6. Stelle nach folgender Liste zu kodieren:
0 Offen chirurgisch abdominal
1 Offen chirurgisch thorakal
2 Laparoskopisch
3 Umsteigen laparoskopisch - offen chirurgisch
x Sonstige

../.. (wird fortgesetzt)

P003

../.. (Fortsetzung)

** 5-448.0	Naht (nach Verletzung)		
** 5-448.1	Verschluss einer Gastrostomie oder (Ernährungs-)Fistel		
** 5-448.2	Gastropexie		
** 5-448.3	Kardiaplastik (z.B. nach Belsey)		
** 5-448.4	Fundoplikatio		
5-448.5	Hemifundoplikatio		
	.50	Offen chirurgisch abdominal	
	.51	Offen chirurgisch thorakal	
	.52	Laparoskopisch	
	.53	Umsteigen laparoskopisch - offen chirurgisch	
	.54	Endoskopisch	
	.5x	Sonstige	
** 5-448.6	Hemifundoplikatio mit Hiatusnaht		
** 5-448.a	Vertikale Gastroplastik nach Mason		
** 5-448.b	Implantation oder Wechsel eines nicht anpassbaren Magenbandes		
** 5-448.c	Implantation oder Wechsel eines anpassbaren Magenbandes		
** 5-448.d	Neufixierung eines dislozierten Magenbandes		
** 5-448.e	Entfernung eines Magenbandes		
5-448.f	Magenplikatur		
	.f0	Offen chirurgisch	
	.f1	Laparoskopisch	
	.f2	Umsteigen laparoskopisch - offen chirurgisch	
	.f3	Endoskopisch	
	.fx	Sonstige	
** 5-448.x	Sonstige		
5-448.y	N.n.bez.		

EDV (Metadaten):

Neu dazu kommende Textpassagen sind durch Fettdruck gekennzeichnet.

5-44	**Andere Operationen am Magen**
...	
5-448	Andere Operationen am Magen: **Andere Rekonstruktion am Magen**
5-448.0	Andere Operationen am Magen: Andere Rekonstruktion am Magen: **Naht (nach Verletzung)**
5-448.00	Andere Operationen am Magen: Andere Rekonstruktion am Magen: Naht (nach Verletzung): **Offen chirurgisch abdominal**
5-448.01	Andere Operationen am Magen: Andere Rekonstruktion am Magen: Naht (nach Verletzung): **Offen chirurgisch thorakal**
5-448.02	Andere Operationen am Magen: Andere Rekonstruktion am Magen: Naht (nach Verletzung): **Laparoskopisch**
5-448.03	Andere Operationen am Magen: Andere Rekonstruktion am Magen: Naht (nach Verletzung): **Umsteigen laparoskopisch - offen chirurgisch**
5-448.0x	Andere Operationen am Magen: Andere Rekonstruktion am Magen: Naht (nach Verletzung): **Sonstige**
5-448.1	Andere Operationen am Magen: Andere Rekonstruktion am Magen: **Verschluss einer Gastrostomie oder (Ernährungs-)Fistel**
5-448.10	Andere Operationen am Magen: Andere Rekonstruktion am Magen: Verschluss einer Gastrostomie oder (Ernährungs-)Fistel: **Offen chirurgisch abdominal**
...	

../.. (wird fortgesetzt)

../.. (Fortsetzung)

5-448.x	Andere Operationen am Magen: Andere Rekonstruktion am Magen: **Sonstige**
5-448.x0	Andere Operationen am Magen: Andere Rekonstruktion am Magen: Sonstige: **Offen chirurgisch abdominal**
...	
5-448.y	Andere Operationen am Magen: Andere Rekonstruktion am Magen: **N.n.bez.**

Achtung: Hinweise, Inklusiva und Exklusiva fehlen in den Metadaten.

Reihenfolge und Besetzung der Kodes

Im vorliegenden Schlüssel sind nicht alle 4-stelligen Kodepositionen besetzt. Auf ein „Aufrücken" der nachfolgenden Kodes wurde aus Gründen der Vergleichbarkeit mit der ICPM der WHO verzichtet. Die freien Kodes stehen für ggf. später erforderliche Erweiterungen zur Verfügung.

Topographische Gliederung

Der Operationen- und Prozedurenschlüssel weist in Kapitel 5 Operationen eine topographisch-anatomische Gliederung auf. Auf eine fachgebietsbezogene Gliederung wurde verzichtet. Dies bedeutet, dass Eingriffe, die von mehreren Fachgebieten durchgeführt werden, unter dem jeweiligen Organkapitel zu finden sind. So wurden z.B. die kinderchirurgischen Prozeduren in die jeweiligen organbezogenen Kapitel integriert. Es gibt demnach keine altersbezogene Gliederung mit Ausnahme einiger weniger Schlüsselnummern in Kapitel 8 (Neugeborene).

Abweichend von Kapitel 5 Operationen sind die Kapitel 1, 3, 6, 8 und 9 des Operationen- und Prozedurenschlüssels nach medizinischen Verfahren strukturiert.

Informationsgehalt eines Einzelkodes

Grundprinzip des OPS ist die Abbildung eines durchgeführten Eingriffes möglichst mit einem Kode (monokausale Kodierung). Das bedeutet: jeder Einzelkode enthält normalerweise alle Informationen für eine Prozedur mit allen notwendigen Komponenten, wie z.B. Vorbereitung, Lagerung, Anästhesie, Zugang, die eigentliche Operation, Naht, usw. (s.a. den Abschnitt „Prozedurenkomponenten" in DKR P001 *Allgemeine Kodierrichtlinien für Prozeduren* (Seite 37)).

Beispiel 1

5-351.12 *Mitralklappenersatz, offen chirurgisch, durch Xenotransplantat (Bioprothese)*

Dieser Kode enthält die präoperative Vorbereitung, die Anästhesie, die Lagerung, den Zugang, die eigentliche Operation, die Klappenprothese, ..., die Hautnaht sowie die übliche postoperative Versorgung ggf. mit Weiterführung der Beatmung bis zu einer Dauer von 24 Stunden. Außerdem legt ein Hinweis bei 5-351 fest, dass die Anwendung der Herz-Lungen-Maschine im Kode enthalten ist. Dies gilt nicht für die Anwendung der Herz-Lungen-Maschine in tiefer oder profunder Hypothermie und nicht für die Anwendung der Herz-Lungen-Maschine mit intraaortaler Ballonokklusion (s.a. DKR 0908 *Zusätzliche Prozeduren im Zusammenhang mit Herzoperationen* (Seite 102)).

Kombinationskodes

Es gibt aber auch Kodes für kombinierte Eingriffe einschließlich ihrer Komponenten, bei denen mehrere einzeln durchführbare Eingriffe in einer Sitzung vorgenommen werden. Sie sind dann zu verwenden, wenn sie den kombinierten Eingriff vollständig beschreiben und die Kodierrichtlinien bzw. Hinweise nichts anderes vorschreiben.

Beispiel 2

5-063.2 *Thyreoidektomie* ***mit*** *Parathyreoidektomie*

Mehrfachkodierung

In einigen Bereichen ist eine Kodierung von Operationen mit mehreren Kodes vorgesehen. Dies ist insbesondere für die Abbildung komplexer Eingriffe erforderlich. In diesen Fällen wurden im OPS Hinweise formuliert, die auf eine gesonderte Kodierung der einzeln durchgeführten Eingriffe verweisen.

Beispiel 3

5-820 ***Implantation einer Endoprothese am Hüftgelenk***

Hinw: Eine durchgeführte Pfannendachplastik ist gesondert zu kodieren (5-829.1)
Eine durchgeführte Pfannenbodenplastik ist gesondert zu kodieren (5-829.h)
Eine durchgeführte Spongiosaplastik ist gesondert zu kodieren (5-784 ff.)
Die zusätzliche Verwendung von Osteosynthesematerial ist gesondert zu kodieren (5-786 ff.)
Die Verwendung einer Gelenkschnapp-Pfanne ist gesondert zu kodieren (5-820.7 ff.)
Die komplexe Erstimplantation einer Endoprothese z.B. mit Femurersatz oder mit Ersatz benachbarter Gelenke ist gesondert zu kodieren (5-829.a)
Die Verwendung einer Tumorendoprothese ist gesondert zu kodieren (5-829.c)
Die Verwendung einer hypoallergenen Prothese ist gesondert zu kodieren (5-829.e)
Aufwendige Gipsverbände sind gesondert zu kodieren (8-310 ff.)
Die Implantation einer Endoprothese nach vorheriger Explantation ist gesondert zu kodieren (5-829.n)
Ein durchgeführter alloplastischer Knochenersatz ist gesondert zu kodieren (5-785 ff.)
Die Implantation einer CAD-CAM-Prothese ist mit dem jeweiligen Kode für die Implantation der Endoprothese und den Zusatzkodes 5-829.m oder 5-829.p zu kodieren
Die computergestützte intraoperative biomechanische Ausrichtung des Implantates ist gesondert zu kodieren (5-86a.4)

Die Angabe zur Verwendung von Zement ist in der 6. Stelle nach folgender Liste zu kodieren:

0 Nicht zementiert
1 Zementiert
2 Hybrid (teilzementiert)

** 5-820.0 *Totalendoprothese*

** 5-820.2 *Totalendoprothese, Sonderprothese*

Inkl.: Langschaft, Tumorprothese

Beispiel 4

Unter Beachtung der Hinweise aus 5-820 ergeben sich zum Beispiel für die Kodierung einer Implantation einer Totalendoprothese am Hüftgelenk mit Spongiosaplastik folgende Kodes:

5-820.00	*Totalendoprothese, nicht zementiert*
5-784.0d	*Transplantation von Spongiosa, autogen, offen chirurgisch: Becken*
5-783.0d	*Entnahme eines Knochentransplantates: Spongiosa, eine Entnahmestelle, Becken*

Eingeschränkte Gültigkeit von Kodes

Bestimmte Kodes in den Kapiteln 1 und 8 des Operationen- und Prozedurenschlüssels bilden für ein spezifisches Patientenklientel bzw. für eine spezifische Altersgruppe ein Unterscheidungskriterium für die Zuordnung zu unterschiedlichen Fallgruppen in Entgeltsystemen. Diese Kodes sind deshalb mit einem Hinweis auf ihre eingeschränkte Anwendung versehen. Eine breite Anwendung dieser Kodes für den gesamten Krankenhausbereich hätte eine Überdokumentation zur Folge, die nicht sinnvoll ist.

Versorgung intraoperativer Komplikationen

Die Versorgung von intraoperativen Komplikationen wird gesondert kodiert.

Zusatzkodes

Der Operationen- und Prozedurenschlüssel sieht vor, weitere ergänzende Angaben zu einer Operation oder Maßnahme zusätzlich zu kodieren.

Diese Zusatzkodes sind ergänzend zu verwenden, sofern die Information nicht schon im Kode selbst enthalten ist. Zusatzkodes sind sekundäre Kodes und dürfen nicht selbständig, sondern nur zusätzlich zu einem primären Kode benutzt werden. Sie sind also nur in Kombination mit dem durchgeführten, inhaltlich leitenden Eingriff zulässig. Dabei kann der Primärkode auch durch zwei oder mehr Zusatzkodes ergänzt werden.

Zusatzkodes sind durch die Verwendung von Begriffen wie „Zusatzkode“, „Zusatzkodierung“, „Zusatzinformation“ o.Ä. im Klassentitel oder im Hinweis zu erkennen.

Zusatzinformationen

Zusatzkodes können außer als Einzelkodes in speziellen Bereichen (z.B. am Ende des Kapitels 5: *Zusatzinformationen zu Operationen* (5-93 bis 5-99)) vorhanden sein.

Ein- und Ausschlussbemerkungen und Hinweise

Zur korrekten Anwendung des Schlüssels wurden Hinweise, Einschluss- und Ausschlussbemerkungen formuliert. Diese kann es auf jeder Hierarchieebene geben: nach Kapitelüberschriften, nach Bereichsüberschriften und nach Kategorien und Subkategorien. Beim Kodieren ist daher für jeden Kode/jede Kategorie jeweils bis zur höchstmöglichen Hierarchieebene zu prüfen, ob sich dort Ein- und Ausschlussbemerkungen und Hinweise finden, die auf den Kode/die Kategorie anzuwenden sind.

Folgende Begriffe und Symbole werden dafür verwendet:

Einschlussbemerkungen („Inkl.:“)

Die Einschlussbemerkungen eines Kodes dienen der näheren Beschreibung des Inhaltes des Kodes, z.B. Nennung von Bestandteilen der Prozedur, die enthalten sind und nicht zusätzlich kodiert werden, oder geben Beispiele für Maßnahmen, die diesem Kode (ebenfalls) zugeordnet sind.

Grundsätzlich gilt, dass regelhafte Bestandteile einer Prozedur (Blutstillung, Drainage, Verband etc.) nicht explizit als Inklusivum aufgeführt sind, eine explizite Nennung kann aber zur Verdeutlichung erfolgen. Ausnahmen für Subkodes können über Hinweise (*Hinw.:*) angezeigt werden.

Beispiele für ein Inklusivum zur näheren Beschreibung:

Beispiel 5

1-415 *Biopsie ohne Inzision an der Gesichtshaut*
Inkl.: Kopfhaut

Die Biopsie ohne Inzision an der Kopfhaut ist mit dem Kode 1-415 zu verschlüsseln.

Beispiel 6

5-038.4 *Implantation oder Wechsel einer Medikamentenpumpe zur intrathekalen und/oder epiduralen Infusion*
Inkl.: Ersteinstellung

Die Ersteinstellung der Medikamentenpumpe ist in den Kodes im Bereich 5-038.4 enthalten und nicht gesondert zu kodieren.

Beispiel für ein Inklusivum mit beispielhaft genannten Maßnahmen:

Beispiel 7

3-035 *Komplexe differenzialdiagnostische Sonographie des Gefäßsystems mit quantitativer Auswertung*
Inkl.: B-Flow-Verfahren, Farbdopplersonographie/Farbduplexsonographie, fetomaternale Dopplersonographie

Das B-Flow-Verfahren, die Farbdopplersonographie, die Farbduplexsonographie und die fetomaternale Dopplersonographie sind mit dem Kode 3-035 zu kodieren.

Es kann auch ein und dasselbe Inklusivum entweder als Bestandteil der Prozedur im Kode enthalten sein oder, sofern die Art der Durchführung dem Kode entspricht, als eigenständige Maßnahme mit diesem Kode verschlüsselt werden.

Beispiel 8

5-451 *Lokale Exzision und Destruktion von erkranktem Gewebe des Dünndarmes*
Inkl.: Blutstillung

Die im Rahmen einer lokalen Exzision oder Destruktion von erkranktem Gewebe des Dünndarmes erfolgte Blutstillung ist in den Kodes im Bereich 5-451 enthalten und nicht gesondert zu kodieren; eine Ausnahme hiervon wird z.B. für den Subkode 5-451.7 durch einen Hinweis (*Hinw.:*) angezeigt.

Die lokale Destruktion von erkranktem Gewebe des Dünndarmes ausschließlich zum Zweck der Blutstillung und nicht im Rahmen eines anderen Eingriffs ist ebenfalls mit einem Kode aus 5-451 zu verschlüsseln.

Ausschlussbemerkungen („Exkl.:")

Die Ausschlussbemerkungen eines Kodes dienen der Abgrenzung des Inhaltes des Kodes und nennen Maßnahmen, die einem oder mehreren **anderen** Kodes zuzuordnen sind; der oder die zutreffenden anderen Kodes sind jeweils angegeben.

Ausschlussbemerkungen werden i.d.R. nicht angegeben, wenn der auszuschließende Inhalt in der unmittelbar nachfolgenden Kodeliste enthalten ist.

Eine als Ausschluss genannte Maßnahme ist eine – gegenüber der im Kode selbst klassifizierten Maßnahme – abgrenzbare und andersartige Maßnahme, die folglich auch anders klassifiziert wird. Werden beide Maßnahmen am Patienten durchgeführt, können auch beide Kodes nebeneinander verwendet werden.

Beispiel 9

5-784 *Knochentransplantation und -transposition*
Exkl.: Knorpeltransplantation (5-801.b ff., 5-812.9 ff.)

Eine Knorpeltransplantation ist mit einem Kode aus den Bereichen 5-801.b ff. oder 5-812.9 ff. zu kodieren.

Wurden bei einem Patienten z.B. eine offene autogene Spongiosa-Transplantation **und** eine offene Knorpeltransplantation durchgeführt, sind ein Kode aus dem Bereich 5-784 **und** ein Kode aus 5-801.b ff. anzugeben.

Wenn eine Ausschlussbemerkung keine Kodeangabe enthält, ist die Maßnahme im OPS nicht zu kodieren.

Beispiel 10

1-334 *Urodynamische Untersuchung*
Exkl.: Uroflowmetrie

Hinweise („Hinw.:")

Die aufgeführten Hinweise haben z.B. folgende Funktion:

- Anmerkung zur gesonderten Kodierung von Teilkomponenten einer komplexen Operation (siehe Abschnitt Mehrfachkodierung, Beispiel 3 (Seite 42))
- Anmerkung zur zusätzlichen Kodierung von ergänzenden Angaben einer Operation (siehe Abschnitte Zusatzkodes und Zusatzinformationen)
- Hinweis auf die gesonderte Kodierung des Zuganges
- Hinweis, wann dieser Kode verwendet werden kann
- Hinweis, dass der Kode nur einmal pro stationären Aufenthalt anzugeben ist

und folgende („ff.")

In den Ausschlussbemerkungen und Hinweisen kann auf einzelne Kodes oder Kodegruppen verwiesen werden. Das „ff." wird verwandt, um alle untergeordneten Kodes des jeweiligen Schlüssels zu bezeichnen. So bedeutet 1-212 ff. alle endständigen Kodes unter 1-212, also 1-212.0 bis 1-212.y. Das „ff." kann ab den vierstelligen Kodes abwärts angewendet werden.

Listen

Listen wurden eingeführt, um für einen oder mehrere Kodes geltende, einheitliche Untergliederungen in der 6. Stelle aus Gründen der Übersicht zusammenzufassen. Listen werden z. B. in folgenden Bereichen verwendet:

- Lokalisationsangaben für die Bezeichnung der Blutgefäße
- Bezeichnungen von Knochen und Gelenken
- Angaben zu Zugängen und Verfahren

Wird in den Listen mit Lokalisationsangaben ein „und" verwendet, ist dies immer sowohl im Sinne von „und" als auch im Sinne von „oder" zu verstehen. (s.a. Verwendung von „und")

Auf die Gültigkeit einer Liste für einen Kode wird jeweils durch einen Hinweis aufmerksam gemacht. Listen gelten generell nur für die im Kode ausgewiesenen spezifischen Kodepositionen, nicht jedoch für die Resteklasse „.y Nicht näher bezeichnet".

An einigen Stellen ist darauf zu achten, dass nicht jede Listenposition mit jedem 5-Steller kombinierbar ist.

Verwendete Begriffe und Symbole

Verwendung von „und"

Der Begriff „und" wird in folgenden Fällen im Sinne von „und/oder" verwendet:

- bei 3- und 4-stelligen Kodes, z.B. bei der Aufzählung von Prozeduren wie „Inzision, Exzision und Destruktion ..." oder von Lokalisationen wie „... Naht eines Nerven und Nervenplexus"
- bei nicht endständigen 5-stelligen Kodes, deren Klassentitel ausschließlich Lokalisationsangaben ohne weiteren Zusatz enthält und die ihre 6. Stelle über eine Lokalisationsliste erhalten (Bsp. 5-380.1 ** *Arterien Schulter und Oberarm*)
- bei endständigen 5-stelligen Kodes, deren Klassentitel ausschließlich Lokalisationsangaben ohne weiteren Zusatz enthält (Bsp. 1-502.2 *Oberarm und Ellenbogen*)
- in den Lokalisationslisten für die 6. Stellen (z.B. Liste unter 5-89)

Bei nicht endständigen 5-stelligen Kodes mit Lokalisationsangaben, die ihre 6. Stelle nicht über eine Lokalisationsliste erhalten, sondern z.B. über eine Zugangsliste, wird „und" also ausschließlich im Sinne von „und" verwendet. Dasselbe gilt für endständige und nicht endständige 5-stellige Kodes, deren Klassentitel außer Lokalisationsangaben weitere Zusätze enthält, hier ist das „und" tatsächlich als kumulatives „und" zu verstehen (Bsp. 5-016.4 *Schädelbasis und Hirnhäute, Tumorgewebe*; 5-455.9** *Resektion des Colon ascendens mit Coecum und rechter Flexur und Colon transversum [Hemikolektomie rechts mit Transversumresektion]*).

Verwendete Symbole

** Ein Doppelstern (**) links neben dem jeweiligen Kode kennzeichnet 5-Steller, bei denen für die Kodierung eine 6-stellige Untergliederung zu benutzen ist, die durch die Kombination des 5-Stellers mit einer Liste entsteht.

( ) Runde Klammern innerhalb einer Prozedurbezeichnung enthalten ergänzende Bezeichnungen oder Erläuterungen zu dieser Prozedurenbezeichnung. Diese Angaben können vorliegen, aber auch fehlen, ohne dass die Verschlüsselung dadurch beeinflusst wird. Runde Klammern nicht innerhalb einer Prozedurenbezeichnung enthalten ergänzende Angaben wie Erläuterungen oder Beispiele.

Runde Klammern umschließen Angaben von Kodes oder Kodebereichen in Hinweisen und Exklusiva.

[ ] Eckige Klammern enthalten Synonyme, alternative Formulierungen, andere Schreibweisen und Abkürzungen zu einer Bezeichnung. Eckige Klammern umschließen Angaben zu den gültigen 6. Stellen bei postkombinierten Kodes.

⇄/↔ Alle Schlüsselnummern, die mit einem Zusatzkennzeichen (**R**=rechts, **L**=links, **B**=beidseitig) versehen werden müssen, sind in dieser Fassung mit dem Zeichen (⇄ oder ↔) gekennzeichnet.

Verwendete Schreibweisen

Die Nomenklatur im vorliegenden Schlüssel lehnt sich an die deutsche Fassung der ICD-10 an. Entsprechend werden Prozedurenbezeichnungen sowie Fachbezeichnungen der Anatomie in der Regel in deutscher Schreibweise angegeben. Sofern es sich um Fachbezeichnungen aus mehreren Wörtern oder um lateinische Termini technici handelt, wurde die lateinische Schreibweise verwendet. Trivialbezeichnungen sind in deutscher Schreibweise angegeben. Deutsch-lateinische Mischformen wurden nach Möglichkeit vermieden. Grundsätzlich wurde die im medizinischen Duden verwendete Schreibweise übernommen.

004f Nicht vollendete oder unterbrochene Prozedur

Wenn eine Prozedur aus irgendeinem Grund unterbrochen oder nicht vollendet wurde, ist wie folgt vorzugehen:

1. Wenn von einem laparoskopisch/endoskopischen Verfahren auf „offen chirurgisch" umgestiegen wird, so ist zu prüfen, ob es für den Umstieg einen eigenen Kode im OPS gibt.
   a. Gibt es einen spezifischen Kode für „Umsteigen auf offen chirurgisch", so ist dieser zu verwenden (siehe Beispiel 1).
   b. Gibt es dafür keinen spezifischen Umsteigekode, so wird **nur** die offen chirurgische Prozedur kodiert (siehe Beispiel 2).
2. Gibt es einen spezifischen Kode für eine misslungene Prozedur (siehe Beispiel 3), so ist dieser zu verwenden. In diesen Fall ist der Zusatzkode 5-995 *Vorzeitiger Abbruch einer Operation (Eingriff nicht komplett durchgeführt)* nicht anzugeben.
3. Lässt sich die bisher erbrachte Teilleistung mit dem OPS kodieren, so wird nur die Teilleistung kodiert (siehe Beispiele 4 und 5).
4. Wird eine Prozedur nahezu vollständig erbracht, so wird sie ohne Zusatzkode 5-995 kodiert.
5. In allen anderen Fällen ist die geplante, aber nicht komplett durchgeführte Prozedur zu kodieren; bei Operationen ist zusätzlich der OPS-Kode 5-995 anzugeben.

Beispiel 1

Eine laparoskopisch begonnene Hysterektomie wird fortgesetzt als (offen chirurgische) abdominale Hysterektomie. Als Prozedur wird in diesem Fall kodiert:

5-683.04	*Uterusexstirpation [Hysterektomie], ohne Salpingoovarektomie, Umsteigen endoskopisch – offen chirurgisch*

Beispiel 2

Versuchte endoskopische Erweiterung des Karpal-Tunnels, Umwandlung in einen offen chirurgischen Eingriff. Als Prozedur wird in diesem Fall kodiert:

5-056.40	*Neurolyse und Dekompression eines Nerven, Nerven Hand, offen chirurgisch*

Beispiel 3

Für einige misslungene Prozeduren gibt es spezifische Kodes.

5-733	*Misslungene vaginale operative Entbindung und zugehörige 5-Steller*
8-510.1	*Misslungene äußere Wendung*

Beispiel 4

Wenn eine Laparotomie vorgenommen wurde, um eine Appendektomie durchzuführen, aber die Appendektomie aufgrund eines Herzstillstandes nicht ausgeführt wurde, wird nur die Laparotomie kodiert.

5-541.0	*Explorative Laparotomie*

Beispiel 5

Wenn die Operation eines Ösophagus-Ca vor der Präparation des Ösophagus wegen Inoperabilität abgebrochen wurde, wird nur die durchgeführte Thorakotomie kodiert.

5-340.1	*Explorative Thorakotomie*

P005t Multiple Prozeduren/Prozeduren, unterschieden auf der Basis von Größe, Zeit oder Anzahl/Bilaterale Prozeduren

Multiple Prozeduren/Prozeduren, unterschieden auf der Basis von Größe, Zeit oder Anzahl

Die Prozedurenkodierung soll, wo es möglich ist, den Aufwand widerspiegeln, und daher sind allgemein multiple Prozeduren so oft zu kodieren, wie sie während der Behandlungsphase durchgeführt wurden.

Beispiel 1

Bei einem Patienten mit chronisch ischämischer Herzkrankheit wird in unterschiedlichen Sitzungen jeweils ein nicht medikamentefreisetzender Stent in unterschiedliche Koronararterien eingebracht.

Prozeduren:	8-837.k0	*Perkutan-transluminale Gefäßintervention an Herz und Koronargefäßen, Einlegen eines nicht medikamente-freisetzenden Stents, ein Stent in eine Koronararterie*
	8-837.k0	*Perkutan-transluminale Gefäßintervention an Herz und Koronargefäßen, Einlegen eines nicht medikamente-freisetzenden Stents, ein Stent in eine Koronararterie*

Anmerkung: Mehrere Sitzungen während eines stationären Aufenthaltes sind mit mehreren Kodes zu verschlüsseln.

Ausnahmen:

1. Nur **einmal** während einer **Sitzung** zu kodieren sind: z.B. multiple Exzisionen von Hautläsionen, multiple Biopsien oder ähnlich aufwändige Prozeduren, wenn diese bzgl. der Lokalisation an gleicher Stelle kodierbar sind (siehe Beispiel 2).

Beispiel 2

Ein Patient wird zur Exzision von zehn Läsionen aufgenommen: eine bei rezidivierendem Basalzellkarzinom der Nase, drei Läsionen bei Basalzellkarzinom am Unterarm, drei Läsionen bei Keratosis solaris am Rücken, eine Läsion bei Keratosis solaris am Unterschenkel und zwei Läsionen bei Basalzellkarzinom am Ohr.

Hauptdiagnose:	C44.3	*Basalzellkarzinom, Nase, rezidivierend*
Nebendiagnose(n):	C44.2	*Basalzellkarzinom, Ohr*
	C44.6	*Basalzellkarzinom, Unterarm*
	C97!	*Bösartige Neubildungen als Primärtumoren an mehreren Lokalisationen*
	L57.0	*Keratosis solaris*

Prozeduren:	5-212.0	*Exzision und Destruktion von erkranktem Gewebe an der äußeren Nase*
	5-181.0	*Exzision und Destruktion von erkranktem Gewebe des äußeren Ohres*
	5-894.08	*Lokale Exzision von erkranktem Gewebe an Haut und Unterhaut, Unterarm*
	5-919.0	*Operative Versorgung von Mehrfachtumoren an einer Lokalisation der Haut in einer Sitzung, 3-5 Tumoren*
	5-894.0a	*dto., Rücken*
	5-894.0f	*dto., Unterschenkel*

P005

2. Nur **einmal** während einer **stationären Behandlung** zu kodierende Prozeduren sind aus pragmatischen Gründen **unter Angabe des Datums der ersten Leistung** anzugeben,

   2.1 wenn Hinweise oder Richtlinien anweisen, einen Kode nur einmal anzugeben bzw. wenn Verfahren während einer stationären Behandlung grundsätzlich wiederholt durchgeführt werden (s.a. nachfolgende, nicht abschließende Liste in Tabelle 1).

Tabelle 1:	**Prozeduren, die jeweils nur einmal pro stationärem Aufenthalt zu kodieren sind**
	▪ Verband bei großflächigen und schwerwiegenden Hauterkrankungen (8-191) ▪ Applikation von Medikamenten und Nahrung (8-01) ▪ Diagnostische perkutane Punktion der Pleurahöhle (1-844) ▪ Therapeutische perkutane Punktion von Organen des Thorax, Pleurahöhle (8-152.1) ▪ Diagnostische (perkutane) Punktion und Aspiration der Bauchhöhle, Aszitespunktion (1-853.2) ▪ Therapeutische perkutane Punktion der Bauchhöhle (8-153) ▪ Spülung (Lavage) (8-17) ▪ Entfernung von erkranktem Gewebe an Haut und Unterhaut ohne Anästhesie (im Rahmen eines Verbandwechsels) bei Vorliegen einer Wunde (8-192) ▪ Lagerungsbehandlung (8-390) ▪ Frührehabilitative Komplexbehandlung (8-55) ▪ Physikalisch-therapeutische Einzelmaßnahmen (8-56) ▪ Offenhalten der oberen Atemwege (8-700) ▪ Sauerstoffzufuhr bei Neugeborenen (8-720) ▪ Schmerztherapie (8-91) ▪ Patientenmonitoring (8-920 bis 8-924, 8-930 bis 8-932)❶, (8-925, 8-933) ▪ Phoniatrische und pädaudiologische Komplexbehandlung (9-31) ▪ Psychosoziale, psychosomatische und neuropsychologische Therapie (9-40, außer 9-403)

Anmerkung:

❶ Patientenmonitoring ist nur dann zu kodieren, wenn es sich um eine intensivmedizinische Überwachung oder Behandlung handelt und wenn es nicht Komponente einer anderen Prozedur (z.B. Beatmung, Narkose) ist.

   2.2 wenn Verfahren Mengenangaben (z.B. Bluttransfusionen) oder Zeitangaben im Kode enthalten (s.a. nicht abschließende Liste in Tabelle 2)

Bestimmte Prozeduren des OPS, insbesondere aus Kapitel 6 und 8, werden auf der Basis von **Größe, Zeit oder Anzahl** unterschieden.

Hier sind die Mengen- bzw. Zeitangaben zu addieren und die Summe ist einmal pro Aufenthalt zu kodieren.

Soweit der OPS für die Gabe von Medikamenten oder Blutprodukten eine Dosis- bzw. Mengenangabe vorsieht, ist nur die dem Patienten tatsächlich verabreichte Dosis bzw. Menge zu kodieren (siehe Beispiel 3).

Tabelle 2:	**Prozeduren, die jeweils nur einmal pro stationärem Aufenthalt als Summe zu kodieren sind**

- Applikation von Medikamenten (6-00)
- Spezialverfahren zur maschinellen Beatmung bei schwerem Atemversagen: Inhalative Stickstoffmonoxid-Therapie (8-714.0)
- Transfusionen von Vollblut, Erythrozytenkonzentrat und Thrombozytenkonzentrat (8-800)
- Transfusion von Granulozyten (8-802.6)
- Transfusion von Plasmabestandteilen und gentechnisch hergestellten Plasmaproteinen (8-810)

Beispiel 3

8-810.8	*Transfusion von rekombinantem Faktor VIII*
8-810.83	*Bis unter 500 Einheiten*
8-810.84	*500 Einheiten bis unter 1.000 Einheiten*
...	...
8-810.8z	*280.000 oder mehr Einheiten*

Bilaterale Prozeduren

Der OPS sieht ab der Version 2005 für Prozeduren an paarigen Organen oder Körperteilen die Angabe eines Zusatzkennzeichens für die Seitigkeit (**R**=rechts, **L**=links, **B**=beidseitig) verpflichtend vor. Wenn eine Prozedur in einer Sitzung beidseitig durchgeführt wird, ist diese demnach mit dem Zusatzkennzeichen „**B**" zu versehen. Anderenfalls wird die jeweilige Seite (**R, L**) angegeben.

Beispiel 4

Amputation **beider** Unterschenkel

5-864.8 **B** *Unterschenkelamputation n.n.bez,* ***beidseitig***

P006a Laparoskopische/arthroskopische/endoskopische Prozeduren

Die Art des Eingriffes (laparoskopisch, arthroskopisch oder endoskopisch) ist im OPS in der Regel bei den Prozeduren durch eine Differenzierung auf der 5. oder 6. Stelle ausgewiesen.

Beispiel 1

Laparoskopische Entfernung der Gallenblase ohne Revision der Gallengänge

5-511.11 *Cholezystektomie, einfach,* ***laparoskopisch,*** *ohne laparoskopische Revision der Gallengänge*

Beispiel 2

5-448 ***Andere Rekonstruktion am Magen***

*Hinw.: Der Zugang ist für die mit ** gekennzeichneten Kodes in der 6. Stelle nach folgender Liste zu kodieren*

0 *Offen chirurgisch abdominal*

1 *Offen chirurgisch thorakal*

2 ***Laparoskopisch***

3 *Umsteigen laparoskopisch - offen chirurgisch*

x *Sonstige*

** 5-448.0 *Naht (nach Verletzung)*

** 5-448.1 *Verschluss einer Gastrostomie oder (Ernährungs-)Fistel*

** 5-448.2 *Gastropexie*

** 5-448.3 *Kardiaplastik (z.B. nach Belsey)*

Sollte diese Unterscheidung fehlen, was auch durch Weiterentwicklung von Operationstechniken möglich ist, so ist die Prozedur zu verschlüsseln und für die Art des Eingriffes (Zugangs) ist der entsprechende Zusatzkode anzugeben.

Beispiel 3

Endoskopisches Anlegen eines Liquorshuntes

5-023.00 *Anlegen eines Liquorshuntes [Shunt-Implantation], Ableitung in den Herzvorhof, ventrikuloatrial*

5-059.b ***Andere Operationen an Nerven und Ganglien: Anwendung eines Endoskopiesystems***

P007a Endoskopie multipler Gebiete (Panendoskopie)

Endoskopien multipler Gebiete sind nach dem am weitesten eingesehenen bzw. tiefsten Gebiet zu kodieren.

Beispiel 1

Eine einfache Ösophago-, Gastro-, Duodeno-, Jejuno- und Ileoskopie wird kodiert als

1-636.0 *Diagnostische Intestinoskopie (Endoskopie des tiefen Jejunums und Ileums), einfach (durch Push-Technik)*

Beispiel 2

Eine Endoskopie der oberen Atemwege mit Pharyngoskopie, Tracheoskopie und Bronchoskopie wird kodiert als

1-620.00 *Diagnostische Tracheobronchoskopie mit flexiblem Instrument, ohne weitere Maßnahmen*

008a Klinische Untersuchung in Allgemeinanästhesie

Eine klinische Untersuchung in Allgemeinanästhesie ist nur dann als eigene Prozedur zu kodieren, wenn die Untersuchung in Allgemeinanästhesie als selbständige Maßnahme durchgeführt wird. Sofern der OPS keinen spezifischen Schlüssel für diese Untersuchung enthält, so ist dann – und nur dann – der Schlüssel 1-100 *Klinische Untersuchung in Allgemeinanästhesie* zu verwenden (siehe Beispiel 2).

Erfolgt in der gleichen Sitzung ein invasiver oder operativer Eingriff, der eine Anästhesie erfordert, so ist die klinische Untersuchung nicht gesondert zu kodieren (siehe Beispiel 1).

Beispiel 1

Exzision einer Vaginalzyste und Untersuchung unter Anästhesie.

5-702.1 *Exzision von erkranktem Gewebe der Vagina*

Beispiel 2

Manuelle rektale Untersuchung unter intravenöser Allgemeinanästhesie.

1-100 *Klinische Untersuchung in Allgemeinanästhesie*

009a Anästhesie

Die Kodierung der Anästhesie mit einem Kode aus 8-90 sollte sich auf Ausnahmesituationen beschränken. Dies gilt beispielsweise dann, wenn Schockpatienten, Kleinkinder oder nicht kooperative Patienten eine Anästhesie erhalten, damit eine diagnostische oder therapeutische Prozedur durchgeführt werden kann, die normalerweise ohne Anästhesie erbracht wird.
Gibt es einen Kode für die durchgeführte Prozedur, so ist dieser zusammen mit einem Kode aus 8-90 für die Anästhesie anzugeben (siehe Beispiel 1). Gibt es keinen Kode für die durchgeführte Prozedur, so ist der Kode aus 8-90 für Anästhesie alleine anzugeben.

Beispiel 1

Ein Kleinkind wird zur Abklärung eines Verdachtes auf Hirntumor aufgenommen. Es wird ein Kernspintomogramm des Schädels unter Narkose durchgeführt.

3-820 *Magnetresonanztomographie des Schädels mit Kontrastmittel*
8-900 *Intravenöse Anästhesie*

013k Wiedereröffnung eines Operationsgebietes/Reoperation

Bei der Wiedereröffnung eines Operationsgebietes zur

- Behandlung einer Komplikation
- Durchführung einer Rezidivtherapie
- Durchführung einer anderen Operation in diesem Operationsgebiet

ist zunächst zu prüfen, ob die durchgeführte Operation mit Wiedereröffnung des Operationsgebietes im OPS durch einen spezifischen Kode im betreffenden Organkapitel kodiert werden kann, wie z.B.:

5-289.1	*Operative Blutstillung* ***nach Tonsillektomie***
5-821.12	*Wechsel einer Femurkopfprothese in Totalendoprothese, nicht zementiert*

Gibt es keinen spezifischen Kode, dann ist die durchgeführte Operation zusammen mit einem Kode, wie z.B.

5-349.6	***Reoperation*** *an Lunge, Bronchus, Brustwand, Pleura, Mediastinum oder Zwerchfell*
5-379.5	***Reoperation*** *an Herz und Perikard*
5-559.3	***Revisionsoperation*** *an der Niere*
5-749.0	***Resectio***
5-983	***Reoperation***

für die Reoperation anzugeben (siehe Beispiel 1 und 2).

In einigen Kapiteln des OPS gibt es eigene Kodes für eine Reoperation, die als eigenständige Kodes ausgewiesen sind, aber im Allgemeinen wie Zusatzkodes verwendet werden (siehe DKR 0909 *Revisionen oder Reoperationen an Herz und Perikard* (Seite 103)).

Beispiel 1

5-062.8	*Andere partielle Schilddrüsenresektion: Subtotale Resektion*
5-983	***Reoperation***

Beispiel 2

5-340.d	*Thorakoskopie zur Hämatomausräumung*
5-349.6	***Reoperation an Lunge, Bronchus, Brustwand, Pleura, Mediastinum oder Zwerchfell***

P014o Prozeduren, die normalerweise nicht verschlüsselt werden

Prozeduren, die routinemäßig bei den meisten Patienten und/oder mehrfach während eines Krankenhausaufenthaltes durchgeführt werden, werden nicht verschlüsselt, da sich der Aufwand für diese Prozeduren in der Diagnose oder in den anderen angewendeten Prozeduren widergespiegelt (siehe Beispiel 1). Sie wurden aus diesem Grunde auch nicht in den OPS aufgenommen. Diese sollen auch nicht mit den Resteklassen „Andere ...“ verschlüsselt werden (s.a. DKR P003 *Hinweise und formale Vereinbarungen für die Benutzung des OPS* (Seite 39)).

Tabelle 1:	**Beispiele für nicht kodierbare Prozeduren**

- Gipsverbände mit Ausnahme aufwändiger Gipsverbände (8-310)
- Verbände, außer bei großflächigen und schwerwiegenden Hauterkrankungen (8-191)
- Kardioplegie
- Kardiotokographie (CTG)
- Medikamentöse Therapie mit folgenden Ausnahmen:
  - bei Neugeborenen
  - nicht-antibiotische Chemotherapie
  - systemische Thrombolyse
  - Immunglobulingabe
  - Gabe von Gerinnungsfaktoren
  - Andere Immuntherapie (8-547)
  - antiretrovirale Therapie
  - Medikamente aus 6-00
- Ruhe-EKG
- Langzeit-EKG
- Belastungs-EKG
- 24-Stunden-Blutdruckmessung
- Legen einer Magensonde
- Legen eines transurethralen Blasenkatheters
- Subkutane Medikamentengabe, z. B. Heparin
- Blutentnahme
- Aufnahme- und Kontrolluntersuchung
- Visite
- Konsiliaruntersuchung
- Konventionelle Röntgenuntersuchungen
- Lungenfunktionstest mit Ausnahme von pneumologischen Funktionsuntersuchungen (1-71)
- Blutgasanalyse in Ruhe
- Atemgasanalyse
- Sonographien mit Ausnahme der Endosonographie und der komplexen differenzialdiagnostischen Sonographie mit digitaler Bild- und Videodokumentation

Beispiel 1

- Eine Röntgenaufnahme und ein Gipsverband sind bei der Diagnose einer Radius-Fraktur (Colles) üblich.
- Die intravenöse Gabe von Antibiotika wird bei der Diagnose einer Sepsis erwartet.
- Die Kardioplegie gehört zu einem herzchirurgischen Eingriff.

Es handelt sich also um Standardmaßnahmen bei bestimmten Diagnosen und Prozeduren, deren gesonderte Kodierung deshalb nicht erforderlich ist.

Verfahren, die sich bei der Entwicklung der DRGs doch als gruppierungsrelevant herausstellen sollten, werden im Rahmen der Pflege des OPS und der Kodierrichtlinien berücksichtigt.

P015r Organentnahme und Transplantation

Bei Organentnahme und Transplantation ist zwischen Spender und Empfänger zu unterscheiden. Bei der Spende wird zwischen einer Lebendspende und einer postmortalen Spende unterschieden. Bei autogener Spende sind Spender und Empfänger identisch.

1. Untersuchung eines potenziellen Organ- oder Gewebespenders

Wird ein potenzieller Spender zu Voruntersuchungen vor einer möglichen Lebendspende stationär aufgenommen, ist als Hauptdiagnose

Z00.5 *Untersuchung eines potentiellen Organ- oder Gewebespenders*

zu kodieren, sofern die Organ- oder Gewebeentnahme nicht während desselben stationären Aufenthaltes erfolgt. Kodes aus Z52.– *Spender von Organen und Gewebe* sind **nicht** anzugeben.

2. Lebendspende

Für Lebendspender, die zur Spende von Organen oder Gewebe aufgenommen werden, ist als Hauptdiagnose ein Kode aus

Z52.– *Spender von Organen und Gewebe*

anzugeben, wenn während desselben stationären Aufenthaltes die Organ- oder Gewebeentnahme durchgeführt wird. Ebenfalls sind die entsprechenden Prozedurenkodes zur Entnahme des Transplantates zu kodieren (siehe auch folgende Tabelle).

Beispiel 1

Ein Fremdspender wird zur Lebendspende einer Niere aufgenommen. Eine Nephrektomie zur Transplantation wird durchgeführt. Behandlungsrelevante Nebendiagnosen bestehen nicht.

Hauptdiagnose:	Z52.4	*Nierenspender*
Prozedur(en):	5-554.8	*Nephrektomie zur Transplantation, Lebendspender*

Beispiel 2

Ein Fremdspender wird zur Lebendspende von Stammzellen aus peripherem Blut aufgenommen. Behandlungsrelevante Nebendiagnosen bestehen nicht.

Hauptdiagnose:	Z52.01	*Stammzellenspender*
Prozedur(en):	5-410.11	*Entnahme von hämatopoetischen Stammzellen aus peripherem Blut zur Transplantation, zur allogenen Spende (verwandt oder nicht-verwandt)*

Bei **autogener Spende und Transplantation** während eines stationären Aufenthaltes sind Kodes aus Z52.– *Spender von Organen und Gewebe* **nicht** anzugeben. Die Haupt- und Nebendiagnosen sowie die OPS-Kodes für die Entnahme des Transplantates und die Kodes für die eigentliche Transplantation sind anzugeben.

3. Postmortale Spende nach Gehirntod im Krankenhaus

(Kriterien für eine mögliche postmortale Spende sind: Gehirntod nach den Richtlinien der Bundesärztekammer, Einwilligung und klinische Eignung)

Die Kodierung bei einem Patienten, der als Organspender in Frage kommt, unterscheidet sich nicht vom üblichen Vorgehen bei der Verschlüsselung von Diagnosen und Prozeduren: als Hauptdiagnose ist diejenige Erkrankung oder Verletzung zu kodieren, die die Aufnahme veranlasst hat, hinzukommen vorliegende Nebendiagnosen und die durchgeführten Prozeduren.

Der entsprechende Kode für die Organentnahme bzw. der Kode 8-978 *Aufrechterhaltung der Homöostase für die postmortale Organspende* sind **nicht** zu kodieren (siehe auch Hinweise hierzu im OPS). Ebenso ist der Kode Z00.5 *Untersuchung eines potentiellen Spenders eines Organs oder Gewebes* **nicht** anzugeben.

4. Transplantation

Empfänger des transplantierten Organs bekommen als Hauptdiagnose den Grund der Aufnahme und den entsprechenden Prozedurenkode für die Transplantation. Es ist nicht notwendig, die Entfernung des erkrankten Organs zu kodieren. Domino-Transplantationspatienten (wenn der Patient während der Behandlungsphase ein Organ sowohl erhält als auch spendet (z.B. Herz/Lunge)) erhalten eine Spender-Nebendiagnose aus Z52.– *Spender von Organen und Geweben* und die Prozedurenkodes für die Transplantation und für die Entnahme (mit der Transplantation als Hauptprozedur).

5. Versagen und Abstoßungsreaktion nach Transplantation

Wird ein Patient aufgrund eines Versagens oder einer Abstoßungsreaktion nach Transplantation eines Organs oder Gewebes oder einer Graft-versus-host-Krankheit (GVHD) aufgenommen, wird ein Kode aus T86.– *Versagen und Abstoßung von transplantierten Organen und Geweben* als Hauptdiagnose zugewiesen.

Im Falle einer Transplantation von hämatopoetischen Stammzellen sind die Organmanifestationen einer GVHD unter Beachtung des Kreuz/Stern-Systems zu kodieren. Anschließend ist die (z.B. maligne) Grunderkrankung als Nebendiagnose anzugeben (Diese Regelung hat Vorrang vor DKR 0201 *Auswahl und Reihenfolge der Kodes* (Seite 67)).

Erfolgt die Aufnahme aus einem anderen Grund als des Versagens oder der Abstoßungsreaktion nach Transplantation, so ist T86.– *Versagen und Abstoßung von transplantierten Organen und Geweben* nicht als Hauptdiagnose anzugeben.

Organ-/Gewebeentnahme und Transplantationstabelle – Teil 1

(Diese Tabelle ist nicht als vollständige Auflistung anzusehen)

ORGAN/ GEWEBE	**SPENDE** Diagnosekode für Lebendspender	**ENTNAHME** Prozedurenkode (aus) OPS		**TRANSPLANTATION** Prozedurenkode (aus) OPS: Empfänger	
Stammzellen	Z52.01	5-410.1	*Entnahme von hämatopoetischen Stammzellen aus peripherem Blut zur Transplantation*	8-805	*Transfusion von peripher gewonnenen hämatopoetischen Stammzellen*
Knochenmark	Z52.3	5-410.0	*Entnahme von hämatopoetischen Stammzellen aus Knochenmark zur Transplantation*	5-411	*Transplantation von hämatopoetischen Stammzellen aus Knochenmark*
Lymphozyten	Z52.08	5-410.3	*Entnahme von peripheren Blutzellen, Lymphozyten zur Transfusion*	Geeigneter Kode aus 8-802 *Transfusion von Leukozyten*	
Haut	Z52.1	5-901 5-904 5-924	*Freie Hauttransplantation, Entnahmestelle* *Lappenplastik an Haut und Unterhaut, Entnahmestelle* *Freie Hauttransplantation und Lappenplastik an Haut und Unterhaut bei Verbrennungen, Entnahmestelle*	Geeigneter Kode aus 5-89...5-92 *Operationen an Haut und Unterhaut*	
Knochen	Z52.2	5-783	*Entnahme eines Knochentransplantates*	5-784	*Knochentransplantation*
Niere	Z52.4	5-554.8	*Nephrektomie zur Transplantation, Lebendspender*	5-555	*Nierentransplantation*
Lunge	Z52.80	5-324.c	*Lobektomie zur Lebend-Organspende, offen-chirurgisch*	5-335.2 5-335.3	*Lungentransplantation* *Lungen-Retransplantation während desselben stationären Aufenthaltes*
Limbus-Stamm-zellen/ Konjunktiva	Z52.88	5-112	*Exzision und Destruktion von (erkranktem) Gewebe der Konjunktiva*	5-113.0	*Transplantation von Bindehaut oder Stammzellen des Limbus*
Leber	Z52.6	5-503.3 5-503.4 5-503.5 5-503.6	*Bisegmentektomie [Lobektomie links] [Resektion der Segmente 2 und 3] zur Lebend-Organspende* *Hemihepatektomie links [Resektion der Segmente 1, 2, 3, 4a und 4b] zur Lebend-Organspende* *Hemihepatektomie rechts [Resektion der Segmente 5 bis 8] zur Lebend-Organspende* *Resektion sonstiger Segmentkombinationen zur Lebend-Organspende*	5-504 8-862	*Lebertransplantation* *Hepatozytentransplantation*

Organ-/Gewebeentnahme und Transplantationstabelle – Teil 2

(Diese Tabelle ist nicht als vollständige Auflistung anzusehen)

OPS-KODES FÜR DIE TRANSPLANTATION VON POSTMORTAL ENTNOMMENEN ORGANEN					
ORGAN/ GEWEBE				**TRANSPLANTATION** Prozedurenkode (aus) OPS: Empfänger	
Herz				5-375.0 5-375.1 5-375.3	*Herztransplantation, orthotop* *Herztransplantation, heterotop* *Herz-Retransplantation während desselben stationären Aufenthaltes*
Lunge				5-335.2 5-335.3	*Lungentransplantation* *Lungen-Retransplantation während desselben stationären Aufenthaltes*
Herz und Lunge				5-375.2 5-375.4	*Herz- und Lungentransplantation* *Herz-Lungen-Retransplantation (En-bloc) während desselben stationären Aufenthaltes*
Pankreas				5-528	*Transplantation von Pankreas(gewebe)*
Leber				5-504 8-862.0	*Lebertransplantation* *Allogene Hepatozytentransplantation*
Kornea				5-125	*Hornhauttransplantation und Keratoprothetik*
Niere				5-555	*Nierentransplantation*
Dünndarm				5-467.61 5-467.62 5-467.91 5-467.92	*Dünndarmtransplantation, Jejunum* *Dünndarmtransplantation, Ileum* *Dünndarm-Retransplantation während desselben stationären Aufenthaltes, Jejunum* *Dünndarm-Retransplantation während desselben stationären Aufenthaltes, Ileum*

P016d Verbringung

Prozeduren im Rahmen einer Verbringung werden durch das verbringende Krankenhaus kodiert.

P017q Klinische Obduktion bzw. Obduktion zur Qualitätssicherung

Der Kode 9-990 für eine *Klinische Obduktion bzw. Obduktion zur Qualitätssicherung* ist unter Angabe des Datums, an dem der Patient verstorben ist (Entlassungstag), anzugeben.

SPEZIELLE KODIERRICHTLINIEN

1 BESTIMMTE INFEKTIÖSE UND PARASITÄRE KRANKHEITEN

0101f HIV/AIDS

Anmerkung: Wird in dieser Richtlinie auf die Kode-Gruppe „B20–B24" hingewiesen, so sind damit alle Kodes dieser Gruppe mit Ausnahme von **B23.0** ***Akutes HIV-Infektionssyndrom*** gemeint.

HIV-Kodes sind folgende:

R75	*Laborhinweis auf Humanes Immundefizienz-Virus [HIV]* (d.h. unsicherer Nachweis nach nicht eindeutigem serologischem Test)
B23.0	*Akutes HIV-Infektionssyndrom*
Z21	*Asymptomatische HIV-Infektion [Humane Immundefizienz-Virusinfektion]* (d.h. Infektionsstatus HIV-positiv o.n.A.)
B20–B24	*Humane Immundefizienz-Viruskrankheit [HIV]*
O98.7	*HIV-Krankheit [Humane Immundefizienz-Viruskrankheit], die Schwangerschaft, Geburt und Wochenbett kompliziert*

Die Kodes R75, Z21, B23.0 und die Gruppe B20–B24 schließen sich gegenseitig aus und sind während desselben stationären Aufenthaltes nicht zusammen aufzuführen.

Laborhinweis auf HIV – R75

Dieser Kode ist nur bei den Patienten zuzuweisen, deren HIV-Antikörper-Tests nicht sicher positiv sind. Dies ist gewöhnlich dann der Fall, wenn zwar ein Screening-Test für HIV positiv, der Bestätigungstest aber entweder negativ oder nicht eindeutig ist. Der Kode R75 *Laborhinweis auf Humanes Immundefizienz-Virus [HIV]* ist nicht als Hauptdiagnose zuzuweisen.

Akutes HIV-Infektions-Syndrom – B23.0

Bei einem „akuten HIV-Infektionssyndrom" (entweder bestätigt oder vermutet) ist der Kode B23.0 *Akutes HIV-Infektionssyndrom* als Nebendiagnose zu den Kodes der bestehenden Symptome (z.B. Lymphadenopathie, Fieber) oder der Komplikation (z.B. Meningitis) hinzuzufügen.

Hinweis: Im Allgemeinen sind Symptome nur dann zu kodieren, wenn ihre Ursache unbekannt ist. Diese Kodieranweisung stellt somit eine Ausnahme zu Abschnitt „Schlüsselnummern für Symptome, Befunde und ungenau bezeichnete Zustände" in DKR D002 *Hauptdiagnose* (Seite 4) dar.

Beispiel 1

Ein HIV-positiver Patient wird mit Lymphadenopathie aufgenommen. Es wird die Diagnose eines akuten HIV-Infektionssyndroms gestellt.

Hauptdiagnose:	R59.1	*Lymphknotenvergrößerung, generalisiert*
Nebendiagnose(n):	B23.0	*Akutes HIV-Infektionssyndrom*

Nach kompletter Rückbildung der primären Erkrankung werden fast alle Patienten asymptomatisch und bleiben es für mehrere Jahre. Im Falle von zukünftigen Aufnahmen ist entsprechend der existierenden Richtlinien zu kodieren. Der Kode für das „Akute HIV-Infektionssyndrom" (B23.0) wird nicht mehr verwendet, sobald die entsprechende Symptomatik nicht mehr besteht.

Asymptomatischer HIV-Status – Z21

Z21 *Asymptomatische HIV-Infektion (Humane Immundefizienz-Virusinfektion)*

ist **nicht routinemäßig, sondern nur dann** als Nebendiagnose zuzuweisen, wenn ein HIV-positiver Patient zwar keine Symptome der Infektion zeigt, die Infektion aber trotzdem den Behandlungsaufwand erhöht (siehe DKR D003 *Nebendiagnosen* (Seite 9)).

Da sich Z21 auf Patienten bezieht, die asymptomatisch sind und zur Behandlung einer nicht in Beziehung zur HIV-Infektion stehenden Erkrankung aufgenommen wurden, wird der Kode Z21 **nicht als Hauptdiagnose** zugewiesen.

HIV-Krankheit (AIDS) – B20, B21, B22, B23.8, B24

Zur Kodierung von Patienten mit einer HIV-assoziierten Erkrankung (dies kann eine AIDS-definierende Erkrankung sein oder nicht) stehen folgende Kodes zur Verfügung:

B20	*Infektiöse und Parasitäre Krankheiten infolge HIV-Krankheit [Humane Immundefizienz-Viruskrankheit]*
B21	*Bösartige Neubildungen infolge HIV-Krankheit [Humane Immundefizienz-Viruskrankheit]*
B22	*Sonstige näher bezeichnete Krankheiten infolge HIV-Krankheit [Humane Immundefizienz-Viruskrankheit]*
B23.8	*Sonstige näher bezeichnete Krankheitszustände infolge HIV-Krankheit*
B24	*Nicht näher bezeichnete HIV-Krankheit [Humane Immundefizienz-Viruskrankheit]*

Die Kodes R75 und Z21 sind in diesem Fall nicht zu verwenden.

Reihenfolge und Auswahl der Kodes

Sofern die Erkrankung, die hauptsächlich für die Veranlassung des Krankenhausaufenthaltes des Patienten verantwortlich ist, die HIV-Krankheit ist, ist der entsprechende Kode aus B20–B24 (außer B23.0) oder O98.7 (siehe auch DKR 1510 *Komplikationen in der Schwangerschaft* (Seite 123)) als Hauptdiagnose zu verwenden. Ein Beispiel hierfür ist ein Patient, der stationär zur antiretroviralen Chemotherapie der HIV-Erkrankung aufgenommen wird.

Sofern die Erkrankung, die hauptsächlich für die Veranlassung des Krankenhausaufenthaltes des Patienten verantwortlich ist, eine Manifestation der bereits bekannten HIV-Krankheit ist, ist die Manifestation als Hauptdiagnose zu kodieren. Ein Kode aus B20–B24 (außer B23.0) ist als Nebendiagnose anzugeben.

Beispiel 2

Ein Patient wird mit Mundsoor aufgrund einer bereits bekannten HIV-Infektion aufgenommen.

Hauptdiagnose:	B37.0	*Candida-Stomatitis*
Nebendiagnose(n):	B20	*Infektiöse und parasitäre Krankheit infolge HIV-Krankheit [Humane Immundefizienz-Viruskrankheit]*

Grundsätzlich sind entgegen der Definition einer Nebendiagnose (DKR D003 *Nebendiagnosen* (Seite 9)) alle bestehenden Manifestationen der HIV-Krankheit (AIDS) zu kodieren.

0103s Bakteriämie, Sepsis, SIRS und Neutropenie

Bakteriämie

Eine **Bakteriämie** ist mit einem Kode aus

A49.– *Bakterielle Infektion, nicht näher bezeichneter Lokalisation*

oder einem anderen Kode, der spezifisch den Erreger benennt z.B. A54.9 *Gonokokkeninfektion, nicht näher bezeichnet* zu kodieren. Sie ist nicht mit einem Sepsis-Kode (siehe Tabelle 1) zu verschlüsseln.

Eine Ausnahme hiervon stellt die Meningokokken-Bakteriämie dar, die mit

A39.4 *Meningokokkensepsis, nicht näher bezeichnet*

zu verschlüsseln ist.

Sepsis (Septikämie)

Im Gegensatz dazu wird eine Sepsis mit einem passenden Sepsis-Kode z.B. aus Tabelle 1 kodiert. Dies trifft auch auf eine klinisch manifeste **Urosepsis** zu.

Tabelle 1:

A02.1	*Salmonellensepsis*
A32.7	*Listeriensepsis*
A39.2	*Akute Meningokokkensepsis*
A39.3	*Chronische Meningokokkensepsis*
A39.4	*Meningokokkensepsis, nicht näher bezeichnet*
A40.–	*Streptokokkensepsis*
A41.–	*Sonstige Sepsis*
B37.7	*Candida-Sepsis*
P36.–	*Bakterielle Sepsis beim Neugeborenen*

Sepsis im Zusammenhang mit Abort, ektoper Schwangerschaft, Molenschwangerschaft, Geburt oder Wochenbett ist mit dem passenden Kode aus Tabelle 2 zu verschlüsseln. Zusätzlich ist ein Sepsis-Kode z.B. aus Tabelle 1 anzugeben, um auf den Erreger und das Vorliegen einer Sepsis hinzuweisen.

0103

Tabelle 2:

O03–O07	*Schwangerschaft mit abortivem Ausgang*
O08.0	*Infektion des Genitaltraktes und des Beckens nach Abort, Extrauteringravidität und Molenschwangerschaft*
O75.3	*Sonstige Infektion unter der Geburt*
O85	*Puerperalfieber*

Neutropenie (Agranulozytose)

Sepsis bei Neutropenie-Patienten ist in folgender Reihenfolge zu kodieren:

1. Ein Kode für „Sepsis"
2. Ein Kode aus D70.– *Agranulozytose und Neutropenie*

Systemisches inflammatorisches Response-Syndrom [SIRS]

Für die Verschlüsselung eines SIRS stehen in der ICD-10-GM folgende Kodes zur Verfügung:

R65.0! *Systemisches inflammatorisches Response-Syndrom [SIRS] infektiöser Genese ohne Organkomplikationen*

R65.1! *Systemisches inflammatorisches Response-Syndrom [SIRS] infektiöser Genese mit Organkomplikationen.*

R65.2! *Systemisches inflammatorisches Response-Syndrom [SIRS] nichtinfektiöser Genese ohne Organkomplikationen.*

R65.3! *Systemisches inflammatorisches Response-Syndrom [SIRS] nichtinfektiöser Genese mit Organkomplikationen.*

R65.9! *Systemisches inflammatorisches Response-Syndrom [SIRS], nicht näher bezeichnet.*

Dabei ist zunächst ein Kode für die ein SIRS auslösende Grundkrankheit anzugeben, gefolgt von einem Kode aus R65.–! *Systemisches inflammatorisches Response-Syndrom [SIRS]*. Zur Angabe von Organkomplikationen, Erregern und deren Resistenzlage sind zusätzliche Schlüsselnummern zu verwenden.

NEUBILDUNGEN

201n Auswahl und Reihenfolge der Kodes

Diagnosen

Die Reihenfolge der anzugebenden Kodes hängt von der Behandlung während des betreffenden Krankenhausaufenthaltes ab.

Erfolgt die Aufnahme zur Diagnostik/Behandlung des primären Malignoms, ist das primäre Malignom als Hauptdiagnose-Kode zuzuweisen.

Beispiel 1

Ein Patient wird zur Behandlung eines malignen Gehirntumors im Frontallappen stationär aufgenommen.

Hauptdiagnose:	C71.1	*Bösartige Neubildung des Gehirns, Frontallappen*

Der Malignom-Kode ist als Hauptdiagnose für **jeden** Krankenhausaufenthalt **zur Behandlung der bösartigen Neubildung und zu notwendigen Folgebehandlungen** (z.B. Operationen, Chemo-/Strahlentherapie, sonstige Therapie) (siehe Beispiel 2) sowie **zur Diagnostik** (z.B. Staging) (siehe Beispiel 3) anzugeben, bis die Behandlung **endgültig** abgeschlossen ist, also auch bei den stationären Aufenthalten, die beispielsweise auf die chirurgische Entfernung eines Malignoms folgen. Denn obwohl das Malignom operativ entfernt worden ist, wird der Patient nach wie vor wegen des Malignoms behandelt. War der Aufnahmegrund weder die maligne Erkrankung noch die Chemo-/Strahlentherapie, so ist die Hauptdiagnose gemäß DKR D002 *Hauptdiagnose* (Seite 4) zu wählen.[2]

Beispiel 2

Eine Patientin wird bei vorangegangener Mastektomie bei Mammakarzinom (oberer äußerer Quadrant) anschließend erneut für drei Tage zur Strahlentherapie stationär aufgenommen.

Hauptdiagnose:	C50.4	*Bösartige Neubildung der Brustdrüse, oberer äußerer Quadrant*

Beispiel 3

Ein Patient wird zum Staging eines Morbus Hodgkin (lymphozytenreiche klassische Form) nach vorangegangener Chemotherapie stationär aufgenommen.

Hauptdiagnose:	C81.4	*Lymphozytenreiches (klassisches) Hodgkin-Lymphom*

---

[2] *Siehe hierzu auch den Beschluss des Schlichtungsausschusses Bund gem. § 17c Abs. 3 KHG, AZ 01/2015 vom 04.07.2016, der am 27.07.2016 mit Veröffentlichung in Kraft getreten ist. (https://www.dkgev.de/fileadmin/default/Beschluss_Schlichtungsausschuss_Bund_gem.____17c_Abs._3__KHG.pdf)*

Beispiel 4

Bei einer 34-jährigen Patientin erfolgte vor zwei Jahren eine Ablatio mammae links mit Axilladissektion bei Mammakarzinom. Im postoperativen Verlauf wurde eine adjuvante Chemotherapie durchgeführt. Die Patientin wird nun im Rahmen der geplanten Gesamtbehandlung für einen Mammaaufbau mittels Expander und Musculus latissimus dorsi-Lappen aufgenommen. Andere therapeutische und/oder diagnostische Maßnahmen bezüglich der malignen Grunderkrankung erfolgen nicht.

Hauptdiagnose:	C50.4	*Bösartige Neubildung der Brustdrüse [Mamma]: Oberer äußerer Quadrant der Brustdrüse*

Sofern ein Patient eine auf mehrere Eingriffe verteilte chirurgische Behandlung eines Malignoms/von Metastasen benötigt, ist jedem weiteren Krankenhausaufenthalt, bei dem eine Folge-Operation durchgeführt wird, das Malignom/die Metastasen ebenfalls als Hauptdiagnose-Kode zuzuweisen. Obwohl das Malignom/die Metastasen möglicherweise durch die erste Operation entfernt worden ist/sind, wird der **Patient** während des darauf folgenden Krankenhausaufenthaltes **nach wie vor wegen der Folgen des Malignoms/der Metastasen behandelt**, d.h. das Malignom/die Metastasen ist/sind auch der Anlass zur Folge-Operation.

Erfolgt die Aufnahme nur zur Behandlung von Metastasen, ist/sind die Metastase(n) als Hauptdiagnose-Kode anzugeben und zusätzlich, sofern bekannt, eine bzw. mehrere Nebendiagnose(n) für den Primärtumor (siehe Beispiel 5). Das primäre Malignom ist selbst einige Jahre nach der Resektion des Primärtumors Nebendiagnose, da der Patient nach wie vor wegen dieses Malignoms behandelt wird. Ist die Lokalisation des Primärtumors unbekannt, ist ein Kode aus C80.– *Bösartige Neubildung ohne Angabe der Lokalisation* zu kodieren.

Beispiel 5

Ein Patient wird zur Resektion von Lebermetastasen stationär aufgenommen. Drei Monate zuvor war ein Karzinom am Colon transversum operativ entfernt worden.

Hauptdiagnose:	C78.7	*Sekundäre bösartige Neubildung der Leber*
Nebendiagnose(n):	C18.4	*Bösartige Neubildung des Kolons, Colon transversum*

Erfolgt die Aufnahme des Patienten primär zur systemischen Chemotherapie, „systemischen“ Strahlentherapie (siehe Tabelle 1) oder zur systemischen Therapie mit Antikörpern oder Zytokinen (siehe Tabelle 1)

Tabelle 1: Prozeduren für systemische Strahlentherapie und systemische Therapie mit Antikörpern oder Zytokinen

8-523.4	*Ganzkörperbestrahlung*
8-530.2	*Therapie der blutbildenden Organe mit offenen Radionukliden*
8-530.5	*Sonstige systemische Therapie mit offenen Radionukliden*
8-530.6	*Intravenöse Therapie mit radioaktiven rezeptorgerichteten Substanzen*
8-530.7	*Intravenöse Therapie mit radioaktiven Antikörpern*
8-530.9	*Intravenöse Therapie mit radioaktiv markierten metabolischen Substanzen*
8-531	*Radiojodtherapie*
8-547.0	*Andere Immuntherapie: Mit nicht modifizierten Antikörpern*
8-547.1	*Andere Immuntherapie: Mit modifizierten Antikörpern*
8-547.2	*Andere Immuntherapie: Mit Immunmodulatoren*

des Primärtumors und/oder der Metastasen, ist das primäre Malignom als Hauptdiagnose zuzuweisen. Erfolgt die Aufnahme des Patienten primär zur systemischen Chemotherapie und ist ausnahmsweise der Primärtumor nicht bekannt, wird ein Kode aus C80.– *Bösartige Neubildung ohne Angabe der Lokalisation* als Hauptdiagnose angegeben.

Beispiel 6

Ein Patient mit Prostatakarzinom wird zur Tages-Chemotherapie aufgenommen. Es wird eine nicht komplexe Chemotherapie mit einem Medikament durchgeführt. Die Entlassung erfolgt am selben Tag.

Hauptdiagnose:	C61	*Bösartige Neubildung der Prostata*
Prozedur(en):	8-542.11	*Zytostatische Chemotherapie, Immuntherapie und antiretrovirale Therapie, nicht komplexe Chemotherapie, 1 Tag, 1 Medikament*

Beispiel 7

Ein Patient wird zur systemischen Chemotherapie von Lebermetastasen stationär aufgenommen. Drei Monate zuvor war ein Karzinom am Colon transversum operativ entfernt worden.

Hauptdiagnose:	C18.4	*Bösartige Neubildung des Kolons, Colon transversum*
Nebendiagnose(n):	C78.7	*Sekundäre bösartige Neubildung der Leber und der intrahepatischen Gallengänge*

Erfolgt hingegen die Aufnahme zur lokalen Chemotherapie oder lokalen Bestrahlungstherapie der Metastase(n), ist/sind die Metastase(n) als Hauptdiagnose und der Primärtumor als Nebendiagnose anzugeben (siehe Kodierung in Beispiel 5).

Erfolgt die Aufnahme des Patienten sowohl zur Behandlung des Primärtumors als auch der Metastasen, ist gemäß DKR D002 *Hauptdiagnose* (Seite 4) (zwei Diagnosen erfüllen gleichzeitig das Kriterium der Hauptdiagnose) diejenige Diagnose als Hauptdiagnose auszuwählen, die die meisten Ressourcen verbraucht hat.

Beispiel 8

Ein Patient wird wegen eines sonografischen Verdachts auf Lebermetastasen zur Primärtumorsuche und weiteren Abklärung stationär aufgenommen. Dabei findet sich ein Kolonkarzinom mit Lebermetastasen. Es wird sowohl eine Hemikolektomie als auch eine Leberteilresektion durchgeführt.

Hauptdiagnose: Nebendiagnose(n):	Wird vom behandelnden Arzt entschieden

Wenn sich ein Patient mit einem Symptom vorstellt und die zugrunde liegende Erkrankung zum Zeitpunkt der Aufnahme bekannt ist, ist das Symptom als Hauptdiagnose zu kodieren, sofern ausschließlich das Symptom behandelt wird. Die zugrunde liegende Erkrankung ist als Nebendiagnose-Kode anzugeben.

Beispiel 9

Ein Patient, bei dem drei Monate vorher ein großer, mehrere Bereiche überlappender maligner Gehirntumor diagnostiziert wurde, wird wegen rezidivierender Krampfanfälle aufgenommen. Es werden **nur die Krampfanfälle** behandelt.

Hauptdiagnose:	R56.8	*Sonstige und nicht näher bezeichnete Krämpfe*
Nebendiagnose(n):	C71.8	*Bösartige Neubildung des Gehirns, mehrere Teilbereiche überlappend*

Rezidiv eines primären Malignoms

Sofern ein primäres Malignom, das bereits früher aus dem selben Organ oder Gewebe radikal entfernt wurde, rezidiviert, ist es als primäres Malignom des angegebenen Gebietes zu verschlüsseln, d.h. ein Rezidiv ist wie ein Primärtumor zu kodieren.

Beispiel 10

Ein Patient wird nach zwei Jahren wegen eines Rezidivs eines voroperierten Magenkarzinoms im Corpus ventriculi stationär aufgenommen.

Hauptdiagnose:	C16.2	*Bösartige Neubildung des Magens, Corpus ventriculi*

Ausgedehnte Exzision eines Tumorgebietes

Bei Aufnahmen zur ausgedehnten Exzision eines bereits früher entfernten Tumors ist der Kode für den Tumor zuzuweisen, selbst wenn der histopathologische Befund keinen Hinweis auf einen Resttumor ergibt.

Malignomnachweis nur in der Biopsie

Wenn das Ergebnis einer Biopsie zur Diagnose eines Malignoms führt, sich aber im Operationsmaterial keine malignen Zellen finden, ist die ursprüngliche Diagnose, die aufgrund der Biopsie gestellt wurde, zu kodieren.

0206a Benachbarte Gebiete

Bekannte Primärlokalisation

Sofern sich die Ausbreitung eines Tumors von einer bekannten Primärlokalisation auf ein Nachbarorgan oder -gebiet (z.B. vom Darm auf die Blase oder vom Jejunum zum Ileum) fortsetzt, ist nur die Primärlokalisation zu kodieren. Die Ausbreitung im Nachbargebiet wird nicht verschlüsselt.

Beispiel 1

Eine Patientin mit einem Karzinom der Ektozervix, das auf die Vagina übergreift, wird zur Operation aufgenommen.

Hauptdiagnose: C53.1 *Bösartige Neubildung der Ektozervix*

Unbekannte Primärlokalisation

Eine Neubildung, die zwei oder mehr anatomisch-topographisch aneinandergrenzende Teilbereiche **innerhalb einer dreistelligen** ICD-Kategorie überlappt und deren Ursprungsort nicht bestimmt werden kann, ist entsprechend der Subkategorie .8 („mehrere Teilbereiche überlappend") zu klassifizieren (s.a. ICD-10-GM Hinweise zu Kapitel II), vorausgesetzt, dass die Kombination nicht speziell an anderer Stelle aufgeführt ist, wie zum Beispiel C16.0 *Bösartige Neubildung der Kardia (Ösophagus und Magen).*

Beispiel 2

Eine Patientin mit einem Karzinom der Endo- und Ektozervix wird zur Operation aufgenommen.

Hauptdiagnose: C53.8 *Bösartige Neubildung der Cervix uteri, mehrere Teilbereiche überlappend*

Die ICD-10-GM stellt für bestimmte bösartige Neubildungen, deren **Entstehungsort** nicht festgestellt werden kann und deren angegebene Lokalisation **zwei oder mehr dreistellige Kategorien** überlappt, eigene Kodes zur Verfügung.

Beispiel 3

Eine Patientin mit einem Karzinom der Zervix und der Vagina wird zur Strahlentherapie mehrtägig aufgenommen. Der Entstehungsort des Malignoms konnte nicht festgestellt werden.

Hauptdiagnose: C57.8 *Bösartige Neubildung der weiblichen Genitalorgane, mehrere Teilbereiche überlappend*

Anmerkung: In diesem Fall liegt ein Karzinom der Zervix (C53.–) und ein Karzinom der Vagina (C52) vor. Da der **Entstehungsort** nicht festgestellt werden kann und die angegebene Lokalisation **zwei oder mehr dreistellige Kategorien** überlappt, ist

C57.8 *Bösartige Neubildung der weiblichen Genitalorgane, mehrere Teilbereiche überlappend*

zuzuweisen.

Ungenau/nicht näher bezeichnete Lokalisationen

Für ein Malignom, dessen Ursprungsort unbekannt ist und das sich über benachbarte Gebiete erstreckt (mehrere Bereiche überlappt) und dessen Lokalisation ungenau bezeichnet oder **anderenorts nicht klassifiziert** ist, steht der Kode

C76.– *Bösartige Neubildungen sonstiger und ungenau bezeichneter Lokalisation*

zur Verfügung.

Anmerkung: Die Verwendung dieser Kategorie ist nur dann zulässig, wenn keine spezifische Information bezüglich der Art der Neubildung (z.B. bösartige Neubildung des Thorax) verfügbar ist.

0208c Remission bei malignen immunoproliferativen Erkrankungen und Leukämie

Die Kodes

C88.– *Bösartige immunoproliferative Krankheiten,*

C90.– *Plasmozytom und bösartige Plasmazellen-Neubildungen* und

C91–C95 *Leukämie*

stellen zur **Verschlüsselung des Remissionsstatus** an fünfter Stelle

0 *Ohne Angabe einer kompletten Remission* oder
1 *In kompletter Remission*

zur Verfügung.

Hierbei ist zu beachten:

.x0 Ohne Angabe einer kompletten Remission
Ohne Angabe einer Remission
In partieller Remission

ist zuzuweisen,

- wenn es sich um das erste Auftreten und die Erstdiagnose der Erkrankung handelt,
- wenn **keine** Remission vorliegt oder trotz eines Rückgangs der Krankheitserscheinungen die Erkrankung nach wie vor existiert (**partielle** Remission),

oder

- wenn der Remissionsstatus nicht bekannt ist

.x1 In kompletter Remission

ist zuzuweisen,

wenn es sich um eine **komplette** Remission handelt, d.h. **keine Anzeichen oder Symptome eines Malignoms nachweisbar** sind.

Zur Kodierung von bösartigen Neubildungen in der Eigenanamnese siehe DKR 0209 *Malignom in der Eigenanamnese.*

Für Leukämien mit einem Kode aus C91–C95, die auf eine Standard-Induktionstherapie refraktär sind, ist die zusätzliche Schlüsselnummer

C95.8! *Leukämie, refraktär auf Standard-Induktionstherapie*

anzugeben.

0209d Malignom in der Eigenanamnese

Bösartige Neubildung in der Eigenanamnese

Ein „Anamnese-Kode" wird dann zugewiesen, wenn man von einer definitiven Heilung ausgehen kann. Wann dies bei einem Patienten möglich ist, hängt von der jeweiligen Erkrankung ab. Da die Feststellung eigentlich nur retrospektiv möglich ist, wird die Unterscheidung eher „klinisch" auf der Basis einer fortgesetzten Behandlung des Malignoms als nach einem festgelegten Zeitrahmen getroffen.

In Fällen, in denen die Behandlung des Malignoms endgültig abgeschlossen ist, ist ein Kode aus

Z85.– *Bösartige Neubildung in der Eigenanamnese*

als **Nebendiagnose** zuzuweisen, sofern dies den Behandlungsaufwand beim aktuellen Aufenthalt erhöht (s.a. DKR D003 *Nebendiagnosen* (Seite 9).

Sofern der Patient für einen gewissen Zeitraum keine Behandlung des primären Malignoms erhalten hat, anschließend aber ausgehend von dieser Primärlokalisation Metastasen entwickelt, **sind die Kodes aus Z85.– nicht zuzuweisen**.

Nachuntersuchungen bei Patienten mit Malignom in der Eigenanamnese

Kodes der Kategorie

Z08.– *Nachuntersuchung nach Behandlung wegen bösartiger Neubildung*

sind als **Hauptdiagnose** nur dann zuzuweisen, wenn ein Patient zur Nachuntersuchung eines Malignoms aufgenommen wurde und **kein Tumor mehr nachweisbar ist**. Als Nebendiagnose ist der passende Kode aus Kategorie Z85.– *Bösartige Neubildung in der Eigenanamnese* anzugeben.

Beispiel 1

Ein Patient wurde zur Nachuntersuchung bei vorbestrahltem Blasenkarzinom (laterale Harnblasenwand) aufgenommen. Dabei fand sich kein Rezidiv des Malignoms.

Hauptdiagnose:	Z08.1	*Nachuntersuchung nach Strahlentherapie wegen bösartiger Neubildung*
Nebendiagnose(n):	Z85.5	*Bösartige Neubildung der Harnorgane in der Eigenanamnese*
Prozedur(en):	1-661	*Diagnostische Urethrozystoskopie*

0212d Instillation von zytotoxischen Materialien in die Harnblase

Diagnosen

Bei Patienten, die zur Instillation von Zytostatika oder BCG (Bacillus Calmette-Guérin) in die Blase aufgenommen werden, ist die zu behandelnde Neubildung als Hauptdiagnose zu verschlüsseln.

Der Kode Z51.1 *Chemotherapiesitzung wegen bösartiger Neubildung* ist **nicht** zuzuweisen.

Prozeduren

Der Prozedurenkode

8-541.4 *Instillation von und lokoregionale Therapie mit zytotoxischen Materialien und Immunmodulatoren in die Harnblase*

ist einmal pro Krankenhausaufenthalt zuzuweisen.

0214d Lymphangiosis carcinomatosa

Eine Lymphangiosis carcinomatosa wird analog einer Metastasierung (s.a. DKR 0201 *Auswahl und Reihenfolge der Kodes* (Seite 67)) kodiert.

Die Lymphangiosis carcinomatosa z.B. der Pleura wird mit

C78.2 *Sekundäre bösartige Neubildung der Pleura*

verschlüsselt.

0215q Lymphom

Lymphomen, die als „extranodal" ausgewiesen werden oder die sich in einem anderen Gebiet als den Lymphdrüsen befinden (z.B. das MALT-Lymphom des Magens), ist der entsprechende Kode aus den **Kategorien** C81 bis C88 zuzuweisen.

Ein Lymphom wird, unabhängig von der Anzahl der betroffenen Gebiete, nicht als metastatisch betrachtet.

Bei Lymphomen sind die folgenden Kodes <u>nicht</u> zuzuordnen:

C77.– *Sekundäre und nicht näher bezeichnete bösartige Neubildung der Lymphknoten*

C78.– *Sekundäre bösartige Neubildung der Atmungs- und Verdauungsorgane*

C79.0 *Sekundäre bösartige Neubildung der Niere und des Nierenbeckens*

C79.1 *Sekundäre bösartige Neubildung der Harnblase sowie sonstiger und nicht näher bezeichneter Harnorgane*

C79.2 *Sekundäre bösartige Neubildung der Haut*

C79.4 *Sekundäre bösartige Neubildung sonstiger und nicht näher bezeichneter Teile des Nervensystems*

C79.6 *Sekundäre bösartige Neubildung des Ovars*

C79.7 *Sekundäre bösartige Neubildung der Nebenniere*

C79.8- *Sekundäre bösartige Neubildung sonstiger näher bezeichneter Lokalisationen*

C79.9 *Sekundäre bösartige Neubildung nicht näher bezeichneter Lokalisation*

Für die Verschlüsselung einer Knochenbeteiligung bei malignen Lymphomen ist

C79.5 *Sekundäre bösartige Neubildung des Knochens und des Knochenmarkes*
Knochen(mark)herde bei malignen Lymphomen (Zustände klassifizierbar unter C81–C88)

anzugeben.

Für die Verschlüsselung einer Beteiligung des Gehirns oder der Hirnhäute bei Neoplasien des lymphatischen, blutbildenden und verwandten Gewebes ist

C79.3 *Sekundäre bösartige Neubildung des Gehirns und der Hirnhäute*

anzugeben.

Hinsichtlich der Festlegung der Haupt- bzw. Nebendiagnosen bei Lymphomen mit Knochenbeteiligung bzw. mit Beteiligung des Gehirns oder der Hirnhäute sind die Regelungen in der Kodierrichtlinie 0201 *Auswahl und Reihenfolge der Kodes* (Seite 67) zu beachten.

KRANKHEITEN DES BLUTES UND DER BLUT-BILDENDEN ORGANE SOWIE BESTIMMTE STÖRUNGEN MIT BETEILIGUNG DES IMMUNSYSTEMS

Kapitel 3 derzeit nicht besetzt.

ENDOKRINE, ERNÄHRUNGS- UND STOFFWECHSELKRANKHEITEN

0401h Diabetes mellitus

Typen des Diabetes mellitus

Es gibt verschiedene Typen des Diabetes mellitus, die in der ICD-10-GM wie folgt klassifiziert sind:

E10.–	*Diabetes mellitus, Typ 1*
E11.–	*Diabetes mellitus, Typ 2*
E12.–	*Diabetes mellitus in Verbindung mit Fehl- oder Mangelernährung (Malnutrition)*
E13.–	*Sonstiger näher bezeichneter Diabetes mellitus*
E14.–	*Nicht näher bezeichneter Diabetes mellitus*
O24.0 bis O24.3	*Diabetes mellitus in der Schwangerschaft, vorher bestehend*
O24.4	*Gestationsdiabetes*
P70.0	*Syndrom des Kindes einer Mutter mit gestationsbedingtem Diabetes mellitus*
P70.1	*Syndrom des Kindes einer diabetischen Mutter*
P70.2	*Diabetes mellitus beim Neugeborenen*
R73.0	*Abnormer Glukosetoleranztest*

Anmerkung: Die Behandlung mit Insulin bestimmt **nicht** den Diabetes-Typ und ist kein Nachweis einer Insulinabhängigkeit.

Die Kategorien E10–E14

verschlüsseln an **4. Stelle** mögliche Komplikationen (z.B. Koma, Nierenkomplikationen).

An **5. Stelle** steht

0 für *nicht als entgleist bezeichneten* Diabetes mellitus,

1 für *als entgleist bezeichneten* Diabetes mellitus,

2 für Diabetes mellitus *mit sonstigen multiplen Komplikationen, nicht als entgleist bezeichnet,*

3 für Diabetes mellitus *mit sonstigen multiplen Komplikationen, als entgleist bezeichnet,*

4 für Diabetes mellitus *mit diabetischem Fußsyndrom, nicht als entgleist bezeichnet* oder

5 für Diabetes mellitus *mit diabetischem Fußsyndrom, als entgleist bezeichnet.*

Die fünften Stellen 0 und 1 sind mit den vierten Stellen „.2-.6" sowie „.8" und „.9" zu benutzen. Die fünften Stellen 2-5 gelten ausschließlich für die vierte Stelle „.7". Dabei ist zu beachten, dass nicht alle Kombinationen der jeweiligen 4-stelligen Kodes mit den 5. Stellen medizinisch sinnvoll sind.

Diabetes mellitus durch Fehl- oder Mangelernährung

Diabetes mellitus durch Mangelernährung kommt überwiegend bei Patienten aus Entwicklungsländern vor. Er tritt mit oder ohne offensichtliche Merkmale einer Pankreaserkrankung auf und ist im Wesentlichen eine klinische Diagnose. Ein Diabetes mellitus im Rahmen eines metabolischen Syndroms ist hierunter nicht zu verschlüsseln.

Diabetes mellitus nach medizinischen Maßnahmen

Bei Vorliegen eines Diabetes mellitus nach medizinischen Maßnahmen ist zunächst ein Kode aus

E13.– *Sonstiger näher bezeichneter Diabetes mellitus*
Inkl.: *Pankreopriver Diabetes mellitus*

gefolgt von dem Kode

E89.1 *Hypoinsulinämie nach medizinischen Maßnahmen*

zu verschlüsseln.

Entgleister Diabetes mellitus

Weder bei Diabetes mellitus Typ 1 noch bei Diabetes mellitus Typ 2 ist der Blutzuckerspiegel zum Zeitpunkt der Aufnahme als Kontrollindikator für die Diagnose „entgleister Diabetes mellitus" zu nehmen. Die Einstufung als „entgleist" oder „nicht entgleist" wird generell in Kenntnis des gesamten Behandlungsverlaufs vorgenommen (retrospektiv). Der Begriff „entgleist" bezieht sich dabei auf die Stoffwechsellage.

Beispiel 1

Ein Patient mit Diabetes mellitus Typ 1 wird wegen einer schweren Entgleisung der Stoffwechsellage stationär aufgenommen. Es bestehen keine Komplikationen.

Hauptdiagnose:	E10.91	*Diabetes mellitus, Typ 1 ohne Komplikationen, als entgleist bezeichnet*
Nebendiagnose(n):	keine	

Hauptdiagnose Diabetes mellitus mit Komplikationen

Liegt eine Form des Diabetes mellitus vor, die mit einem Kode aus E10.– bis E14.– verschlüsselt wird, und bestehen Komplikationen des Diabetes, so ist für die korrekte Verschlüsselung zunächst festzustellen, ob

- die **Behandlung der Grunderkrankung Diabetes mellitus** oder
- die **Behandlung einer oder mehrerer Komplikationen**

hauptsächlich die stationäre Aufnahme veranlasst hat. Des Weiteren ist für die Kodierung von Bedeutung, **wie viele Komplikationen** des Diabetes mellitus vorliegen, und ob diese die **Nebendiagnosendefinition** erfüllen.

Sofern die Grunderkrankung Diabetes mellitus behandelt wird und **nur eine Komplikation** (Manifestation) des Diabetes mellitus vorliegt, ist E10–E14, vierte Stelle „.6" zu kodieren (siehe

Beispiel 2) (Siehe anders lautende Regelung zur Nebendiagnose auf Seite 83). Außerdem ist ein Kode für die Manifestation anzugeben, sofern diese die Nebendiagnosedefinition erfüllt (siehe Beispiel 3).

Beispiel 2

Ein Patient mit Diabetes mellitus Typ 1 wird wegen einer schweren Entgleisung der Stoffwechsellage stationär aufgenommen. Anamnestisch ist als einzige Komplikation eine diabetische Retinopathie bekannt, die keinen Behandlungsaufwand zur Folge hat.

Hauptdiagnose:	E10.61	*Diabetes mellitus, Typ 1 mit sonstigen näher bezeichneten Komplikationen, als entgleist bezeichnet*
Nebendiagnose(n):	keine	

Durch diese Kodierung wird angezeigt, dass eine bekannte, nicht behandlungsbedürftige Komplikation (Manifestation) des Diabetes mellitus vorliegt, die die Kriterien der Nebendiagnosendefinition nicht erfüllt und somit nicht gesondert kodiert wird.

Beispiel 3

Ein Patient mit Diabetes mellitus Typ 1 wird wegen einer schweren Entgleisung der Stoffwechsellage stationär aufgenommen. Zusätzlich besteht als einzige Komplikation eine diabetische Nephropathie, die ebenfalls behandelt wird.

Hauptdiagnose:	E10.61†	*Diabetes mellitus, Typ 1 mit sonstigen näher bezeichneten Komplikationen, als entgleist bezeichnet*
Nebendiagnose(n):	N08.3*	*Glomeruläre Krankheiten bei Diabetes mellitus*

Anmerkung: Der Kode E10.61 gilt hier als „Ätiologiekode“ für den Stern-Kode N08.3* (Manifestation) und ist daher mit einem † zu kennzeichnen.

Hinweis: In diesem Fall wird für die 4. Stelle des Diabetes-Kodes „.6“ gewählt, um durch diese Kodierung die Behandlung eines entgleisten Diabetes mellitus von der Behandlung einer Komplikation (Manifestation) zu unterscheiden (siehe auch Beispiel 6) und um dadurch eine sachgerechte Eingruppierung im DRG-System zu erreichen. Diese Kodieranweisung stellt somit eine **Ausnahme zu den Regeln der ICD-10** zur Verschlüsselung des Diabetes mellitus dar.

Sofern die Grunderkrankung Diabetes mellitus behandelt wird und **multiple Komplikationen** (Manifestationen) des Diabetes mellitus vorliegen, ohne dass die Behandlung einer Manifestation im Vordergrund steht, ist E10–E14, vierte Stelle „.7“ zu kodieren. Außerdem sind die Kodes für die einzelnen Manifestationen anzugeben, sofern diese der Nebendiagnosendefinition entsprechen.

Beispiel 4

Ein Patient mit Diabetes mellitus Typ 1 mit multiplen Komplikationen in Form einer Atherosklerose der Extremitätenarterien, einer Retinopathie und einer Nephropathie wird wegen einer schweren Entgleisung der Stoffwechsellage aufgenommen. Alle vorliegenden Komplikationen werden ebenfalls behandelt.

Hauptdiagnose:	E10.73†	*Diabetes mellitus, Typ 1 mit multiplen Komplikationen, mit sonstigen multiplen Komplikationen als entgleist bezeichnet*
Nebendiagnose(n):	I79.2*	*Periphere Angiopathie bei anderenorts klassifizierten Krankheiten*
	H36.0*	*Retinopathia diabetica*
	N08.3*	*Glomeruläre Krankheiten bei Diabetes mellitus*

Anmerkung: Der Kode E10.73 gilt hier als „Ätiologiekode" und ist daher mit einem † zu kennzeichnen. Dieser „Ätiologiekode" gilt für alle folgenden Stern-Kodes (Manifestationen) bis zum Auftreten eines neuen Kreuz-Kodes oder eines Kodes ohne Kennzeichen. Somit ist mit E10.73† die Ätiologie der Manifestationen I79.2*, H36.0* und N08.3* kodiert.

Sofern Komplikationen (Manifestationen) des Diabetes mellitus vorliegen und die Behandlung **einer Manifestation** im Vordergrund steht, ist E10–E14, vierte Stelle entsprechend dieser Manifestation, zu kodieren gefolgt vom entsprechenden Kode für diese Manifestation. Die Kodes für die weiteren Manifestationen sind anzugeben, sofern sie der Nebendiagnosendefinition entsprechen.

Beispiel 5

Ein Patient mit Diabetes mellitus Typ 1 mit peripheren vaskulären Komplikationen in Form einer seit Jahren bestehenden progredienten diabetischen Angiopathie der Extremitätenarterien mit Ruheschmerz wird zur Bypass-Operation (alloplastisch) aufgenommen. Zusätzlich wird eine diabetische Retinopathie mit erheblicher Einschränkung des Sehvermögens behandelt.

Hauptdiagnose:	E10.50†	*Diabetes mellitus, Typ 1 mit peripheren vaskulären Komplikationen, nicht als entgleist bezeichnet*
Nebendiagnose(n):	I79.2*	*Periphere Angiopathie bei anderenorts klassifizierten Krankheiten*
	I70.23	*Atherosklerose der Extremitätenarterien, Becken-Bein-Typ, mit Ruheschmerz*
	E10.30†	*Diabetes mellitus, Typ 1 mit Augenkomplikationen, nicht als entgleist bezeichnet*
	H36.0*	*Retinopathia diabetica*
Prozedur(en):	5-393.42	*Anlegen eines iliofemoralen Bypasses*
	5-930.4	*Alloplastisches Transplantat*

Hinweis: Der Kode I70.23 *Atherosklerose der Extremitätenarterien, Becken-Bein-Typ, mit Ruheschmerz* dient in diesem Beispiel zur näheren Spezifizierung der durch das Kreuz-Stern-System beschriebenen Diagnose. Er ist hier nicht als Hauptdiagnose anzugeben. Der Prozedurenkode 5-930.4 *Alloplastisches Transplantat* wird hier zusätzlich angegeben, um die Art des Transplantates näher zu spezifizieren.

Sofern multiple Komplikationen (Manifestationen) des Diabetes mellitus vorliegen und die Behandlung **mehrerer Manifestationen** im Vordergrund steht, ist entsprechend der Regelung zu „zwei oder mehr Diagnosen, die gleichermaßen der Definition der Hauptdiagnose entsprechen“ in der DKR D002 *Hauptdiagnose* (Seite 4) zu verfahren. Somit ist die vierte Stelle des Kodes aus E10–E14 entsprechend der Manifestation zu wählen, die vom behandelnden Arzt als die am besten der Hauptdiagnosendefinition entsprechende ausgewählt wurde. Zudem ist der entsprechende Kode für diese Manifestation anzugeben. Die Kodes für die weiteren Manifestationen sind anzugeben, sofern sie der Nebendiagnosendefinition entsprechen.

Diabetes mellitus als Nebendiagnose

Wenn die stationäre Aufnahme **aus einem anderen Grund als dem Diabetes mellitus** erfolgt ist, so ist für die korrekte Verschlüsselung von Bedeutung,

- ob der Diabetes mellitus die Nebendiagnosendefinition erfüllt,
- ob Komplikationen des Diabetes mellitus vorliegen und
- ob diese die Nebendiagnosendefinition erfüllen.

Wenn der Diabetes mellitus die Nebendiagnosendefinition erfüllt, so ist dieser zu kodieren. Liegen Komplikationen (Manifestationen) vor, ist bei einem Kode aus E10–E14 die vierte Stelle entsprechend der Manifestation(en) zu verschlüsseln. Außerdem sind die Manifestation(en) anzugeben, sofern diese die Nebendiagnosedefinition erfüllen.
Abweichend von den Regelungen zur Hauptdiagnose Diabetes mellitus ist jedoch

0401

- nicht .6 als vierte Stelle zu erfassen, wenn ein spezifischerer Kode für eine einzelne Komplikation gewählt werden kann, bzw.
- bei multiplen Komplikationen stets mit vierter Stelle .7 zu kodieren.

Beispiel 6

Ein Patient wird wegen einer geschlossenen Humeruskopffraktur ohne Weichteilschaden stationär aufgenommen. Zudem besteht ein Diabetes mellitus Typ 2, der diätetisch und medikamentös behandelt wird. Als einzige Komplikation liegt eine diabetische Nephropathie vor, die keinen Behandlungsaufwand zur Folge hat.

Hauptdiagnose:	S42.21	*Fraktur des proximalen Ende des Humerus: Kopf*
Nebendiagnose(n):	E11.20	*Diabetes mellitus, Typ 2 mit Nierenkomplikationen, nicht als entgleist bezeichnet*

Beispiel 7

Ein Patient mit langjähriger arterieller Hypertonie und intensivem Nikotinabusus wird aufgrund der Verschlechterung einer bekannten peripheren arteriellen Verschlusskrankheit mit Ruheschmerz zur Bypass-Operation (alloplastisch) aufgenommen. Zusätzlich werden ein Diabetes mellitus Typ 2, eine beginnende diabetische Polyneuropathie und eine beginnende diabetische Retinopathie behandelt.

Hauptdiagnose:	I70.23	*Atherosklerose der Extremitätenarterien, Becken-Bein-Typ, mit Ruheschmerz*
Nebendiagnose(n):	I10.00	*Benigne essentielle Hypertonie, ohne Angabe einer hypertensiven Krise*
	E11.72†	*Diabetes mellitus, Typ 2 mit multiplen Komplikationen, mit sonstigen multiplen Komplikationen nicht als entgleist bezeichnet*
	G63.2*	*Diabetische Polyneuropathie*
	H36.0*	*Retinopathia diabetica*
Prozedur(en):	5-393.42	*Anlegen eines iliofemoralen Bypasses*
	5-930.4	*Alloplastisches Transplantat*

Spezifische Komplikationen des Diabetes mellitus

Generell sind bezüglich der Kodierung von Komplikationen des Diabetes mellitus die vorhergehenden Absätze zu beachten.

Akute metabolische Komplikationen

Ein Diabetes mellitus mit **(Keto-)Azidose** ist mit E10–E14, vierte Stelle „.1" zu verschlüsseln. In wenigen Fällen diabetischer Azidose können Ketoazidose und Laktatazidose bei dem gleichen Patienten beobachtet werden. In diesen Fällen ist zu kodieren:

E10–E14, vierte und fünfte Stelle „.73" („…, mit sonstigen multiplen Komplikationen, als entgleist bezeichnet").

Nierenkomplikationen

Nierenerkrankungen, die in kausalem Zusammenhang mit Diabetes mellitus stehen, sind als „Diabetes mellitus mit Nierenkomplikationen"

E10†–E14†, vierte Stelle „.2"

zu verschlüsseln. Außerdem ist ein Kode für die spezifische Manifestation anzugeben, sofern diese der Nebendiagnosendefinition entspricht. Dies ist für die nachfolgenden Beispiele zu beachten.

Beispiel 8

Ein Patient kommt zur Behandlung einer diabetischen Nephropathie.

Hauptdiagnose:	E10.20†	*Diabetes mellitus, Typ 1 mit Nierenkomplikationen, nicht als entgleist bezeichnet*
Nebendiagnose(n):	N08.3*	*Glomeruläre Krankheiten bei Diabetes mellitus*

Beispiel 9

Ein Patient wird zur Behandlung einer terminalen Niereninsuffizienz aufgrund einer diabetischen Nephropathie aufgenommen.

Hauptdiagnose:	E10.20†	*Diabetes mellitus, Typ 1 mit Nierenkomplikationen, nicht als entgleist bezeichnet*
Nebendiagnose(n):	N08.3*	*Glomeruläre Krankheiten bei Diabetes mellitus*
	N18.5	*Chronische Nierenkrankheit, Stadium 5*

Hinweis: Der Kode N18.5 *Chronische Nierenkrankheit, Stadium 5* dient in diesem Beispiel zur näheren Spezifizierung der durch das Kreuz-Stern-System beschriebenen Diagnose. Er ist nicht als Hauptdiagnose anzugeben.

Diabetische Augenerkrankungen

Augenerkrankungen, die in kausalem Zusammenhang mit Diabetes mellitus stehen, sind als „Diabetes mellitus mit Augenkomplikationen"

E10†–E14†, vierte Stelle „.3"

zu verschlüsseln. Außerdem ist ein Kode für die spezifische Manifestation anzugeben, sofern diese der Nebendiagnosendefinition entspricht. Dies ist für die nachfolgenden Beispiele zu beachten.

Diabetische Retinopathie

E10†–E14†, vierte Stelle „.3"	*Diabetes mellitus mit Augenkomplikationen*
H36.0*	*Retinopathia diabetica*

Eine diabetische Retinopathie **mit Retina-(Makula-)Ödem** ist wie folgt zu kodieren:

E10†–E14†, vierte Stelle „.3"	*Diabetes mellitus mit Augenkomplikationen*
H36.0*	*Retinopathia diabetica*
H35.8	*Sonstige näher bezeichnete Affektionen der Netzhaut*

Wenn die diabetische Augenerkrankung eine Erblindung oder geringes Sehvermögen zur Folge hat, wird zusätzlich ein Kode der Kategorie

H54.– *Blindheit und Sehbeeinträchtigung*

zugewiesen.

Katarakt

Eine **diabetische Katarakt** wird nur dann kodiert, wenn ein kausaler Zusammenhang zwischen der Katarakt und dem Diabetes mellitus besteht:

E10†–E14†, vierte Stelle „.3"	*Diabetes mellitus mit Augenkomplikationen*
H28.0*	*Diabetische Katarakt*

Wenn kein kausaler Zusammenhang besteht, sind Katarakte bei Diabetikern wie folgt zu kodieren:

der zutreffende Kode aus H25.– *Cataracta senilis* oder H26.– *Sonstige Kataraktformen* sowie die entsprechenden Kodes aus E10–E14 *Diabetes mellitus.*

Neuropathie und Diabetes mellitus

Neurologische Erkrankungen, die in kausalem Zusammenhang mit Diabetes mellitus stehen, sind als „Diabetes mellitus mit neurologischen Komplikationen"

E10†–E14†, vierte Stelle „.4"

zu verschlüsseln. Außerdem ist ein Kode für die spezifische Manifestation anzugeben, sofern diese der Nebendiagnosendefinition entspricht. Dies ist für die nachfolgenden Beispiele zu beachten.

Diabetische Mononeuropathie

E10†–E14†, vierte Stelle „.4"	*Diabetes mellitus mit neurologischen Komplikationen*
G59.0*	*Diabetische Mononeuropathie*

Diabetische Amyotrophie

E10†–E14†, vierte Stelle „.4“	*Diabetes mellitus mit neurologischen Komplikationen*
G73.0*	*Myastheniesyndrome bei endokrinen Krankheiten*

Diabetische Polyneuropathie

E10†–E14†, vierte Stelle „.4“	*Diabetes mellitus mit neurologischen Komplikationen*
G63.2*	*Diabetische Polyneuropathie*

Periphere vaskuläre Erkrankung und Diabetes mellitus

Periphere vaskuläre Erkrankungen, die in kausalem Zusammenhang mit Diabetes mellitus stehen, sind als „Diabetes mellitus mit peripheren vaskulären Komplikationen“

E10†–E14†, vierte Stelle „.5“

zu verschlüsseln. Außerdem ist ein Kode für die spezifische Manifestation anzugeben, sofern diese der Nebendiagnosendefinition entspricht. Dies ist für das nachfolgende Beispiel zu beachten (Siehe hierzu auch Beispiel 5).

Diabetes mellitus mit peripherer Angiopathie

E10†–E14†, vierte Stelle „.5“	*Diabetes mellitus mit peripheren vaskulären Komplikationen*
I79.2*	*Periphere Angiopathie bei anderenorts klassifizierten Krankheiten*

Diabetisches Fußsyndrom

Die Diagnose „Diabetischer Fuß“ wird kodiert mit

E10–E14, **vierte und fünfte Stelle**

„.74“ *Diabetes mellitus mit multiplen Komplikationen, mit diabetischem Fußsyndrom, nicht als entgleist bezeichnet*

oder

„.75“ *Diabetes mellitus mit multiplen Komplikationen, mit diabetischem Fußsyndrom, als entgleist bezeichnet.*

Die Kodes für die vorhandenen Manifestationen, z.B.

G63.2* *Diabetische Polyneuropathie,*

I79.2* *Periphere Angiopathie bei anderenorts klassifizierten Krankheiten*

sind **danach anzugeben**. Alle vorliegenden Manifestationen und Komplikationen sind zu kodieren, wenn sie der Definition einer Nebendiagnose entsprechen.

Die folgende Liste gibt eine Auswahl von Diagnosen wieder, die zum klinischen Bild des „diabetischen Fußsyndroms“ gehören können:

0401

1. Infektion und/oder Ulcus

Hautabszess, Furunkel und Karbunkel an Extremitäten	L02.4
Phlegmone an Zehen	L03.02
Phlegmone an der unteren Extremität	L03.11

Hinweis: Die folgenden Viersteller zu L89.– Dekubitalgeschwür und Druckzone verschlüsseln an 5. Stelle die Lokalisation der Druckstellen (siehe ICD-10-GM).

Dekubitus, Stadium 1	L89.0-
Dekubitus, Stadium 2	L89.1-
Dekubitus, Stadium 3	L89.2-
Dekubitus, Stadium 4	L89.3-
Dekubitus, Stadium nicht näher bezeichnet	L89.9-
Ulcus cruris, anderenorts nicht klassifiziert	L97

2. Periphere vaskuläre Erkrankung

Atherosklerose der Extremitätenarterien, Becken-Bein-Typ, ohne Beschwerden	I70.20
Atherosklerose der Extremitätenarterien, Becken-Bein-Typ, mit belastungsinduziertem Ischämieschmerz, Gehstrecke 200 m und mehr	I70.21
Atherosklerose der Extremitätenarterien, Becken-Bein-Typ, mit belastungsinduziertem Ischämieschmerz, Gehstrecke weniger als 200 m	I70.22
Atherosklerose der Extremitätenarterien, Becken-Bein-Typ, mit Ruheschmerz	I70.23
Atherosklerose der Extremitätenarterien, Becken-Bein-Typ, mit Ulzeration	I70.24
Atherosklerose der Extremitätenarterien, Becken-Bein-Typ, mit Gangrän	I70.25
Sonstige und nicht näher bezeichnete Atherosklerose der Extremitätenarterien	I70.29

3. Periphere Neuropathie

Diabetische Polyneuropathie	G63.2*
Autonome Neuropathie bei endokrinen und Stoffwechselkrankheiten	G99.0*

4. Deformitäten

Hallux valgus (erworben)	M20.1
Hallux rigidus	M20.2
Sonstige Deformität der Großzehe (erworben)	M20.3
Sonstige Hammerzehe(n) (erworben)	M20.4
Sonstige Deformitäten der Zehen (erworben)	M20.5
Flexionsdeformität, Knöchel und Fuß	M21.27
Hängefuß (erworben), Knöchel und Fuß	M21.37
Plattfuß [Pes planus] (erworben)	M21.4
Erworbener Klauenfuß und Klumpfuß, Knöchel und Fuß	M21.57
Sonstige erworbene Deformitäten des Knöchels und des Fußes	M21.6-

5. Frühere Amputation(en)

Verlust des Fußes und des Knöchels, einseitig *Zehe(n), auch beidseitig*	Z89.4
Verlust der unteren Extremität unterhalb oder bis zum Knie, einseitig	Z89.5
Verlust der unteren Extremität oberhalb des Knies, einseitig	Z89.6
(Teilweiser) Verlust der unteren Extremität, beidseitig *Exkl.: Isolierter Verlust der Zehen, beidseitig (Z89.4)*	Z89.7

Beispiel 10

Ein Patient mit entgleistem Diabetes mellitus Typ 1 wird zur Behandlung eines Diabetischen Fußsyndroms mit gemischtem Ulkus der Zehe (bei Angiopathie und Neuropathie) und Erysipel am Unterschenkel aufgenommen.

Hauptdiagnose:	E10.75†	*Diabetes mellitus, Typ 1 mit multiplen Komplikationen, mit diabetischem Fußsyndrom, als entgleist bezeichnet*
Nebendiagnose(n):	G63.2*	*Diabetische Polyneuropathie*
	I79.2*	*Periphere Angiopathie bei anderenorts klassifizierten Krankheiten*
	I70.24	*Atherosklerose der Extremitätenarterien, Becken-Bein-Typ, mit Ulzeration*
	A46	*Erysipel [Wundrose]*

Hinweis: Der Kode I70.24 *Atherosklerose der Extremitätenarterien, Becken-Bein-Typ, mit Ulzeration* dient in diesem Beispiel zur näheren Spezifizierung der durch das Kreuz-Stern-System beschriebenen Diagnose. Er ist hier nicht als Hauptdiagnose anzugeben.

Metabolisches Syndrom

Bei Vorliegen eines „metabolischen Syndroms" sind die vorliegenden Komponenten des Syndroms einzeln zu kodieren (s.a. DKR D004 *Syndrome* (Seite 11)).

Störungen der inneren Sekretion des Pankreas

Die Kodes

E16.0 *Arzneimittelinduzierte Hypoglykämie ohne Koma*

E16.1 *Sonstige Hypoglykämie*

E16.2 *Hypoglykämie, nicht näher bezeichnet*

E16.8 *Sonstige näher bezeichnete Störungen der inneren Sekretion des Pankreas*

E16.9 *Störungen der inneren Sekretion des Pankreas, nicht näher bezeichnet*

sind bei **Diabetikern** nicht als Hauptdiagnose zu verschlüsseln.

0403d Zystische Fibrose

Bei einem Patienten mit Zystischer Fibrose ist unabhängig davon, aufgrund welcher Manifestation dieser Erkrankung er aufgenommen wird, eine Schlüsselnummer aus

E84.– *Zystische Fibrose*

als **Hauptdiagnose** zuzuordnen. Die spezifische(n) Manifestation(en) ist/sind immer als Nebendiagnose(n) zu verschlüsseln.

Es ist zu beachten, dass in Fällen mit kombinierten Manifestationen der passende Kode aus

E84.8- *Zystische Fibrose mit sonstigen Manifestationen*

zu verwenden ist:

E84.80 *Zystische Fibrose mit Lungen- und Darm-Manifestation*

E84.87 *Zystische Fibrose mit sonstigen multiplen Manifestationen*

E84.88 *Zystische Fibrose mit sonstigen Manifestationen*

Beispiel 1

Ein Patient mit Mukoviszidose und Haemophilus influenzae-Infektion wird zur Behandlung einer Bronchitis aufgenommen.

Hauptdiagnose:	E84.0	*Zystische Fibrose mit Lungenmanifestationen*
Nebendiagnose(n):	J20.1	*Akute Bronchitis durch Haemophilus influenzae*

E84.80 *Zystische Fibrose mit Lungen- und Darm-Manifestation* **wird nicht angegeben**, wenn die Behandlung der Darm-Manifestation im Vordergrund steht und die stationäre Aufnahme z.B. speziell zur Operation einer mit der Darm-Manifestation in Zusammenhang stehenden Komplikation erfolgt ist. In diesen Fällen ist

E84.1 *Zystische Fibrose mit Darmmanifestationen*

als Hauptdiagnose zuzuweisen, als Nebendiagnose wird zusätzlich E84.0 *Zystische Fibrose mit Lungenmanifestationen* kodiert. Diese Kodieranweisung stellt somit eine **Ausnahme** zu den Regeln der ICD-10 zur Verschlüsselung der Zystischen Fibrose mit kombinierten Manifestationen dar.

Bei Krankenhausaufenthalten, die **nicht die Zystische Fibrose betreffen,** wird die Erkrankung (z.B. Fraktur) als Hauptdiagnose und ein Kode aus E84.– *Zystische Fibrose* als Nebendiagnose verschlüsselt.

PSYCHISCHE UND VERHALTENSSTÖRUNGEN

0501e Psychische und Verhaltensstörungen durch psychotrope Substanzen (Drogen, Medikamente, Alkohol und Nikotin)

Allgemeine Hinweise

Die allgemeinen Hinweise zu den Kategorien F10–F19 in der ICD-10-GM sind zu beachten.

Beschreibungen wie „Gesellschaftstrinker“ oder „starker Trinker“ sind nicht zu kodieren.

Wenn mehr als eine vierte Stelle aus F10–F19 kodierbar ist (z.B. „akute Intoxikation [akuter Rausch]“, „Abhängigkeit“ oder „psychotische Störung“), so sind alle kombinierbaren Kodes zuzuweisen (siehe Beispiel 1).

Nehmen Patienten (verordnete oder nicht verordnete) Medikamente in einer Überdosierung zu sich, so werden die Kategorien F10–F19 nicht zur Verschlüsselung verwendet. Fälle von Überdosierung sind mit dem entsprechenden Vergiftungs-Kode aus der Liste der Medikamente und Chemikalien (Kapitel XIX) zu kodieren.

Akute Intoxikation [akuter Rausch]

Im Fall einer akuten Intoxikation (eines akuten Rausches) wird der zutreffende Kode aus F10–F19 - vierte Stelle „.0“ zugewiesen, gegebenenfalls - **zusammen** mit einem weiteren vierstelligen Kode aus F10–F19 (siehe Beispiel 1). Sofern die akute Intoxikation (der akute Rausch) der Aufnahmegrund ist, ist sie (er) als Hauptdiagnose zu kodieren.

Beispiel 1

Ein Patient wird wegen eines akuten Rausches neben bestehendem Alkoholabhängigkeits-Syndrom aufgenommen.

Hauptdiagnose:	F10.0	*Psychische und Verhaltensstörungen durch Alkohol, akute Intoxikation [akuter Rausch]*
Nebendiagnose(n):	F10.2	*Psychische und Verhaltensstörungen durch Alkohol, Abhängigkeitssyndrom*

Schädlicher Gebrauch

An vierter Stelle ist eine „.1“ zuzuweisen, wenn ein Zusammenhang zwischen einer bestimmten Krankheit/Krankheiten und Alkohol-/Drogenabusus besteht. Das ist beispielsweise der Fall, wenn Diagnosen durch Aussagen wie „alkoholinduziert“ oder „drogenbezogen“ näher bezeichnet sind.

Beispiel 2

Bei einem Patienten wird eine alkoholbezogene Ösophagitis diagnostiziert.

Hauptdiagnose:	K20	*Ösophagitis*
Nebendiagnose(n):	F10.1	*Psychische und Verhaltensstörungen durch Alkohol, schädlicher Gebrauch*

Bei der oben genannten Definition ist zu beachten, dass eine vierte Stelle mit „.1“ **nicht** zugewiesen wird, wenn eine spezifische drogen-/alkoholbezogene Krankheit existiert, insbesondere ein Abhängigkeitssyndrom oder eine psychotische Störung.

6 KRANKHEITEN DES NERVENSYSTEMS

0601i Schlaganfall

1. Akuter Schlaganfall

Solange der Patient eine **fortgesetzte** Behandlung des akuten Schlaganfalls und der unmittelbaren Folgen (Defizite) erhält, ist ein Kode aus den Kategorien I60–I64 (Zerebrovaskuläre Krankheiten) mit den jeweils passenden Kodes für die Defizite (z.B. Hemiplegie, Aphasie, Hemianopsie, Neglect ...) zuzuweisen.

Beispiel 1

Ein Patient erleidet einen Hirninfarkt mit schlaffer Hemiplegie und Aphasie und wird zur stationären Behandlung aufgenommen.

Hauptdiagnose:	I63.3	*Hirninfarkt durch Thrombose zerebraler Arterien*
Nebendiagnose(n):	G81.0	*Schlaffe Hemiparese und Hemiplegie*
	R47.0	*Aphasie*

Es werden der Hirninfarkt als Hauptdiagnose und sämtliche auftretende Funktionsstörungen als Nebendiagnosen kodiert.

2. „Alter Schlaganfall“

Der Patient hat die Anamnese eines Schlaganfalls **mit** gegenwärtig bestehenden neurologischen Ausfällen. In diesem Fall werden die neurologischen Ausfälle (z.B. Hemiplegie, Aphasie, Hemianopsie, Neglect…) entsprechend der DKR D003 *Nebendiagnosen* (Seite 9) kodiert und danach ein Kode aus

I69.– *Folgen einer zerebrovaskulären Krankheit*

zugewiesen.

Beispiel 2

Ein Patient wurde mit einer Pneumokokken-Pneumonie aufgenommen. Der Patient hatte vor drei Jahren einen akuten Schlaganfall und erhält seitdem Thrombozytenaggregationshemmer zur Rezidivprophylaxe. Es besteht eine residuale spastische Hemiparese. Diese verursachte erhöhten Pflegeaufwand.

Hauptdiagnose:	J13	*Pneumonie durch Streptococcus pneumoniae*
Nebendiagnose(n):	G81.1	*Spastische Hemiparese und Hemiplegie*
	I69.4	*Folgen eines Schlaganfalls, nicht als Blutung oder Infarkt bezeichnet*

Anmerkung:

Es ist zu beachten, dass bei einem Schlaganfall **Dysphagie, Urin- und Stuhl-Inkontinenz** nur dann kodiert werden, wenn bestimmte Kriterien erfüllt sind (siehe auch DKR 1804 *Inkontinenz* (Seite 135)).

Dysphagie (R13.–) ist nur zu kodieren, wenn z.B. eine Magensonde zur enteralen Ernährung notwendig ist oder eine Behandlung der Dysphagie mehr als 7 Kalendertage nach Auftreten des Schlaganfalls erforderlich ist.

0603h Tetraplegie und Paraplegie, nicht traumatisch

Zur Kodierung einer traumatischen Tetraplegie/Paraplegie siehe DKR 1910 *Verletzung des Rückenmarks* (Seite 143).

Initiale (akute) Phase der Paraplegie/Tetraplegie

Die „akute" Phase einer nichttraumatischen Paraplegie/Tetraplegie umfasst Erstaufnahmen wegen eines nicht traumatisch bedingten Funktionsausfalls, wie zum Beispiel bei Myelitis transversa oder bei Rückenmarkinfarkt. Es kann sich auch um eine konservativ oder operativ behandelte Erkrankung handeln, die sich in Remission befand, sich jedoch verschlechtert hat und jetzt die gleiche Behandlungsintensität erfordert wie bei Patienten, die das erste Mal nach einem Trauma aufgenommen wurden.

Sofern sich ein Patient mit einer Krankheit vorstellt, die eine akute Schädigung des Rückenmarks zur Folge hat (z.B. Myelitis), sind die folgenden Kodes zuzuweisen:

Die Krankheit als Hauptdiagnose, z.B.

G04.9 *Diffuse Myelitis*

und einen Kode aus

G82.– *Paraparese und Paraplegie, Tetraparese und Tetraplegie,* fünfte Stelle „.0" oder „.1".

Für die funktionale Höhe der Rückenmarksschädigung ist zusätzlich der passende Kode aus

G82.6-! *Funktionale Höhe der Schädigung des Rückenmarkes*

anzugeben.

Späte (chronische) Phase einer Paraplegie/Tetraplegie

Von der chronischen Phase einer Paraplegie/Tetraplegie spricht man, wenn die Behandlung der akuten Erkrankung (z.B. einer Myelitis), die die Lähmungen verursachte, abgeschlossen ist.

Kommt ein Patient in dieser chronischen Phase zur Behandlung der Paraplegie/Tetraplegie, ist ein Kode der Kategorie

G82.– *Paraparese und Paraplegie, Tetraparese und Tetraplegie,* fünfte Stelle „.2" oder „.3"

als Hauptdiagnose anzugeben.

Wird ein Patient dagegen zur Behandlung einer anderen Erkrankung wie z.B. Harnwegsinfektion, Fraktur des Femur etc. aufgenommen, ist die zu behandelnde Erkrankung gefolgt von einem Kode der Kategorie

G82.– *Paraparese und Paraplegie, Tetraparese und Tetraplegie,* fünfte Stelle „.2" oder „.3"

anzugeben sowie andere vorliegende Erkrankungen. Die Reihenfolge dieser Diagnosen muss sich an der Definition der Hauptdiagnose orientieren.

Für die funktionale Höhe der Rückenmarksschädigung ist zusätzlich der passende Kode aus

G82.6-! *Funktionale Höhe der Schädigung des Rückenmarkes*

anzugeben.

07 KRANKHEITEN DES AUGES UND DER AUGENANHANGSGEBILDE

0702a Katarakt: Sekundäre Linseninsertion

In Fällen, in denen die Linse entweder in einer vorangegangenen Operation entfernt wurde oder die Linse disloziert oder subluxiert und nicht korrekt positioniert ist, ist bei der Insertion einer Linse als Diagnosekode

H27.0 *Aphakie*

zuzuweisen.

0704c Versagen oder Abstoßung eines Kornea-Transplantates

Versagen und Abstoßung eines Hornhauttransplantates des Auges ist mit dem Kode

T86.83 *Versagen und Abstoßung eines Hornhauttransplantates des Auges*

zu kodieren.

Nebendiagnosen im Zusammenhang mit der Abstoßung oder dem Versagen eines Kornea-Transplantates werden zusätzlich zu T86.83 kodiert, zum Beispiel:

H44.0 *Purulente Endophthalmitis*
H44.1 *Sonstige Endophthalmitis*
H20.– *Iridozyklitis*
H16.– *Keratitis*
H18.– *Sonstige Affektionen der Hornhaut*
Z96.1 *Vorhandensein eines intraokularen Linsenimplantates*

8 KRANKHEITEN DES OHRES UND DES WARZENFORTSATZES

0801p Schwerhörigkeit und Taubheit

Die Diagnosen Schwerhörigkeit und Taubheit können mit einem passenden Kode aus den Kategorien

H90.– *Hörverlust durch Schallleitungs- oder Schallempfindungsstörung* und

H91.– *Sonstiger Hörverlust*

unter anderem in folgenden Situationen als **Hauptdiagnose** kodiert werden:

- Untersuchung bei Kindern, wenn ein CT unter Sedierung oder Hörtests durchgeführt werden
- plötzlicher Hörverlust bei Erwachsenen
- Stationäre Aufnahme zur Einführung eines Kochlea- oder Hörimplantates

KRANKHEITEN DES KREISLAUFSYSTEMS

0901f Ischämische Herzkrankheit

Angina pectoris (I20.–)

Liegt bei einem Patienten eine Angina pectoris vor, ist der entsprechende Kode **vor** dem Kode der Koronaratherosklerose anzugeben.

Wenn ein Patient mit instabiler Angina pectoris aufgenommen wird und diese sich während des Krankenhausaufenthaltes zu einem Myokardinfarkt entwickelt, ist nur der Kode für einen Myokardinfarkt anzugeben.

Wenn der Patient jedoch eine Postinfarkt-Angina entwickelt, kann I20.0 *Instabile Angina pectoris* als zusätzlicher Kode angegeben werden.

Akuter Myokardinfarkt (I21.–)

Ein als akut bezeichneter oder bis zu vier Wochen (28 Tage) zurückliegender Myokardinfarkt ist mit einem Kode aus

I21.– *Akuter Myokardinfarkt*

zu verschlüsseln.

Kodes der Kategorie I21.– *Akuter Myokardinfarkt* sind anzugeben sowohl für die initiale Behandlung eines Infarktes im ersten Krankenhaus, das den Infarktpatienten aufnimmt, als auch in anderen Einrichtungen, in die der Patient innerhalb von vier Wochen (28 Tage) nach dem Infarkt aufgenommen oder verlegt wird.

Rezidivierender Myokardinfarkt (I22.–)

Mit dieser Kategorie ist ein Infarkt zu kodieren, der innerhalb von **vier Wochen** (28 Tagen) **nach** einem vorangegangenen Infarkt auftritt.

Alter Myokardinfarkt (I25.2-)

Die Schlüsselnummer

I25.2- *Alter Myokardinfarkt*

kodiert eine **anamnestische Diagnose**, auch wenn sie nicht als „Z-Kode“ in Kapitel XXI enthalten ist. Sie ist nur dann zusätzlich zu kodieren, wenn sie Bedeutung für die aktuelle Behandlung hat.

Sonstige Formen der chronischen ischämischen Herzkrankheit (I25.8)

Ein Myokardinfarkt, der mehr als vier Wochen (28 Tage) nach dem Eintritt behandelt wird, ist mit

I25.8 *Sonstige Formen der chronischen ischämischen Herzkrankheit*

zu verschlüsseln.

Ischämische Herzkrankheit, die früher chirurgisch/interventionell behandelt wurde

Wenn während des aktuellen Krankenhausaufenthaltes eine ischämische Herzkrankheit behandelt wird, die früher chirurgisch/interventionell behandelt wurde, ist folgendermaßen zu verfahren:

Wenn die vorhandenen Bypässe/Stents offen sind und ein erneuter Eingriff durchgeführt wird, um weitere Gefäßabschnitte zu behandeln, ist der Kode

I25.11 *Atherosklerotische Herzkrankheit, Ein-Gefäß-Erkrankung,*

I25.12 *Atherosklerotische Herzkrankheit, Zwei-Gefäß-Erkrankung,*

I25.13 *Atherosklerotische Herzkrankheit, Drei-Gefäß-Erkrankung* oder

I25.14 *Atherosklerotische Herzkrankheit, Stenose des linken Hauptstammes*

und entweder

Z95.1 *Vorhandensein eines aortokoronaren Bypasses*

oder

Z95.5 *Vorhandensein eines Implantates oder Transplantates nach koronarer Gefäßplastik*

zu kodieren.

Die Kodes

I25.15 *Atherosklerotische Herzkrankheit mit stenosierten Bypass-Gefäßen*

I25.16 *Atherosklerotische Herzkrankheit mit stenosierten Stents*

sind **nur** zu verwenden, wenn der Bypass/Stent selbst betroffen ist. In diesem Fall ist

Z95.1 *Vorhandensein eines aortokoronaren Bypasses* oder

Z95.5 *Vorhandensein eines Implantates oder Transplantates nach koronarer Gefäßplastik*

als Zusatzdiagnose nicht anzugeben.

Beispiel 1

Ein Patient wurde mit einer instabilen Angina aufgenommen, die sich drei Jahre nach einer Bypassoperation entwickelt hat. Die Herzkatheteruntersuchung zeigte eine koronare Herzerkrankung im Bereich des Venenbypasses.

Hauptdiagnose:	I20.0	*Instabile Angina pectoris*
Nebendiagnose(n):	I25.15	*Atherosklerotische Herzkrankheit mit stenosierten Bypass-Gefäßen*

Voraussetzung für die Zuweisung der Kodes

Z95.1 *Vorhandensein eines aortokoronaren Bypasses* oder

Z95.5 *Vorhandensein eines Implantates oder Transplantates nach koronarer Gefäßplastik*

ist außer dem Vorliegen anamnestischer Informationen über das Vorhandensein eines Koronararterienbypasses oder eine frühere Koronarangioplastie, dass diese Angaben für die aktuelle Krankenhausbehandlung **von Bedeutung** sind (siehe DKR D003 *Nebendiagnosen* (Seite 9)).

0902a Akutes Lungenödem

Wenn ein „akutes Lungenödem" diagnostiziert wird, ist nach der zugrunde liegenden Ursache zu kodieren. Zum Beispiel ist ein akutes kardiales Lungenödem mit

I50.14 *Linksherzinsuffizienz mit Beschwerden in Ruhe*

zu verschlüsseln.

S.a. die Hinweise und Exklusiva zu

J81 *Akutes Lungenödem*

in der ICD-10-GM.

0903n Herzstillstand

Herzstillstand oder Herz- und Atemstillstand (I46.– *Herzstillstand*) sind **nur** zu kodieren, wenn Wiederbelebungsmaßnahmen in unmittelbarem zeitlichen Zusammenhang mit der Aufnahme (z.B. präklinisch durch den Notarzt) oder während des stationären Aufenthaltes ergriffen werden, unabhängig vom Ergebnis für den Patienten.

Der Herzstillstand (I46.– *Herzstillstand*) ist **nicht** als Hauptdiagnose anzugeben, wenn die zugrunde liegende Ursache bekannt ist.

Bei Reanimation durch das Krankenhaus im Rahmen eines Herzstillstandes ist außerdem

8-771 *Kardiale oder kardiopulmonale Reanimation*

zuzuweisen.

0904d Hypertensive Herzkrankheit (I11.–)

Steht eine Herzkrankheit in **kausalem Zusammenhang** zur Hypertonie, so ist ein Kode für die Herzkrankheit (z.B. aus I50.– *Herzinsuffizienz* oder I51.– *Komplikationen einer Herzkrankheit und ungenau beschriebene Herzkrankheit*) gefolgt von I11.– *Hypertensive Herzkrankheit* anzugeben. Wenn für die Herzerkrankung kein anderer Kode der ICD-10-GM außer I11.– *Hypertensive Herzkrankheit* zur Verfügung steht, wird dieser allein kodiert.

Liegen Herzerkrankungen und Hypertonie aber *ohne* kausale Beziehung vor, werden Hypertonie und Herzkrankheit einzeln kodiert.

0905d Hypertensive Nierenerkrankung (I12.–)

Steht eine Nierenerkrankung in **kausalem Zusammenhang** zur Hypertonie, so ist ein Kode für die Nierenerkrankung (z.B. aus N18.– *Chronische Nierenkrankheit*) gefolgt von I12.– *Hypertensive Nierenkranheit* anzugeben. Wenn für die Nierenerkrankung kein anderer Kode der ICD-10-GM außer I12.– *Hypertensive Nierenkrankheit* zur Verfügung steht, wird dieser allein kodiert.

Liegen Nierenerkrankungen und Hypertonie aber *ohne* kausale Beziehung vor, werden Hypertonie und Nierenkrankheit einzeln kodiert.

0906d Hypertensive Herz- und Nierenkrankheit (I13.–)

In Fällen, bei denen sowohl eine hypertensive Herzkrankheit (I11.–) als auch eine hypertensive Nierenkrankheit (I12.–) vorliegt, ist ein Kode für die Herzkrankheit (z.B. aus I50.– *Herzinsuffizienz*) und für die Nierenkrankheit (z.B. aus N18.– *Chronische Nierenkrankheit*) gefolgt von

I13.– *Hypertensive Herz- und Nierenkrankheit*

zuzuordnen. Wenn für die Herz- und Nierenerkrankung kein anderer Kode der ICD-10-GM außer I13.– *Hypertensive Herz- und Nierenkrankheit* zur Verfügung steht, wird dieser allein kodiert.

Die Hauptdiagnose ist entsprechend DKR D002 *Hauptdiagnose* (Seite 4) festzulegen.

0908l Zusätzliche Prozeduren im Zusammenhang mit Herzoperationen

Herz-Lungen-Maschine (HLM)

Bei Operationen, bei denen die Herz-Lungen-Maschine **grundsätzlich** zum Einsatz kommt, ist ihre Anwendung im Operationskode enthalten. Dies ist durch entsprechende Hinweise im OPS gekennzeichnet.

Eine Ausnahme davon stellen Operationen dar, bei denen der Einsatz der Herz-Lungen-Maschine in tiefer oder profunder Hypothermie erfolgt. In diesen Fällen ist ein Kode aus

8-851.4 *Operativer äußerer Kreislauf (bei Anwendung der Herz-Lungen-Maschine): Mit tiefer Hypothermie (20 bis unter 26 °C)*

oder

8-851.5 *Operativer äußerer Kreislauf (bei Anwendung der Herz-Lungen-Maschine): Mit profunder Hypothermie (unter 20 °C)*

zusätzlich anzugeben.

Eine intraaortale Ballonokklusion ist entsprechend des jeweiligen Grades der Hypothermie (auch bei Normothermie) mit einem Kode aus

8-851 *Operativer äußerer Kreislauf (bei Anwendung der Herz-Lungen-Maschine) [...]*

6. Stelle „1“ *Mit intraaortaler Ballonokklusion*

zu verschlüsseln.

Wenn die Anwendung der Herz-Lungen-Maschine **nicht** im Operationskode enthalten ist (z.B. 5-362 *Anlegen eines aortokoronaren Bypass durch minimalinvasive Technik*), ist sie mit der passenden Schlüsselnummer aus

8-851 *Operativer äußerer Kreislauf (bei Anwendung der Herz-Lungen-Maschine)*

zu kodieren.

Temporärer Herzschrittmacher, temporäre Elektroden

Da die Implantation der Sonden zur temporären Herzfrequenzstimulation ein Routinebestandteil einer Bypassoperation ist, ist sie nicht gesondert zu kodieren.

0909d Revisionen oder Reoperationen an Herz und Perikard

Die Reoperation ist ein erneuter Eingriff nach vorausgegangener Herzoperation mit Eröffnung des Perikards oder offener Operation an Herzklappen.

Grundsätzlich ist bei jeder Reoperation am Herzen zusätzlich zu den spezifischen Operationskodes der Kode

5-379.5 *Andere Operationen an Herz und Perikard: Reoperation*

anzugeben.

Wird ein vorhandener Bypass revidiert oder neu angelegt, sind zusätzlich die Kodes

5-363.1 *Koronararterienbypass-Revision*

oder

5-363.2 *Koronararterienbypass-Neuanlage*

zuzuweisen.

Beispiel 1

Ein Patient wird zum Wechsel der Aortenklappe aufgenommen. 8 Jahre zuvor wurde die Aortenklappe durch eine Bioprothese ersetzt und gleichzeitig ein Koronararterienbypass gelegt.

Prozedur(en)	5-352.00	*Wechsel eines Xenotransplantats der Aortenklappe durch Kunstprothese*
	5-379.5	*Andere Operationen an Herz und Perikard: Reoperation*

0911d Schrittmacher/Defibrillatoren

Anmerkung: Diese Richtlinie enthält Erläuterungen zur Kodierung von Diagnosen und Prozeduren im Zusammenhang mit Schrittmachern. Diese gelten sinngemäß auch für die Kodierung von Implantation, Wechsel und Entfernung eines Defibrillators.

Permanente Schrittmacher

Wenn eine **temporäre Sonde entfernt wird und ein permanenter Schrittmacher implantiert wird,** ist der permanente Schrittmacher als Erstimplantation zu kodieren, nicht als Ersatz.

Die **Überprüfung** eines Schrittmachers wird routinemäßig während des stationären Aufenthaltes zur Schrittmacherimplantation durchgeführt; daher ist ein gesonderter Prozedurenkode hierfür nicht anzugeben.

Für die Überprüfung zu einem anderen Zeitpunkt (also nicht im Zusammenhang mit einer Implantation beim gleichen Aufenthalt) ist der Kode

1-266.0 *Elektrophysiologische Untersuchung des Herzens, nicht kathetergestützt, bei implantiertem Schrittmacher*

zuzuweisen.

Bei **Aufnahme zum Aggregatwechsel** eines Herzschrittmachers/Defibrillators ist ein Kode aus

Z45.0- *Anpassung und Handhabung eines kardialen (elektronischen) Geräts*

als Hauptdiagnose zuzuweisen, zusammen mit den passenden Verfahrenkodes.

Komplikationen des Schrittmachersystems/Defibrillators sind mit einem der folgenden Kodes zu verschlüsseln:

T82.1 *Mechanische Komplikation durch ein kardiales elektronisches Gerät* (Dieser Kode beinhaltet die Funktionsstörung des Schrittmachers und der Sonden, eines Sondenstückes oder das Ablösen der Sonde.)

T82.7 *Infektion und entzündliche Reaktion durch sonstige Geräte, Implantate oder Transplantate im Herzen und in den Gefäßen*

T82.8 *Sonstige näher bezeichnete Komplikationen durch Prothesen, Implantate oder Transplantate im Herzen und in den Gefäßen*

Einem **Patienten mit Schrittmacher/Defibrillator** ist der Kode

Z95.0 *Vorhandensein eines kardialen elektronischen Geräts*

zuzuweisen.

0912f Aufnahme zum Verschluss einer AV-Fistel oder zum Entfernen eines AV-Shunts

Bei der Krankenhausaufnahme zum Verschluss einer AV-Fistel oder zum Entfernen eines AV- Shunts ist als Hauptdiagnosekode

Z48.8 *Sonstige näher bezeichnete Nachbehandlung nach chirurgischem Eingriff*

zuzuweisen, zusammen mit dem folgenden Prozedurenkode

5-394.6 *Verschluss eines arteriovenösen Shuntes.*

0 KRANKHEITEN DES ATMUNGSSYSTEMS

001s Maschinelle Beatmung

Definition (im Sinne der Deutschen Kodierrichtlinien)

Maschinelle Beatmung („künstliche Beatmung") ist ein Vorgang, bei dem Gase mittels einer mechanischen Vorrichtung in die Lunge bewegt werden.

Beatmung kann invasiv über eine Trachealkanüle oder einen Tubus erfolgen. Beatmung kann auch nichtinvasiv über ein Maskensystem erfolgen.

Für die Berechnung von Beatmungsstunden bei Patienten, die das 6. Lebensjahr vollendet haben, sind nur Verfahren heranzuziehen, bei denen bei positiver Druckbeatmung eine Druckdifferenz zwischen Inspiration und Exspiration von mindestens 6 mbar besteht.

Kodierung

Beatmungsstunden sind nur bei „intensivmedizinisch versorgten" Patienten zu kodieren, das heißt bei Patienten, bei denen die für das Leben notwendigen sogenannten vitalen oder elementaren Funktionen von Kreislauf, Atmung, Homöostase oder Stoffwechsel lebensgefährlich bedroht oder gestört sind und die mit dem Ziel behandelt, überwacht und gepflegt werden, diese Funktionen zu erhalten, wiederherzustellen oder zu ersetzen, um Zeit für die Behandlung des Grundleidens zu gewinnen. Das Grundleiden, das die intensivmedizinische Behandlung bedingt hat, muss in diesem Zusammenhang nicht mit der Hauptdiagnose identisch sein.

Diese intensivmedizinische Versorgung umfasst mindestens ein Monitoring von Atmung und Kreislauf und eine akute Behandlungsbereitschaft (ärztliche und pflegerische Interventionen zur Stabilisierung der Vitalfunktionen unmittelbar möglich).

Wenn eine maschinelle Beatmung die obige Definition und die o.g. Anforderungen erfüllt, ist

1) zunächst die **Dauer** der künstlichen Beatmung zu erfassen. Hierfür steht ein separates Datenfeld im Datensatz nach § 301 SGB V (Sozialgesetzbuch Fünftes Buch) sowie § 21 KHEntgG (Krankenhausentgeltgesetz) zur Verfügung.

2) Dann ist **zusätzlich:**

   2a) einer der folgenden Kodes

   8-701 *Einfache endotracheale Intubation*

   8-704 *Intubation mit Doppellumentubus*

   8-706 *Anlegen einer Maske zur maschinellen Beatmung*

   und/oder

   2b) der zutreffende Kode aus

   5-311 *Temporäre Tracheostomie* oder

   5-312 *Permanente Tracheostomie*

   anzugeben, wenn zur Durchführung der künstlichen Beatmung ein **Tracheostoma** angelegt wurde.

3) Bei **Neugeborenen und Säuglingen** ist **zusätzlich** ein Kode aus

   8-711 *Maschinelle Beatmung und Atemunterstützung bei Neugeborenen und Säuglingen*

   anzugeben.

Bei **Kindern und Jugendlichen** ist **zusätzlich** ein Kode aus

8-712 *Maschinelle Beatmung und Atemunterstützung bei Kindern und Jugendlichen*

anzugeben.

4) Bei **heimbeatmeten Patienten, die über ein Tracheostoma beatmet werden**, sind die Beatmungszeiten zu erfassen, wenn es sich im Einzelfall um einen „intensivmedizinisch versorgten Patienten" handelt (Definition: s.o.).

5) Für die Beatmungsentwöhnung und die Einstellung einer häuslichen Beatmung sind die passenden Kodes aus

8-718 *Beatmungsentwöhnung [Weaning] bei maschineller Beatmung*

und

8-716 *Einstellung einer häuslichen maschinellen Beatmung*

anzugeben.

6) Bei allen Patienten, die länger als 95 Stunden beatmet werden und die beatmet verlegt oder die beatmet entlassen werden, ist ein passender Schlüssel für den Entlassungs-/Verlegungsgrund nach § 301 SGB V, der den Beatmungsstatus des Patienten wiedergibt, anzugeben.

Berechnung der Dauer der Beatmung

Eine maschinelle Beatmung (siehe Definition, Abs. 1), die zur Durchführung einer Operation oder während einer Operation begonnen wird und die **nicht länger als 24 Stunden** dauert, **zählt nicht** zur Gesamtbeatmungszeit. Die maschinelle Beatmung während einer Operation im Rahmen der Anästhesie wird als integraler Bestandteil des chirurgischen Eingriffs angesehen.

Wenn die maschinelle Beatmung jedoch zur Durchführung einer Operation oder während einer Operation begonnen wird und **länger als 24 Stunden** dauert, dann **zählt** sie zur Gesamtbeatmungszeit. Die Berechnung der Dauer beginnt in diesem Fall mit der Intubation; die Intubation ist in diesem Fall zu kodieren, obwohl sie zur Operation durchgeführt wurde.

Eine Beatmung, die nicht zum Zweck einer Operation begonnen wurde, z.B. in der Intensivbehandlung nach einer Kopfverletzung oder einer Verbrennung, zählt unabhängig von der Dauer immer zur Gesamtbeatmungszeit. Werden bereits beatmete Patienten operiert, so zählt die Operationszeit zur Gesamtbeatmungszeit.

Die Beatmungsdauer berechnet sich wie folgt:

- Liegen die Beatmungsstunden (gemäß der Definition in DKR 1001) pro Kalendertag unter 8 Stunden, werden nur die erbrachten Beatmungsstunden (gemäß DKR 1001) entsprechend berechnet.
- Liegen die Beatmungsstunden (gemäß der Definition in DKR 1001) pro Kalendertag bei 8 Stunden oder mehr, werden 24 Beatmungsstunden für den Kalendertag berechnet.

Am Tag der Aufnahme und der Entlassung oder der Verlegung sind nur die erbrachten Beatmungsstunden zu berücksichtigen.

Solange ein Patient für mindestens 8 Stunden pro Kalendertag ein Verfahren erhält, bei dem bei positiver Druckbeatmung eine Druckdifferenz zwischen Inspiration und Exspiration von mindestens 6 mbar besteht (gilt nur für Patienten ab dem vollendeten 6. Lebensjahr), sind auch beatmungsfreie Intervalle an diesen Tagen mitzuzählen, unabhängig davon, ob sich der Patient bereits in der Entwöhnung von der Beatmung befindet oder nicht und unabhängig davon, ob der Patient während der beatmungsfreien Intervalle eine Sauerstoffinsufflation oder Sauerstoffinhalation erhält.

Während eines Krankenhausaufenthaltes ist zunächst die Gesamtbeatmungszeit gemäß obigen Regeln zu ermitteln, die Summe ist zur nächsten ganzen Stunde aufzurunden. (s.a. DKR

P005 *Multiple Prozeduren/Prozeduren, unterschieden auf der Basis von Größe, Zeit oder Anzahl/Bilaterale Prozeduren* (Seite 48)).

Beispiel 1

Ein 40-jähriger Patient wird seit dem 05.07. ab 21:00 Uhr intubiert über die Notaufnahme aufgenommen und in Folge fortlaufend invasiv mit einer Druckdifferenz > 6 mbar beatmet.

Am 08.07. um 07:00 Uhr wird der Patient extubiert und weiter nichtinvasiv mit einer Druckdifferenz > 6 mbar intermittierend beatmet.

Am 10.07. wird der Patient letztmalig insgesamt 7 Stunden (Druckdifferenz > 6 mbar) beatmet.

Die Berechnung der Gesamtbeatmungsdauer ergibt sich wie folgt:

Datum	Beatmung	Beatmung von – bis	Beatmung h/Tag ohne beatmungsfreie Intervalle	Anzurechnende Beatmungsdauer
05.07.	fortlaufend invasiv	21:00 Uhr – 24:00 Uhr	3	3
06.07.	fortlaufend invasiv	00:00 Uhr – 24:00 Uhr	24	24
07.07.	fortlaufend invasiv	00:00 Uhr – 24:00 Uhr	24	24
08.07.	Wechsel auf NIV (um 07:00 Uhr) intermittierend	00:00 Uhr – 07:00 Uhr (invasiv) 07:00 Uhr – 24:00 Uhr (NIV) davon insgesamt 12 h Beatmung mit Druckdifferenz (> 6 mbar)	7 + 12	24
09.07.	NIV intermittierend	00:00 Uhr – 24:00 Uhr davon 10 h Beatmung	10	24
10.07.	NIV intermittierend	00:00 Uhr – 24:00 Uhr davon 7 h Beatmung	7	7
			Gesamtbeatmungsdauer:	106 Stunden

Beginn

Die Berechnung der Dauer der Beatmung beginnt mit **einem der folgenden Ereignisse**:

- **Endotracheale Intubation**

  Für Patienten, die zur künstlichen Beatmung intubiert werden, beginnt die Berechnung der Dauer mit dem Anschluss an die Beatmungsgeräte.

  Gelegentlich muss die endotracheale Kanüle wegen mechanischer Probleme ausgetauscht werden. Zeitdauer der Entfernung und des unmittelbaren Ersatzes der endotrachealen Kanüle sind in diesem Fall als Teil der Beatmungsdauer anzusehen; die Berechnung der Dauer wird fortgesetzt.

1001

Für Patienten, bei denen eine künstliche Beatmung durch endotracheale Intubation begonnen und bei denen später eine Tracheotomie durchgeführt wird, beginnt die Berechnung der Dauer mit der Intubation. Die Zeitdauer der Beatmung über das Tracheostoma wird hinzugerechnet.

- **Maskenbeatmung**

  Die Berechnung der Dauer der künstlichen Beatmung beginnt zu dem Zeitpunkt, an dem die maschinelle Beatmung einsetzt.

- **Tracheotomie**

  (mit anschließendem Beginn der künstlichen Beatmung). Die Berechnung der Dauer der künstlichen Beatmung beginnt zu dem Zeitpunkt, an dem die maschinelle Beatmung einsetzt.

- **Aufnahme eines beatmeten Patienten**

  Für jene Patienten, die maschinell beatmet aufgenommen werden, beginnt die Berechnung der Dauer mit dem Zeitpunkt der Aufnahme (s.a. „Verlegte Patienten“, unten).

Verlegte Patienten

Beatmete und/oder intubierte Patienten

Wenn ein **beatmeter** Patient verlegt wird, finden die folgenden Grundregeln Anwendung:

Das verlegende Krankenhaus erfasst die Dauer der dort durchgeführten Beatmung und gibt die zutreffenden Kodes an:

- für den Zugang bei maschineller Beatmung (8-70),
- für die Tracheostomie (5-311; 5-312),
- für maschinelle Beatmung und Atemunterstützung bei Neugeborenen und Säuglingen (8-711),
- für maschinelle Beatmung und Atemunterstützung bei Kindern und Jugendlichen (8-712),
- für Beatmungsentwöhnung (Weaning) (8-718)

wenn diese Maßnahmen von der verlegenden Einrichtung durchgeführt worden sind.

Das aufnehmende Krankenhaus erfasst die Dauer der dort durchgeführten Beatmung, bei Neugeborenen und Säuglingen wird zusätzlich ein Kode aus 8-711 bzw. bei Kindern und Jugendlichen zusätzlich ein Kode aus 8-712 zugewiesen. Ein Kode für die Einleitung der Beatmung wird nicht angegeben, da diese Maßnahmen vom verlegenden Krankenhaus durchgeführt wurden.

Wenn ein **nicht beatmeter** intubierter oder tracheotomierter Patient verlegt wird, kodiert das verlegende Krankenhaus den Zugang bei maschineller Beatmung (8-70) sowie ggf. die Tracheostomie (5-311; 5-312). Das aufnehmende Krankenhaus kodiert diese bereits geleisteten Prozeduren nicht noch einmal.

Intubation ohne maschinelle Beatmung

Eine Intubation kann auch durchgeführt werden, wenn keine künstliche Beatmung erforderlich ist, z.B. wenn es notwendig ist, den Luftweg offen zu halten.

Eine Intubation ist in diesen Fällen mit einem Kode aus

8-700 *Offenhalten der oberen Atemwege*
8-701 *Einfache endotracheale Intubation*

zu verschlüsseln.

Atemunterstützung: Kontinuierlicher positiver Atemwegsdruck (CPAP), High flow nasal cannula (HFNC) und Humidified high flow nasal cannula (HHFNC)

Kodes aus

8-711.0 *Atemunterstützung mit kontinuierlichem positivem Atemwegsdruck [CPAP]* oder

8-711.4 *Atemunterstützung durch Anwendung von High-Flow-Nasenkanülen [HFNC-System]*

sind nur bei **Neugeborenen und Säuglingen** zu kodieren, unabhängig von der Behandlungsdauer (also auch unter 24 Stunden; bei OPS-Kode 8-711.00 mindestens aber 30 Minuten).

Die Dauer der Atemunterstützung mit kontinuierlichem positivem Atemwegsdruck (CPAP) ist bei Neugeborenen, Säuglingen und Kindern bis zum vollendeten 6. Lebensjahr für die Ermittlung der Beatmungsdauer zu berücksichtigen, sofern diese intensivmedizinisch versorgt sind.

Die Dauer der Atemunterstützung mit High flow nasal cannula (HFNC) und Humidified high flow nasal cannula (HHFNC) ist bei Neugeborenen und Säuglingen für die Ermittlung der Beatmungsdauer zu berücksichtigen, sofern diese intensivmedizinisch versorgt sind.

Wenn diese Atemunterstützung (HFNC/HHFNC bis zum vollendeten 1. Lebensjahr/CPAP bis zum vollendeten 6. Lebensjahr) weniger als 8 Stunden pro Kalendertag beträgt und eine intensivmedizinische Versorgung stattfand, sind nur die erbrachten Atemunterstützungsstunden als Beatmungsstunden zu berechnen.

Wenn diese Atemunterstützung (HFNC/HHFNC bis zum vollendeten 1. Lebensjahr/CPAP bis zum vollendeten 6. Lebensjahr) 8 oder mehr Stunden pro Kalendertag beträgt und eine intensivmedizinische Versorgung stattfand, sind 24 Beatmungsstunden zu berechnen. Dies gilt unabhängig davon, ob der Patient während der Intervalle ohne Atemunterstützung eine Sauerstoffinsufflation oder Sauerstoffinhalation erhält.

Am Tag der Aufnahme, der Entlassung oder der Verlegung sind nur die erbrachten Beatmungsstunden zu berücksichtigen.

Beispiel 2

Ein drei Monate alter intensivmedizinisch versorgter Säugling erhält seit dem 06.07. (Aufnahmetag) ab 12:00 Uhr Atemunterstützung mit HFNC.

Seit dem 10.07. wird die Atemunterstützung mit HFNC schrittweise reduziert

am 11.07. erfolgt HFNC für insgesamt 6 Stunden

am 12.07. erfolgt HFNC für insgesamt 4 Stunden.

Die Berechnung der Gesamtbeatmungsdauer ergibt sich wie folgt:

1001

Datum	Atemunter stützung	Atemunterstützung von – bis	Beatmung h/Tag ohne beatmungsfreie Intervalle	Anzurechnende Beatmungsdauer
06.07.	HFNC	12:00 Uhr – 24:00 Uhr	12	12
07.07.	HFNC	00:00 Uhr – 24:00 Uhr	24	24
08.07.	HFNC	00:00 Uhr – 24:00 Uhr	24	24
09.07.	HFNC	00:00 Uhr – 24:00 Uhr	24	24
10.07.	HFNC	Insgesamt 10 h HFNC	10	24
11.07.	HFNC	Insgesamt 6 h HFNC	6	6
12.07.	HFNC	Insgesamt 4 h HFNC	4	4
			Gesamtbeatmungsdauer:	118 Stunden

Wenn **bei Erwachsenen, Kindern und Jugendlichen** eine Störung wie Schlafapnoe mit CPAP behandelt wird, sind Kodes aus 8-711.0 und 8-712.0 *Atemunterstützung mit kontinuierlichem positivem Atemwegsdruck [CPAP]* sowie die Beatmungsdauer **nicht** zu verschlüsseln. Die Ersteinstellung einer CPAP-Therapie bzw. die Kontrolle oder Optimierung einer früher eingeleiteten CPAP-Therapie werden mit einem Kode aus 8-717 *Einstellung einer nasalen oder oronasalen Überdrucktherapie bei schlafbezogenen Atemstörungen* verschlüsselt.

1105

1 KRANKHEITEN DES VERDAUUNGSSYSTEMS

101a Appendizitis

Zur Zuweisung einer Schlüsselnummer aus den Kategorien

K35.– *Akute Appendizitis*

K36 *Sonstige Appendizitis*

K37 *Nicht näher bezeichnete Appendizitis*

ist die **klinische** Diagnose Appendizitis ausreichend. Es ist nicht zwingend erforderlich, dass ein histopathologischer Befund diese Diagnose sichert.

102a Adhäsionen

Die Lösung von abdominalen Adhäsionen kann eine aufwändige „Hauptprozedur" oder eine im Rahmen einer anderen Prozedur mitdurchgeführte Begleitprozedur („Nebenprozedur") sein. Auch wenn Adhäsionen im Verlauf einer anderen Bauchoperation gelöst werden, kann der Vorgang im Einzelfall relevanten Aufwand verursachen. Dann sind ein Diagnosekode (z.B. K66.0 *Peritoneale Adhäsionen*) für die Adhäsion und ein Prozedurenkode aus

5-469.1 *Bridenlösung* oder

5-469.2 *Adhäsiolyse*

für die Lösung der Adhäsionen anzugeben.

103a Magenulkus mit Gastritis

Bei Patienten mit Magenulkus ist ein Kode aus

K25.– *Ulcus ventriculi*

anzugeben, gefolgt von einem Kode aus

K29.– *Gastritis und Duodenitis*,

wenn beide Erkrankungen vorliegen.

105d Gastrointestinale Blutung

Wenn ein Patient zur Abklärung einer oberen gastrointestinalen (GI) Blutung aufgenommen wird und bei der Endoskopie ein Ulkus, Erosionen oder Varizen gefunden werden, wird die gefundene Erkrankung „mit einer Blutung" kodiert; ein akutes Ulcus ventriculi mit Blutung ist zum Beispiel mit

K25.0 *Ulcus ventriculi, akut, mit Blutung*

zu kodieren.

Im Falle einer Refluxösophagitis mit Blutung ist

K21.0 *Gastroösophageale Refluxkrankheit mit Ösophagitis* und

K22.81 *Ösophagusblutung*

zu kodieren.

1105

Man kann davon ausgehen, dass die Blutung der Läsion, die im Endoskopiebericht angegeben wird, zugeordnet werden kann, auch wenn die Blutung weder während der Untersuchung noch während des Krankenhausaufenthaltes auftritt.

Nicht alle Kategorien, die zur Verschlüsselung von gastrointestinalen Läsionen zur Verfügung stehen, stellen einen Kode mit der Modifikation „mit einer Blutung" zur Verfügung. In solchen Fällen wird für die Blutung ein zusätzlicher Kode aus

K92.– *Sonstige Krankheiten des Verdauungssystems*

angegeben.

Wenn bei einer „peranalen Blutung" die aktuelle Blutungsquelle **nicht** bestimmt werden kann oder keine entsprechende Untersuchung durchgeführt wurde, ist

K92.2 *Gastrointestinale Blutung, nicht näher bezeichnet*

zu kodieren. Der Kode

K62.5 *Hämorrhagie des Anus und des Rektums*

ist in diesem Fall **nicht** zuzuweisen.

Wird ein Patient hingegen wegen Meläna (Teerstuhl) oder okkultem Blut im Stuhl untersucht, ist nicht ohne weiteres davon auszugehen, dass eine endoskopisch gefundene Läsion auch die Ursache der Meläna oder des okkulten Blutes im Stuhl ist. Wenn keine kausale Verbindung zwischen Symptom und dem Ergebnis der Untersuchung besteht, ist zunächst das Symptom und danach das Untersuchungsergebnis anzugeben.

Patienten mit der Anamnese einer vor kurzem stattgefundenen gastrointestinalen Blutung werden manchmal zur Endoskopie aufgenommen, um die Blutungsquelle festzustellen, zeigen aber während der Untersuchung keine Blutung. Wird aufgrund der Vorgeschichte oder anderer Anhaltspunkte eine *klinische* Diagnose gestellt, schließt die Tatsache, dass während des Krankenhausaufenthaltes keine Blutung auftritt, nicht von vornherein die Eingabe eines Kodes mit der Modifikation „mit einer Blutung" aus, auch nicht die Zuweisung eines Kodes der Kategorie K92.– (*Sonstige Krankheiten des Verdauungssystems*) in den Fällen, in denen der Grund für die vorher stattgefundene Blutung nicht bestimmt werden konnte.

1107a Dehydratation bei Gastroenteritis

Bei stationärer Aufnahme zur Behandlung einer Gastroenteritis mit Dehydratation wird die Gastroenteritis als Hauptdiagnose und „Dehydratation" (E86 *Volumenmangel*) als Nebendiagnose angegeben.

2 KRANKHEITEN DER HAUT UND DER UNTERHAUT

205m Plastische Chirurgie

Der Einsatz plastischer Chirurgie kann aus kosmetischen oder medizinischen Gründen erfolgen. Bei Operationen aus medizinischen Gründen ist der Krankheitszustand bzw. Risikofaktor, der Grund für den Eingriff war, als Hauptdiagnose zu kodieren.

Ist der Grund für den Eingriff rein kosmetisch, dann ist ein „Z-Kode" die Hauptdiagnose.

Revision einer Narbe

Wird eine Narbe revidiert, ist

L90.5 *Narben und Fibrosen der Haut*

anzugeben, wenn die Narbe wegen Problemen (z.B. Schmerz) nachbehandelt wird.

Wenn die Nachbehandlung der Narbe(n) dagegen aus kosmetischen Gründen erfolgt, ist

Z42.– *Nachbehandlung unter Anwendung plastischer Chirurgie*

zu kodieren.

Entfernung von Brustimplantaten

Brustimplantate werden aus medizinischen oder kosmetischen Gründen entfernt.

Bei medizinischen Gründen zur Entfernung von Brustimplantaten wird einer der folgenden Kodes

T85.4 *Mechanische Komplikation durch Mammaprothese oder -implantat*

T85.73 *Infektion und entzündliche Reaktion durch Mammaprothese oder -implantat*

T85.82 *Kapselfibrose der Mamma durch Mammaprothese oder -implantat*

T85.83 *Sonstige Komplikationen durch Mammaprothese oder -implantat*

zugewiesen.

Bei kosmetischen Gründen für die Implantatentfernung ist

Z42.1 *Nachbehandlung unter Anwendung plastischer Chirurgie der Mamma [Brustdrüse]*

zu kodieren.

Subkutane prophylaktische Brustamputation

Diese Operation wird z.B. bei Diagnosen wie Brustkrebs in der Familienanamnese, chronischem Schmerz, chronischer Infektion, lobulärem Mammakarzinom in der Brust der Gegenseite, Carcinoma in situ der Mamma oder fibrozystischer Mastopathie durchgeführt. **Diese Zustände sind als Hauptdiagnose zu kodieren**.

3 KRANKHEITEN DES MUSKEL-SKELETT-SYSTEMS UND DES BINDEGEWEBES

Kapitel 13 derzeit nicht besetzt.

4 KRANKHEITEN DES UROGENITALSYSTEMS

0401e Dialyse

Diagnosen

Die Hauptdiagnose bei Patienten, die speziell zur Dialyse aufgenommen werden, hängt von der Dauer des Krankenhausaufenthaltes ab.

a) Ein **Tagesfall** (Aufnahme und Entlassung am selben Tag oder nach Nachtdialyse am darauf folgenden Tag) hat die Hauptdiagnose

   Z49.1 *Extrakorporale Dialyse.*

   Als Nebendiagnose ist außerdem die zugrunde liegende Krankheit zu kodieren.

b) Bei einem **mehrtägigen Aufenthalt** (Entlassung am Tag, der dem Aufnahmetag folgt oder später) ist als Hauptdiagnose die Krankheit zu kodieren, die die Aufnahme ins Krankenhaus erforderte. Z49.1 *Extrakorporale Dialyse* und Z99.2 *Langzeitige Abhängigkeit von Dialyse bei Niereninsuffizienz* sind nicht zuzuweisen.

Prozeduren

Die Kodes für **kontinuierlich durchgeführte** Hämofiltrationen (8-853.1, .7, .8), Hämodialysen (8-854.6, .7), Hämodiafiltrationen (8-855.1, .7, .8) und Peritonealdialysen (8-857.1, .2) verschlüsseln an 6. Stelle die Dauer der Maßnahme.

Die Dauer ist vom Beginn bis zum Ende einer Behandlung zu ermitteln. Bei mehreren Anwendungen eines kontinuierlichen Verfahrens während eines stationären Aufenthaltes ist jede Anwendung mit einem Kode zu verschlüsseln (keine Addition der Behandlungszeiten). Ein Filterwechsel oder eine vergleichbare technisch bedingte Unterbrechung sowie eine Unterbrechung bis 24 Stunden eines kontinuierlichen Verfahrens begründet jedoch keine erneute Verschlüsselung.

0403d Anogenitale Warzen

Aufnahmen zur Behandlung von **anogenitalen Warzen** werden mit einer Hauptdiagnose aus der unten angeführten Liste kodiert:

Perianal	K62.8	*Sonstige näher bezeichnete Krankheiten des Anus und des Rektums*
Cervix uteri betreffend	N88.8	*Sonstige näher bezeichnete nichtentzündliche Krankheiten der Cervix uteri*
Vaginal	N89.8	*Sonstige näher bezeichnete nichtentzündliche Krankheiten der Vagina*
Vulva betreffend	N90.8	*Sonstige näher bezeichnete nichtentzündliche Krankheiten der Vulva und des Perineums*
Penis betreffend	N48.8	*Sonstige näher bezeichnete Krankheiten des Penis*

Der Kode

A63.0 *Anogenitale (venerische) Warzen*

ist als Nebendiagnose anzugeben.

5 SCHWANGERSCHAFT, GEBURT UND WOCHENBETT

1501s Definition von Lebend-, Totgeburt und Fehlgeburt

Lebendgeborenes

Ein Lebendgeborenes ist eine aus der Empfängnis stammende Frucht, die unabhängig vom Schwangerschaftsalter vollständig aus dem Mutterleib ausgestoßen oder extrahiert ist, nach Verlassen des Mutterleibes atmet oder irgendein anderes Lebenszeichen erkennen lässt, wie Herzschlag, Pulsation der Nabelschnur oder deutliche Bewegung der willkürlichen Muskulatur, gleichgültig, ob die Nabelschnur durchtrennt oder die Plazenta ausgestoßen wurde oder nicht. Jedes unter diesen Voraussetzungen neugeborene Kind ist als lebendgeboren zu betrachten.

(1) Eine Lebendgeburt liegt vor, wenn bei einem Kind nach der Scheidung vom Mutterleib entweder das Herz geschlagen oder die Nabelschnur pulsiert oder die natürliche Lungenatmung eingesetzt hat.[3]

Fetaltod [totgeborener Fetus]

Fetaltod ist der Tod einer aus der Empfängnis stammenden Frucht vor der vollständigen Ausstoßung oder Extraktion aus dem Mutterleib, unabhängig von der Dauer der Schwangerschaft; der Tod wird dadurch angezeigt, dass der Fetus nach dem Verlassen des Mutterleibs weder atmet noch andere Lebenszeichen erkennen lässt, wie zum Beispiel Herzschlag, Pulsation der Nabelschnur oder deutliche Bewegungen der willkürlichen Muskulatur.

(2) Hat sich keines der in Absatz 1 genannten Merkmale des Lebens gezeigt, gilt die Leibesfrucht als ein tot geborenes Kind im Sinne des § 21 Absatz 2 des Gesetzes, wenn

1. das Gewicht des Kindes mindestens 500 Gramm beträgt oder
2. das Gewicht des Kindes unter 500 Gramm beträgt, aber die 24. Schwangerschaftswoche erreicht wurde,

im Übrigen als Fehlgeburt. Eine Fehlgeburt wird nicht im Personenstandsregister beurkundet. Sie kann von einer Person, der bei Lebendgeburt die Personensorge zugestanden hätte, dem Standesamt, in dessen Zuständigkeitsbereich die Fehlgeburt erfolgte, angezeigt werden. In diesem Fall erteilt das Standesamt dem Anzeigenden auf Wunsch eine Bescheinigung mit einem Formular nach dem Muster der Anlage 11.[4]

(3) Eine Fehlgeburt ist abweichend von Absatz 2 Satz 2 als ein tot geborenes Kind zu beurkunden, wenn sie Teil einer Mehrlingsgeburt ist, bei der mindestens ein Kind nach Absatz 1 oder 2 zu beurkunden ist; § 21 Absatz 2 des Gesetzes gilt entsprechend.[3]

(ICD-10 Band II, Regelwerk, Kapitel 5.7.1)

---

[3] *Deutsche Definition nach Paragraph 31, Abs. 1 der Verordnung zur Ausführung des Personenstandsgesetzes i.d.F. der Bekanntmachung vom 28.11.2008 (BGBl.I.,S. 2263).*

[4] *Siehe Deutsche Definition nach Paragraph 31, Abs. 2 und 3 der Verordnung zur Ausführung des Personenstandsgesetzes i.d.F. der Bekanntmachung vom 29.10.2018 (BGBl.I.,S. 1768).*

1504o Komplikationen nach Abort, Extrauteringravidität und Molenschwangerschaft (O08.–)

Ein Kode aus

O08.– *Komplikationen nach Abort, Extrauteringravidität und Molenschwangerschaft*

wird **nur dann** als **Hauptdiagnose** zugewiesen, wenn eine Patientin wegen einer Spätkomplikation in Folge eines zuvor behandelten Aborts stationär aufgenommen wird.

Beispiel 1

Eine Patientin wird mit disseminierter intravasaler Gerinnung nach einem Abort in der 10. SSW aufgenommen, der vor zwei Tagen in einem anderen Krankenhaus stattfand.

Hauptdiagnose:	O08.1	*Spätblutung oder verstärkte Blutung nach Abort, Extrauteringravidität und Molenschwangerschaft*
Nebendiagnose:	D65.1	*Disseminierte intravasale Gerinnung [DIG, DIC]*

Die Schwangerschaftsdauer wird nicht als Nebendiagnose kodiert, da die Aufnahme zur Behandlung einer Komplikation nach zuvor behandeltem Abort erfolgt.

Ein Kode aus

O08.– *Komplikationen nach Abort, Extrauteringravidität und Molenschwangerschaft*

wird als **Nebendiagnose** zugeordnet, um eine mit den Diagnosen der Kategorien O00–O02 (*Extrauteringravidität, Blasenmole, sonstige abnorme Konzeptionsprodukte)* verbundene Komplikation zu verschlüsseln.

Beispiel 2

Eine Patientin wird wegen Tubarruptur bei Eileiterschwangerschaft in der 6. SSW mit Schock aufgenommen.

Hauptdiagnose:	O00.1	*Tubargravidität*
Nebendiagnose(n):	O08.3	*Schock nach Abort, Extrauteringravidität und Molenschwangerschaft*
	O09.1!	*Schwangerschaftsdauer, 5 bis 13 vollendete Wochen*

Wenn eine Patientin aufgenommen wird, weil nach Abortbehandlung bei einer vorhergehenden Behandlung Teile der Fruchtanlage zurückgeblieben sind, wird als Hauptdiagnose ein **inkompletter** Abort mit Komplikation kodiert (O03–O06 mit einer vierten Stelle .0 bis .3).

Beispiel 3

Eine Patientin wird mit Blutung bei retinierter Fruchtanlage zwei Wochen nach einem Spontanabort stationär aufgenommen. Der Abort fand in der 5. Schwangerschaftswoche statt und wurde ambulant behandelt.

Hauptdiagnose:	O03.1	*Spontanabort, inkomplett, kompliziert durch Spätblutung oder verstärkte Blutung*

Die Schwangerschaftsdauer wird nicht als Nebendiagnose kodiert, da die Aufnahme zur Behandlung einer Komplikation nach zuvor behandeltem Abort erfolgt.

Ein Kode aus

O08.– *Komplikationen nach Abort, Extrauteringravidität und Molenschwangerschaft*

wird in Verbindung mit Diagnosen der Kategorien O03–O07 **als Nebendiagnose** angegeben, wenn die Kodierung dadurch genauer wird (vergleiche Beispiel 3 und Beispiel 4).

Beispiel 4

Eine Patientin wird mit einem inkompletten Abort in der 12. Schwangerschaftswoche und Kreislaufkollaps stationär aufgenommen.

Hauptdiagnose:	O03.3	*Spontanabort, inkomplett, mit sonstigen und nicht näher bezeichneten Komplikationen*
Nebendiagnose(n):	O08.3	*Schock nach Abort, Extrauteringravidität und Molenschwangerschaft*
	O09.1!	*Schwangerschaftsdauer, 5 bis 13 vollendete Wochen*

1505m Vorzeitige Beendigung der Schwangerschaft

Erfolgt die Aufnahme zur vorzeitigen Beendigung der Schwangerschaft durch Abort (Fetalgewicht unter 500g, keine Vitalitätszeichen), z.B. aus medizinischen Gründen, oder aufgrund eines behandlungs- bzw. überwachungsbedürftigen Zustandes und es kommt im selben Aufenthalt zur vorzeitigen Beendigung der Schwangerschaft durch Abort, so ist

O04.– *Ärztlich eingeleiteter Abort*

als Hauptdiagnose zuzuordnen, zusammen mit einem Kode aus

O09.–! *Schwangerschaftsdauer*

und einem Kode, der den Grund für die Beendigung angibt, wie z.B.

O35.0 *Betreuung der Mutter bei (Verdacht auf) Fehlbildung des Zentralnervensystems beim Fetus.*

Erfolgt die Aufnahme zur vorzeitigen Beendigung der Schwangerschaft durch Entbindung, z.B. aus medizinischen Gründen, oder aufgrund eines behandlungs- bzw. überwachungsbedürftigen Zustandes und es kommt im selben Aufenthalt zur vorzeitigen Beendigung der Schwangerschaft durch Entbindung, so ist der Grund für die vorzeitige Beendigung der Schwangerschaft als Hauptdiagnose anzugeben, wie z.B.

O35.0 *Betreuung der Mutter bei (Verdacht auf) Fehlbildung des Zentralnervensystems beim Fetus.*

Als Nebendiagnosen sind

O60.1 *Vorzeitige spontane Wehen mit vorzeitiger Entbindung* oder
O60.3 *Vorzeitige Entbindung ohne spontane Wehen*

O09.–! *Schwangerschaftsdauer*

sowie

Z37.0! *Lebendgeborener Einling* oder
Z37.1! *Totgeborener Einling*
(bzw. die analogen Kodes bei Mehrlingen)

zuzuweisen.

1507e Resultat der Entbindung

Für **jede** Entbindung ist von dem Krankenhaus, in dem die Geburt stattgefunden hat, der passende Kode aus

Z37.–! *Resultat der Entbindung*

bei der Mutter zu kodieren. Er darf nicht die Hauptdiagnose sein.

1508n Dauer der Schwangerschaft

Ein Kode aus

O09.–! *Schwangerschaftsdauer*

ist bei stationärer Aufnahme einer Schwangeren immer als Nebendiagnose zu kodieren (in den Basisdaten der Mutter). Maßgeblich ist die Schwangerschaftsdauer zum Zeitpunkt der Aufnahme.

Bei Aufnahme zur Behandlung von Komplikationen nach zuvor behandeltem Abort wird die Schwangerschaftsdauer **nicht** kodiert.

Beispiel 1

Spontane vaginale Geburt eines gesunden Neugeborenen in der 39. Schwangerschaftswoche, Damm intakt.

Hauptdiagnose:	O80	*Spontangeburt eines Einlings*
Nebendiagnose(n):	Z37.0!	*Lebendgeborener Einling*
	O09.6!	*Schwangerschaftsdauer 37. Woche bis 41 vollendete Wochen*
Prozedur:	9-260	*Überwachung und Leitung einer normalen Geburt*

1509a Mehrlingsgeburt

Wenn eine Mehrlingsschwangerschaft zur spontanen Geburt von z.B. Zwillingen führt, werden die Kodes

O30.0 *Zwillingsschwangerschaft*

Z37.2! *Zwillinge, beide lebendgeboren*

9-261 *Überwachung und Leitung einer Risikogeburt*

zugewiesen.

Wenn die Kinder einer Mehrlingsgeburt auf unterschiedliche Weise geboren werden, sind beide Entbindungsmethoden zu kodieren.

Beispiel 1

Vorzeitige Zwillingsgeburt in der 35. Woche, der erste Zwilling wird durch Extraktion aus Beckenendlage, der zweite durch eine „klassische Sectio“ (transisthmischen Querschnitt) bei Geburtshindernis durch Querlage entbunden.

Hauptdiagnose:	O64.8	*Geburtshindernis durch sonstige Lage-, Haltungs- und Einstellungsanomalien*
Nebendiagnose(n):	O32.5	*Betreuung der Mutter bei Mehrlingsschwangerschaft mit Lage- und Einstellungsanomalie eines oder mehrerer Feten*
	O30.0	*Zwillingsschwangerschaft*
	O60.1	*Vorzeitige spontane Wehen mit vorzeitiger Entbindung*
	O09.5!	*Schwangerschaftsdauer, 34 bis 36 vollendete Wochen*
	Z37.2!	*Zwillinge, beide lebendgeboren*
Prozedur(en):	5-727.1	*Spontane und vaginale operative Entbindung bei Beckenendlage, Assistierte Entbindung mit Spezialhandgriffen*
	5-740.1	*Klassische Sectio caesarea, sekundär*

1510p Komplikationen in der Schwangerschaft

Kapitel XV enthält zwei Bereiche zur Kodierung von Komplikationen in der Schwangerschaft:

O20–O29 *Sonstige Krankheiten der Mutter, die vorwiegend mit der Schwangerschaft verbunden sind*

und

O94–O99 *Sonstige Krankheitszustände während der Gestationsperiode, die anderenorts nicht klassifiziert sind.*

Zustände, die vorwiegend in Zusammenhang mit einer Schwangerschaft auftreten, können mit spezifischen Kodes aus O20–O29 verschlüsselt werden.

Beispiel 1

Eine Patientin wird in der 30. Schwangerschaftswoche zur Behandlung eines Karpaltunnelsyndroms, das sich durch die Schwangerschaft verschlimmerte, aufgenommen.

Hauptdiagnose:	O26.82	*Karpaltunnelsyndrom während der Schwangerschaft*
Nebendiagnose:	O09.4!	*Schwangerschaftsdauer 26. Woche bis 33 vollendete Wochen*

Das Karpaltunnelsyndrom, verschlimmert durch die Schwangerschaft, ist mit einer spezifischen Schlüsselnummer in Kapitel XV (O26.– *Betreuung der Mutter bei sonstigen Zuständen, die vorwiegend mit der Schwangerschaft verbunden sind*) vertreten. Die Schlüsselnummer gibt die Diagnose ausreichend genau wieder.

Diffuse Beschwerden bei bestehender Schwangerschaft, für die keine spezifische Ursache gefunden wird, sind mit

O26.88 *Sonstige näher bezeichnete Zustände, die mit der Schwangerschaft verbunden sind*

zu kodieren.

Um einen Diabetes mellitus in der Schwangerschaft zu kodieren, stehen die Kodes aus O24.– *Diabetes mellitus in der Schwangerschaft* zur Verfügung. Diese werden zusammen mit Kodes aus E10 bis E14 zur Bezeichnung des jeweils vorliegenden Diabetes mellitus sowie zur Abbildung vorliegender Komplikationen angegeben. Liegen Komplikationen (Manifestationen) vor, ist bei einem Kode aus E10 bis E14 die vierte Stelle entsprechend der Manifestation/en zu verschlüsseln. Außerdem sind die Kodes für die spezifischen Manifestationen anzugeben, sofern diese der Nebendiagnosendefinition entsprechen.

Um Infektionen des Urogenitaltraktes in der Schwangerschaft zu kodieren, stehen die Kodes aus O23.– *Infektionen des Urogenitaltraktes in der Schwangerschaft* zur Verfügung. Diese werden zusammen mit dem jeweils spezifischen Kode aus Kapitel XIV *Krankheiten des Urogenitalsystems* der ICD-10-GM zur Bezeichnung der jeweils vorliegenden Infektion angegeben. Die Kriterien der Nebendiagnosendefinition gelten entsprechend.

Um Erkrankungen der Leber in der Schwangerschaft zu kodieren, stehen Kodes aus O26.6- *Leberkrankheiten während der Schwangerschaft, der Geburt und des Wochenbettes* zur Verfügung. Dieser wird zusammen mit dem jeweils spezifischen Kode aus B15–B19 *Virushepatitis* oder aus K70–K77 *Krankheiten der Leber* der ICD-10-GM zur Bezeichnung der jeweils vorliegenden Leberkrankheit angegeben. Die Kriterien der Nebendiagnosendefinition gelten entsprechend.

Um andere Komplikationen in der Schwangerschaft (oder Zustände, die sich in der Schwangerschaft verschlimmern oder die hauptsächlicher Anlass für geburtshilfliche Maßnahmen sind) zu kodieren, stehen die Kategorien

O98.– *Infektiöse und parasitäre Krankheiten der Mutter, die anderenorts klassifizierbar sind, die jedoch Schwangerschaft, Geburt und Wochenbett komplizieren*

und

O99.– *Sonstige Krankheiten der Mutter, die anderenorts klassifizierbar sind, die jedoch Schwangerschaft, Geburt und Wochenbett komplizieren*

zur Verfügung, die zusammen mit einem Nebendiagnosekode aus anderen Kapiteln der ICD-10-GM zur Bezeichnung der jeweils vorliegenden Erkrankung anzugeben sind (siehe die Beispiele 2 und 3).

Beispiel 2

Schwangerschaft (30. Schwangerschaftswoche), kompliziert durch Eisenmangelanämie

Hauptdiagnose:	O99.0	*Anämie, die Schwangerschaft, Geburt und Wochenbett kompliziert*
Nebendiagnose(n):	D50.9	*Eisenmangelanämie, nicht näher bezeichnet*
	O09.4!	*Schwangerschaftsdauer 26. Woche bis 33 vollendete Wochen*

Eine die Schwangerschaft komplizierende Anämie ist unter der Schlüsselnummer O99.0 klassifiziert. Es wird ein zusätzlicher Kode benötigt, um die Art der Anämie zu spezifizieren.

Beispiel 3

Eine Patientin in der 30. Schwangerschaftswoche wird wegen eines allergischen Asthma bronchiale aufgenommen, das die Schwangerschaft kompliziert.

Hauptdiagnose:	O99.5	*Krankheiten des Atmungssystems, die Schwangerschaft, Geburt und Wochenbett komplizieren*
Nebendiagnose(n):	J45.0	*Vorwiegend allergisches Asthma bronchiale*
	O09.4!	*Schwangerschaftsdauer 26.Woche bis 33 vollendete Wochen*

Schwangerschaft als Nebenbefund

Wenn eine Patientin wegen einer Erkrankung aufgenommen wird, die weder die Schwangerschaft kompliziert noch durch die Schwangerschaft kompliziert wird, wird der Kode für diese Erkrankung als Hauptdiagnose mit der passenden Nebendiagnose aus

Z34 *Überwachung einer normalen Schwangerschaft* oder

Z35.– *Überwachung einer Risikoschwangerschaft*

zugeordnet.

Beispiel 4

Eine Patientin in der 30. Schwangerschaftswoche wird mit Mittelhandfraktur aufgenommen.

Hauptdiagnose:	S62.32	*Fraktur eines sonstigen Mittelhandknochens, Schaft*
Nebendiagnose(n):	Z34	*Überwachung einer normalen Schwangerschaft*
	O09.4!	*Schwangerschaftsdauer 26.Woche bis 33 vollendete Wochen*

1512m Abnorme Kindslagen und -einstellungen

Kindliche Lage-, Haltungs- und Einstellungsanomalien sind zu kodieren, wenn sie **bei der Geburt** vorliegen.

Bei Geburt z.B. aus Beckenendlage ist bei Vorliegen eines Geburtshindernisses

O64.1 *Geburtshindernis durch Beckenendlage*

zu kodieren, oder bei Spontangeburt ohne Geburtshindernis

O32.1 *Betreuung der Mutter wegen Beckenendlage.*

Hinterhauptslagen wie die vordere, hintere, seitliche oder diagonale Hinterhauptslage werden nur dann kodiert, wenn ein Eingriff erfolgt.

1514c Verminderte Kindsbewegungen

Bei Aufnahmen mit der Diagnose „verminderte fetale Bewegungen“ ist

O36.8 *Betreuung der Mutter wegen sonstiger näher bezeichneter Komplikationen beim Fetus*

zu kodieren, wenn die zugrunde liegende Ursache nicht bekannt ist.

Wenn eine zugrunde liegende Ursache für die verminderten fetalen Bewegungen bekannt ist, ist diese Ursache zu kodieren. O36.8 ist in diesem Fall nicht anzugeben.

1515a Uterusnarbe

O34.2 *Betreuung der Mutter bei Uterusnarbe durch vorangegangenen chirurgischen Eingriff* ist zuzuweisen, wenn:

- die Patientin aufgrund eines früheren Kaiserschnitts für einen Elektivkaiserschnitt aufgenommen wird.
- der Versuch einer vaginalen Entbindung bei Uterusnarbe (z.B. Kaiserschnitt- oder andere operative Uterusnarbe) nicht gelingt und zu einer Kaiserschnittgeburt führt.
- eine bestehende Uterusnarbe eine Behandlung erfordert, die Entbindung aber nicht während dieses Krankenhausaufenthaltes erfolgt, z.B. vorgeburtliche Betreuung wegen Uterusschmerzen durch eine bestehende Narbe.

1518a Entbindung vor der Aufnahme

Wenn eine Patientin vor der Aufnahme in das Krankenhaus ein Kind entbunden hat, keine operativen Prozeduren bezogen auf die Entbindung während der stationären Behandlung durchgeführt wurden und bei der Mutter keine Komplikationen im Wochenbett entstehen, wird der passende Kode aus Kategorie

Z39.– *Postpartale Betreuung und Untersuchung der Mutter*

zugeordnet.

Wenn eine **Komplikation** zur stationären Aufnahme führt, ist diese Komplikation als Hauptdiagnose zu kodieren. Ein Kode aus Z39.– ist als Nebendiagnose zuzuweisen.

Wenn eine Patientin nach einer Entbindung in ein anderes Krankenhaus verlegt wird, um ein krankes Kind zu begleiten, und die Patientin dort eine nachgeburtliche Routinebetreuung erhält, wird dort ebenfalls der passende Kode aus Z39.– zugeordnet.

Wenn eine Patientin zur Nachbetreuung nach Kaiserschnitt von einem Krankenhaus in ein anderes verlegt wird, ohne dass ein Zustand die Definition einer Haupt- oder Nebendiagnose erfüllt, dann ist dort der passende Z39.– Kode als Hauptdiagnose **und**

Z48.8 *Sonstige näher bezeichnete Nachbehandlung nach chirurgischem Eingriff*

als Nebendiagnose zuzuordnen.

1519m Frühgeburt, vorzeitige Wehen und frustrane Kontraktionen

Eine Entbindung (spontan, eingeleitet oder durch Kaiserschnitt) vor der abgeschlossenen 37. Schwangerschaftswoche (Frühgeburt) wird mit

O60.1 *Vorzeitige spontane Wehen mit vorzeitiger Entbindung* oder
O60.3 *Vorzeitige Entbindung ohne spontane Wehen*

kodiert.

Vorzeitige Wehen **mit** Wirkung auf die Zervix vor der abgeschlossenen 37. Schwangerschaftswoche, die zu einer termingerechten Entbindung beim selben Krankenhausaufenthalt führen, werden mit

O60.2 *Vorzeitige Wehen mit termingerechter Entbindung*

kodiert.

Vorzeitige Wehen **mit** Wirkung auf die Zervix vor der abgeschlossenen 37. Schwangerschaftswoche, die **nicht** zu einer Entbindung beim selben Krankenhausaufenthalt führen, werden mit

O60.0 *Vorzeitige Wehen ohne Entbindung*

kodiert.

Kontraktionen **ohne** Wirkung auf die Zervix werden mit

O47.0 *Frustrane Kontraktionen vor 37 vollendeten Schwangerschaftswochen* oder
O47.1 *Frustrane Kontraktionen ab 37 oder mehr vollendeten Schwangerschaftswochen*

kodiert.

Wenn der Grund für die Frühgeburt, die vorzeitigen Wehen oder die frustranen Kontraktionen bekannt ist, so ist dieser Grund zusätzlich zu verschlüsseln.

Außerdem ist jeweils bei allen Konstellationen als Nebendiagnose ein Kode aus

O09.–! *Schwangerschaftsdauer*

zuzuordnen.

1520n Verlängerte Schwangerschaftsdauer und Übertragung

O48 *Übertragene Schwangerschaft*

ist zu kodieren, wenn die Entbindung nach vollendeter 41. Schwangerschaftswoche erfolgt oder das Kind deutliche Übertragungszeichen zeigt.

1521o Protrahierte Geburt

Bei aktiver Wehensteuerung im Krankenhaus wird eine Geburt als protrahiert bezeichnet, wenn sie nach **18 Stunden** regelmäßiger Wehentätigkeit nicht unmittelbar bevorsteht. Die Kodierung erfolgt mit passenden Kodes aus:

O63.– *Protrahierte Geburt*

O75.5 *Protrahierte Geburt nach Blasensprengung*

O75.6 *Protrahierte Geburt nach spontanem oder nicht näher bezeichnetem Blasensprung*

1524a Verlängerung der Austreibungsphase bei Epiduralanästhesie

Eine Epiduralanästhesie kann die Austreibungsphase verlängern. Ist das der Fall, wird

O74.6 *Sonstige Komplikationen bei Spinal- oder Periduralanästhesie während der Wehentätigkeit und bei der Entbindung*

zugewiesen.

1525j Primärer und sekundärer Kaiserschnitt

Ein **primärer** Kaiserschnitt ist definiert als ein Kaiserschnitt, der als geplante Prozedur vor oder nach dem Einsetzen der Wehen durchgeführt wird; die Entscheidung zur Sectio wird dabei vor Einsetzen der Wehen getroffen.

Ein **sekundärer** Kaiserschnitt (inkl. Notfallkaiserschnitt) wird definiert als ein Kaiserschnitt, der aufgrund einer Notfallsituation oder des Geburtsverlaufs aus mütterlicher oder kindlicher Indikation (z.B. HELLP-Syndrom, Geburtsstillstand, fetaler Distress) erforderlich war, auch wenn dieser primär geplant war. Zur Kodierung ist der passende Kode aus

5-74 *Sectio caesarea und Entwicklung des Kindes*

auszuwählen.

Beispiel 1

Bei einer Patientin mit Beckenendlage ist die Entbindung durch Kaiserschnitt in der 40. Schwangerschaftswoche geplant. Sie wird zwei Tage vor dem OP-Termin am Abend mit vorzeitigem Blasensprung aufgenommen. Alle Befunde sind unauffällig, kein Anhalt für eine beginnende oder drohende Amnioninfektion, keine Wehentätigkeit. Routinevorbereitung zur Sectio und Entscheidung zum Abwarten bis zum nächsten Morgen, an dem eine klassische Sectio durchgeführt wird.

Prozedur: 5-740.0 *Klassische Sectio caesarea: Primär*

Beispiel 2

Bei einer Patientin mit Beckenendlage ist die Entbindung durch Kaiserschnitt in der 40. Schwangerschaftswoche geplant. Sie wird zwei Tage vor dem OP-Termin am Abend mit vorzeitigem Blasensprung aufgenommen. Alle Befunde sind unauffällig, kein Anhalt für eine beginnende oder drohende Amnioninfektion, keine Wehentätigkeit. Routinevorbereitung zur Sectio und Entscheidung zum Abwarten bis zum nächsten Morgen. Im Laufe der Nacht zunehmende Wehen und Abgang von grünem Fruchtwasser. Entscheidung zur vorgezogenen Sectio noch in der Nacht aus kindlicher Indikation.

Prozedur: 5-740.1 *Klassische Sectio caesarea: Sekundär*

6 BESTIMMTE ZUSTÄNDE, DIE IHREN URSPRUNG IN DER PERINATALPERIODE HABEN

601a Neugeborene

Die Neonatalperiode ist in Deutschland wie folgt definiert:

„Die Neonatalperiode beginnt mit der Geburt und endet mit Vollendung des 28. Tages nach der Geburt."

(ICD Band II -Regelwerk, Kapitel 5.7.1)

Ein Kode der Kategorie

Z38.– *Lebendgeborene nach dem Geburtsort*

ist als Hauptdiagnose anzugeben, wenn das Neugeborene gesund ist (einschließlich der Kinder, bei denen eine Beschneidung vorgenommen wurde). Diese Kategorie beinhaltet Kinder, die

a) im Krankenhaus geboren wurden

b) außerhalb des Krankenhauses geboren und unmittelbar nach der Geburt aufgenommen wurden.

Beispiel 1

Ein Neugeborenes, zu Hause geboren (vaginale Entbindung), wird aufgenommen. Es liegt keine Erkrankung vor.

Hauptdiagnose:	Z38.1	*Einling, Geburt außerhalb des Krankenhauses*

Für Frühgeborene und bereits bei Geburt oder während des stationären Aufenthaltes erkrankte Neugeborene werden die Kodes für die krankhaften Zustände **vor** einem Kode aus Z38.– *Lebendgeborene nach dem Geburtsort* kodiert.

Beispiel 2

Ein Neugeborenes, im Krankenhaus gesund geboren (vaginale Entbindung), wird wegen drei Tage nach der Geburt auftretenden Krampfanfällen behandelt.

Hauptdiagnose:	P90	*Krämpfe beim Neugeborenen*
Nebendiagnose(n):	Z38.0	*Einling, Geburt im Krankenhaus*

1601

Beispiel 3

Ein Frühgeborenes mit Entbindung in der 36. Schwangerschaftswoche und einem Geburtsgewicht von 2280 Gramm sowie leichter Asphyxie unter der Geburt wird sofort nach der Geburt behandelt.

Hauptdiagnose:	P07.12	*Neugeborenes mit sonstigem niedrigem Geburtsgewicht, Geburtsgewicht 1500 bis 2500 Gramm*
Nebendiagnose(n):	P21.1	*Leichte oder mäßige Asphyxie unter der Geburt*
	Z38.0	*Einling, Geburt im Krankenhaus*

Kodes aus Z38.– sind **nicht** zu verwenden, wenn die Behandlung während einer zweiten oder nachfolgenden stationären Aufnahme erfolgt.

Beispiel 4

Ein männliches Neugeborenes wird am 2. Tag nach einem Kaiserschnitt mit Atemnotsyndrom und Pneumothorax aus dem Krankenhaus A in das Krankenhaus B verlegt.

Krankenhaus A:

Hauptdiagnose:	P22.0	*Atemnotsyndrom [Respiratory distress syndrome] des Neugeborenen*
Nebendiagnose(n):	P25.1	*Pneumothorax mit Ursprung in der Perinatalperiode*
	Z38.0	*Einling, Geburt im Krankenhaus*

Krankenhaus B:

Hauptdiagnose:	P22.0	*Atemnotsyndrom [Respiratory distress syndrome] des Neugeborenen*
Nebendiagnose(n):	P25.1	*Pneumothorax mit Ursprung in der Perinatalperiode*

Beispiel 5

Ein Neugeborenes wird im Alter von sieben Tagen mit Icterus neonatorum wieder zur Phototherapie aufgenommen. Es wird eine anhaltende Lichttherapie über 12 Stunden durchgeführt.

Hauptdiagnose:	P59.9	*Neugeborenenikterus, nicht näher bezeichnet*
Prozedur(en):	8-560.2	*Lichttherapie des Neugeborenen (bei Hyperbilirubinämie)*

602a Definition der Zustände, die ihren Ursprung in der Perinatalperiode haben

Die Perinatalperiode ist in Deutschland wie folgt definiert:

„Die Perinatalperiode beginnt mit Vollendung der 22. Schwangerschaftswoche (154 Tage; die Zeit, in der das Geburtsgewicht normalerweise 500 g beträgt) und endet mit der Vollendung des 7. Tages nach der Geburt."

(ICD Band II -Regelwerk, Kapitel 5.7.1)

Zur Verschlüsselung von Zuständen, die ihren Ursprung in der Perinatalperiode haben, steht das Kapitel XVI *Bestimmte Zustände, die ihren Ursprung in der Perinatalperiode haben* der ICD-10-GM zur Verfügung. Es sind auch die Erläuterungen im Kapitel XVI zu beachten.

Beispiel 1

Ein Frühgeborenes wird mit Lungenhypoplasie in die Kinderklinik eines anderen Krankenhauses verlegt. Die Mutter hatte in der 25. SSW einen vorzeitigen Blasensprung. Die Schwangerschaft wurde durch Tokolyse bis zur 29. SSW hinaus gezögert. Wegen V.a. Amnioninfektionssyndrom und pathologischem CTG erfolgte eine Schnittentbindung in der 29. SSW. Die Lungenhypoplasie wird auf die Frühgeburtlichkeit infolge des Blasensprungs zurückgeführt. Die aufnehmende Kinderklinik kodiert wie folgt:

Hauptdiagnose:	P28.0	*Primäre Atelektase beim Neugeborenen*
Nebendiagnose(n):	P01.1	*Schädigung des Fetus und Neugeborenen durch vorzeitigen Blasensprung*

Es ist auch zu berücksichtigen, dass einige Zustände (wie z.B. Stoffwechselstörungen), die während der Perinatalperiode auftreten können, nicht im Kapitel XVI klassifiziert sind. Wenn solch ein Zustand beim Neugeborenen auftritt, ist ein Kode aus dem entsprechenden Kapitel der ICD-10-GM **ohne** einen Kode aus Kapitel XVI zuzuordnen.

Beispiel 2

Ein Neugeborenes wird wegen Rotavirenenteritis aus der Geburtshilfe in die Pädiatrie verlegt.

Hauptdiagnose:	A08.0	*Enteritis durch Rotaviren*
Nebendiagnose(n):	Z38.0	*Einling, Geburt im Krankenhaus*

1603t Besondere Maßnahmen für das kranke Neugeborene

Parenterale Therapie

Ein Kode aus

8-010 *Applikation von Medikamenten und Elektrolytlösungen über das Gefäßsystem bei Neugeborenen*

wird z.B. zugewiesen, wenn **parenterale Flüssigkeitszufuhr** zur Behandlung mit Kohlenhydraten, zur Hydratation oder bei Elektrolytstörungen eingesetzt wird. Gleiches gilt für die präventive parenterale Flüssigkeitszufuhr bei Frühgeborenen unter 2000 g, die erfolgt, um einer Hypoglykämie oder Elektrolytentgleisung vorzubeugen.

Lichttherapie

Ein Diagnosekode für Neugeborenengelbsucht wird **nur** zugeordnet, wenn eine Lichttherapie **länger als zwölf Stunden** durchgeführt wurde.

1604a Atemnotsyndrom des Neugeborenen/Hyaline Membranenkrankheit/Surfactantmangel

Der Kode für das Atemnotsyndrom bei Neugeborenen (P22.0 *Atemnotsyndrom [Respiratory distress syndrom] des Neugeborenen*) ist der Kodierung folgender Zustände vorbehalten:

- Hyaline Membranenkrankheit
- Atemnotsyndrom
- Surfactant-Mangel

1605a Massives Aspirationssyndrom und transitorische Tachypnoe beim Neugeborenen

Die Kategorie

P24.– *Aspirationssyndrome beim Neugeborenen*

ist zu verwenden, wenn die Atemstörung – bedingt durch das Aspirationssyndrom – eine **Sauerstoffzufuhr** von **über 24 Stunden** Dauer erforderte.

Der Kode

P22.1 *Transitorische Tachypnoe beim Neugeborenen*

ist bei folgenden Diagnosen zu verwenden:

- transitorische Tachypnoe beim Neugeborenen (ungeachtet der Dauer der Sauerstofftherapie)

oder

- Aspirationssyndrom beim Neugeborenen, wenn die Atemstörung eine **Sauerstoffzufuhr** von **weniger als 24 Stunden** Dauer erforderte.

1606e Hypoxisch-ischämische Enzephalopathie (HIE)

Die hypoxisch-ischämische Enzephalopathie wird klinisch wie folgt eingestuft:

1. Grad Übererregbarkeit, Hyperreflexie, erweiterte Pupillen, Tachykardie, aber keine Krampfanfälle.

2. Grad Lethargie, Miosis, Bradykardie, verminderte Reflexe (z.B. Moro-Reflex), Hypotonie und Krampfanfälle.

3. Grad Stupor, Schlaffheit, Krampfanfälle, fehlende Moro- und bulbäre Reflexe.

Die ICD-10-GM sieht für die Kodierung einer hypoxisch-ischämischen Enzephalopathie den Kode

P91.6 *Hypoxisch-ischämische Enzephalopathie beim Neugeborenen [HIE]*

vor. Die Kodes für den jeweiligen Schweregrad der HIE sind wie unten aufgelistet zusätzlich zu kodieren. Die oben aufgeführten Symptome sind – mit Ausnahme von Konvulsionen – nicht separat zu kodieren.

Kodierung 1. Grad	P91.3 +	*Zerebrale Übererregbarkeit des Neugeborenen*
	P21.0 **oder**	*Schwere Asphyxie unter der Geburt*
	P20.–	*Intrauterine Hypoxie*
Kodierung 2. Grad	P91.4 +	*Zerebraler Depressionszustand des Neugeborenen*
	P90 +	*Krämpfe beim Neugeborenen* (falls vorhanden)
	P21.0 **oder**	*Schwere Asphyxie unter der Geburt*
	P20.–	*Intrauterine Hypoxie*
Kodierung 3. Grad	P91.5 +	*Koma beim Neugeborenen*
	P90 +	*Krämpfe beim Neugeborenen* (falls vorhanden)
	P21.0 **oder**	*Schwere Asphyxie unter der Geburt*
	P20.–	*Intrauterine Hypoxie*

8 SYMPTOME UND ABNORME KLINISCHE UND LABORBEFUNDE, DIE ANDERENORTS NICHT KLASSIFIZIERT SIND

804f Inkontinenz

Der Befund Inkontinenz ist von klinischer Bedeutung, wenn

- die Inkontinenz nicht als im Rahmen einer Behandlung „normal" angesehen werden kann (z.B. nach bestimmten Operationen und bei bestimmten Zuständen).
- die Inkontinenz nicht als der normalen Entwicklung entsprechend angesehen werden kann (wie z.B. bei Kleinkindern).
- die Inkontinenz bei einem Patienten mit deutlicher Behinderung oder geistiger Retardierung andauert.

Die Kodes für Urin- oder Stuhlinkontinenz

N39.3 *Belastungsinkontinenz [Stressinkontinenz]*

N39.4- *Sonstige näher bezeichnete Harninkontinenz*

R32 *Nicht näher bezeichnete Harninkontinenz,*

R15 *Stuhlinkontinenz*

sind nur anzugeben, wenn die Inkontinenz ein Grund für eine stationäre Behandlung ist oder eine oben genannte klinische Bedeutung hat.

805f Fieberkrämpfe

R56.0 *Fieberkrämpfe*

wird nur dann als Hauptdiagnosekode angegeben, wenn keine auslösenden Erkrankungen wie Pneumonie oder andere Infektionsherde vorliegen. Ist eine zugrunde liegende Ursache bekannt, wird diese als Hauptdiagnose angegeben und R56.0 *Fieberkrämpfe* wird als Nebendiagnose zusätzlich kodiert.

806g Schmerzdiagnosen und Schmerzbehandlungsverfahren

Akuter Schmerz

Wenn ein Patient wegen postoperativer Schmerzen oder wegen Schmerzen im Zusammenhang mit einer anderen Erkrankung behandelt wird, sind nur die durchgeführte Operation oder die schmerzverursachende Erkrankung zu kodieren.

R52.0 *Akuter Schmerz*

wird nur dann zugeordnet, wenn Lokalisation und Ursache des akuten Schmerzes nicht bekannt sind.

Nichtoperative Analgesieverfahren für akuten Schmerz (mit Ausnahme des OPS-Kodes 8-919 *Komplexe Akutschmerzbehandlung*) sind anzugeben, wenn sie als alleinige Maßnahme durchgeführt werden. Sie sind mit einem Kode aus 8-91 zu verschlüsseln (siehe DKR P001 *Allgemeine Kodierrichtlinien für Prozeduren* Beispiel 3 (Seite 38)).

Chronischer/therapieresistenter Schmerz/Tumorschmerz

Wird ein Patient speziell zur Schmerzbehandlung aufgenommen und wird ausschließlich der Schmerz behandelt, ist der Kode für die Lokalisation des Schmerzes als Hauptdiagnose anzugeben. Dies gilt auch für den Tumorschmerz. Die zugrunde liegende Erkrankung ist analog zu DKR D002 *Hauptdiagnose* (Seite 4) Absatz „Zuweisung eines Symptoms als Hauptdiagnose" als Nebendiagnose zu kodieren.

Beispiel 1

Ein Patient wird zur Behandlung chronischer, therapieresistenter Schmerzen in der Kreuzgegend aufgrund eines Knochentumors aufgenommen. Dem Patienten wird ein Rückenmarkstimulator (Einzelelektrodensystem) mit einem permanenten Einzelelektrodensystem zur epiduralen Dauerstimulation implantiert. Es wird ausschließlich der Kreuzschmerz behandelt.

Hauptdiagnose:	M54.5	*Kreuzschmerz*
Nebendiagnose:	C41.4	*Bösartige Neubildung des Beckenknochens*
Prozedur(en):	5-039.e0	*Implantation oder Wechsel eines Neurostimulators zur epiduralen Rückenmarkstimulation mit Implantation oder Wechsel einer Neurostimulationselektrode, Einkanalstimulator, vollimplantierbar, nicht wiederaufladbar*
	5-039.34	*Implantation oder Wechsel einer permanenten Elektrode zur epiduralen Dauerstimulation, perkutan*

Die Kodes

R52.1 *Chronischer unbeeinflussbarer Schmerz* oder

R52.2 *Sonstiger chronischer Schmerz*

sind nur dann als **Hauptdiagnose** anzugeben, wenn die Lokalisation der Schmerzen nicht näher bestimmt ist (*siehe Ausschlusshinweise bei Kategorie* R52.–) **und** die Definition der Hauptdiagnose zutrifft.

Beispiel 2

Ein Patient wird ins Krankenhaus zur Untersuchung eines chronischen therapieresistenten Schmerzes aufgenommen. Ursache und nähere Zuordnung des Schmerzes kann während des Krankenhausaufenthaltes nicht bestimmt werden.

Hauptdiagnose:	R52.1	*Chronischer unbeeinflussbarer Schmerz*

In allen anderen Fällen von chronischem Schmerz muss die Erkrankung, die den Schmerz verursacht, als Hauptdiagnose angegeben werden, soweit diese für die stationäre Behandlung verantwortlich war.

Beispiel 3

Ein Patient wird zur Behandlung von Knochenmetastasen eines bösartigen Lungentumors im Oberlappen aufgenommen. Er erhält u.a. Morphium, um die schweren Knochenschmerzen zu kontrollieren.

Hauptdiagnose:	C79.5	*Sekundäre bösartige Neubildung des Knochens und des Knochenmarkes*
Nebendiagnose(n):	C34.1	*Bösartige Neubildung der Bronchien und der Lunge, Oberlappen (-Bronchus)*

9 VERLETZUNGEN, VERGIFTUNGEN UND BESTIMMTE ANDERE FOLGEN ÄUSSERER URSACHEN

902a Oberflächliche Verletzungen

Oberflächliche Verletzungen, z.B. Abschürfungen oder Prellungen, werden nicht kodiert, wenn sie mit schwereren Verletzungen derselben Lokalisation in Zusammenhang stehen, es sei denn, sie erhöhen den Aufwand für die Behandlung der schwereren Verletzung, z.B. durch eine zeitliche Verzögerung (s.a. DKR D003 *Nebendiagnosen* (Seite 9)).

Beispiel 1

Ein Patient kommt zur Behandlung einer suprakondylären Humerusfraktur und Prellung des Ellbogens sowie einer Fraktur des Skapulakorpus.

Hauptdiagnose:	S42.41	*Fraktur des distalen Endes des Humerus, suprakondylär*
Nebendiagnose(n):	S42.11	*Fraktur der Skapula, Korpus*

In diesem Fall ist die Prellung des Ellbogens nicht zu kodieren.

903c Fraktur und Luxation

Zur Kodierung von Wirbelfrakturen/Luxationen s.a. DKR 1910 *Verletzung des Rückenmarks* (Seite 143).

Fraktur und Luxation mit Weichteilschaden

Zwei Kodes werden benötigt, um Frakturen und Luxationen mit Weichteilschaden zu kodieren. Zuerst ist der Kode der Fraktur oder der Kode der Luxation anzugeben und danach der entsprechende Kode für den Schweregrad des Weichteilschadens der Fraktur/Luxation (Sx1.84!–Sx1.89!). Nur geschlossene Frakturen 0. Grades oder Luxationen mit Weichteilschaden 0. Grades (gekennzeichnet durch „geringen Weichteilschaden, einfache Bruchform“) oder nicht näher bezeichneten Grades erhalten keine zusätzliche Schlüsselnummer.

Beispiel 1

Ein Patient wird mit einer offenen Oberschenkelfraktur II. Grades aufgenommen.

Hauptdiagnose:	S72.3	*Fraktur des Femurschaftes*
Nebendiagnose(n):	S71.88!	*Weichteilschaden II. Grades bei offener Fraktur oder Luxation der Hüfte und des Oberschenkels*

Beispiel 2

Ein Patient wird zur Behandlung einer offenen Schulterluxation mit Verlagerung des Humerus nach vorne und Weichteilschaden I. Grades aufgenommen.

Hauptdiagnose:	S43.01	*Luxation des Humerus nach vorne*
Nebendiagnose(n):	S41.87!	*Weichteilschaden I. Grades bei offener Fraktur oder Luxation des Oberarmes*

Luxationsfraktur

In diesen Fällen ist sowohl für die Fraktur als auch für die Luxation ein Kode zuzuweisen; der erste Kode für die Fraktur. In bestimmten Fällen sieht die ICD-10-GM für die mit einer Luxation kombinierte Fraktur eine von dieser Regel abweichende Kodierung vor:

Zum Beispiel ist die Monteggia-Luxationsfraktur als Fraktur klassifiziert (S52.21 *Fraktur des proximalen Ulnaschaftes mit Luxation des Radiuskopfes*).

Fraktur und Luxation an gleicher oder unterschiedlicher Lokalisation

Bei Vorliegen einer kombinierten Verletzung an gleicher Lokalisation ist die Angabe **eines** Zusatzkodes für den Weichteilschaden ausreichend.

Beispiel 3

Ein Patient wird zur Behandlung einer offenen Humeruskopffraktur I. Grades mit (offener) Schulterluxation nach vorne mit Weichteilschaden I. Grades aufgenommen.

Hauptdiagnose:	S42.21	*Fraktur des proximalen Endes des Humerus, Kopf*
Nebendiagnose(n):	S41.87!	*Weichteilschaden I. Grades bei offener Fraktur oder Luxation des Oberarmes*
	S43.01	*Luxation des Humerus nach vorne*

Liegen bei einem Patienten mehrere Frakturen oder Luxationen unterschiedlicher Lokalisation vor, so ist für jede Lokalisation der entsprechende Kode für den Schweregrad des Weichteilschadens der Fraktur/Luxation (Sx1.84!–Sx1.89!) anzugeben, soweit es sich nicht um einen Weichteilschaden 0. Grades handelt.

Knochenkontusion

Eine Knochenkontusion („bone bruise“, bildgebender Nachweis einer Fraktur der Spongiosa bei intakter Kortikalis) wird wie eine Fraktur an entsprechender Lokalisation kodiert.

1905l Offene Wunden/Verletzungen

Für jede Körperregion steht im Kapitel XIX ein Abschnitt für offene Wunden zur Verfügung. Hier sind auch Kodes aufgeführt, mit denen offene Wunden verschlüsselt werden, die mit einer Fraktur oder einer Luxation in Verbindung stehen oder bei denen durch die Haut in Körperhöhlen eingedrungen wurde (d.h. intrakranielle Wunden, intrathorakale Wunden und intraabdominale Wunden).

Die offene Wunde ist in diesen Fällen **zusätzlich** zur Verletzung (z.B. der Fraktur) zu kodieren, s.a. DKR 1903 *Fraktur und Luxation* (Seite 139).

Offene Verletzungen mit Gefäß-, Nerven- und Sehnenbeteiligung

Liegt eine Verletzung mit Gefäßschaden vor, hängt die Reihenfolge der Kodes davon ab, ob der Verlust der betroffenen Gliedmaße droht. Ist dies der Fall, so ist bei einer Verletzung mit Schädigung von Arterie und Nerv

- zuerst die arterielle Verletzung,
- danach die Verletzung des Nervs,
- danach ggf. eine Verletzung der Sehnen,
- schließlich die Fleischwunde anzugeben.

In Fällen, bei denen trotz einer Nerven- und Arterienschädigung der Verlust von Gliedmaßen unwahrscheinlich ist, ist die Reihenfolge der Kodierung je nach der Schwere der jeweiligen Schäden festzulegen.

Offene intrakranielle/intrathorakale/intraabdominelle Verletzung

Wenn eine offene intrakranielle/intrathorakale/intraabdominelle Verletzung vorliegt, ist zuerst der Kode für die intrakranielle/intrathorakale/intraabdominelle Verletzung anzugeben, gefolgt vom Kode für die offene Wunde.

Beispiel 1

Ein Patient wird mit vollständiger Zerreißung des Nierenparenchyms, Milzriss mit Parenchymbeteiligung und kleinen Risswunden an mehreren Dünndarmabschnitten sowie Heraustreten von Eingeweiden durch die Bauchwand aufgenommen.

Hauptdiagnose:	S37.03	*Komplette Ruptur des Nierenparenchyms*
Nebendiagnose(n):	S36.03	*Rissverletzung der Milz mit Beteiligung des Parenchyms*
	S36.49	*Verletzung des Dünndarmes, sonstiger und mehrere Teile des Dünndarmes*
	S31.83!	*Offene Wunde (jeder Teil des Abdomens, der Lumbosakralgegend und des Beckens) mit Verbindung zu einer intraabdominalen Verletzung*

Offene Fraktur mit intrakranieller/intrathorakaler/intraabdomineller Verletzung

Wo eine offene Schädelfraktur verbunden mit einer intrakraniellen Verletzung/offene Fraktur des Rumpfes zusammen mit einer intrathorakalen/intraabdominellen Verletzung vorliegt, ist

- ein Kode für die intrakranielle/intrakavitäre Verletzung anzugeben,
- einer der folgenden Kodes

  S01.83! *Offene Wunde (jeder Teil des Kopfes) mit Verbindung zu einer intrakraniellen Verletzung*

  S21.83! *Offene Wunde (jeder Teil des Thorax) mit Verbindung zu einer intrathorakalen Verletzung*

  oder

  S31.83! *Offene Wunde (jeder Teil des Abdomens, der Lumbosakralgegend und des Beckens) mit Verbindung zu einer intraabdominalen Verletzung*

1905

- die Kodes für die Fraktur

und

- ein Kode für den Schweregrad des Weichteilschadens der offenen Fraktur aus

  S01.87!–S01.89!,

  S21.87!–S21.89!

  oder

  S31.87!–S31.89!.

Komplikationen offener Wunden

Die Kodierung von Komplikationen offener Wunden ist davon abhängig, ob die Komplikation wie z.B. eine Infektion mit einem spezifischen Kode näher bezeichnet werden kann. Ist die Kodierung mit einer spezifischen Schlüsselnummer der ICD-10-GM möglich, so ist zuerst der spezifische Kode für die Komplikation (z.B. Infektion wie Erysipel, Phlegmone oder Sepsis etc.) gefolgt von dem Kode für die offene Wunde anzugeben.

Beispiel 2

Ein Patient wird mit einer Phlegmone an der Hand nach einem Katzenbiss aufgenommen. Das Alter des Bisses ist nicht bekannt. Bei der Aufnahme finden sich am Daumenballen zwei punktförmige Wunden, die Umgebung ist gerötet, die Hand und der Unterarm sind stark geschwollen. Im Abstrich findet sich Staphylococcus aureus. Es wird eine intravenöse antibiotische Therapie eingeleitet.

Hauptdiagnose:	L03.10	*Phlegmone an der oberen Extremität*
Nebendiagnose(n):	S61.0	*Offene Wunde eines oder mehrerer Finger ohne Schädigung des Nagels*
	B95.6!	*Staphylococcus aureus als Ursache von Krankheiten, die in anderen Kapiteln klassifiziert sind*

Ist eine spezifische Verschlüsselung der Komplikation einer offenen Wunde nicht möglich, ist der Kode für die offene Wunde anzugeben, gefolgt von einem Kode aus

T89.0- *Komplikationen einer offenen Wunde.*

1909c Bewusstlosigkeit

Bewusstlosigkeit im Zusammenhang mit einer Verletzung

Wenn ein Verlust des Bewusstseins **im** Zusammenhang mit einer Verletzung aufgetreten ist, ist die Art der Verletzung **vor** einem Kode aus S06.7-! *Bewusstlosigkeit bei Schädel-Hirn-Trauma* für die Dauer der Bewusstlosigkeit anzugeben.

Beispiel 1

Der Patient wird mit einer Fraktur des Siebbeins (Röntgenaufnahme) aufgenommen. Im CT zeigt sich ein großes subdurales Hämatom. Der Patient war 3 Stunden bewusstlos.

Hauptdiagnose:	S06.5	*Traumatische subdurale Blutung*
Nebendiagnose(n):	S02.1	*Schädelbasisfraktur*
	S06.71!	*Bewusstlosigkeit bei Schädel-Hirn-Trauma, 30 Minuten bis 24 Stunden*
Prozedur(en):	3-200	*Native Computertomographie des Schädels*

Bewusstlosigkeit ohne Zusammenhang mit einer Verletzung

Sofern die Bewusstlosigkeit eines Patienten **nicht** mit einer Verletzung im Zusammenhang steht, sind folgende Kodes zu verwenden:

R40.0 *Somnolenz*
R40.1 *Sopor*
R40.2 *Koma, nicht näher bezeichnet*

1910t Verletzung des Rückenmarks (mit traumatischer Paraplegie und Tetraplegie)

Die akute Phase – unmittelbar posttraumatisch

Unter der akuten Phase einer Rückenmarksverletzung versteht man den Behandlungszeitraum unmittelbar nach dem Trauma. Sie kann mehrere Krankenhausaufenthalte umfassen.

Wenn ein Patient mit einer Verletzung des Rückenmarks aufgenommen wird (z.B. mit Kompression des Rückenmarks, Kontusion, Riss, Querschnitt oder Quetschung), sind folgende Details zu kodieren:

1. Die Art der Läsion des Rückenmarks ist als erster Kode anzugeben (komplette oder inkomplette Querschnittverletzung).
2. Die funktionale Höhe (Ebene) der Rückenmarksläsion ist mit einem Kode aus

   S14.7-!, S24.7-!, S34.7-! *Funktionale Höhe einer Verletzung des zervikalen/thorakalen/lumbosakralen Rückenmarkes*

zu verschlüsseln. Für die Höhenangabe der funktionalen Höhe sind die Hinweise bei S14.7-!, S24.7-! und S34.7-! in der ICD-10-GM zu beachten.

Patienten mit Rückenmarksverletzungen haben mit hoher Wahrscheinlichkeit eine Wirbelfraktur oder -luxation erlitten; demnach sind auch folgende Angaben zu kodieren:

3. Die Bruchstelle, wenn eine Fraktur der Wirbel vorliegt.
4. Der Ort der Luxation, wenn eine Luxation vorliegt.
5. Schweregrad des Weichteilschadens der Fraktur/Luxation

Beispiel 1

Ein Patient wird mit einer Kompressionsfraktur an T12 aufgenommen. Es liegt eine Kompressionsverletzung des Rückenmarks auf derselben Höhe mit inkompletter Paraplegie auf der funktionalen Höhe L2 vor.

Hauptdiagnose:	S24.12	*Inkomplette Querschnittverletzung des thorakalen Rückenmarkes*
Nebendiagnose(n):	S34.72!	*Funktionale Höhe einer Verletzung des lumbosakralen Rückenmarkes, L2*
	S22.06	*Fraktur eines Brustwirbels, T11 und T12*

Die akute Phase – Verlegung des Patienten

Wenn ein Patient in Folge eines Traumas eine Verletzung des Rückenmarks erlitten hat und unmittelbar von einem Akutkrankenhaus in ein anderes Akutkrankenhaus verlegt wurde, ist in beiden Häusern der Kode für die Art der Verletzung als Hauptdiagnose anzugeben und der entsprechende Kode für die funktionale Höhe der Rückenmarksverletzung als erste Nebendiagnose.

Beispiel 2

Ein Patient wird mit einer schweren Rückenmarksverletzung in Krankenhaus A aufgenommen. Ein CT bestätigt eine Luxation des T7/8 Wirbels mit Verletzung des Rückenmarks auf derselben Höhe. Neurologisch zeigt sich ein inkompletter Querschnitt unterhalb T8. Nach Stabilisierung im Krankenhaus A wird der Patient ins Krankenhaus B verlegt, in dem eine Spondylodese durchgeführt wird.

	Krankenhaus A	
Hauptdiagnose:	S24.12	*Inkomplette Querschnittverletzung des thorakalen Rückenmarkes*
Nebendiagnose(n):	S24.75!	*Funktionale Höhe einer Verletzung des thorakalen Rückenmarkes, T8/T9*
	S23.14	*Luxation eines Brustwirbels, Höhe T7/8 und T8/9*
Prozedur(en):	3-203	*Native Computertomographie von Wirbelsäule und Rückenmark*

	Krankenhaus B	
Hauptdiagnose:	S24.12	*Inkomplette Querschnittverletzung des thorakalen Rückenmarkes*
Nebendiagnose(n):	S24.75!	*Funktionale Höhe einer Verletzung des thorakalen Rückenmarkes, T8/T9*
	S23.14	*Luxation eines Brustwirbels, Höhe T7/8 und T8/9*
Prozedur(en):	5-836.41	*Spondylodese, dorsal und ventral kombiniert, interkorporal, 2 Segmente*
	5-83b.31	*Osteosynthese (dynamische Stabilisierung) an der Wirbelsäule: durch ventrales Schrauben-Platten-System, 2 Segmente*

Rückenmarksverletzung – chronische Phase

Von der chronischen Phase einer Paraplegie/Tetraplegie spricht man, wenn die Behandlung der akuten Erkrankung (z.B. einer akuten Rückenmarksverletzung), die die Lähmungen verursachte, abgeschlossen ist.

Kommt ein Patient in dieser chronischen Phase zur Behandlung der Paraplegie/Tetraplegie, ist ein Kode der Kategorie

G82.– *Paraparese und Paraplegie, Tetraparese und Tetraplegie,* fünfte Stelle „.2" oder „.3"

als Hauptdiagnose anzugeben.
Wird ein Patient dagegen zur Behandlung einer anderen Erkrankung wie z.B. Harnwegsinfektion, Fraktur des Femur etc. aufgenommen, ist die zu behandelnde Erkrankung gefolgt von einem Kode der Kategorie

G82.– *Paraparese und Paraplegie, Tetraparese und Tetraplegie,* fünfte Stelle „.2" oder „.3"

anzugeben sowie andere vorliegende Erkrankungen. Die Reihenfolge dieser Diagnosen muss sich an der Definition der Hauptdiagnose orientieren.

Für die funktionale Höhe der Rückenmarksschädigung ist zusätzlich der passende Kode aus

G82.6-! *Funktionale Höhe der Schädigung des Rückenmarkes*

anzugeben.

Die Kodes für die Verletzung des Rückenmarks sind nicht anzugeben, da diese nur in der akuten Phase zu verwenden sind.

Beispiel 3

Ein Patient wird zur Behandlung einer Infektion des Harntraktes aufgenommen. Zusätzlich bestehen eine inkomplette schlaffe Paraplegie auf Höhe von L2, ein inkomplettes Cauda- (equina-) Syndrom und eine neurogene Blasenentleerungsstörung.

Hauptdiagnose:	N39.0	*Harnwegsinfektion, Lokalisation nicht näher bezeichnet*
Nebendiagnose(n):	G82.03	*Schlaffe Paraparese und Paraplegie, chronische inkomplette Querschnittlähmung*
	G82.66!	*Funktionale Höhe der Schädigung des Rückenmarkes, L2-S1*
	G83.41	*Inkomplettes Cauda- (equina-) Syndrom*
	G95.81	*Harnblasenlähmung bei Schädigung des unteren motorischen Neurons [LMNL]*

Anmerkung: Bei Vorliegen eines Cauda- (equina-) Syndroms mit neurogener Blasenfunktionsstörung wird der zutreffende Kode aus G83.4- *Cauda- (equina-) Syndrom* zusammen mit dem zutreffenden Kode aus G95.8- *Sonstige näher bezeichnete Krankheiten des Rückenmarkes* angegeben (siehe auch Hinweise in der ICD-10-GM bei den Kodes G83.4- und G95.8-).

Kodierung von Wirbelfrakturen und -luxationen

Siehe auch DKR 1903 *Fraktur und Luxation* (Seite 139).

Bei Mehrfachfrakturen oder -luxationen wird jede Höhe einzeln angegeben.

Beispiel 4

Ein Patient wird mit einer komplizierten offenen Fraktur II. Grades des zweiten, dritten und vierten Brustwirbels mit Verschiebung auf Höhe T2/T3 und T3/T4 und kompletter Durchtrennung des Rückenmarks in Höhe T3 aufgenommen. Die neurologische Untersuchung bestätigt einen kompletten Querschnitt unterhalb T3.

Hauptdiagnose:	S24.11	*Komplette Querschnittverletzung des thorakalen Rückenmarkes*
Nebendiagnose(n):	S24.72!	*Funktionale Höhe einer Verletzung des thorakalen Rückenmarkes, T2/T3*
	S22.01	*Fraktur eines Brustwirbels, Höhe: T1 und T2*
	S22.02	*Fraktur eines Brustwirbels, Höhe: T3 und T4*
	S21.88!	*Weichteilschaden II. Grades bei offener Fraktur oder Luxation des Thorax*
	S23.11	*Luxation eines Brustwirbels, Höhe: T1/T2 und T2/T3*
	S23.12	*Luxation eines Brustwirbels, Höhe: T3/T4 und T4/T5*

1911s Mehrfachverletzungen und multiple Verletzungen

Diagnosen

Die **einzelnen** Verletzungen werden, wann immer möglich, entsprechend ihrer Lokalisation und ihrer Art so genau wie möglich kodiert.

Kombinationskategorien für **Mehrfachverletzungen** (T00–T07 *Verletzungen mit Beteiligung mehrerer Körperregionen*) und Kodes aus S00–S99 (Kodierung unterschiedlicher Verletzungen einzelner Körperregionen), die z.B. mit einer „.7“ an vierter Stelle **multiple Verletzungen** kodieren, sind nur dann zu verwenden, wenn die Anzahl der zu kodierenden Verletzungen die maximale Zahl der übermittelbaren Diagnosen überschreitet oder wenn die einzelnen Verletzungen entsprechend ihrer Lokalisation und Art bereits mit einer Kombinations-Schlüsselnummer so genau wie möglich kodiert werden können (siehe Beispiel 2). In den Fällen, bei denen die maximale Zahl der übermittelbaren Diagnosen überschritten wird, sind spezifische Kodes (Verletzung nach Lokalisation/Art) für die schwerwiegenderen Verletzungen zu verwenden und die Mehrfachkategorien, um weniger schwere Verletzungen (z.B. oberflächliche Verletzungen, offene Wunden sowie Distorsion und Zerrung) zu kodieren (*s.a.* DKR D012 *Mehrfachkodierung* (Seite 20)).

Beispiel 1

Schmetterlingsfraktur des Beckens

S32.5 **B** *Fraktur des Os pubis*

und

S32.81 **B** *Fraktur: Os ischium*

In der ICD-10-GM ist der Schmetterlingsbruch als Inklusivum dem Kode S32.7 *Multiple Frakturen mit Beteiligung der Lendenwirbelsäule und des Beckens* zugeordnet. Gemäß der oben aufgeführten Regeln zur möglichst genauen Kodierung der einzelnen Verletzungen und der Verwendung der Kodes aus S00–S99, die z.B. mit einer „.7" an vierter Stelle multiple Verletzungen kodieren, ist der Schmetterlingsbruch mit den spezifischen Kodes S32.5 *Fraktur des Os pubis* und S32.81 *Fraktur: Os ischium* zu kodieren, da sowohl die Lokalisation als auch die Art der Verletzungen durch die Einzelkodierung genauer als im Kode S32.7 abgebildet werden.

Beispiel 2

Bimalleolare Sprunggelenkfraktur

S82.81 *Bimalleolarfraktur*

Der Kode S82.81 *Bimalleolarfraktur* beschreibt die Art und Lokalisation der Verletzungen bereits spezifisch. In diesem Fall sind die Kodes S82.5 *Fraktur des Innenknöchels* und S82.6 *Fraktur des Außenknöchels* nicht zu verwenden. Mit der Verwendung der genannten Einzelkodes wäre kein zusätzlicher Informationsgewinn hinsichtlich der Lokalisation und Art der Verletzung verbunden.

Hinweis: Das Alphabetische Verzeichnis der ICD-10-GM schlägt für eine „Mehrfachverletzung" oder ein „Polytrauma" den Kode T07 (*Nicht näher bezeichnete multiple Verletzungen*) vor. Dieser Kode ist unspezifisch und deshalb nach Möglichkeit **nicht** zu verwenden.

Reihenfolge der Kodes bei multiplen Verletzungen

Im Fall von mehreren näher beschriebenen Verletzungen, die in Bezug zu Aufnahme, Untersuchungsbefunden und/oder der durchgeführten Therapie gleichermaßen die Kriterien für die Hauptdiagnose erfüllen, muss vom behandelnden Arzt entschieden werden, welche Diagnose am besten der Hauptdiagnose-Definition entspricht. Nur in diesem Fall ist vom behandelnden Arzt diejenige auszuwählen, die für Untersuchung und/oder Behandlung die meisten Ressourcen verbraucht hat.

1911

Beispiel 3

Ein Patient wird mit fokaler Hirnkontusion, traumatischer Amputation eines Ohres, 20-minütiger Bewusstlosigkeit, Prellung von Gesicht, Kehlkopf und Schulter sowie mit Schnittwunden in Wange und Oberschenkel aufgenommen.

Hauptdiagnose:	S06.31	*Umschriebene Hirnkontusion*
Nebendiagnose(n):	S06.70!	*Bewusstlosigkeit bei Schädel-Hirn-Trauma, weniger als 30 Minuten*
	S08.1	*Traumatische Amputation des Ohres*
	S01.41	*Offene Wunde der Wange*
	S71.1	*Offene Wunde des Oberschenkels*
	S00.85	*Oberflächliche Verletzung sonstiger Teile des Kopfes, Prellung*
	S10.0	*Prellung des Rachens*
	S40.0	*Prellung der Schulter und des Oberarms*

In diesem Fall werden S09.7 *Multiple Verletzungen des Kopfes* und T01.8 *Offene Wunden an sonstigen Kombinationen von Körperregionen* **nicht** angegeben, da individuelle Kodes anzugeben sind, wann immer dies möglich ist.

Prozeduren

Zusätzlich zu den Kodes für die einzelnen durchgeführten Prozeduren ist bei der Versorgung von Mehrfachverletzungen und Polytraumen der passende **Zusatzkode**

5-981 *Versorgung bei Mehrfachverletzung*

bzw. aus

5-982 *Versorgung bei Polytrauma*

anzugeben.

1914d Verbrennungen und Verätzungen

Reihenfolge der Kodes

Das Gebiet mit der schwersten Verbrennung/Verätzung ist zuerst anzugeben. Eine Verbrennung/Verätzung 3. Grades ist demnach **vor** einer Verbrennung/Verätzung 2. Grades anzugeben, auch dann, wenn die Verbrennung/Verätzung 2. Grades einen größeren Teil der Körperoberfläche betrifft.

Verbrennungen/Verätzungen desselben Gebietes, aber unterschiedlichen Grades sind als Verbrennungen/Verätzungen des höchsten vorkommenden Grades zu kodieren.

Beispiel 1

Eine Verbrennung 2. und 3. Grades des Knöchels ist zu kodieren mit

Hauptdiagnose:	T25.3	*Verbrennung 3. Grades der Knöchelregion und des Fußes*

Verbrennungen/Verätzungen, die eine Hauttransplantation erfordern, sind immer **vor** denjenigen anzugeben, die keine Hauttransplantation erfordern.

Wenn mehrere Verbrennungen/Verätzungen **selben Grades** existieren, dann wird das Gebiet mit der größten betroffenen Körperoberfläche zuerst angegeben. Alle weiteren Verbrennungen/Verätzungen sind, wann immer möglich, mit ihrer jeweiligen Lokalisation zu kodieren.

Beispiel 2

Eine Verbrennung Grad 2a der Bauchwand und des Perineums ist wie folgt zu kodieren:

Hauptdiagnose:	T21.23	*Verbrennung Grad 2a des Rumpfes, Bauchdecke*
Nebendiagnose(n):	T21.25	*Verbrennung Grad 2a des Rumpfes, (äußeres) Genitale*

Wenn die Anzahl der Kodes für einen stationären Fall die maximale Zahl der übermittelbaren Diagnosen übersteigt, ist es sinnvoll, die Kodes für mehrfache Verbrennungen oder Verätzungen (T29.– *Verbrennungen oder Verätzungen mehrerer Körperregionen*) zu benutzen. Bei Verbrennungen/Verätzungen 3. Grades sind immer die differenzierten Kodes zu verwenden. Wenn Mehrfachkodes erforderlich sind, werden diese für Verbrennungen/Verätzungen 2. Grades benutzt.

Körperoberfläche (KOF)

Jeder Verbrennungs-/Verätzungsfall ist **zusätzlich** mit einem Kode aus

T31.–! *Verbrennungen, klassifiziert nach dem Ausmaß der betroffenen Körperoberfläche* bzw.

T32.–! *Verätzungen, klassifiziert nach dem Ausmaß der betroffenen Körperoberfläche*

zu versehen, um den Prozentsatz der betroffenen Körperoberfläche anzuzeigen.

Die vierte Stelle beschreibt die Summe aller einzelnen Verbrennungen/Verätzungen, angegeben in Prozent der Körperoberfläche.

Ein Kode aus T31.–! und T32.–! ist nur einmal nach dem letzten Kode für die betroffenen Gebiete anzugeben.

1915l Missbrauch/Misshandlung von Erwachsenen und Kindern

In Fällen von Missbrauch/Misshandlung ist/sind die vorliegende(n) Verletzung(en) bzw. psychischen Störungen zu kodieren.

Ein Kode der Kategorie

T74.– *Missbrauch von Personen*

als Ursache der Verletzung(en) oder psychischen Störungen ist nur bei Kindern und Jugendlichen bis zur Vollendung des 18. Lebensjahres anzugeben.

Dies gilt auch für die Kodierung beim Münchhausen-Stellvertreter-Syndrom.

1916k Vergiftung durch Arzneimittel, Drogen und biologisch aktive Substanzen

Die Diagnose „Vergiftung durch Arzneimittel/Drogen" wird gestellt bei **irrtümlicher** Einnahme oder **unsachgemäßer** Anwendung (z.B. Einnahme zwecks Selbsttötung und Tötung).

Vergiftungen sind in den Kategorien

T36–T50 *Vergiftungen durch Arzneimittel, Drogen und biologisch aktive Substanzen*

und

T51–T65 *Toxische Wirkung von vorwiegend nicht medizinisch verwendeten Substanzen*

klassifiziert. Die Absicht der Selbsttötung (X84.9!) ist nicht zu kodieren.

Erfolgt die stationäre Aufnahme **wegen einer mit der Vergiftung in Zusammenhang stehenden Manifestation** (z.B. Koma, Arrhythmie), ist der Kode für die Manifestation als Hauptdiagnose (entsprechend DKR D002 *Hauptdiagnose* (Seite 4)) anzugeben. Die Kodes für die Vergiftung durch die beteiligten (Wirk-)Stoffe (Medikamente, Drogen, Alkohol) sind als Nebendiagnose zu verschlüsseln.

Beispiel 1

Ein Patient wird im Koma aufgrund einer Kodeinüberdosis aufgenommen.

Hauptdiagnose:	R40.2	*Koma, nicht näher bezeichnet*
Nebendiagnose(n):	T40.2	*Vergiftung durch Betäubungsmittel und Psychodysleptika [Halluzinogene], sonstige Opioide*

Beispiel 2

Ein Patient wird mit Hämatemesis aufgrund der Einnahme von Cumarin (verordnet), versehentlich in Verbindung mit Acetylsalicylsäure (nicht verordnet) aufgenommen.

Hauptdiagnose:	K92.0	*Hämatemesis*
Nebendiagnose(n):	T39.0	*Vergiftung durch Salizylate*
	T45.5	*Vergiftung durch primär systemisch und auf das Blut wirkende Mittel, anderenorts nicht klassifiziert, Antikoagulanzien*
optional:	X49.9!	*Akzidentelle Vergiftung*

Für die Insulinüberdosierung ist ein Kode aus E10–E14 (vierte Stelle „.6" für *Diabetes mellitus mit sonstigen näher bezeichneten Komplikationen*) zuerst anzugeben. Die Vergiftung (T38.3 *Vergiftung durch Insulin und orale blutzuckersenkende Arzneimittel [Antidiabetika]*) ist als eine Nebendiagnose anzugeben (*siehe* DKR 0401 *Diabetes mellitus* (Seite 79)).

Bei **Vergiftungen ohne Manifestation** ist als Hauptdiagnose entsprechend DKR D002 ein Kode aus den Kategorien T36–T50 *Vergiftungen durch Arzneimittel, Drogen und biologisch aktive Substanzen* und T51–T65 *Toxische Wirkung von vorwiegend nicht medizinisch verwendeten Substanzen* anzugeben (siehe auch Beispiel 3).

Beispiel 3

Eine Patientin stellt sich in der Notaufnahme vor und gibt an, kurz zuvor in einer unüberlegten Kurzschlussreaktion 20 Tabletten Paracetamol eingenommen zu haben. Nach einer Magenspülung zeigen sich im weiteren Verlauf keine Manifestationen.

Hauptdiagnose:	T39.1	*Vergiftung durch nichtopioidhaltige Analgetika, Antipyretika und Antirheumatika, 4-Aminophenol-Derivate*
Prozedur:	8-120	*Magenspülung*

917p Unerwünschte Nebenwirkungen von Arzneimitteln (bei Einnahme gemäß Verordnung)

Unerwünschte Nebenwirkungen indikationsgerechter Arzneimittel bei Einnahme gemäß **Verordnung** werden wie folgt kodiert:

ein oder mehrere Kodes für den krankhaften Zustand, in dem sich die Nebenwirkungen manifestieren, **optional** ergänzt durch

Y57.9! *Komplikationen durch Arzneimittel oder Drogen.*

Beispiel 1

Ein Patient kommt zur Behandlung einer Hyponatriämie, die durch ordnungsgemäß eingenommenes Carbamazepin induziert ist.

Hauptdiagnose:	E87.1	*Hypoosmolalität und Hyponatriämie*
Nebendiagnose, optional:	Y57.9!	*Komplikationen durch Arzneimittel oder Drogen*

Beispiel 2

Ein HIV-positiver Patient kommt zur Behandlung einer hämolytischen Anämie, die durch die antiretrovirale Therapie induziert ist.

Hauptdiagnose:	D59.2	*Arzneimittelinduzierte nicht autoimmunhämolytische Anämie*
Nebendiagnose(n):	Z21	*Asymptomatische HIV-Infektion [Humane Immundefizienz-Virusinfektion]*
Nebendiagnose, optional:	Y57.9!	*Komplikationen durch Arzneimittel oder Drogen*

Erfolgt die stationäre Aufnahme **wegen einer Blutung unter Einnahme von Antikoagulanzien,** ist der Kode für das konkrete Blutungsereignis als Hauptdiagnose (entsprechend DKR D002 *Hauptdiagnose* (Seite 4)) anzugeben. Die Kodes für die hämorrhagische Diathese durch Antikoagulanzien sind als Nebendiagnose zu verschlüsseln, **optional** ergänzt durch

Y57.9! *Komplikationen durch Arzneimittel oder Drogen.*

Beispiel 3

Ein Patient wird mit unstillbarem Nasenbluten unter Antikoagulation bei ordnungsgemäß eingenommenem Cumarinpräparat stationär aufgenommen. Er erhält eine Nasentamponade, die Antikoagulation wird vorübergehend pausiert und ein Vitamin-K-Präparat verabreicht.

Hauptdiagnose:	R04.0	*Epistaxis*
Nebendiagnose(n):	D68.33	*Hämorrhagische Diathese durch Cumarine (Vitamin-K-Antagonisten)*
Nebendiagnose, optional:	Y57.9!	*Komplikationen durch Arzneimittel oder Drogen*

Beispiel 4

Ein Patient unter Antikoagulation bei ordnungsgemäß eingenommenem Cumarinpräparat wird mit Schlaganfallsymptomatik stationär aufgenommen. Im Schädel-CT zeigt sich eine intrazerebrale Blutung.

Hauptdiagnose:	I61.0	*Intrazerebrale Blutung in die Großhirnhemisphäre, subkortikal*
Nebendiagnose(n):	D68.33	*Hämorrhagische Diathese durch Cumarine (Vitamin-K-Antagonisten)*
Nebendiagnose, optional:	Y57.9!	*Komplikationen durch Arzneimittel oder Drogen*

ANHANG A

Grundregeln zur Verschlüsselung (WHO)

Das Alphabetische Verzeichnis enthält viele Bezeichnungen, die in Band 1 nicht vorkommen. Für die Bestimmung einer Schlüsselnummer sind sowohl das Alphabetische Verzeichnis als auch das Systematische Verzeichnis heranzuziehen.

Bevor der Kodierer mit der Verschlüsselungsarbeit beginnt, müssen die Grundsätze der Klassifikation und des Verschlüsselns bekannt sein. Ferner sollte über einige Übungspraxis verfügt werden.

Im Folgenden wird für den gelegentlichen Benutzer der ICD ein einfacher Leitfaden aufgezeichnet:

1. Feststellung der Art der Angabe, die verschlüsselt werden soll, und Zugriff auf den entsprechenden Teil des Alphabetischen Verzeichnisses. Handelt es sich bei der Angabe um eine Krankheit oder Verletzung oder um einen sonstigen in den Kapiteln I-XIX oder XXI-XXII zu klassifizierenden Zustand, ist Teil 1 des Alphabetischen Verzeichnisses zu berücksichtigen. Handelt es sich bei der Angabe um die äußere Ursache einer Verletzung oder um ein Ereignis, das Kapitel XX zuzuordnen ist, ist Teil 2 des Alphabetischen Verzeichnisses zu berücksichtigen.
2. Auffinden des Leitbegriffes. Bei Krankheiten und Verletzungen ist das gewöhnlich die Hauptbezeichnung des pathologischen Zustandes. Dennoch sind im Alphabetischen Verzeichnis auch einige Zustände, die mit Adjektiven oder Eponymen ausgedrückt werden, als Leitbegriffe aufgenommen.
3. Jeder Hinweis unter dem Leitbegriff ist zu lesen und zu befolgen.
4. Sämtliche Bezeichnungen, die in runden Klammern hinter dem Leitbegriff stehen, sind zu lesen (sie haben keinen Einfluss auf die Schlüsselnummer). Ebenso sind sämtliche eingerückte Bezeichnungen unter den Leitbegriffen zu lesen (diese Modifizierer können die Schlüsselnummer verändern), bis sämtliche Einzelbegriffe der Diagnosebezeichnung berücksichtigt sind.
5. Sämtliche Querverweise des Alphabetischen Verzeichnisses („siehe" und „siehe auch") sind zu beachten.
6. Die Richtigkeit der ausgewählten Schlüsselnummern ist durch Rückgriff auf das Systematische Verzeichnis zu überprüfen. Es ist zu beachten, dass im Alphabetischen Verzeichnis eine 3-stellige Kategorie mit einem Strich in der 4. Stelle bedeutet, dass in Band 1 4-stellige Unterteilungen vorhanden sind. Weitere Unterteilungen, die für zusätzliche Stellen angewandt werden können, sind im Alphabetischen Verzeichnis nicht aufgeführt, falls sie doch benutzt werden sollen, sind sie nach Band 1 zu bestimmen.
7. Die Inklusiva und Exklusiva [Inkl. bzw. Exkl.] der jeweils ausgewählten Schlüsselnummer bzw. des Kapitels, der Gruppe oder der Kategorienüberschrift sind zu beachten.
8. Zuweisung der Schlüsselnummer.

ANHANG B

ZUSAMMENFASSUNG DER ÄNDERUNGEN

Deutsche Kodierrichtlinien Version 2021 gegenüber der Vorversion 2020

Arbeitsschritte

Zur Erstellung der Deutschen Kodierrichtlinien (DKR) Version 2021 wurden folgende Arbeitsschritte durchgeführt (s.a. Einleitung Version 2021):

- Redaktionelle Überarbeitung des Manuskripts der Version 2020 (Korrektur grammatikalischer und sprachlicher Fehler sowie fehlerhafter Verweise)
- Anpassung an die ICD-10-GM Version 2021
- Anpassung an den OPS Version 2021
- Inhaltliche Klarstellung einzelner existierender Kodierrichtlinien

Geänderte Textpassagen und Beispiele wurden durch Balken am rechten Seitenrand gekennzeichnet. Geringfügige redaktionelle Änderungen zur Vorversion 2020 sind nicht markiert.

Neue Kodierrichtlinien und Kodierrichtlinien, bei denen sich inhaltliche Änderungen ergeben haben, wurden in der fortlaufenden Nummerierung am Ende mit „t" bezeichnet. Ergaben sich durch die Anpassung von ICD-10-GM bzw. OPS neue Kodiermöglichkeiten, so wurde dies als inhaltliche Änderung der DKR bewertet. Kodierrichtlinien, in denen z.B. nur die Texte in Beispielen angepasst wurden, wurden in der Nummerierung nicht geändert. Rein redaktionelle Anpassungen von ICD-10-GM und OPS werden im Anhang B nicht aufgeführt.

Nachfolgend sind die wesentlichen Änderungen in den einzelnen Abschnitten und für die verschiedenen Kodierrichtlinien kurz dargestellt.

Wesentliche Änderungen

Anmerkung: Veränderungen in den Deutschen Kodierrichtlinien, die sich aufgrund von Streichungen und daraus evtl. resultierenden Umformulierungen anderer Kodierrichtlinien bzw. aus der redaktionellen Bearbeitung (siehe Punkt 1 und 2 unter „Arbeitsschritte") ergeben haben, werden hier nicht explizit aufgeführt, solange die jeweiligen Veränderungen auf eine Kodierrichtlinie beschränkt waren.

Allgemeine Kodierrichtlinien für Diagnosen

D012i Mehrfachkodierung

Aufnahme der neu in die ICD-10-GM Version 2020 aufgenommenen Kodes U07.0! *Gesundheitsstörung im Zusammenhang mit dem Gebrauch von E-Zigaretten [Vaporizer]*, U07.1! *COVID-19, Virus nachgewiesen*, U07.2! *COVID-19, Virus nicht nachgewiesen* und U99.0! *Spezielle Verfahren zur Untersuchung auf SARS-CoV-2* in die Tabelle 2. Darüber hinaus Anpassung des Kodebereiches U99.- *Nicht belegte Schlüsselnummer U99* in Tabelle 1 an die Formulierung in der ICD-10-GM Version 2021.

Allgemeine Kodierrichtlinien für Prozeduren

P003s Hinweise und formale Vereinbarungen für die Benutzung des OPS

Ergänzung des Hinweises des OPS 5-820 *Implantation einer Endoprothese am Hüftgelenk* hinsichtlich der zusätzlichen Kodierung einer computergestützten intraoperativen biomechanischen Ausrichtung des Implantates in Beispiel 3. Anpassung von Beispiel 8 dahingehend, dass eine Ausnahme für das Inklusivum „Blutstillung" des Kodebereiches 5-451 *Lokale Exzision und Destruktion von erkranktem Gewebe des Dünndarmes* nicht nur für den Subkode 5-451.7 angezeigt wird.

P005t Multiple Prozeduren/Prozeduren, unterschieden auf der Basis von Größe, Zeit oder Anzahl/Bilaterale Prozeduren

Konkretisierung und Überarbeitung der Tabellen 1 und 2 hinsichtlich der Prozeduren, die jeweils nur einmal pro stationären Aufenthalt zu kodieren sind.

Spezielle Kodierrichtlinien

Kapitel 4 Endokrine, Ernährungs- und Stoffwechselkrankheiten

0401h Diabetes mellitus

Anpassung des Kodebereiches *L89.– Dekubitalgeschwür und Druckzone* in der Liste der Diagnosen, die zum Bild des „diabetischen Fußsyndroms" gehören können, an die Änderungen in der ICD-10-GM Version 2021.

Kapitel 16 Bestimmte Zustände, die ihren Ursprung in der Perinatalperiode haben

1603t Besondere Maßnahmen für das kranke Neugeborene

Streichung des Absatzes „Sauerstoffzufuhr bei Neugeborenen". Hinsichtlich der Kodierung des Kodes 8-720 *Sauerstoffzufuhr bei Neugeborenen* sind zukünftig die Regelungen der Kodierrichtlinie P001 *Allgemeine Kodierrichtlinien für Prozeduren* zu beachten.

Kapitel 19 Verletzungen, Vergiftungen und bestimmte andere Folgen äusserer Ursachen

1910t Verletzung des Rückenmarks

Anpassung der Anmerkung in Beispiel 3 zur Kodierung einer neurogenen Blasenfunktionsstörung an die Hinweise in der ICD-10-GM unter dem Kodebereich G83.4- *Cauda- (equina-) Syndrom* und den für 2021 neu etablierten Hinweis unter G95.8- *Sonstige näher bezeichnete Krankheiten des Rückenmarkes*.

ANHANG C

Entscheidungen des Schlichtungsausschusses auf Bundesebene zur Klärung strittiger Kodier- und Abrechnungsfragen nach § 19 KHG (Krankenhausfinanzierungsgesetz)

Gemäß § 19 Abs. 6 KHG sind Entscheidungen des Schlichtungsausschusses zu veröffentlichen und gelten als Kodierregeln. In diesem Anhang sind Entscheidungen des Schlichtungsausschusses aufgeführt, die bis einschließlich 19.08.2020 auf den Internetseiten des Schlichtungsausschusses veröffentlicht wurden. Entscheidungen des Schlichtungsausschusses, die nach dem 19.08.2020 veröffentlicht wurden, stehen auf der Internetseite des Schlichtungsausschusses unter www.schlichtungsausschuss-19khg.de zur Verfügung.

Gemäß § 19 Abs. 5 KHG entscheidet der Schlichtungsausschuss bis zum 31. Dezember 2020 über die zwischen der Sozialmedizinischen Expertengruppe Vergütung und Abrechnung der Medizinischen Dienste und dem Fachausschuss für ordnungsgemäße Kodierung und Abrechnung der Deutschen Gesellschaft für Medizincontrolling bis zum 31. Dezember 2019 als strittig festgestellten Kodierempfehlungen (KDE).

Entscheidungen gemäß § 19 Abs. 5 KHG

Das Veröffentlichungsdatum der Entscheidung auf den Internetseiten des Schlichtungsausschusses wird jeweils in Klammern hinter der Nummer der Kodierempfehlung aufgeführt. Zu jeder Kodierempfehlung werden die ihr zugrunde liegende Frage (Stand 31.12.2019) und die Entscheidung des Schlichtungsausschusses aufgeführt. Die Positionierungen der Sozialmedizinischen Expertengruppe Vergütung und Abrechnung der Medizinischen Dienste (SEG 4) und des Fachausschusses für ordnungsgemäße Kodierung und Abrechnung der Deutschen Gesellschaft für Medizincontrolling (FoKA) zu den zugrunde liegenden Fragen können den Veröffentlichungen der SEG 4 (www.mdk.de/leistungserbringer/kodierempfehlungen/) bzw. des FoKA (foka.medizincontroller.de/index.php/SEG-4) entnommen werden.

KDE-17 (19.08.2020)

Frage:

Wie wird der asymptomatische Keimträger mit Erregernachweis MRSA verschlüsselt?

Entscheidung:

Der asymptomatische Keimträger mit Erregernachweis MRSA ohne diesbezügliche Erkrankung ist mit folgenden Kodes zu kodieren:

Z22.3 *Keimträger anderer näher bezeichneter bakterieller Krankheiten*

U80.00! *Staphylococcus aureus mit Resistenz gegen Oxacillin oder Methicillin [MRSA].*

KDE-25 (19.08.2020)

Frage:

Wie wird eine Anämie infolge Folsäuremangel verschlüsselt?
Darf zusätzlich zur Anämie E53.8 *Mangel an sonstigen näher bezeichneten Vitaminen des Vitamin B-Komplexes* kodiert werden?

Entscheidung:

Eine Anämie infolge eines Folsäuremangels ist nur mit dem Kode D52.- *Folsäure-Mangelanämie* spezifisch zu kodieren. Der Kode E53.8 ist für die Abbildung der Folsäuremangelanämie nicht zusätzlich zu kodieren.

KDE-67 (19.08.2020)

Frage:

Ein Patient bekommt während des stationären Aufenthaltes Cortison, entwickelt daraufhin eine Hyperglykämie und bekommt Altinsulin. Kein Diabetes bekannt, keine weitere Diagnostik diesbezüglich. Wie ist die Hyperglykämie zu kodieren?

Entscheidung:

Eine mit Altinsulin therapierte Hyperglykämie, die sich unter einer stationären Kortisontherapie bei einem Patienten entwickelt, bei dem kein Diabetes mellitus bekannt ist, und bei dem keine Diagnostik im Hinblick auf einen Diabetes mellitus erfolgt, wird mit dem Kode R73.9 *Hyperglykämie, nicht näher bezeichnet*, optional ergänzt um den Kode Y57.9! *Komplikationen durch Arzneimittel oder Drogen* kodiert.

KDE-77 (19.08.2020)

Frage:

Kann als Nebendiagnose T81.4 *Infektion nach einem Eingriff, anderenorts nicht klassifiziert* verschlüsselt werden, wenn nach der Operation kurzfristig postoperatives Fieber (einmalig am 3. postoperativen Tag) "ohne anatomisches Korrelat" bei "prophylaktischer" iv.-Antibiose auftritt?

Entscheidung:

Einmalig auftretendes postoperatives Fieber (kontrolliert oder behandelt) ohne Infektion und ohne anatomisches Korrelat (z. B. Resorptionsfieber) ist mit dem Kode R50.9 *Fieber, nicht näher bezeichnet* zu kodieren. Der Kode T81.4 *Infektion nach einem Eingriff, anderenorts nicht klassifiziert* kann nicht kodiert werden, wenn keine Infektion vorliegt.

KDE-107 (21.07.2020)

Frage:

Korrekte Kodierung der Hauptdiagnose bei plastisch-chirurgischen Eingriffen nach Gewichtsabnahme:

Eine Patientin wird wegen "Zustand nach massiver Gewichtsabnahme mit Intertriginalekzem und ausgeprägten Hautüberschüssen" in einer Abteilung für Plastische Chirurgie behandelt. Therapeutisch erfolgt eine zirkuläre Dermektomie. Wird als Hauptdiagnose R63.4 *Abnorme Gewichtsabnahme* angegeben mit der Nebendiagnose L30.4 *Intertriginöses Ekzem* oder ist L30.4 Hauptdiagnose?

Entscheidung:

Wird ein Patient nach einer massiven Gewichtsabnahme mit Intertriginalekzem und ausgeprägten Hautüberschüssen mit einer zirkulären Dermektomie (Fettschürzenreduktion) stationär behandelt, ist als Hauptdiagnose der Kode L98.7 *Überschüssige und erschlaffte Haut und Unterhaut* und als Nebendiagnose der Kode L30.4 *Intertriginöses Ekzem* zu kodieren.

KDE-149 (21.07.2020)

Frage:

Bei Tumorverdacht erfolgte eine endosonographisch gesteuerte, transgastrale Punktion der Nebenniere. Welcher OPS-Kode ist für die erbrachte Leistung zu verwenden?

Entscheidung:

Eine endosonographisch gesteuerte transgastrale diagnostische Punktion der Nebenniere ist mit den folgenden Kodes

1-631.-	*Diagnostische Ösophagogastroskopie* (zutreffender Kode ist auszuwählen)
1-408.0 ↔	*Endosonographische Biopsie an endokrinen Organen, Nebenniere*
3-05a	*Endosonographie des Retroperitonealraumes*

zu kodieren.

KDE-150 (21.07.2020)

Frage:

Ein 32-jähiger Patient sucht aufgrund linksseitiger Flankenschmerzen eine urologische Klinik auf. Bei der Aufnahmeuntersuchung stellt der Urologe, neben einer leichtgradigen Mikrohämaturie und einer sonographisch nachweisbaren linksseitigen Nierenektasie, eine tastbare, druckschmerzhafte Resistenz in der rechten Leiste fest. Verdacht auf Leistenhoden. Nach wenigen Stunden (Schmerzmedikation) ist der Patient bezüglich der Nierenkolik beschwerdefrei. Nach Durchführung eines Ausscheidungsurogramms (kein Aufstau des Nierenbeckens, kein Konkrementnachweis) wird die Verdachtsdiagnose eines spontanen Steinabgangs ausgesprochen. Aufgrund einer möglichen Entartungsgefahr wird der Leistenhoden im Rahmen des stationären Aufenthaltes operativ entfernt.

Was ist Hauptdiagnose, Q53.1 *Nondescensus testis, einseitig* oder N20.1 *Ureterstein*?

Entscheidung:

In dem vorliegenden Fall ist für die Kodierung der Hauptdiagnose die nachfolgende Regel aus der DKR D002 Hauptdiagnose, Abschnitt „Zwei oder mehr Diagnosen, die gleichermaßen der Definition der Hauptdiagnose entsprechen" anzuwenden.

„*Wenn zwei oder mehrere Diagnosen in Bezug zu Aufnahme, Untersuchungsbefunden und/oder der durchgeführten Therapie gleichermaßen die Kriterien für die Hauptdiagnose erfüllen und ICD-10-Verzeichnisse und Kodierrichtlinien keine Verschlüsselungsanweisungen geben, muss vom behandelnden Arzt entschieden werden, welche Diagnose am besten der Hauptdiagnose-Definition entspricht. Nur in diesem Fall ist vom behandelnden Arzt diejenige auszuwählen, die für Untersuchung und/oder Behandlung die meisten Ressourcen verbraucht hat. Hierbei ist es unerheblich, ob die Krankheiten verwandt sind oder nicht.*"

Die Hauptdiagnose ist danach abhängig vom Ressourcenverbrauch zu kodieren, welcher sich jedoch an Hand der hier zum Sachverhalt vorliegenden Informationen allein nicht bestimmen lässt.

KDE-174 (21.07.2020)

Frage:

Was ist eine tiefe Hypothermie im Sinne des OPS-Kodes 8-851.2 Operativer äußerer Kreislauf (bei Anwendung der Herz-Lungen-Maschine): Mit tiefer Hypothermie?

Entscheidung:

Der OPS-Kode 8-851.4 Operativer äußerer Kreislauf (bei Anwendung der Herz-Lungen-Maschine) mit tiefer Hypothermie ist nur bei Vorliegen einer Temperatur innerhalb des dort genannten Temperaturintervalls (zum Zeitpunkt der Schlichtung, Temperatur von 20 bis unter 26 °C) zu kodieren.

KDE-202 (19.08.2020)

Frage:

Wie wird die Biopsie an der Lippe kodiert? Handelt es sich um eine Biopsie mit Inzision oder um eine Biopsie ohne Inzision?

Entscheidung:

Eine Lippenbiopsie ohne Inzision ist mit dem Kode 1-420.0 *Biopsie ohne Inzision an Mund und Mundhöhle, Lippe* und eine Lippenbiopsie mit Inzision mit dem Kode 1-545.x *Biopsie an anderen Strukturen des Mundes und der Mundhöhle durch Inzision, Sonstige* zu kodieren. Die Inzision bezieht sich auf die Art des Zugangs und erfordert eine Freilegung des Biopsiegebietes durch Inzision. Eine Stichinzision, die ausschließlich der leichteren Einführung einer Biopsienadel dient, stellt keine Inzision im Sinne des OPS 1-545.x dar.

KDE-262 (21.07.2020)

Frage:

Einem Frühgeborenen wird wegen stöhnender Atmung und Tachypnoe bei Zustand nach vorzeitigem Blasensprung ein Antibiotikum (Mezlocillin) verabreicht. Beendigung der Gabe nach fünf Tagen bei fehlenden Entzündungsparametern, da sich kein Hinweis auf eine Neugeboreneninfektion ergab. Kann Z29.2 *Sonstige prophylaktische Chemotherapie* zusätzlich zu P22.1 *Transitorische Tachypnoe beim Neugeborenen* kodiert werden?

Entscheidung:

Die prophylaktische Gabe eines Antibiotikums an ein Früh- oder Neugeborenes wegen stöhnender Atmung und Tachypnoe sowie Zustand nach vorzeitigem Blasensprung der Mutter ist mit dem Kode P22.1 *Transitorische Tachypnoe beim Neugeborenen* und zusätzlich dem Kode Z29.21 *Systemische prophylaktische Chemotherapie* zu kodieren.

KDE-326 (21.07.2020)

Frage:

Ein Patient wird wegen eines nichttraumatischen Rektusscheidenhämatoms unter Marcumar®-Einnahme (INR im therapeutischen Bereich) aufgenommen.
Was ist die Hauptdiagnose?

Entscheidung:

Wird ein Patient wegen eines nichttraumatischen Rektusscheidenhämatoms unter Marcumartherapie® (INR im therapeutischen Bereich, Einnahme gemäß Verordnung) stationär behandelt, ist der Kode M62.88 *Sonstige näher bezeichnete Muskelkrankheiten, sonstige Lokalisation* (u.a. Rumpf) als Hauptdiagnose und der Kode D68.33 *Hämorrhagische Diathese durch Cumarine (Vitamin-K-Antagonisten)* als Nebendiagnose, optional ergänzt um den Kode Y57.9! *Komplikationen durch Arzneimittel oder Drogen* zu kodieren.

KDE-338 (19.08.2020)

Frage:

Ein Patient wird vom Notarzt wegen neu aufgetretener Tachyarrhythmia absoluta bei Vorhofflimmern eingewiesen. Es erfolgt eine frequenzregulierende Therapie und der Patient wird antikoaguliert. Kann neben der Hauptdiagnose I48.10 *Vorhofflattern und Vorhofflimmern, Vorhofflimmern, paroxysmal* I47.1 *Paroxysmale Tachykardie, Supraventrikuläre Tachykardie* zusätzlich als Nebendiagnose kodiert werden?

Entscheidung:

Eine Tachyarrhythmia absoluta aufgrund von Vorhofflimmern ist mit dem zutreffenden Kode aus I48.- *Vorhofflimmern und Vorhofflattern* zu kodieren. Der Kode I47.1 *Supraventrikuläre Tachykardie* ist für die Tachyarrhythmia absoluta bei Vorhofflimmern nicht zusätzlich zu kodieren.

KDE-344 (21.07.2020)

Frage:

Anlage eines aortokoronaren 3fach-Bypasses. Kurz nach Abgehen von der Herz-Lungen-Maschine (HLM) kommt es bei noch offenem Thorax zum Kreislaufzusammenbruch. Entschluss zum erneuten Einsatz der HLM, bis dahin überbrückend manuelle Herzkompression über drei Minuten. Ist die manuelle Herzkompression mit

5-379.0 *Andere Operationen an Herz und Perikard, Offene Herzmassage*

und zusätzlich

8-772 *Maßnahmen im Rahmen der Reanimation, Operative Reanimation*

zu kodieren?

Entscheidung:

Die manuelle Herzkompression zur Reanimation bei bereits im Rahmen einer anderen Operation eröffnetem Thorax ist mit dem Kode 5-379.0 *Andere Operationen an Herz und Perikard, Offene Herzmassage* zu kodieren.

KDE-392 (19.08.2020)

Frage:

Ein Patient mit Heparin-induzierter Thrombozytopenie Typ II (HIT II) in der Anamnese bedarf einer parenteralen antithrombotischen Prophylaxe. Das Blutbild des Patienten ist unauffällig und die Gerinnungsparameter liegen im Normbereich. Die Klinik verabreicht deshalb Orgaran® (Danaparoid-Natrium - Heparinoid). Ist D69.53 *Sekundäre Thrombozytopenie, Heparin-induzierte Thrombozytopenie Typ II* als Nebendiagnose zu kodieren?

Entscheidung:

Wird eine heparininduzierte Thrombozytopenie bei bekannter HIT II durch prophylaktische Maß-nahmen verhindert, ist der Kode Z86.2 *Krankheiten des Blutes und der blutbildenden Organe sowie bestimmte Störungen mit Beteiligung des Immunsystems in der Eigenanamnese* zu kodieren. Der Kode D69.53 *Heparin-induzierte Thrombozytopenie Typ II* ist nur dann zu kodieren, wenn die heparininduzierte Thrombozytopenie tatsächlich auftritt.

KDE-403 (19.08.2020)

Frage:

Bei zu erwartender schwieriger Intubation wegen einer Säbelscheidentrachea mit inspiratorischem Stridor und begleitender Adipositas per magna wird zur Struma-Operation elektiv eine komplikationslose fiberoptische Intubation der wachen Patientin durchgeführt. Ist als Nebendiagnose T88.4 *Sonstige Komplikationen bei chirurgischen Eingriffen und medizinischer Behandlung, anderenorts nicht klassifiziert, Misslungene oder schwierige Intubation* zu kodieren?

Entscheidung:

Erfolgt bei einer zu erwartenden schwierigen Intubation beispielsweise wegen einer Säbelscheidentrachea, Struma oder Adipositas per magna eine primär geplante und komplikationslose fiberoptische Intubation, so ist der Kode T88.4 *Misslungene oder schwierige Intubation* nicht zu kodieren. Diejenigen Erkrankungen/Störungen, die den erschwerten Intubationsbedingungen zugrunde liegen, sind zusätzlich zu kodieren (hier Säbelscheidentrachea, Struma, Adipositas per magna).

KDE-454 (21.07.2020)

Frage:

Ist bei Vorliegen einer extrahepatischen Cholestase durch ein präpapilläres Konkrement, welche durch Papillotomie behandelt wurde, neben dem ICD-Kode K80.51 *Gallengangsstein ohne Cholangitis oder Cholezystitis, mit Gallenwegsobstruktion* zusätzlich der ICD-Kode K71.0 *Toxische Leberkrankheit mit Cholestase* anzugeben?

Entscheidung:

Der Kode K71.0 *Toxische Leberkrankheit mit Cholestase* ist nur dann anzuwenden, wenn eine durch Giftstoffe ausgelöste toxische Leberkrankheit mit nachfolgender, zumeist intrahepatischer Cholestase vorliegt.

KDE-468 (19.08.2020)

Frage:

Aufnahme zur Durchführung einer Neurolyse bei Karpaltunnelsyndrom. Ist zusätzlich zu einem OPS-Kode aus 5-056.4 *Neurolyse und Dekompression eines Nerven, Nerven Hand* der OPS Kode 5-056.3 *Neurolyse und Dekompression eines Nerven, Nerven Arm* kodierbar?

Entscheidung:

Die einfache Neurolyse und Dekompression des Nervus medianus mit Durchtrennung des Retinaculum flexorum bei Karpaltunnelsyndrom wird mit einem Kode aus 5-056.4 *Neurolyse und Dekompression eines Nerven, Nerven Hand* kodiert.
Nach proximal erweiterte Eingriffe über die Beugefalte am Handgelenk hinaus mit Dekompression des Nervus medianus am Unterarm werden zusätzlich mit dem Kode 5-056.3 *Neurolyse und Dekompression eines Nerven, Nerven Arm* kodiert.

KDE-493 (19.08.2020)

Frage:

Im Rahmen einer Bronchoskopie wird eine Biopsie aus der Bronchialschleimhaut entnommen. Bei der abschließenden Inspektion zeigt sich eine Sickerblutung an der Biopsiestelle. Diese wird mittels Adrenalinlösung gestillt. Ist in diesem Fall die Blutstillung gesondert zu kodieren?

Entscheidung:

Erfolgt in einer, im Rahmen einer Bronchoskopie durchgeführten Biopsie aus der Bronchialschleimhaut, eine Blutstillung mittels Adrenalinlösung, so ist diese in den Kodes aus 1-430.1- *Endoskopische Biopsie an respiratorischen Organen, Bronchus* enthalten.

KDE-513 (19.08.2020)

Frage:

Stationäre Aufnahme wegen retrosternalem Brennen und rezidivierendem Brechreiz. Gastroskopisch Nachweis einer Hiatusgleithernie mit ausgeprägter Refluxösophagitis Stadium IV mit mehreren cardianahen Ulcera, jedoch ohne Blutungszeichen. Wie ist die Refluxösophagitis Stadium IV zu kodieren?

Entscheidung:

Das Stadium IV einer Gastroösophagealen Refluxkrankheit (GERD) ist mit einem Kode aus K21.- *Gastroösophageale Refluxkrankheit* und den im Einzelfall zutreffenden Kodes für die Komplikationen, z. B. K22.1 *Ösophagusulkus*, K22.2 *Ösophagusverschluss*, K22.7 *Barrett-Ösophagus*, K22.81 *Ösophagusblutung* zu kodieren.

KDE-533 (21.07.2020)

Frage:

Bei einem Patienten liegen eine leichte Aortenstenose und eine höhergradige Mitralinsuffizienz vor. Die Genese der Klappenvitien ist nicht bekannt.

Sind die Vitien jeweils spezifisch nach der Art des Vitiums zu kodieren oder ist eine Schlüsselnummer aus I08.- *Krankheiten mehrerer Herzklappen* zu verwenden?

Entscheidung:

Liegen gleichzeitig Vitien mehrerer Herzklappen vor, so ist für jede betroffene Herzklappe jeweils der Kode, welcher Art und Ursache des Vitiums zutreffend beschreibt, zu kodieren. Kombinations-Schlüsselnummern dürfen nur verwendet werden, wenn sie die genannten Informationen klappenspezifisch genau beschreiben.

KDE-545 (19.08.2020)

Frage:

Für die Berechnung der Aufwandspunkte im Rahmen der intensivmedizinischen Komplexbehandlung (8-980) werden für die „Neoplasie mit Metastase" täglich Punkte berücksichtigt. Gilt dies auch, wenn im Einzelfall Metastasen nach den Regelungen der DKR nicht zu kodieren sind?

Entscheidung:

Sind Metastasen gemäß den Deutschen Kodierrichtlinien entweder als Haupt- oder als Nebendiagnose zu kodieren, sind sie für die Ermittlung der SAPS-Punkte bei der Kodierung der intensivmedizinischen Komplexbehandlung unter der Kategorie „Chronische Leiden, metastasierende Neoplasie" entsprechend den „Dokumentationsvorgaben zur Erfassung der Intensivmedizinischen Komplexbehandlung" des BfArM zu berücksichtigen.

KDE-588 (19.08.2020)

Frage:

Stationäre Aufnahme eines Patienten elektiv für drei Behandlungstage ausschließlich zur Kontrolle und Optimierung einer früher eingeleiteten noninvasiven häuslichen maschinellen Beatmung bei chronischer respiratorischer Insuffizienz.

Die Anpassung der maschinellen Beatmung erfolgt auf der Intensivstation.

Sind neben dem OPS

8-716.10 *Kontrolle oder Optimierung einer früher eingeleiteten nicht invasiven häuslichen maschinellen Beatmung*

auch die Beatmungsstunden zu erfassen?

Entscheidung:

Bei heimbeatmeten Patienten, die ausschließlich zur Kontrolle und Optimierung einer früher eingeleiteten noninvasiven häuslichen maschinellen Beatmung stationär behandelt werden, sind die Beatmungszeiten nur dann zu erfassen, wenn es sich im Einzelfall um einen „intensivmedizinisch versorgten Patienten" handelt. Die Definition der intensivmedizinischen Versorgung richtet sich nach der DKR 1001 Maschinelle Beatmung.

Der intensivmedizinisch versorgte Patient ist dort wie folgt definiert:

„Beatmungsstunden sind nur bei „intensivmedizinisch versorgten" Patienten zu kodieren, das heißt bei Patienten, bei denen die für das Leben notwendigen sogenannten vitalen oder elementaren Funktionen von Kreislauf, Atmung, Homöostase oder Stoffwechsel lebensgefährlich bedroht oder gestört sind und die mit dem Ziel behandelt, überwacht und gepflegt werden, diese Funktionen zu erhalten, wiederherzustellen oder zu ersetzen, um Zeit für die Behandlung des Grundleidens zu gewinnen. Das Grundleiden, das die intensivmedizinische Behandlung bedingt hat, muss in diesem Zusammenhang nicht mit der Hauptdiagnose identisch sein.
Diese intensivmedizinische Versorgung umfasst mindestens ein Monitoring von Atmung und Kreislauf und eine akute Behandlungsbereitschaft (ärztliche und pflegerische Interventionen zur Stabilisierung der Vitalfunktionen unmittelbar möglich)."

KDE-598 (19.08.2020)

Frage:

Fall 1:

Aufnahme wegen einer Sepsis / SIRS, antibiotische Therapie. Im Rahmen der Sepsis kam es zu einem akuten oligurischen Transplantatversagen bei Z. n. Nierentransplantation. Intensivmedizinische Therapie und kurzfristig Einsatz von Nierenersatzverfahren. Als Nebendiagnose wird T86.10 *Akute Funktionsverschlechterung eines Nierentransplantates* kodiert.

Darf zusätzlich der Kode

Z94.0 *Zustand nach Nierentransplantation*

als Nebendiagnose angegeben werden?

Entscheidung:

Entwickelt sich bei einem Patienten mit Zustand nach Nierentransplantation eine Verschlechterung in Bezug auf die transplantierte Niere (T86.10 *Akute Funktionsverschlechterung eines Nierentransplantates*) kann neben dem spezifischen Kode für die Verschlechterung der transplantierten Niere auch der Kode Z94.0 *Zustand nach Nierentransplantation* kodiert werden.

SCHLAGWORTVERZEICHNIS

A

B

C

D

E

F

G

H

N

O

P

R

S

T

U

V

W

Z

SCHLÜSSELNUMMERVERZEICHNIS

ICD-Kode-Index

OPS-Kode-Index